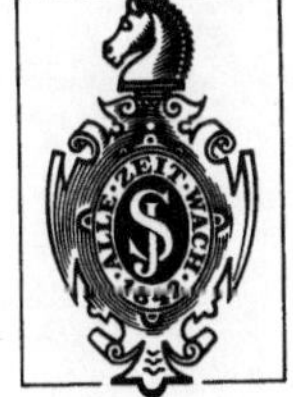

Neuroorthopädie 1

Halswirbelsäulenerkrankungen mit Beteiligung des Nervensystems

Herausgegeben von

D. Hohmann · B. Kügelgen · K. Liebig
M. Schirmer

Mit 133 Abbildungen

Springer-Verlag
Berlin Heidelberg New York Tokyo 1983

Professor Dr. Dr. D. Hohmann, Orthopädische Universitätsklinik, Waldkrankenhaus, Rathsberger Straße 57, D-8520 Erlangen

Dr. med. B. Kügelgen, Nervenkrankenhaus, Neurologische Abteilung, Cottenbacher Straße 23, D-8580 Bayreuth

Privatdozent Dr. med. K. Liebig, Orthopädische Universitätsklinik, Waldkrankenhaus, Rathsberger Straße 57, D-8520 Erlangen

Professor Dr. med. M. Schirmer, Neurochirurgische Universitätsklinik, Moorenstraße 5, D-4000 Düsseldorf

ISBN-13:978-3-642-68922-2   e-ISBN-13:978-3-642-68921-5
DOI: 10.1007/978-3-642-68921-5

2122/3130/543210

Vorwort

Erkrankungen der Wirbelsäule mit Beteiligung des Nervensystems konfrontieren uns mit einer Fülle von Symptomen, deren Deutung und Zuordnung aus der Sicht eines Fachgebietes bisweilen unvollkommen, unbefriedigend oder kaum möglich ist. Es bedarf häufig der vereinten Bemühungen von Orthopäden, Neurologen, Neurochirurgen, Psychiatern und HNO-Ärzten, um über die Diagnose auch den Weg zu einer effizienten Therapie zu finden.

„Neuroorthopädie" als ein aktueller Begriff umfaßt alles, was die Fachgebiete Neurologie, Neurochirurgie und Orthopädie an Kenntnissen und Erfahrungen zur Erkennung und Behandlung, aber auch zur Erforschung von Erkrankungen des Bewegungsapparates mit Beteiligung des Nervensystems beitragen können.

Die Bestrebungen, diese Aktivitäten zusammenzuführen, sind nicht neu, wie das eine Reihe von Kongressen und Symposien mit orthopädisch-neurologischer Thematik in den letzten Jahren erkennen läßt.

Schon im Jahre 1900, also ein Jahr vor Gründung der Deutschen Gesellschaft für orthopädische Chirurgie, schrieb Albert Hoffa ein Buch mit dem Titel *Die Orthopädie im Dienste der Nervenheilkunde* und meinte: „Wir befinden uns hier auf einem Felde unserer Thätigkeit, das bisher nur wenig bebaut war, dessen Ausbau jedoch die schönsten Früchte verspricht."

In den 20er Jahren war es O. Foerster, der als Neurologe und Operateur auf das befruchtendste mit der Orthopädie kooperierte und ein fast ständiger Gast deutscher Orthopädiekongresse war. Bis heute zählen Neurologen und Neurochirurgen zu den häufigsten und geschätztesten Gastreferenten deutscher Orthopädenkongresse.

Trotzdem sind es in der Regel Einzelbegegnungen gewesen, die neues Wissen vermittelten und von denen auch ganz wesentliche Anregungen und Impulse ausgingen.

Die Arbeitstagung „Neuroorthopädie", deren Ergebnisse hier vorgelegt werden, soll erstmals alle Fachdisziplinen, die sich mit Diagnose, Therapie und Erforschung von Halswirbelsäulenerkrankungen unter Beteiligung des Nervensystems befassen, zur gemeinsamen Diskussion zusammenführen. Wir meinen, daß die Herausbildung einer gemeinsamen Sprache aller Mitwirkenden eine Voraussetzung für ein optimales Behandlungsangebot darstellt. Das Kennenlernen gegenseitiger Fragestellung soll Impulse zu gemeinsamer wissenschaftlicher Arbeit geben.

Als Thema der ersten Arbeitstagung wurden die häufigen und oft folgenschweren Erkrankungen der Halswirbelsäule mit Beteiligung des Nervensystems gewählt. Hier sind in den letzten Jahren eine ganze Reihe neuer Erkenntnisse auf dem Gebiete der Morphologie, der funktionellen und Röntgenpathologie erarbeitet worden. Bewährte und neue klinische und apparative Diagnostikmethoden müssen in ihrer Wertigkeit kritisch gesichtet werden. Funktionsstörungen des Bewegungssegments werden aus neurologischer und orthopädisch-manualmedizinischer Sicht analysiert. Kompressionssyndrome des Halsmarks werden von Neurologen, Neurochirurgen und Orthopäden gewissermaßen synergistisch behandelt. Von besonderer Bedeutung sind Weichteilverletzungen der Halswirbelsäule – Distorsion und Schleuderverletzungen –, deren Folgen für Patienten, Therapeuten und Begutachter nicht selten eine Quelle von Zweifel, Unzufriedenheit und Enttäuschung darstellen.

Wer die Spannweite der hier angeschnittenen Themen im Auge hat, dem muß nicht versichert werden, daß das Gebiet der Neuroorthopädie immer ein Feld des interdisziplinären Gedankenaustausches und der gemeinsamen Arbeit sein wird und daß Neuroorthopädie kein „neues Fach" zwischen Orthopädie und Neurochirurgie und Neurologie sein kann.

„Neuroorthopädie" soll nicht mehr und nicht weniger sein als ein Ansporn zu engerer Zusammenarbeit der auf diesem Gebiete für den Patienten tätigen Disziplinen. Verlauf und Ergebnisse der ersten Arbeitstagung geben uns Mut, auf diesem Wege fortzuschreiten.

Dank schulden die Herausgeber den Autoren, die sich der Mühe unterzogen haben, für diesen Band ein druckreifes Manuskript zu erstellen.

D. Hohmann, Erlangen
B. Kügelgen, Bayreuth
K. Liebig, Erlangen
M. Schirmer, Düsseldorf

Inhaltsverzeichnis

Mitarbeiterverzeichnis

ARLEN, A., Dr. med., Centre de Cure – Parc Albert Schweitzer, F-68140 Munster

BOCK, W. J., Prof. Dr. med., Neurochirurgische Universitätsklinik, Moorenstraße 5, D-4000 Düsseldorf

DAUN, H., Prof. Dr. med., kommissarischer Direktor der Neurologischen Klinik mit Poliklinik der Universität Erlangen, Schwabachanlage 6, D-8520 Erlangen

DIETEMANN, J. L., Dr. med., Service de Radiologie, Université Louis Pasteur, F-67091 Strasbourg Cedex

ERDMANN, H., Prof. Dr. med., Mozartweg 3 A, D-6100 Darmstadt

FLÜGEL, K. A., Prof. Dr. med., Universitäts-Nervenklinik mit Poliklinik, Schwabachanlage 6, D-8520 Erlangen

GROBE, Th., Priv.-Doz. Dr. med., Weidenkellerstraße 8, D-8500 Nürnberg

GRÜNINGER, W., Priv.-Doz. Dr. med., Neurologische Abteilung und Rehabilitationsklinik für Querschnittsgelähmte, Krankenhaus Hohe Warte, D-8580 Bayreuth 2

GUTMANN, G., Dr. med., Rennweg 7, D-4772 Bad Sassendorf

HILLEMACHER, A., Dr. med., Neurologische Abteilung des Nervenkrankenhauses, Cottenbacher Straße 23, D-8580 Bayreuth

HOHMANN, D., Prof. Dr. med., Orthopädische Universitätsklinik im Waldkrankenhaus St. Marien, Rathsberger Straße 56, D-8520 Erlangen

HÜLSE, M., Priv.-Doz. Dr. med., Klinik für Kommunikationsstörungen der Johannes-Gutenberg-Universität, Langenbeckstraße 1, D-6500 Mainz

HUK, W., Priv.-Doz. Dr. med., Neurochirurgische Universitätsklinik, Schwabachanlage 6, D-8520 Erlangen

KEHR, P., Prof. Agrégé, Hôpital chirurgical orthopedique Stephanie, Centre Hospitalier Universitaire de Strasbourg, F-67026 Strasbourg Cedex

KÜGELGEN, B., Dr. med., Neurologische Abteilung des Nervenkrankenhauses, Cottenbacher Straße 23, D-8580 Bayreuth

KUNZE, St., Prof. Dr. med., Neurochirurgische Abteilung des Chirurgischen Zentrums der Universität, Im Neuenheimer Feld 110, D-6900 Heidelberg

LANG, G., Prof. Dr. med., Hôpital chirurgical orthopedique Stephanie, Centre Hospitalier Universitaire de Strasbourg, F-67026 Strasbourg Cedex

LANG, J., Prof. Dr. med., Anatomisches Institut der Universität, Koellikerstraße 6, D-8700 Würzburg

LIEBIG, K., Priv.-Doz. Dr. med., Orthopädische Universitätsklinik im Waldkrankenhaus St. Marien, Rathsberger Straße 56, D-8520 Erlangen

SATERNUS, K.-S., Priv.-Doz. Dr. med., Institut für Rechtsmedizin der Universität Köln, Melatengürtel 60, D-5000 Köln 30

SCHÄFER, E. R., Prof. Dr. med., Neurochirurgische Abteilung, Klinik Schildautal, Lauenthaler Straße, D-3370 Seesen

SCHIRMER, M., Prof. Dr. med., Neurochirurgische Universitätsklinik, Moorenstraße 5, D-4000 Düsseldorf

SCHLIACK, H., Prof. Dr. med., Neurologische Klinik und Poliklinik der Medizinischen Hochschule Hannover, Konstanty-Gutschow-Straße 9, D-3000 Hannover 61

SOYKA, D., Prof. Dr. med., Abteilung Neurologie im Klinikum der Universität Kiel, Niemannsweg 147, D-2300 Kiel

TILSCHER, H., Prim. Univ.-Doz. Dr. med., Ludwig Boltzmann-Institut für konservative Orthopädie und Rehabilitation, A-1134 Wien

TROST, H., Dr. med., Rheumaklinik, Universitätsspital Zürich, Gloriastraße 25, CH-8091 Zürich

VERBIEST, H., Prof. Dr. med., Wilhelmina Park 32, NL-Utrecht

WACKENHEIM, A., Prof. Dr. med., Service de Radiologie I – Pavillon Clovis Vincent – CHR de Strasbourg, F-67091 Strasbourg Cedex

WALKER, N., Priv.-Doz. Dr. med., Orthopädische Klinik II, Rehabilitationskrankenhaus, Nähere Hurst 20, D-7145 Markgröningen

WOLFF, H. D., Dr. med., Gartenfeldstraße 6, D-5500 Trier

Funktionelle Anatomie der Halswirbelsäule und des benachbarten Nervensystems[1]

J. LANG

1. Halswirbelsäule, Entwicklung des Skelets und Fehlbildungen

a) Atlas und Condyli occipitales

Eine Sonderstellung, auch was die Entwicklungsvorgänge angeht, nehmen Atlas und Axis ein. Der Atlas darf als knöcherner Diskus, der mit dem Kopf bewegt wird, aufgefaßt werden und bildet mit dem Axis das wichtige Drehgelenk. Die Blasteme, aus denen sich Hinterhaupt und Atlas entwickeln, erscheinen als schmale Zellspangen zwischen den lateralen Myotomen, entsprechen Neuralbögen und tragen zum Aufbau der Massae laterales atlantes und der Condyli occipitales bei. Diese werden durch hypochordale Spangen miteinander verknüpft und sind durch locker bleibendes Mesenchym voneinander getrennt. Die Chorda dorsalis verläuft dorsal der hypochordalen Spange des Atlas, wie auch der Hinterhauptanlage des Clivus. Zunächst liegt die Chorda der hypochordalen Spange dicht an. Bei Keimlingen von 10 mm SSL schiebt sich Mesenchym zwischen Spange und Chorda, welche dann bei 16 mm langen Keimlingen durch ein dichtes Mesenchymlager die Anlage der Schädelbasis erreicht. Aus diesem Gebiet wird das Ligamentum apicis dentis. Bei 11–13 mm langen Keimen beginnt im dorsalen Abschnitt der Massa lateralis atlantis die Knorpelentwicklung, ebenso an je zwei Zentren der Condyli occipitales.

b) Dens axis, Frühentwicklung

Früher wurde angenommen, daß der Dens axis dem Atlaskörper entspräche. Ludwig (1957) wies darauf hin, daß der Atlas einen eigenen Wirbeltypus darstelle, der durch Massa lateralis und Fehlen des Körpers gekennzeichnet sei.

Der Dens axis entsteht nach Ludwig (1957) in Gestalt paariger Fortsätze an der Zone, welcher sich Neuralbögen und Wirbelkörper von C_2 miteinander vereinigen, zuerst in lateralen Abschnitten. In der Mitte bleiben sie zunächst durch ein zellreiches Septum voneinander abgetrennt.

Betont sei, daß der Meinung Ludwigs, der Dens entstünde unabhängig vom Atlas, auch in jüngerer Zeit nicht zugestimmt wurde (Hensinger et al. 1978). Diese Forscher sind im Anschluß an Auffassungen früherer Untersucher der Meinung, daß die Anlage des Dens axis während der Entwicklung vom Atlas löse und mit dem oberen Abschnitt des Axis verwüchse. Zwischen 1. und 5. pränatalen Monat

1 Mit Unterstützung der Deutschen Forschungsgemeinschaft

beginnt die Ossifikation von zwei Zentren jederseits im Dens, die zur Zeit der Geburt zu einer einheitlichen Masse fusioniert sind. Selten sind bei Kindern noch eine rechte und eine linke Denshälfte nachgewiesen worden.

Das Verhalten der Chorda dorsalis zwischen Dens axis und Hinterhaupt sowie übriger Schädelbasisanlage hat in jüngerer Zeit insbesondere Töndury (1958) erneut beschrieben. Seinen Befunden zufolge kommt es auch im Axisbereich bei ca. 100 mm langen Feten zunächst im Körper, dann im Dens zum Einwachsen von Blutgefäßen, die den Knorpel von innen herauslösen und Knochenkerne bilden (Abb. 1). Im Bereich der Wirbelbögen entwickelt sich eine perichondrale Knochenspange und dann erst wachsen Gefäße zum Abbau des Knorpels ein.

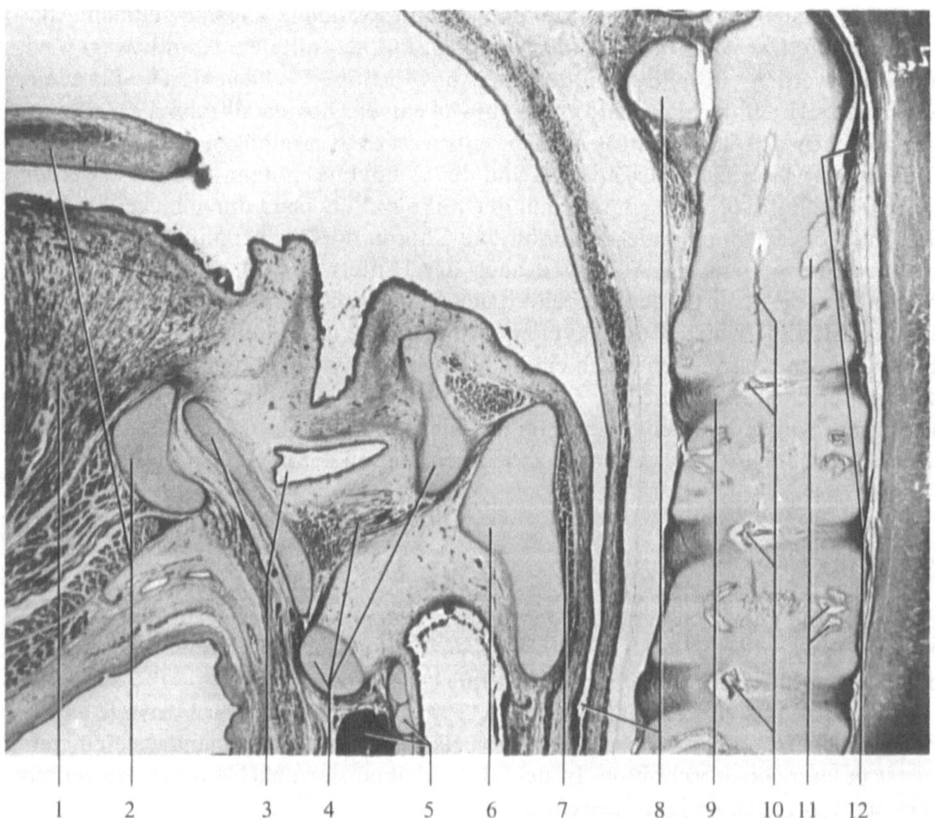

Abb. 1. Kraniozervikaler Übergang, med. Sagittalschnitt, 12 cm langer Fetus.

1 Zunge.
2 Os hyoideum, Anlage und Palatum molle.
3 Cartilago thyreoidea und Ventric. laryngis, Anlage.
4 Arcus cricoideus, M. vocalis und Cartilago arytaenoidea.
5 Glandula thyreoidea und Trachea.
6 Lamina cricoidea.
7 M. crico-arytaenoideus post.
8 Arcus ventralis atlantis und Esophagus.
9 Symphysis intervertebralis C_2/C_3.
10 Chordareste.
11 Knorpel (Knochengefäße).
12 Ligamentum transversum atlantis und Dura mater spinalis

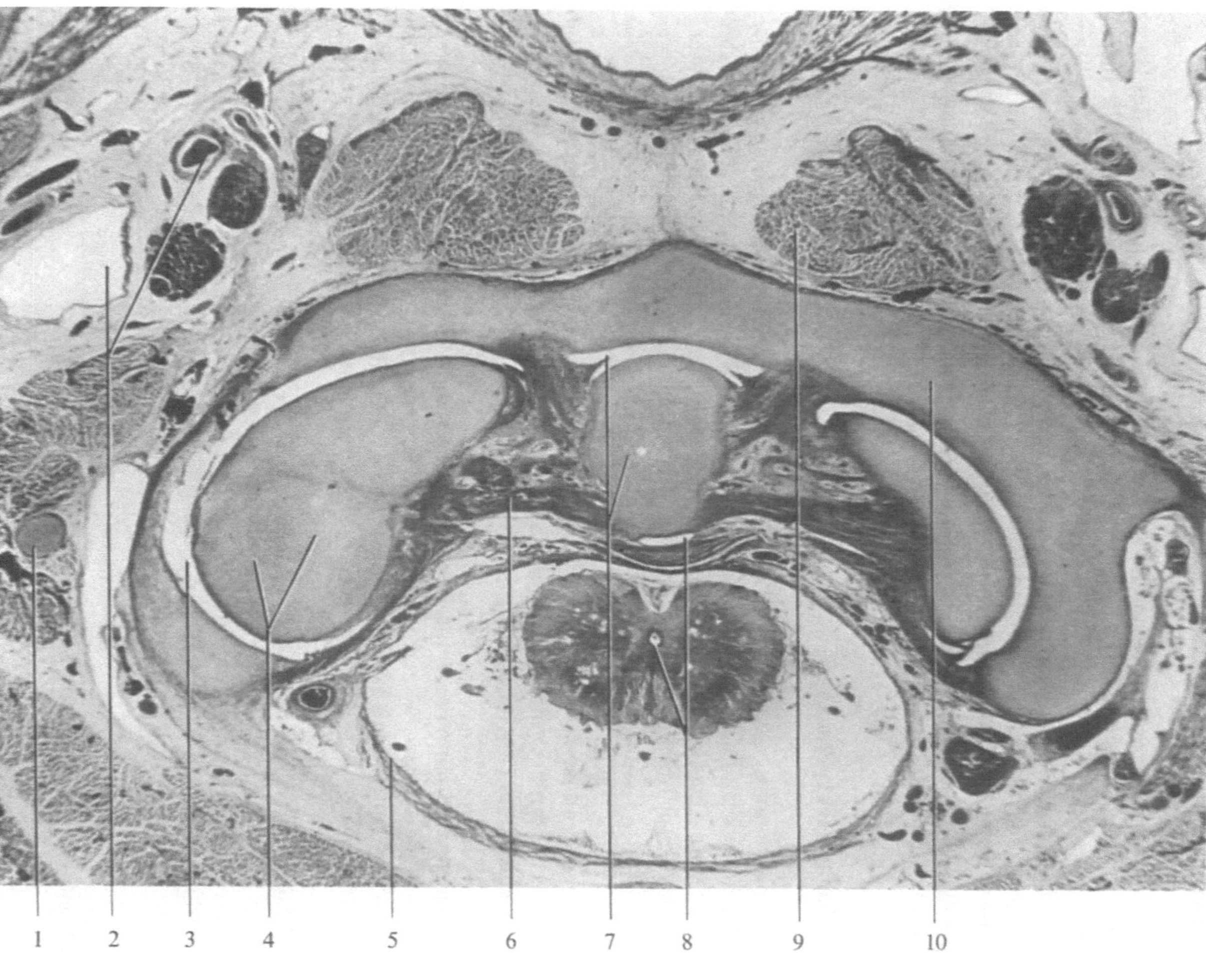

Abb. 2. Articulatio atlanto-occipitalis, Querschnitt bei einem 14 cm langen Feten.

1 Atlasquerfortsatz, obere Spitzenzone.
2 V. jugularis int. und A. carotis int.
3 Articulatio atlanto-occipitalis.
4 Condylus occipitalis und A. vertebralis.
5 Dura mater.
6 Lig. alare.
7 Articulatio atlantodentalis ant. und Dens axis.
8 Articulatio atlantodentalis post. und Canalis centralis.
9 M. longus capitis.
10 Massa lateralis atlantis

Dens axis, Agenesie. Nagashima (1970) beschrieb fünf Fälle von Agenesie des Dens axis oder mit seperiertem Dens axis durch eine transversale Spalte. Durch die Instabilität des Atlas kann eine Dislokation bei trivialen Halsverletzungen vorkommen (neurologische Ausfallserscheinungen der oberen Halswirbelsäule mit oder ohne Hirnstamm- oder Kleinhirnschäden oder asymptomatische Fälle). Hier sei betont, daß außerordentliche Form- und Größenunterschiede des Dens axis an unserem Untersuchungsgut vorliegen. Nagashima führte bei solchen Patienten occipito-atlanto-axialen Fusionen mit Plastikmaterial durch.

c) Kopfgelenke, Bänder

Töndury betont, daß schon bei 25 mm langen Keimlingen die Anlage des Ligamentum transversum atlantis deutlich zu erkennen ist, bei 40 mm langen hat sich das Band vom Dens gelöst und die Articulatio atlanto-dentalis posterior ist sichtbar. Auch die Ligamenta alaria entwickeln sich unabhängig von rudimentären Bandscheiben C_1/C_2, respektive C_1 und Occiput (Abb. 2).

Lig. transv. atlantis, Variationen. Fick (1904) fand einmal das Ligamentum apicis in einer Ausdehnung von 5 mm Höhe und 2 mm breit und verknöchert. Der Dens axis trug einen dünnen schmalen Fortsatz.

Ligamentum atlantoaxiale anterius. Von der Vorderfläche der Basis dentis zieht eine mediale Leiste, die sich nach unten verbreitet, am Corpus axis nach abwärts. Zwischen Tuberculum anterius atlantis und der Axisleiste verläuft ein Bandapparat, der von Barkow (1841) als Ligamentum epistrophicoatlanticum beschrieben wurde.

Ligamentum collaterale atlantoaxiale-mediale. Fick (1904) betont, daß Arnold (1847) auf dieses mediale Verstärkungsband der Articulatio atlantoaxialis-lateralis hinwies. Es entspringt medial der Facies articularis superior atlantis und zieht schräg nach innen und unten, um medial der Articulatio atlantoaxialis-lateralis am Axiskörper anzusetzen. Weiteres siehe Lang (1979 und 1981).

d) Atlas und Axis, Verknöcherung

Bade (1900) studierte röntgenologisch die Ossifikation der Halswirbelsäule. Im Bereich der Bögen fand er die ersten Röntgenschatten bei Keimlingen von 7,1 cm Länge (11. Woche) im untersten Halswirbel bei einem von 10,8 cm Ossifikationszentrum im untersten Halswirbelkörper. Er betont wie frühere Forscher, daß die Ossifikation von kaudal nach kranial fortschreitet.

Nach Bardeen (1904) lassen sich die ersten Ossifikationszentren innerhalb der Arci und Corpora vertebrae bei Feten zwischen 30 und 40 mm Länge nachweisen, zuerst in zervikalen und den oberen thorakalen Bogenabschnitten und den Körperteilen von T_{10} bis L_4, bei Keimlingen von 50 mm Länge.

Bade betont, daß in den beiden oberen Halswirbeln sechs Ossifikationszentren entstehen, von denen scheinbar der 2. vier besitzt.

Tuberculum anterius atlantis, Verknöcherung. Nach Tompsett und Donaldson (1951), die 500 Röntgenbilder von Neugeborenen beiderlei Geschlechts studierten, ist beim männlichen Neugeborenen das Tuberculum anterius in 21,6%, bei weiblichen in 19,6% nachweisbar. Nach Piersol (1930) erfolgt die Verknöcherung des Atlas aus drei Ossifikationszentren, einem je für die Massa lateralis, aus denen auch die Arci posteriores hervorgehen, welche sich im 4. bis 5. Lebensjahr miteinander vereinigen (Plaut 1937).

Im vorderen Bogenabschnitt des Atlas und in der Massa lateralis entstehen Knochenkerne, die Knorpelfugen zwischen beiden bleiben bis mindestens ins 4. Lebensjahr (Abb. 336 in Lang 1981) offen. Zwischen Dens axis und Corpus axis ist ebenfalls eine Knorpelfuge eingeschaltet, die das Längenwachstum des Dens und des Corpus besorgt. Der Dens axis synostosiert nach Luschka (1858) mit dem Corpus axis im dritten Lebensjahr. An einem unserer Präparate findet sich noch bei einem 35jährigen eine Knorpelzone in diesem Gebiet. Turner (1890) konnte Reste der Synchondrose zwischen Dens axis und Corpus axis zwischen 60. und 70. Lebensjahr nachweisen (Abb. 3). Die Synchondrose zwischen Dens und Corpus axis liegt, wie auch Hensinger et al. (1978) betonen, nicht im Bereich der oberen Gelenkflächen

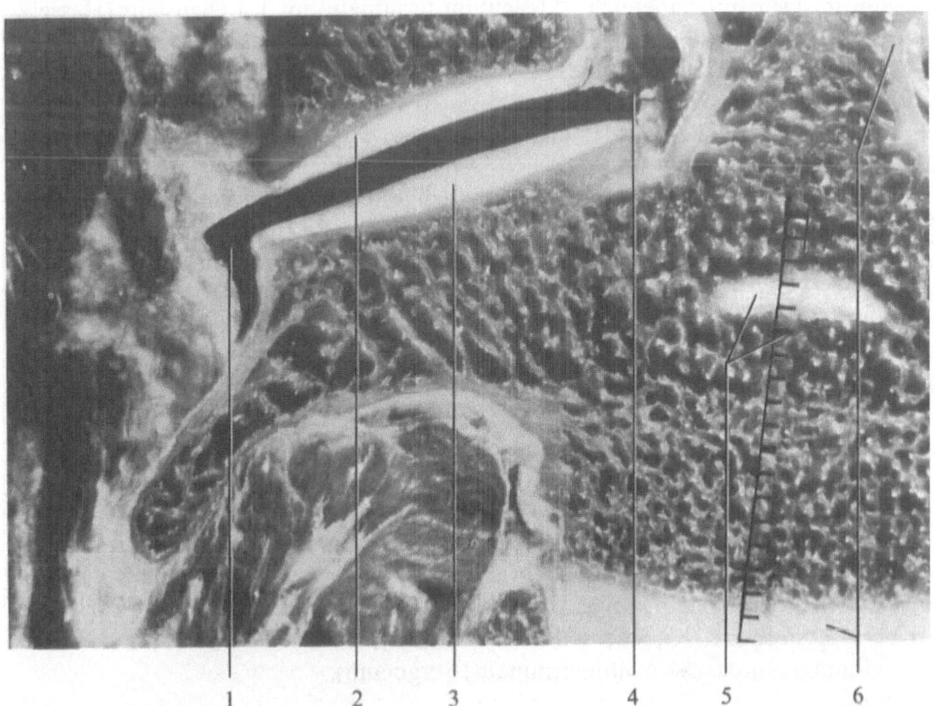

Abb. 3. Synchondrose zwischen Dens und Corpus axis bei einem 35jährigen von ventral.

1 Articulatio atlanto-axialis lat., seitlicher Recessus.
2 Facies articularis inf. atlantis.
3 Facies articularis sup., Axis.
4 Mediale Wand der Articulatio atlanto-axialis lat.
5 Synchondrose zwischen Dens axis und Corpus axis, Millimeterpapier.
6 Dens axis, Corticalis und Symphysis intervertebralis C_2/C_3

des Axis, sondern unterhalb davon, so daß der Dens einen Teil des Axiskörpers mitbildet. Bei Kindern bis zum 3. Lebensjahr ist ihren Befunden nach die Synchondrose fast stets, bei Kindern im 4. in 50% ausgebildet, im 6. Lebensjahr verschwindet sie in der Regel.

Ossiculum terminale (Bergmann). Nach Bergmann (1846) ist das später sogenannte Ossiculum Bergmann deutlich vom Dens axis zu unterscheiden. Bei manchen Tieren (Katze, Schwein) sitzt ein kleines Knörpelchen dem Dens auf und hat die Bedeutung der oberen Endplatte eines Wirbelkörpers. Bei Neugeborenen ist das Os odontoideum ein pyramidenförmiges, 5 mm hohes Knorpelstück. Selten erstreckt es sich beim Menschen bis zur Mitte des vorderen Umfangs des Foramen magnum und funktioniert dann wie eine Zwischenwirbelscheibe. Die Verknöcherung des Fortsatzes erfolgt meist vollständig, so daß schließlich ein rüsselförmiger Fortsatz des Dens axis entsteht, der mit dem Hinterhauptbein artikuliert. Dies ist z.B. bei Dasypus gigas (Gürteltier) die Regel (von Rapp 1850, zit. nach Luschka 1858).

Der Apex dentis entsteht aus dem Mesenchym des kaudalsten Occipitalsklerotoms = Proatlas. Zur Zeit der Geburt ist dieser Abschnitt nicht ossifiziert, der Densoberrand entspricht zu dieser Zeit einem Dens bicornis. Ein Ossifikationszentrum erscheint im Densspitzenbereich: (Ossiculum terminale) im 1. Lebensjahr (Hasselwander 1938) und fusioniert mit dem Dens axis im 8. Lebensjahr. Nach Holsten und Herrmann (1970) bildet sich das Ossiculum bei Zweijährigen an der Densspitze und ist im 12. Lebensjahr in der Regel mit dem Dens axis verschmolzen. Sie grenzen von diesem Knochenteil das Os odontoideum ab und verstehen darunter das Ausbleiben der Verknöcherung zwischen Dens axis und Corpus axis.

Cattel und Filtzer (1965) konnten ein derartiges Ossiculum terminale in 26% bei Kindern zwischen 5. und 11. Lebensjahr nachweisen. Bei Nichtfusionierung wird dieser Knochenteil als Ossiculum terminale persistens bezeichnet. Gelegentlich kann er mit dem Clivus fusionieren (Torklus u. von Gehle 1972).

e) Dens axis, Variationen

An Variationen des Dens axis kommen vor:
1. Aplasie (Grimme, 1904)
2. Hypoplasie
   Bei Aplasie oder Hypoplasie des Dens axis kann eine Instabilität der Articulatio atlanto-axialis die Folge sein. Halsschmerzen, Schiefhals und Kopfschmerzen sowie neurologische Zeichen einer Kompression des Rückenmarks wurden beschrieben (bei Verlagerungen des Knochenteils nach Trauma).
3. Os odontoideum = Ossiculum terminale (Bergmann)
4. Spaltung
   Am Axis eines 9jährigen Knaben stellte Grimme (1904) eine Spalte in der Medianlinie fest, die den Dens in zwei Teile zerlegte.

Dens tripartitus. Wackenheim (1974) betont, daß die Persistenz des Ossiculum terminale (Bergmann) eine wohlbekannte Anomalie darstelle. Er konnte an einem seiner Röntgenbilder ein deutliches Ossiculum apicale, eine Densaplasie im Medianbereich und eine unvollständige Fusion der Densbasis mit dem Axiskörper bei einem Erwachsenen nachweisen.

Auch Decking und Heine (1976) konnten am Untersuchungsgut von Skoliose-Patienten deformierte und gespaltene Dentes sowie ein Os odentoideum und Densaplasie röntgenologisch nachweisen.

f) Dens axis, Blutversorgung

Die Blutversorgung des Dens axis erfolgt nach Schiff und Parke (1972) durch Densarterien, die aus der A. vertebralis in Höhe von C_3 entspringen und an der vorderen und hinteren Körperseite des Axis nach aufwärts ziehen. Im Apexbereich anastomosieren beide Gefäße in der Gegend der Ligamenta alaria miteinander. Sie versorgen Corpus und Dens axis. Seitlich des Apex anastomosiert die A. dentis anterior und die apikale Arkade ihren Befunden zufolge mit Zweigen der A. carotis interna zur Schädelbasis und zu den Ligamenta alaria.

Derartige Anastomosen lagen an unserem Untersuchungsgut nicht vor. Der eigenartige Versorgungsweg für den Dens axis von unten her erklärt sich daraus, daß der Dens axis fast vollständig von Gelenken umgeben ist, und nur auf diese Weise seine Versorgung sichergestellt ist.

g) Axis, Fehlbildungen

Grimme (1904) stellte unter 27 Präparaten einmal Fehlen des hinteren Schenkels des Querfortsatzes fest sowie Teilung des Bogens durch einen 2 mm breiten Spalt (auch Gruber 1876, demonstrierte einen 5. und 6. Halswirbel, deren Bogenschenkel durch einen gerade durch den Gelenkfortsatz verlaufenden Spalt in zwei Teile getrennt waren). Möglicherweise waren in diesen Fällen zwei Ossifikationszentren im künftigen Bogen- und Artikulationsabschnitt angelegt. Aeby (1862) fand eine Teilung des Bogenschenkels an einem 3. und 4. Brustwirbel (13jähriger Knabe).

C_2/C_3-Blockbildung. Grimme (1904) konnte an seinem ausgewählten Untersuchungsgut (27 Präparate) neunmal eine Blockwirbelbildung zwischen C_2 und C_3 nachweisen. In der Regel waren diese asymmetrisch ausgebildet, häufig die Foramina intervertebralia verengt, einmal fand sich eines in einen vorderen und einen hinteren Abschnitt getrennt. Decking und Heine (1976) fanden unter 39 Patienten mit kongenitaler Skoliose Blockwirbelbildungen im HWS-Bereich ebenfalls am häufigsten zwischen C_2 und C_3.

An unserem Untersuchungsgut fand sich eine Verödung der Articulatio zygapophysialis C_2/C_3 einseitig.

h) Dens axis, Frakturen

Nach Bardeen (1910) liegt innerhalb des Corpus axis Erwachsener eine rudimentäre Knorpelinsel vor, die nach Plaut (1938) bei Erwachsenen zwischen 30 und 50 Jahren in etwa 25% nachweisbar ist. In deren Bereich sollen nach Plaut die häufigsten Densfrakturen vorkommen. Blockey und Purser (1956) wiesen wie auch andere Forscher darauf hin, daß sogenannte Epiphysenlösungen auch bei Kindern in der Regel nicht vorkommen. Seit Fritsche (1912) wird diskutiert, ob beim Aufhängen die Ligamenta alaria den Dens abreißen. Diese Bänder spannen sich bei extremer Kopfbeugung, -streckung und Rotation an. Wüsthoff (1923) war der Meinung, daß der Dens axis bei entsprechenden Bewegungen durch das Ligamentum transversum atlantis frakturiert werde.

Blockey und Purser (1956) nahmen an, daß Densfrakturen bei Kindern unter sieben Jahren stets Epiphysenlösungen sind, da die Frakturlinie unterhalb der oberen Axisgelenkflächen liegt (im Bereich der Synchondrose zwischen Dens und Corpus axis). Außerdem ist bei Erwachsenen ein frakturierter Dens axis in der Regel kürzer als der Axiskörper, bei Kindern ist das Verhältnis umgekehrt. In der Regel vereinigt sich dieses abgesonderte Fragment ohne Eingriff.

Bei Erwachsenen erfolgen Densfrakturen nach Blockey und Purser nicht im Bereich der ehemaligen Epiphysenzone.

Der abgelöste Dens axis war bei den fünf untersuchten Kindern jeweils nach vorne, bei den 46 studierten Fällen von Densfrakturen Erwachsener 22mal nach vorne verlagert. Eine Rückverlagerung wurde 12mal, keine Verlagerung ebenfalls 12mal nachgewiesen. Blockey und Purser weisen darauf hin, daß es kein typisches klinisches Zeichen zum Nachweis einer Densfraktur gibt. In der Regel ist jedoch der N. occipitalis major (Hinterkopfschmerzen) geschädigt. Die gefährlichste Folge der Densfraktur ist die Schädigung des Rückenmarks oder der Medulla oblongata.

i) Atlas, Fehlbildungen

Am Ende des 3. oder 4. Lebensjahres ist der Arcus posterior atlantis in der Regel geschlossen (Geipel 1955). Der Arcus anterior ist im 7. bis 10. Lebensjahr diesem Autor zufolge vollständig knöchern ausgebildet. Über Condyli tertii, Processus paramastoidei et pneumatici siehe Lang 1979, 1981.

Wenn die dorsomediane Verschmelzung der Arcus neurales des Atlas ausbleibt (ca. 3%), dann entsteht ein dorsal offener Atlas. Seltener kommen vorne und hinten offene Atlantes vor. Vollständiges Fehlen des Arcus posterior atlantis entsteht nach Töndury (1953, 1958; zit. nach Holsten 1968) schon in einem sehr frühen Entwicklungsstadium, da auch die knorpelige Anlage in diesen Fällen bereits defekt ist.

Vergleichend anatomisch betrachtet, befindet sich der Atlas beim Menschen in Rückbildung.

Die Anlage des Proatlas, die wie alle Wirbel, nicht einheitlich ist, sondern durch Verwachsen zweier Somitenzonen entsteht, schließt jenen Kanal ein, durch welchen die kaudale Wurzel des N. hypoglossus hindurchzieht. Erfolgt die Verschmelzung unvollkommen, so liegen anstelle eines Canalis hypoglossalis zwei oder mehrere innere Öffnungen des Kanals vor, durch welche die Wurzeln des XII. Hirnnervs und Gefäße hindurchtreten.

Atlas-Assimilation und Manifestationszeichen von Proatlas und Anteproatlas.

Törö und Szépe (1942) untersuchten 400 Schädel und obere Halswirbel aus den Jahren 1935 und 1936 (Debrecen) und konnten an diesem Untersuchungsgut in 18%

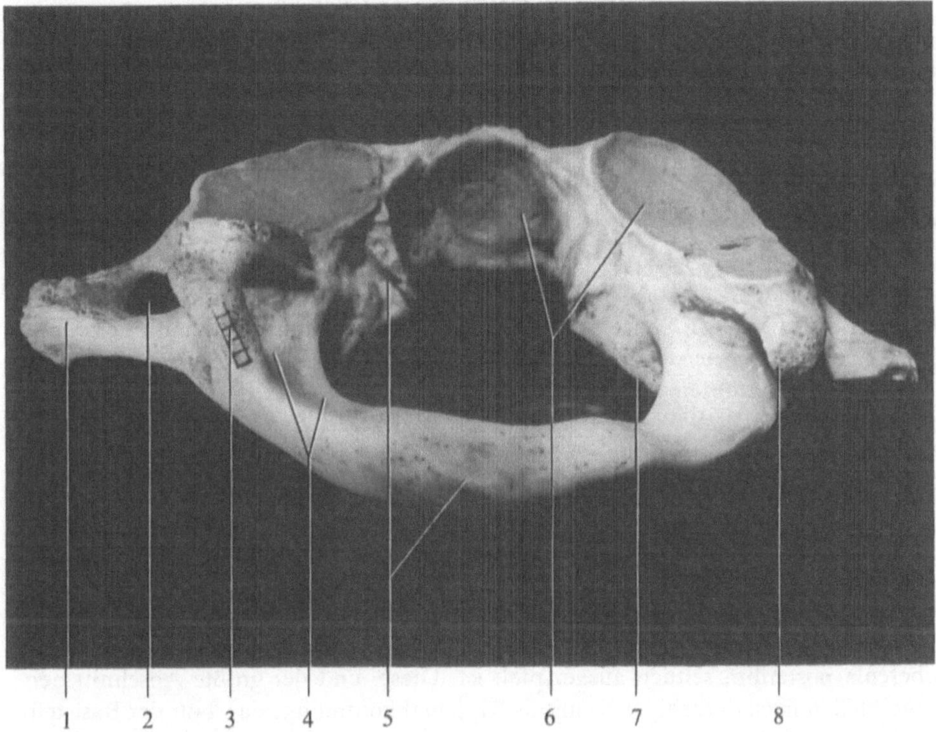

Abb. 4. Ponticuli des Atlas, von dorsal.

1 Processus transversus atlantis.
2 Foramen processus transversus.
3 Ponticulus lateralis (Millimeterpapier).
4 Sulcus a. vertebralis.
5 Ursprungszone für Ligamentum transversum und Tuberculum post. atlantis.
6 Gelenkflächen für Dens und Condylus.
7 Facies articularis inf. atlantis.
8 Ponticulus lateralis

einen Processus paramastoideus, in 6,75% eine Incisura ventralis des Foramen magnum, in 3,25% eine Incisura dorsalis des Foramen magnum, in 16,75% Atlas-Assimilationen, in 17,25% einen verwachsenen Arcus ventralis atlantis, in 40,25% einen Limbus dorsalis foraminis magni, in 25% einen Sulcus ambiens externus, in 12% ein Tuberculum basilare, in 3,5% einen Ponticulus lateralis, in 18% einen Ponticulus posterior (s. Abb. 4), in 11% einen Processus supratransversarius, in 6,5% einen Processus retrojugularis, in 16,5% eine Hypochorda, in 24,25% einen mehrfach ausgebildeten Canalis hypoglossalis, in 12% eine gespaltene Hypoglossus-Kanalwand und in ebenfalls 12% flache Condyli occipitalis feststellen.

Rückbildungen des Atlasquerfortsatzes lagen in 11,25%, Rückbildungen des Querfortsatzes des Axis in 2,75%, ein gespaltener Arcus posterior atlantis in 3,25% vor (weiteres in Lang 1979, 1981).

Besonders eingehend hat über die Atlasassimilation Ingelmark (1947) berichtet. Diese kommt nach Kamieth (1959) sowie Burwood und Watt (1974) je nach Untersucher in 0,1–0,4% vor. Ingelmark unterscheidet eine genuine Atlasassimilation, pathologische Verwachsungen, Assimilationen infolge Occipitalmanifestation und Assimilation nach Luxation. Bei der genuinen Atlasassimilation liegen häufiger Verwachsungen des dorsalen als des ventralen Bogens, und diese wieder häufiger als im Bereich der Querfortsätze, vor.

2. Halswirbelsäule, Skelet

Als Besonderheiten der Halswirbelsäule gelten der Uncus corporis, das Foramen processus transversus (F. vertebrarterialis), das Tuberculum caroticum (Vertebrae cervicalis sextae) sowie der Sulcus nervi spinalis. Nach Hyrtl (1841) besitzen die 6. Halswirbel die größten Löcher zum Durchgang der Aa. vertebrales. Dadurch sei auch eine stärkere Vorwölbung der vorderen Wurzel des Querfortsatzes die Regel. An zwei seiner Präparate sind die Löcher durch knöcherne Querspangen gedoppelt. Bei Frauen rage dieser Querfortsatz des 6. Halswirbels stärker hervor als bei Männern und trüge das deutlichere Gepräge einer verkümmerten Halsrippe. Schon Hyrtl nimmt nicht an, daß das Tuberculum caroticum dem praktischen Chirurgen als Unterbindungsstelle der A. carotis besondere Vorteile gewähren könne. Betont sei, daß der Sulcus nervi spinalis von C_3 bis C_7 eine nach vorne und lateral verlaufende Rinne der Halswirbelquerfortsätze darstellt, die in Tubercula anteriora und Tubercula posteriora seitlich ausgezipfelt ist. Diese, und der größte Abschnitt der Rinne, stellen nach derzeitiger Kenntnis Rippenabkömmlinge dar. Nur der Basisteil des hinteren Umfangs des Sulcus nervi spinalis sowie ein Abschnitt der Gelenkfortsätze sollen Rudimente der Querfortsätze der übrigen Wirbelabschnitte darstellen. An unseren Präparaten ist allerdings auch die Basis des Tuberculum posterior durch eine Synchondrose abgegrenzt. Nach Bailey (1952) gehört das ganze Tuberculum posterior zum Querfortsatz.

a) Corpora vertebrae, Maße

Die vordere Höhe der Corpora vertebrae nimmt von C_3 nach C_7 zu, sie beträgt bei europäischen Männern am Vorderumfang bei C_3 im Mittel 13, bei C_7 14 mm. Im seitlichen Körperabschnitt im Gebiet der Unci corpores läßt sich schon bei C_3 bis C_6 eine mittlere Höhe von 16 bis 18 mm nachweisen, bei C_7 eine von 21 mm. Nach Putz (1981) beträgt die hintere Wirbelkörperhöhe bei C_3 etwa 14 mm, bei C_6 13 mm.

Nach Weber und Weber (1893, 1894) beträgt die mittlere Höhe (Summe der vorderen, mittleren und hinteren Höhen durch drei dividiert) des Axis 31,5, des 3. Halswirbels 13,2, des 4. 13,05, des 5. 13,1, des 6. 12,0 und des 7. 13,0 mm.

Baldwin (1908) vermaß die Distanz zwischen Processus spinosus axis, Processus spinosus C_7 und bestimmte diesen Abstand mit 6,5 (6,0–7,1) cm.

Putz (1976) machte darauf aufmerksam, daß der 1. Brustwirbel aufgrund einer Reihe von Merkmalen funktionell der Halswirbelsäule zuzuordnen sei, da er ähnlich wie der 3. Halswirbel, einen Sockel für die kranial anschließenden Wirbel darstellt, wofür auch die Sonderstellung der Gelenkflächen C_7, T_1 u. a. hinweisen.

b) Processus transversi und Laminae

Danbury (1971) wies darauf hin, daß der Querfortsatz des Atlas unmittelbar unter dem Processus mastoideus und hinter den Ohrläppchen palpiert werden kann (Subluxation u.a.). Der 3. Halswirbel ist der kleinste und besitzt die schmalste Lamina, kongenitale Anomalien und vollständiges Fehlen der Lamina findet sich am 3. Halswirbel am häufigsten (Weiteres s. Lang 1979, S. 352 ff.).

c) Wirbelsäule mit nur sechs Halswirbeln

Bolk (1902) beschrieb eine Wirbelsäule mit nur sechs Halswirbeln (77 J., männlich). Die Canales intervertebrales C_3 und C_4 waren größer als normal. Von den Processus spinosi endete nur der vierte mit zwei Zacken, die übrigen mit kolbenförmiger Auftreibung.

d) Rippenrudimente an Halswirbeln

Luschka (1858) präparierte eine Halsrippe bei C_7 (40jähriger Mann). Die Wirbelanlagerung erfolgte am unteren seitlichen Umfang des Wirbelkörpers unterhalb der Wurzel des Querfortsatzes (Knochenhöcker mit überknorpelter konvexer Oberfläche). Die Halsrippe artikulierte hier, besaß einen Rippenhals, dessen äußeres Ende über ein überknorpeltes Köpfchen mit der Spitze des hinteren Querfortsatzes von C_7 artikulierte und ein Ligamentum transversarium aufwies. In der Nähe des vorderen Endes lag eine tiefe Furche für die A. subclavia, davor ein Höckerchen für die Insertion des M. scalenus anterior vor. An den Knochenteil schloß sich ein Bindegewebestrang an, dessen Ende in eine knorpelige, teilweise verknöcherte Masse überging, die mit dem Knorpel der 1. Rippe verschmolzen war. Nach Luschka wies Halbertsma (1857) daraufhin, daß bei allen Halsrippen nicht unter 5½ cm die A. subclavia die Rippen übergreift.

Rippenrudimente am 7. Halswirbel kommen in 4,5% vor, lange Halsrippen am 7. Halswirbel in 5% zur Costa I, in 1,6% zu deren Knorpelzone und ausgebildet wie die Costa I in 1,2%. Seltener wurden Halsrippen bei C_6 aufgefunden. Szawlowsky (1901) beschrieb ein Rippenrudiment an C_4.

Bei langen Halsrippen (über 5,5 cm) verlaufen die A. subclavia und der Plexus gewöhnlich über der Rippe und können geschädigt werden (Scalenus anterior-Syndrom).

e) Foramina nutricia (s. Abb. 5)

Foraminia nutricia finden sich an der Vorderfläche der Halswirbel, insbesondere seitlich der Medianen und am Übergangsgebiet zu den Querfortsätzen. An der Wirbelrückseite bestehen die seit langem bekannten Gefäßein- und -austrittszonen in einer paramedianen Lochreihe oder in Form eines großen medianen Foramen nutricium. Am Atlas ist fast stets hinter der Ursprungszone des Ligamentum transver-

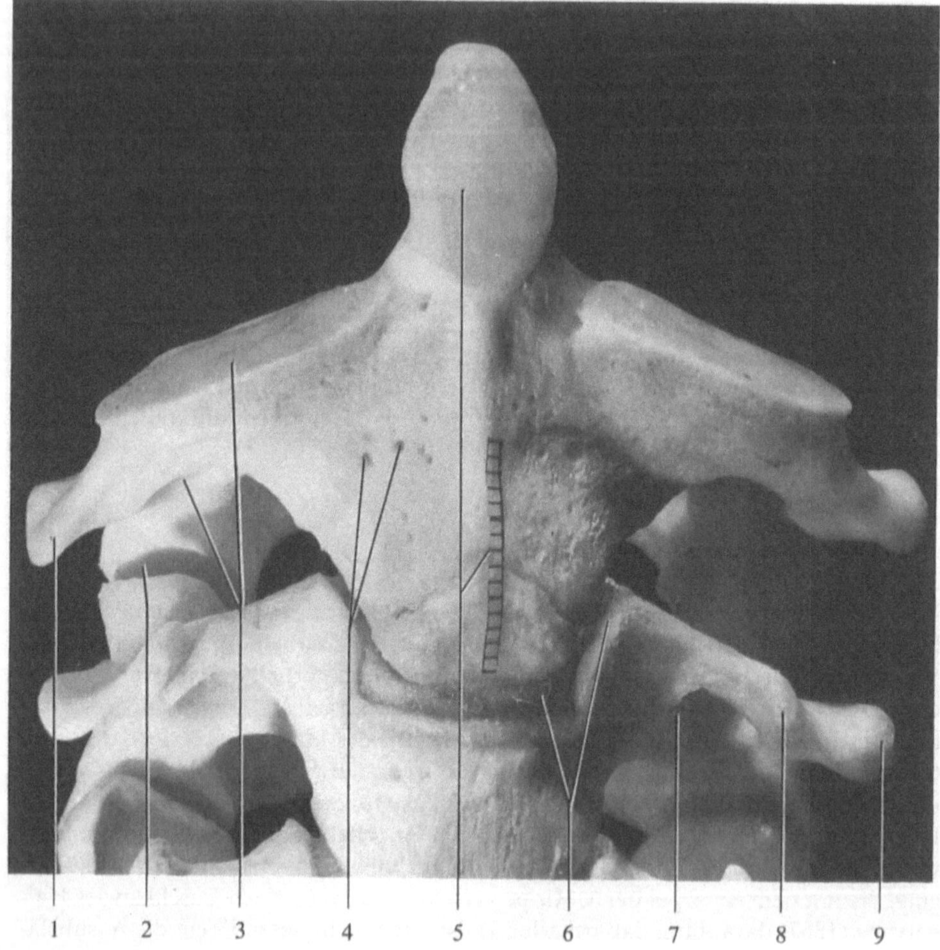

Abb. 5. Axis, von vorne.

1 Proc. transversus, Axis.
2 Artic. zygapophysialis C_2/C_3.
3 Facies artic. sup. des Axis und Eingang in Foramen transversum, Rückwand.
4 Foramina nutricia.
5 Vordere Gelenkfläche des Dens und Millimeterpapier.

6 Symphysis intervertebralis (Zone) und Uncus C_3.
7 Foramen processus transversus, medialer Rand.
8 Tuberculum ant.
9 Tuberculum post

sum atlantis ein größeres Foramen nutricium ausgebildet, am Axis zwischen Dens und Articulatio atlanto-axialis lateralis.

f) Processus spinosi

Während am Atlas nur ein Tuberculum posterius besteht (oder auch fehlen kann), ist der Processus spinosus axis in der Regel kräftig und in zwei Auszipfelungen auslaufend, ausgebildet. Schmächtiger sind die Dornfortsätze des 2. und 3. Halswirbels, mehr nach unten geneigt die des 4. bis 6., besonders weit nach dorsal vorragend der Processus des 7. Halswirbels (Vertebra prominens). Nach Banerjee und Hunt (1976) läuft der Dornfortsatz des 7. Halswirbels nur in ca. 1% in zwei Auszipfelungen aus, der des 6. hat ihren Befunden zufolge eine geringe Bifidität, der des 5. jedoch läuft wie die kranialeren in der Regel in zwei Facetten aus.

Danbury (1971) wies erneut darauf hin, daß der Processus spinosus C_7 der längste ist und dieser Wirbel deshalb als Vertebra prominens bezeichnet wird. Besteht ein langer Dornfortsatz des 6. Halswirbels, so läßt sich dieser vom 7. dadurch abgrenzen, daß bei Dorsalflexion der Halswirbelsäule der 7. tastbar bleibt.

3. Halswirbelsäule, Bewegungsachsen

a) Rotationsachse

Nach Putz (1981) verläuft die Rotationsachse für die Bewegungssegmente zwischen C_3 und T_1 knapp dorsal der Mittelpunkte der Wirbelkörper. Die Gelenkspalten liegen nicht auf Tangenten der Rotationskreise, sondern sind in einer Flucht angeordnet. Deshalb ist die Rotation im Halsbereich keine einfache Bewegung, sondern zwangsläufig mit einer Lateralflexion kombiniert. Aufgrund des Neigungswinkels der Gelenkflächen kommt es zu einer Lateralflexion des jeweils kranialen Wirbels nach der Seite der Rotation. Bei starker Ventralflexion ist die Rotation ausgiebiger als bei Dorsalflexion der Halswirbelsäule möglich.

b) Transversale Achse

Nach Penning (1964, 1968, 1978) verläuft die transversale Achse, um welche Sagittalflexionen durchgeführt werden können, jeweils durch die Mitte des nächstunteren Wirbels. Für die Ante-Retroflexionsachse der Halswirbelsäule (ausgenommen Atlas und Axis) liegt die transversale Bewegungsachse in der dorsalen oder in der zentralen Region der Halswirbelkörper. In oberen Segmenten ist sie im Wirbelkörper mehr kaudal und dorsal, in den unteren unmittelbar unter dem Zentrum der kranialen Deckplatte plaziert (Penning 1964).

Die Durchmesser der Canales intervertebrales werden bei Anteflexion der Halswirbelsäule verlängert, bei Dorsalflexion verkürzt (Abb. 6 u. Abb. 12). Um sie herum verschieben sich Gelenkfortsätze und die Wirbelkörper im Bereich der Symphyses intervertebrales. Putz betont, daß auch in der Halswirbelsäule bei extremer Ventral- und Dorsalflexion ein Klaffen der Gelenkspalte beobachtet werden kann.

c) Sagittale Achse

Bei Seitneigung erfolgt gesetzmäßig eine Rotation, z. B. bei der Neigung nach rechts wird die linke untere Gelenkfazette des oberen Wirbels nach vorne und aufwärts an

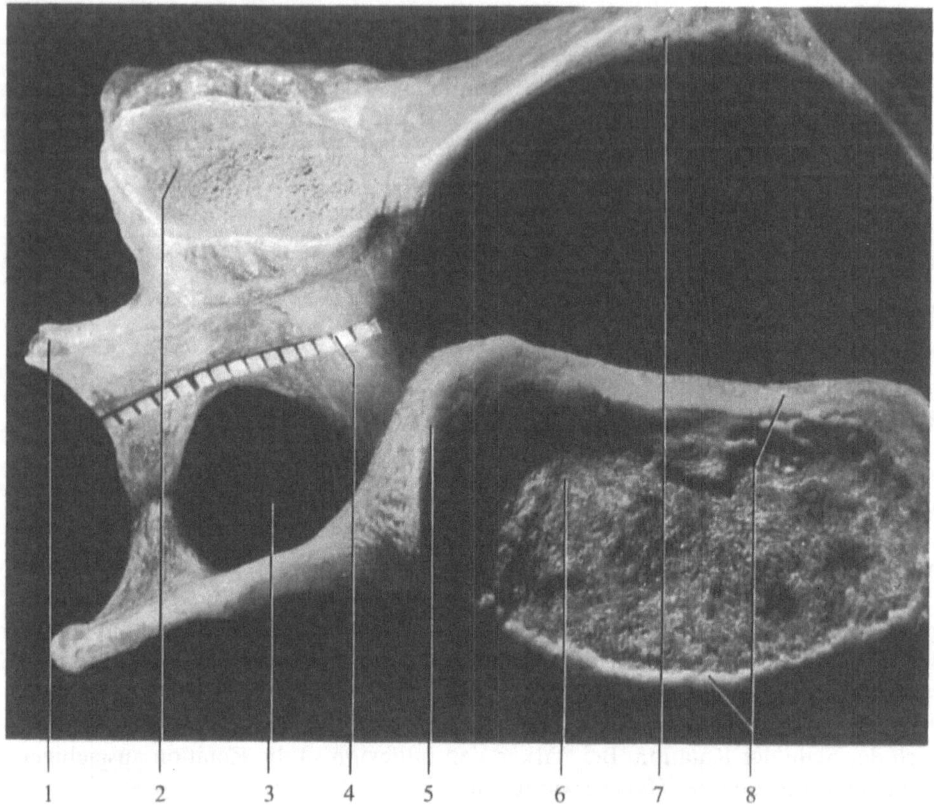

Abb. 6. Canalis radicularis, 6. Halswirbel.

1 Tuberculum post. et ant., C_6.
2 Proc. articularis sup.
3 Foramen proc. transversus.
4 Millimeterpapier an Canalis radicularis C_6.

5 Uncus corporis.
6 Corpus vertebrae, rauhe Oberfläche.
7 Arcus (Lamina vertebrae).
8 Randleiste

der linken oberen Fazette des nächstunteren Wirbels gleiten. Gegenteiliges Gleiten findet an der rechten Seite statt. Die Durchmesser der Canales intervertebrales der linken Seite werden verlängert, jene der rechten verkürzt.

Bei der Rotation des Kopfes nach rechts gleiten die linken unteren Fazetten der jeweils oberen Wirbel an den linken oberen Gelenkflächen der unteren Wirbel nach vorne, gegensätzliches Gleiten findet an der rechten Seite statt. Die linksseitigen Canales intervertebrales werden erweitert, die rechtsseitigen verengt. Die Achse für die Seitneigung des Kopfes und Halses liegt nach Putz (1981) in der Endphase der Bewegung annähernd im Krümmungsmittelpunkt zwischen jeweiligen Unci corporis und benachbartem Wirbelkörper.

4. Symphysis intervertebralis

a) Entwicklung (Abb. 7)

Der Terminus Intervertebralsymphyse ist in den neuen Nomina Anatomica eingeführt, da der Ausdruck Discus intervertebralis lediglich einen Teil dieser Knochen-
verbindungen darstellt.

Töndury betont, daß schon bei Keimlingen von 12 mm SSL die Zonen der Zwischenwirbelscheiben nachgewiesen werden können. Sie sind in ganzer Länge von
der Chorda dorsalis durchsetzt. Bei Keimlingen von 20–50 mm SSL nehmen die
Bandscheiben unter dem Wachstumsdruck der Knorpelkerne in den Wirbelkörpern
die Form bikonkaver Scheiben an und sind ventral höher als dorsal. Die Zellen der
Chorda werden aus den Wirbelkörpern in die Bandscheiben gepreßt und bilden in
ihnen zentrale Chordasegmente. Innerhalb der Bandscheibe läßt sich zu diesem
Zeitpunkt eine Außen- und Innenzone deutlich nachweisen, an welche sich das
Chordasegment anschließt. An der Außenzone bestehen zwiebelschalenartige Lamellen mit Aufsplitterungen, in der Innenzone kleine runde oder polymorphe Zellen. Später (70–130 mm SSL) werden die Fasern der Außenzone kräftiger, länger
und gröber, die Zellkerne treten in den Hintergrund. An tangentialen Vertikal-
schnitten läßt sich der einer Lamelle zugehörige Faserverlauf als flache Spirale (etwas weniger als 45°) darstellen, der sich mit jener der benachbarten Lamelle recht-
winkelig kreuzt. Dies ist die Anlage des Annulus fibrosus, dessen Fasern in die
Außenzone der kranialen und kaudalen Knorpelplatte benachbarter Wirbelkörper
einziehen. In der Innenzone hat die Zwischensubstanz zugenommen, das Bild eines
zellreichen hyalinen Knorpels ist nicht mehr nachweisbar. Die Zellen sind jedoch
zum Teil noch von einer Kapsel umgeben. Am Schnitt konnte Töndury plumpe
Bänder erkennen, die längs der Zellkerne liegen und von Wirbelkörper zu Wirbelkörper verlaufen. In der Mittelzone liegen fibrozytenähnliche Zellen und Grund-
substanzen mit randständiger Umwandlung in eine gallertartige Masse: Anlage des
Nucleus pulposus. In diesem Bereich liegen untergehende Chordazellen als sogenanntes Chordareticulum mit zahlreichen blasig aufgetriebenen Zellen vor. Die
Chordascheide wird stärker färbbar. Unter fortschreitender Einschmelzung des umgebenden Gewebes wird die Chordahöhle immer geräumiger und füllt sich mit hel-
lem basophilem Schleim, in den bandförmige und faserige Strukturen als Überreste
des Chordareticulum vorkommen. Chorda und Chordasegment im Bereich der
Bandscheibenanlagen betrachtet Töndury als Platzhalter der Gallertkerne und nicht
als deren Ausgangsort.

b) Disci intervertebrales, Höhe und Volumen

Die aus mittleren Werten vorne, in der Mitte und hinten berechnete Bandscheiben-
höhe zwischen C_2 und C_3 macht 2,7, die zwischen C_3 und C_4 3,55, die zwischen C_4
und C_5 2,65, die zwischen C_5 und C_6 3,75 und die zwischen C_6 und C_7 4,60 und jene
zwischen 7. Halswirbel und 1. Brustwirbel 3,45 mm aus. Der sagittale Durchmesser
der Bandscheiben zwischen C_2/C_3 macht den Befunden der Gebrüder Weber

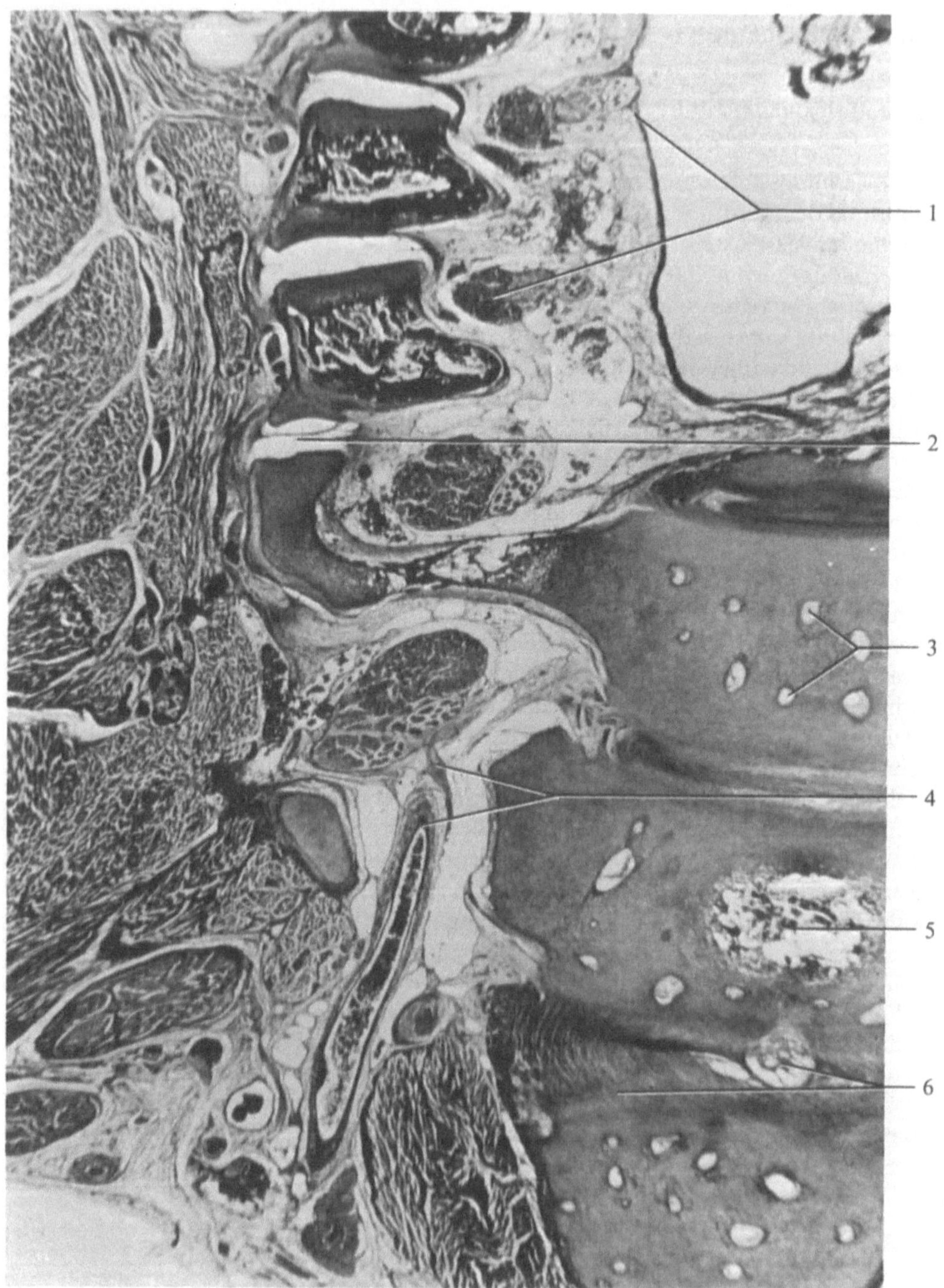

Abb. 7. A. vertebralis, Eintritt in Foramina und N. vertebralis (Frontalschnitt), 18 cm langer Fetus.

1 Dura mater und Ganglion spinale C_4.
2 Articulatio zygapophysialis C_5/C_6.
3 Wirbelkörper (Anlage), Gefäßkanäle.
4 A. vertebralis und N. vertebralis.

5 Knochenkern C_6.
6 Chorda reticulum in Symphysis intervertebralis C_5/C_6

(1894) zufolge 14,7, die nächsten Bandscheiben 14,9, 14,2, 15,1, 15,9 und 15,2 mm aus. Sie betonen, daß die Bandscheiben der Halswirbelsäule vorne beträchtlich höher als hinten sind, nämlich insgesamt um 7,8 mm, während die Wirbelkörper mit Ausnahme des 2. und 3. sich vorne niedriger als hinten darstellen. Die Halslordose ist deshalb ihrer Meinung nach hauptsächlich durch die Keilform der Bandscheiben bedingt. Die größte Höhendifferenz stellten sie an der Bandscheibe zwischen C_3 und C_4 fest.

Duus (1974) weist besonders darauf hin, daß auch Verschmälerungen der Bandscheiben eine Einengung der Canales intervertebrales zur Folge haben. Dabei rückt der obere Wirbelkörper immer mehr wie ein Keil in die sattelförmige Höhlung des unteren hinein. Die Unci corporum vertebrae werden immer mehr nach außen und hinten gegen die Foramina gewissermaßen umgebogen, wobei An- und Abbauprozesse ablaufen. Später werden diese abgebogenen Wülste abgebaut. Nervenfaserdegenerationen konnten ebenfalls von Duus nachgewiesen werden.

c) Nucleus pulposus

Nach Bull (1948) besitzt der Discus zwischen C_4 und C_5 ein Volumen von 1 cm³, zwischen C_5 und C_6 eines von 1,2 cm³ und zwischen C_6 und C_7 eines von 1,4 cm³. Da seiner Meinung nach 15% der Zwischenwirbelscheibe dem Nucleus pulposus angehören, hat dieser, wenn er zwischen C_6 und C_7 austritt, ein Volumen von 0,21 cm³.

d) Unci corporum und Symphyses intervertebrales (Abb. 8)

Die Knochenkerne der Halswirbelkörper sind beim Neugeborenen annähernd viereckig und gegen den Uncus corporis durch eine Synchondrosis abgegrenzt (Töndury 1958). Sie stehen flacher als beim Erwachsenen, der Annulus endet im Bereich der Knorpelfuge. Seitlich davon finden sich Blutgefäße und lockeres Bindegewebe und der Übergang zum Canalis intervertebralis. Bei einem 1½jährigen Kind verlaufen die Knorpelfugen schräg von oben innen nach unten außen, die Disci reichen etwas über die Knorpelfugen seitwärts. Die Abbildungen der Wirbelsäule eines neunjährigen Kindes läßt noch Reste der Knorpelfugen erkennen. Die Bandscheiben haben sich noch weiter lateralwärts ausgedehnt. Die Unci corporum sind steil eingestellt. Bei älteren Kindern und Erwachsenen ragen vom 3. Halswirbel an die Unci seitlich nach oben und bilden dort den unteren medialen Umfang der Canales intervertebrales. In unteren Abschnitten der Halswirbelsäule sind die Unci weniger breit und insgesamt etwas nach dorsal verlagert. Die Oberfläche eines jeden Halswirbelkörpers wird durch die Entwicklung der Unci corporum seitlich nach oben ausgezipfelt, außerdem besteht eine geringe Kehlung der Wirbelkörperoberseite in sagittaler Richtung. Betont sei, daß Luschka (1858) für den Uncus den Terminus Eminentia costaria verwendete, da Merkel (1815) der Meinung war, daß diese Facetten Überreste der Rippen darstellen. Giraudi (1931) bezeichnete den Uncus als Processus lunatus.

Frykholm (1951) betont, daß die Unci corporum der Halswirbel eine außerordentlich unterschiedliche Länge haben. Gelegentlich sind sie ein Drittel so lang wie

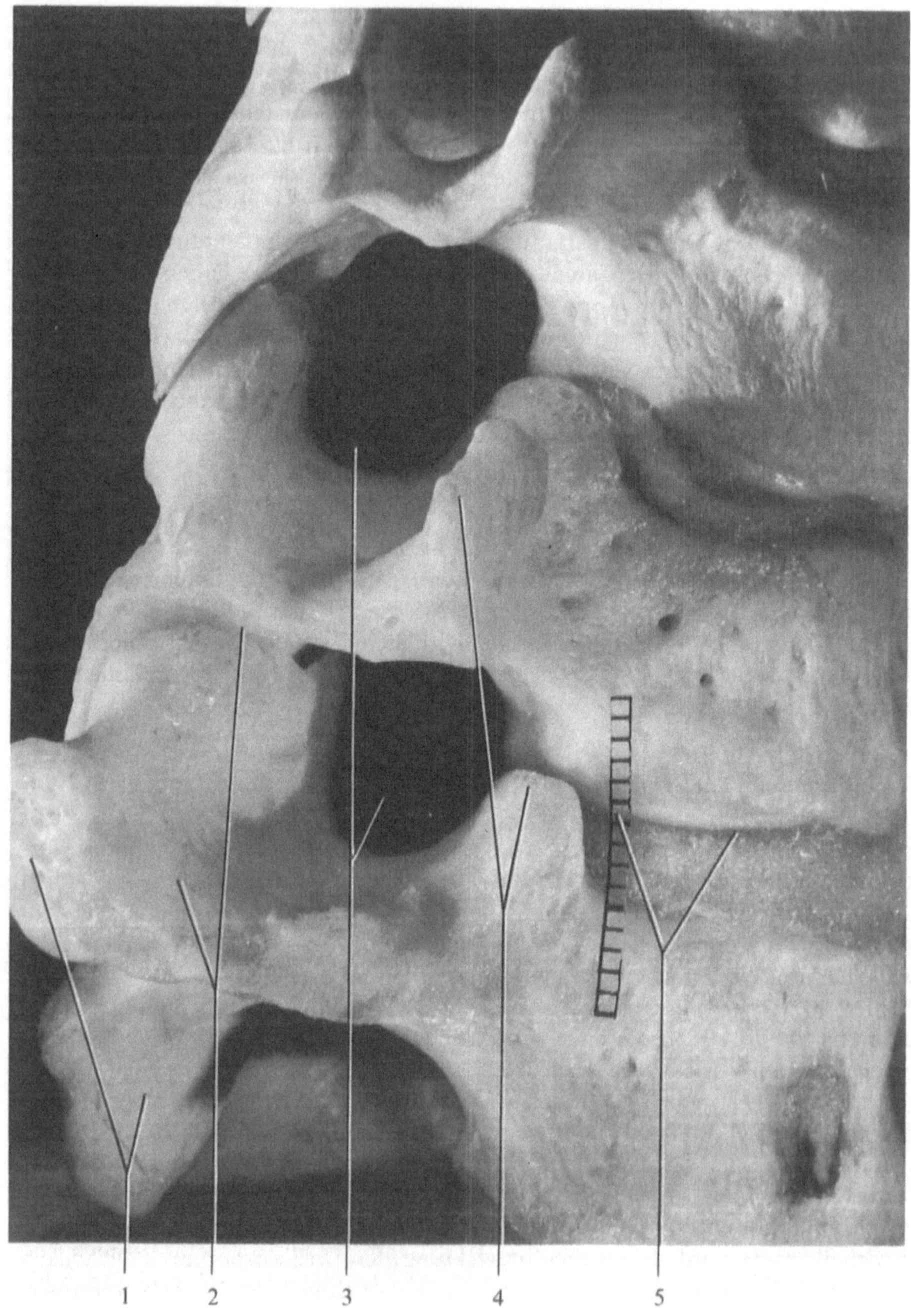

Abb. 8. Unci corporum C_6 und C_7, von vorne seitlich.

1 Tuberculum post. C_7 und Facies artic. inf.
2 Sulcus n. spinalis und Articulatio zygapophysialis C_6/C_7.
3 Foramina intervertebralis C_5/C_6 und C_6/C_7.
4 Tuberc. ant. C_6 und Uncus corporis C_7.
5 Unterrand Corpus vertebrae C_6 und Millimeterpapier

der vertikale Durchmesser des zugehörigen Wirbelkörpers. Dieser Befund läßt sich an unserem Untersuchungsgut (s. Abb. 8) bestätigen. Die Meinung Rathckes (1934), daß sich der Uncus corporis erst während der zweiten Lebensdekade entwickelt, und vorher die Corpora vertebrae praktisch flach seien, ist unseren Befunden zufolge nicht richtig. Auch Töndury (1958) ist der Meinung, daß sich der Uncus corporis erst ab dem 9. Lebensjahr aufrichtet und gleichsam eine schützende Mauer zwischen Bandscheibe und Canalis intervertebralis bildet. Bereits Frykholm wies darauf hin, daß die Unci im unteren HWS-Bereich mehr dorsal plaziert sind. Putz (1981) machte darauf aufmerksam, daß auch der erste Brustwirbel einen kleinen – dorsal plazierten – Uncus besitzt, ein Befund, der sich auch an unserem Untersuchungsgut ergab. Betont sei, daß die Disci intervertebrales an der ventralen Seite deutlich höher als an der dorsalen sind. Vorne macht ihre Dicke ein Viertel bis ein Drittel der zugehörigen Wirbelkörper aus, hinten sind sie nur wenige mm hoch und erscheinen als schmales Band, das sich transversal in Höhe der unteren Abschnitte der beiden Foramina intervertebralia erstreckt. Am Eingang in den Canalis radicularis windet sich der Rand des Discus am Uncus corporis nach oben.

Uncus corporis und Symphysis intervertebralis – Bedeutung für die Bewegung der Halswirbelsäule. Nach verschiedenen Autoren ist die Seitneigung der Halswirbelsäule einschließlich des Gelenkes zum 1. Brustwirbel um insgesamt ca. 85° möglich. Buetti (zit. nach Brügger 1960) gibt für das Gelenk C_5/C_6 die größten Bewegungsausschläge an (19–26°). Abgesehen von Bandhemmung liegt im HWS-Bereich durch die Unci corporum auch eine Knochenhemmung für die Seitwärtsneigung vor. Nicht nur in den Articulationes zygapophysiales, sondern auch im Bereich der Symphyses intervertebrales kommt es zu einem Gleiten zwischen den benachbarten Wirbelkörpern. Betont sei, daß die Symphyses intervertebrales lediglich bei Keimlingen und Kleinkindern Gefäße besitzen, anschließend muß die Ernährung durch Diffusion vom Knochenmark benachbarter Wirbel – insbesondere im siebähnlichen Endplattenbereich – und von den Randbezirken der Symphysis her erfolgen.

Auch an den Halswirbeln bestehen sogenannte Epiphysenringe = Randleisten, die an den Unterflächen der Unci corporum bis zu deren Rändern nachzuweisen sind. Die Fasern des Annulus fibrosus strahlen über sogenannte Sharpey-Fasern in die Epiphysenringe ein.

5. Hemiarthrosis intervertebralis lateralis

Luschka (1858) wies auf eine kleine Fissur innerhalb der Symphysis intervertebralis hin. Diese befindet sich im seitlichen Gebiet unter dem Uncus corporis. Trolard (1893) bezeichnete diese Fissuren als Uncovertebralgelenke. Rathcke (1933) faßte die Spalte als artefizielle Abgrenzung der Fasern des Annulus fibrosus auf. Krogdahl und Torgersen (1940) fanden an allen Disci intervertebrales zwischen 2. Halswirbel und 1. Brustwirbel beiderseitige Spaltbildungen von 2–4 mm Länge und vollkommen glatten Flächen bei Jugendlichen und Erwachsenen. Lateral wird der Spalt durch eine solide kapselähnliche Membran begrenzt, die an der Außenseite des nächstunteren Uncus corporis vertebrae ansetzt. Oben erfolgt der Einzug in den nächsten Wirbel. Diese Membran ist verschieblich. Die Autoren betonen, daß die vertikalen Fasern des Annulus fibrosus am medialen Ende des Spaltes abbiegen und – mehr horizontal verlaufend – als zwei Fasergruppen den Spalt umfassen; dorsal und ventral verstreicht der Spalt allmählich, ebenso in medialen Bezirken. Zwar kommen auch im mittleren Bereich des Diskus Spalten vor, diese fassen die Autoren jedoch als Artefakte auf. Die sogenannte Kapsel der Uncusvertebralgelenke ist nach Meinung von Krogdahl und Torgersen außerordentlich gefäßreich. Nach Luschka (1858) sind die von ihm als Hemiarthrosen beschriebenen Gelenkspalten gegen das 7. Lebensjahr hin so wie beim Erwachsenen ausgebildet. Töndury (1958) betont dagegen, daß die Bandscheiben von dreieinhalb-, fünf- und siebenjährigen Kindern jede Spalte vermissen ließen. Sie treten seinen Befunden zufolge erstmals bei Neunjährigen auf. Er faßt diese Spalte als sekundär entstandene Risse auf und schließt sich damit der Meinung von Rathcke (1933) an. Von außen her ragt an einem seiner Präparate ein dicker keilförmiger Zapfen, der aus Bindegewebe besteht und innen Fettgewebe und Blutgefäße enthält, in den Spalt hinein. Auch von medial ziehen einige Faserbündel in die Spalte. Er betont, daß die Rißbildung niemals Ausdruck einer Degeneration, sondern vielmehr eine Anpassung an die Funktion sei. Die Spalten selbst sind nach dem 20. Lebensjahr stets nachweisbar.

6. Articulationes zygapophysiales (Articulationes intervertebrales)

a) Processus articulares, Einstellung und Lage

Dorsal des Foramen processus transversus geht der Pediculus des Arcus vertebrae in die Lamina über. Zwischen Pediculus und Lamina, die zwischen C_3 und C_7 zunehmend breiter wird, sind die Processus articularis superior et inferior eingeschaltet. Die oberen und unteren Gelenkflächen sind in der Regel fast rein in die Frontalebene eingestellt. Von C_3 an sind die Gelenkflächen auch etwas um einige Grad nach seitlich und vorne orientiert. Beim Übergang zu T_1 stehen die Gelenkflächen fast rein in der Frontalebene und noch mehr nach unten geneigt, als im Halswirbelsäulenbereich.

Die Neigungswinkel der Gelenkflächen der Processus articulares superiores zu den oberen Flächen der zugehörigen Wirbelkörper macht nach Putz (1981) bei C_3 im Mittel 60° aus, bei C_4 liegt der Mittelwert etwas unter 60°, bei C_5 bei 55°, bei C_6 geringfügig darüber und bei C_7 erneut bei ca. 63°. Bei T_1 liegt der Mittelwert bei ca. 68°.

Putz (1981) bestimmte den paramedianen Abstand der Mitte der Gelenkflächen der Processus articulares superiores. Dieser Abstand beträgt bei C_3 im Mittel 39, bei C_4 im Mittel 40 mm, bei C_5 40,7, bei C_6 41,2, bei C_7 etwa unter 41 mm. Bei T_1 bleibt der Mittelwert bei ca. 38 mm. Eine relativ große Streuung fand er zwischen C_6 und T_1. Seine Absolutwerte im Bereich der Halswirbelsäule liegen um 40 mm, die der Brustwirbelsäule um 25 mm und die der Lendenwirbelsäule um 25 mm bis 40 mm, von L_3–S_1 ansteigend.

Nach Putz beträgt der sagittale Abstand zwischen Wirbelkörpermitte und Mitte der Processus articulares superior, zwischen C_1 und C_6 um 12 mm. Von C_6 bis T_8 nehmen sie kontinuierlich zu.

b) Articulationes zygapophysiales, Dicke des Knorpels

Wie frühere Forscher gibt Putz (1981) an, daß die Knorpelschicht jeweils in der Mittelzone der Gelenkfläche am dicksten ist und gegen die Ränder hin kontinuierlich abnimmt. Im Brust- und Halsbereich jedoch liegen seinen Befunden zufolge an Stelle einer kontinuierlichen Abflachung kleine Wülste am kranialen Rand der Gelenkflächen vor. Die Dicke der Gelenkknorpel nimmt, abgesehen von den Kopfgelenken, von kaudal nach kranial ab, wie auch schon Delmas und Mitarbeiter (1970) betonen. Bezüglich der Processus articulares inferiores stellte Putz (1981) die Knorpelwülste am kaudalen Rand (im Lendenwirbelbereich) fest. Auch im Halsgebiet betreffen diese häufiger den hinteren unteren Rand (Abb. 9).

c) Articulationes zygapophysiales, Flächendifferenzen der artikulierenden Fortsätze

Die größten Flächendifferenzen liegen nach Putz (1981) im Bewegungssegment C_5/C_6 vor. Nach Stofft und Müller (1971) nimmt die Beweglichkeit im einzelnen Bewegungssegment mit der Differenz der Größe der Gelenkflächen zu. Putz stellte fest, daß im Hals-(und Brust-)bereich die unteren Gelenkflächen jeweils größer als die oberen sind.

d) Articulationes zygapophysiales, Capsula articularis

Membrana fibrosa. Die Membrana fibrosa im Hals- und Brustbereich ist dünner als im Lendenbereich. Ihre äußeren Züge verlaufen vorwiegend longitudinal. Ihnen liegen die Mm. rotatores longi auf.

Im Bereich der unteren Halswirbel rückt das Ansatzfeld der Ligamenta flava an der kaudalen Fläche der Wirbelbogen weiter nach vorne und lateral als an den oberen. Der Raum zwischen Ligament und Gelenkkapsel wird dadurch wesentlich eingeengt.

e) Articulationes zygapophysiales, Arterien

Der Blutzustrom zur Capsula artericularis erfolgt über Zweige der Aa. vertebralis, pharyngea ascendens, cervicalis profunda sowie der A. intercostalis suprema (Clemens 1957, 1970; Pernkopf 1960; Koos 1969; Jellinger 1966).

Bekanntlich finden sich fast in allen Canales intervertebrales größere oder kleinere Arterienzweige, welche Aa. radiculares abgeben können. Außerdem zweigen von diesen Gefäßen ab: ein Ramus cutaneus dorsalis medialis, ein Ramus cutaneus dorsalis lateralis und ein Ramus spinalis. Insbesondere aus dem hinteren medialen Zweig stammen Gefäße für die Gelenkkapsel. Runge und Zippel (1976) nannten diese Gefäße Aa. arcus vertebrae lateralis superior et inferior. Feine Zweige dieser Gefäße, die auch direkt aus dem Ramus dorsalis stammen können, versorgen obere und untere Gelenkkapselabschnitte. Betont sei, daß Rechts-Links-Anastomosen nicht nur an der Rückseite des Wirbelkörpers, sondern auch am Bogengebiet vorkommen.

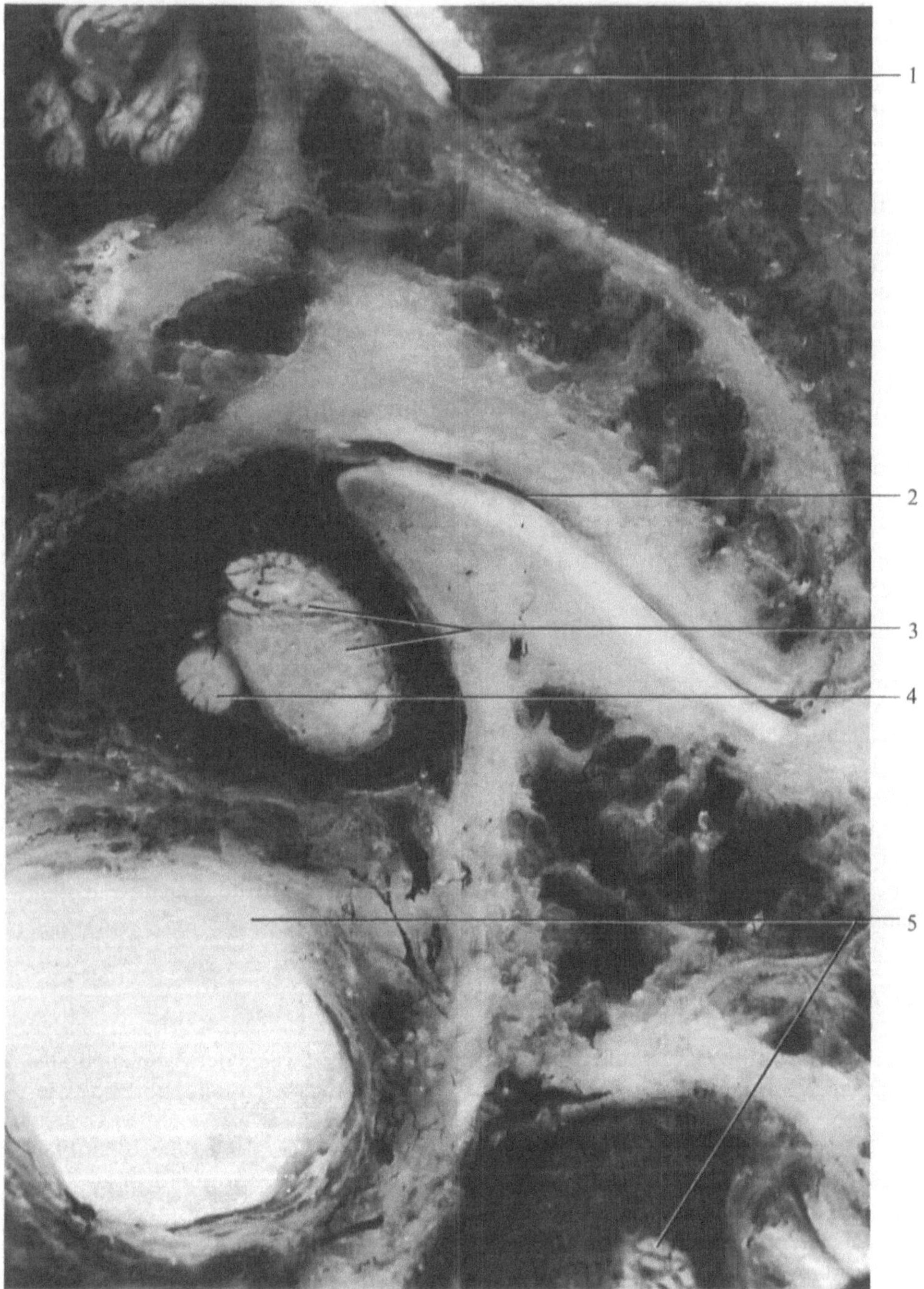

Abb. 9. Articulatio zygapophysialis, Sagittalschnitt, 36 Jahre, weiblich.

1 Artic. zygapophysialis C_6/C_7.
2 Artic. zygapophysialis C_7/T_1.
3 Radix dorsalis C_7 und Ganglion spin.
4 Radix ventralis C_7.
5 Seitlicher Rand der Symphysis intervertebralis C_7/T_1 und N.T_1

Auch benachbarte Periostschichten werden von diesen Zweigen mitversorgt. Putz betont, daß am lateralen und unteren Umfang der Basis der Processus articularis superior sowie an der lateralen Fläche des Processus articularis inferior feine Arterienzweige durch Foramina nutricia in den Knochen eintreten.

f) Articulationes zygapophysiales, Venen

Nach Batson (1957) und Clemens (1961) verläuft der Plexus venosus vertebralis externus posterior zwischen den Basen der Processus spinosi sowie der Dorsalfläche der Arci und der Gelenkregion. Knochen und Arcusvenen münden in benachbarte Plexus. Nach Putz (1981) stehen die Plexus durch kleine Venen mit den Venae vertebrales (Plexus venosus vertebralis) in Verbindung, erhalten Zustrom aus den Gelenkkapseln und laufen parallel den Arterien für die Gelenkkapseln.

g) Articulationes zygapophysiales, Nerven

Nach Loeweneck (1966) wird die Articulatio atlanto-axialis-lateralis durch zwei, etwa 0,2 mm starke Stämmchen des Ramus ventralis C_2 versorgt. Die Zweige sind 10–15 mm lang und dringen in die dorsale Kapselwandmitte ein. Es muß darauf hingewiesen werden, daß der R. vertebralis C_1 stets mit dem R. ventralis C_2 und mit dem Truncus sympathicus verknüpft ist (Abb. 10). Zu den übrigen Articulationes intervertebrales ziehen 1–4 feine Rami articulares aus Rr. dorsales mit Dicken zwi-

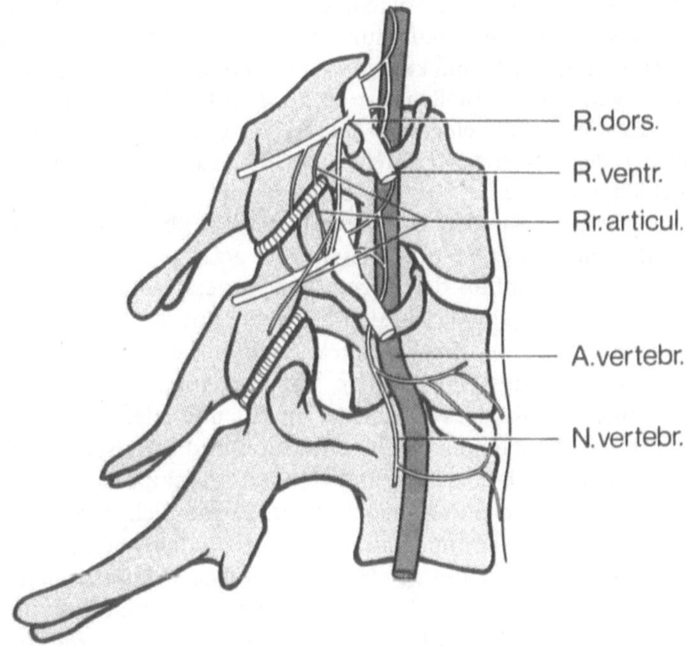

Abb. 10. Rr. articulares der Halsgelenke (nach Stilwell 1956; Pedersen et al. 1956)

schen 0,1 und 0,4 mm ein. Ihre Länge schwankt zwischen 2 und 5 mm. Sie erreichen die dorsale mittlere Zone der Gelenkkapsel. Pedersen und Mitarbeiter (1956) fanden am häufigsten 2–3 derartige Rami articulares mit Dicken zwischen 0,1 und 0,2 mm zur lateralen Kapselwand. Ein weiterer Zweig zieht in die kaudale Kapselwand (von lumbalen Gelenken) ein. Stilwell (1956) weist darauf hin, daß in der Regel ein oder zwei Nerven die laterale und die dorso-caudale Kapselwand gemeinsam mit Blutgefäßen erreichen und ins Stratum synoviale und die Villi synoviales einziehen (vasomotorische Fasern). Der Discus intervertebralis, das Ligamentum longitudinale anterius et posterius, das Wirbelperiost und die Dura erhalten Zweige des N. vertebralis, der seinerseits dem Ganglion cervicale inferius oder cervicothoracicum entstammt und Verbindungen mit Halsnerven sowie Anastomosen mit den Nn. IX et X besitzt (Siwe 1931), (Abb. 10).

Ärztliche Bedeutung. Es darf angenommen werden, daß Dehnungen der Capsula articularis, Quetschungen der Gelenkfalten oder arthrotische Veränderungen des Gelenkkapselbereichs eine Irritation der Rami articulares erzeugen können. Nach Danbury (1971) erhalten die oberen drei Halswirbelgelenke (C_3–C_6) die größte Anzahl von Rezeptoren pro Flächeneinheit. Ihre Irritation kann als Triggerzone für Kopf, Hals und Gliedmaßen sowie Bewegungen mit oder ohne Schmerz gelten. Besonders interessant ist der Hinweis von Jongkees (1969), der auf alte Befunde von Barany und Voss (1918/19, 1925) aufmerksam machte. Diese wiesen nach, daß Halsbewegungen Augenbewegungen zur Folge haben. Später wurde dann nach Halsbewegungen Nystagmus nachgewiesen, zu dessen Entstehung das Labyrinth nicht notwendigerweise intakt sein muß. Frenzel (1931) zeigte schon, daß Lokalanaesthesie der paravertebralen Gewebe im Halsbereich eine deutliche Verminderung des Nystagmus zur Folge hat. Ryan und Kope (1955) waren der Meinung, daß der Hals eine größere Bedeutung bei Entstehung des Schwindels hat, als allgemein angenommen wird. Jongkees (1969) betont, daß Vertigo und Nystagmus einen Teil jener Symptome darstellen, die als vertebrobasiläre Insuffizienz angesprochen werden. Er wies auf die eleganten Experimente Seymours (1954) hin, der eine Verminderung des Blutstroms durch die Stria vascularis und eine Veränderung der Cochleapotentiale bei Reizung des zervikalen Sympathikus feststellte, kann sich allerdings nicht vorstellen, daß Unterbrechung oder Irritation des sympathischen vertebralen Plexus das Vestibularissyndrom erzeugen kann. De Jong (1967) untersuchte erneut den Einfluß der Rezeptoren in verschiedenen Halsregionen: unilaterale Infiltration der paravertebralen Gewebe mit Prokain hatte einen Halstorsionsnystagmus zur Folge. Prokaininjektionen in die Glutealmuskulatur oder Kochsalzinjektionen in die Halsmuskeln haben keinen ähnlichen Effekt. Nach Durchschneidung der Radices dorsalis C_1 und C_2 und aller Zweige des 3. und 4. Halsnervs konnte kein Nystagmus durch Infiltration in die Halsgegend mehr erzeugt werden. Bilaterale Koagulation des zervikalen neurovaskulären Bündels beeinflußt den Effekt der Prokaininjektion jedoch nicht. Erstaunlicherweise kam es zu keinem Nystagmus, wenn beide Innenohren zerstört worden waren. Weder unilaterale Anaesthesie noch Denervation der Haut und Subcutis lassen einen Nystagmus cervicalis entstehen. Abtragen der Nackenmuskeln von deren Insertionszonen am Hinterhaupt und am Atlas hatten jedoch die gleiche Folge wie die Hinterwurzeldurchschneidung. De Jong (1954) ist der Ansicht, daß die Ausschaltung von Informationen aus den tiefen Nackenbändern und den Intervertebralgelenken die hauptsächliche Ursache dieses Nystagmus sei. Jongkees (1969) ist der Meinung, daß der Kliniker wissen muß, daß Nystagmus mit oder ohne vestibuläre Zeichen aus zervikalen kinästhetischen Rezeptoren herstammen kann.

h) Meniskoide Falten

In jüngerer Zeit haben Badgley (1941), Lewin (1962), Penning u. Töndury (1964), Kos (1969), Ley (1974), Benini (1978), Lang (1979) und Putz (1981) besonders auf diese Gelenkfalten hingewiesen. Es wird betont, daß diese besonders in lordotischen Wirbelsäulenabschnitten zahlreich und größer ausgebildet sind. Im Bereich der Articulationes zygapophysiales der Halswirbelsäule kommen Plicae synoviales vor allem im kranialen und kaudalen Recessus, kleinere im lateralen Gelenkumfang vor.

Die meniskoiden Falten wurden von Schminke und Santo (1932) als Disci articularis bezeichnet, ein Terminus, den Emminger (1954 und 1967) übernahm. Nach Putz finden sich im Bereich der Halswirbelgelenke, auf welche die Beschreibung Menisci am ehesten paßt, insbesondere in den Articulationes atlanto-axiales laterales. Sie spielen seiner Meinung nach bei der Druckübertragung in den Gelenken eine Rolle. Andere Forscher weisen auf die Möglichkeit einer Einklemmung dieser Falten hin.

i) Vakuumphänomen (R. Fick-Zeichen)

Der Anatom Rudolph Fick hat das Vakuum-Phänomen im Jahre 1897 entdeckt und von seinem Vater, dem Physiologen Adolph Fick, sowie dessen Assistenten Gürber in Röntgens Institut in Würzburg nachprüfen lassen. Er erklärte das Phänomen 1910 (Handbuch S. 53) durch Entstehung eines Unterdrucks während des Bewegungsablaufes in Gelenken mit nachfolgender Dampfbildung im Gelenkspalt. Eine Reihe von Autoren haben seither in verschiedenen Gelenken (Schultergelenk, Handgelenk, Kniegelenk, Fingergrundgelenk, Symphyse, Zwischenwirbelscheibe, Kreuzdarmbeingelenk, kleinen Wirbelgelenken u. a.) Gas nachgewiesen. Nach Ravelli (1955) kann heute kein Zweifel mehr bestehen, daß das Sichtbarwerden des wahren Gelenkspaltes im Röntgenbild ... auf die Bildung eines relativen Vakuums im Gelenkraum bzw. auf eine sich daraus entwickelnde Gaskammer zurückzuführen ist. Die klinische Analyse des Gases ergab Sauerstoff, Kohlendyoxid und Stickstoff in einem gleichen Verhältnis wie im zirkulierenden Blut (Thomas und Williams 1945).

Nach Putz (1981) darf in den Wirbelgelenken wie in den anderen Gelenken vorausgesetzt werden, daß ihr Innen- und Außendruck – abgesehen von statischen und dynamischen Drücken – gleich sind. Ein Unterdruck darf erwartet werden, wenn die Gelenkflächen teilweise oder ganz voneinander getrennt werden und die Gelenkkapsel oder deren synoviale Vorstülpungen den Konturen der Gelenkkörper nicht folgen. Bei Extremstellungen werden in die klaffenden Bereiche der Gelenkspalte nur basale Anteile der Falten und die Membrana fibrosa gepreßt. Wenn die

Spalte nicht klafft, kann die gesamte Falte der Druckübertragung dienen (Putz 1981). Hierfür spricht das gelegentliche Vorkommen von Knorpelzellen in meniskoiden Falten (Hadley 1956).

7. Halswirbelsäule, Bänder

a) Ligamentum longitudinale anterius

Das Ligamentum longitudinale anterius beginnt nach Luschka (1858) am Tuberculum anterius atlantis schmal, wird nach unten zu breiter und dicker und bildet zwei seitliche Teile aus, zwischen denen Blutgefäße zu den Wirbelkörpern ziehen. Nicht sämtliche Bündel ziehen die ganze Länge herab, in der Tiefe bestehen platte und dünne Faszikel, die in der Knochenhaut inserieren. Am Hals läßt sich nur ein mittlerer, überdies dünner Bandstreifen erkennen, der seitlich an den Innenrand der Pars recta des M. longus colli grenzt. Nach anderen Forschern erstreckt sich das vordere Längsband vom Tuberculum pharyngeum an der äußeren Schädelbasis über das Tuberculum ventrale atlantis, nimmt dann allmählich an Breite zu, greift bis zur vorderen Kreuzbeinfläche nach abwärts: in der Regel ist das Band mit Disci intervertebrales verbunden. Teile der vertebralen Muskulatur entspringen vom Bandapparat. Das Band besteht vorzüglich aus kollagenen und wenigen elastischen Fasern. Innerhalb von feinen Spalten des Bandes findet sich Fettgewebe. An fast jedem Wirbelkörper und jeder Bandscheibe endigen einige Faserbündel fächerförmig, während neue Bündel von diesen Zonen entspringen. Die oberflächlichsten Faserungen des Bandes überspringen 4–5 Wirbel, die tieferen nur 2–3, die tiefsten ziehen nur von einem Wirbel zum benachbarten. Poirier (1931) und Fick (1904) betonen, daß man an frischen, aber auch an konservierten Wirbelsäulen das ganze Längsband mit Ausnahme der Zwerchfellinsertion ohne Messerhilfe abreißen kann. Es ist mit den mittleren Körperteilen der Wirbelsäule so stark verwachsen, daß dabei deren Periost mit abreißt. An den Bandscheiben jedoch löst sich das Band ebenso wie an den Randwülsten leicht ab.

Der Halsteil des Bandes liegt als dicker, schmaler, rundlicher oder abgeplatteter Strang vor. Häufig findet sich vor dem Tuberculum anterius atlantis zwischen Band und Tuberculum ein Gleitbeutel. Verwachsungen bestehen nach Fick (1904) mit der Mambrana atlanto-occipitalis anterior, die nach Luschka allein die Verbindung zum Hinterhauptknochen darstellt. Vom Tuberculum anterior atlantis entspringen Verstärkungszüge, die nach abwärts verlaufen und sich dem Ligamentum longitudinale anterius anschließen. Meyer (1894) nannte diesen Bandteil Lacertus accessorius. Nach abwärts wird das Ligamentum longitudinale anterius breiter und flacher.

b) Ligamentum longitudinale posterius (Abb. 11)

Luschka (1858) betont, daß im kranialsten Abschnitt wegen der Ausbildung des Ligamentum cruciforme und seiner Hüllschichten das hintere Längsband nicht eindeutig nachweisbar ist. Aus der harten Hirnhaut gehen drei Gebilde hervor. Das am weitesten nach vorn liegende reicht bis zum Axiskörper und bedeckt das Ligamentum cruciforme: Membrana tectoria, Lig. latum epistrophei (Henle). Die mittlere Schicht verbindet sich sowohl mit dem Ligamentum latum als auch mit der Dura mater und stellt den kranialsten Teil des Ligamentum longitudinale posterius dar. Deutlich wird dieses Band im Bereich von C_3, wo es fast die ganze Breite der Wirbelkörper einnimmt, im Brust- und Lendenbereich wird das Band insgesamt schmaler und verbreitert sich jederseits an den oberen Wirbelkörpergrenzen flügelartig. Es steht mit den Intervertebralscheiben (im Gegensatz zum vorderen Längsband) in strafferer Verbindung. Luschka unterscheidet longitudinale und schräge Züge. Die schrägen Fasern gehen jeweils vom oberen Umfang der Wurzel eines Wirbelbogens ab und laufen nach oben und unten in die Längsfaserung aus.

Das Ligamentum longitudinale posterius ist kräftiger als das Ligamentum longitudinale anterius, besteht aber aus feineren Kollagenfasern und zahlreicheren elastischen Fasern als das vordere Längsband. Im Hals- (und Lendenteil) ziehen derbere Bindegewebezüge von der Dura zum Ligamentum longitudinale posterius. Seitlich geht das Ligamentum longitudinale posterius in eine lockere Bindegewebemembran über, die sich zu den Canales intervertebrales erstreckt. Die Vv. basivertebrales und gleichartig verlaufende Arterien sowie Zweige des N. vertebralis werden vom Band überbrückt. Straffere Verbindungen bestehen im Bereich der Symphyses intervertebrales, in das einige schräge und quere Züge abstrahlen.

c) Ligamenta flava (interarcualia) (Abb. 11)

Nach Yong-Hing et al. (1976) besteht das menschliche Ligamentum flavum zwischen 50 und 80% als Elastin und 20–50% aus Kollagen.

Von C_2 abwärts sind deutliche Ligamenta flava entwickelt, die im wesentlichen aus längsziehenden, elastischen Fasern bestehen und zwei benachbarte Arci vertebrae miteinander verbinden. Betont sei, daß die Ligamenta flava jeweils vom oberen Rand eines Wirbelbogens abgehen, jedoch nicht am unteren Rand des nächstoberen inserieren, sondern an der Innenseite des nächstoberen Arcus. Weniger zahlreiche Fasern weichen mit unterschiedlichen Winkeln aus der reinen Längsrichtung ab. Nach Stofft und Mitarbeiter (1969) gehen Fasern in die Ligamenta interspinalia über und benachbarte Gelenkkapseln.

Die Befestigungszonen der Bänder am Knochen sind rauh und namentlich an den oberen Bogenrändern mit förmlichen Stacheln besetzt. An den Innenflächen der Bögen befindet sich eine quer verlaufende, etwas rauhe Rinne, während der innere Unterrand des Wirbelbogens im Hals-(und Brust-)bereich frei von Ansätzen des Bandes bleibt. Die Verankerung der elastischen Fasern erfolgt über eine Mischknorpelzone, in der sie zuerst gestreckt verlaufen und sich dann aufgabeln und sich in der Kalksaumzone des Knochens verankern. Die kollagenen Fasern des Ligamentum flavum dagegen durchziehen diese verkalkte Knorpelschicht und sind im Knochen verankert (Stofft et al. 1969).

An der dorsalen Seite sind die Ligamenta flava teilweise vom nächstoberen Wirbelbogen bedeckt, an den unteren zwei Dritteln grenzen die tiefsten Mulckenbündel der Mm. multifidus bzw. rotatores an den Bandapparat. Im seitlichen Bereich sind die Bänder erheblich niedriger als im dorsalen Mittelbezirk. In der dorsalen Mittel-

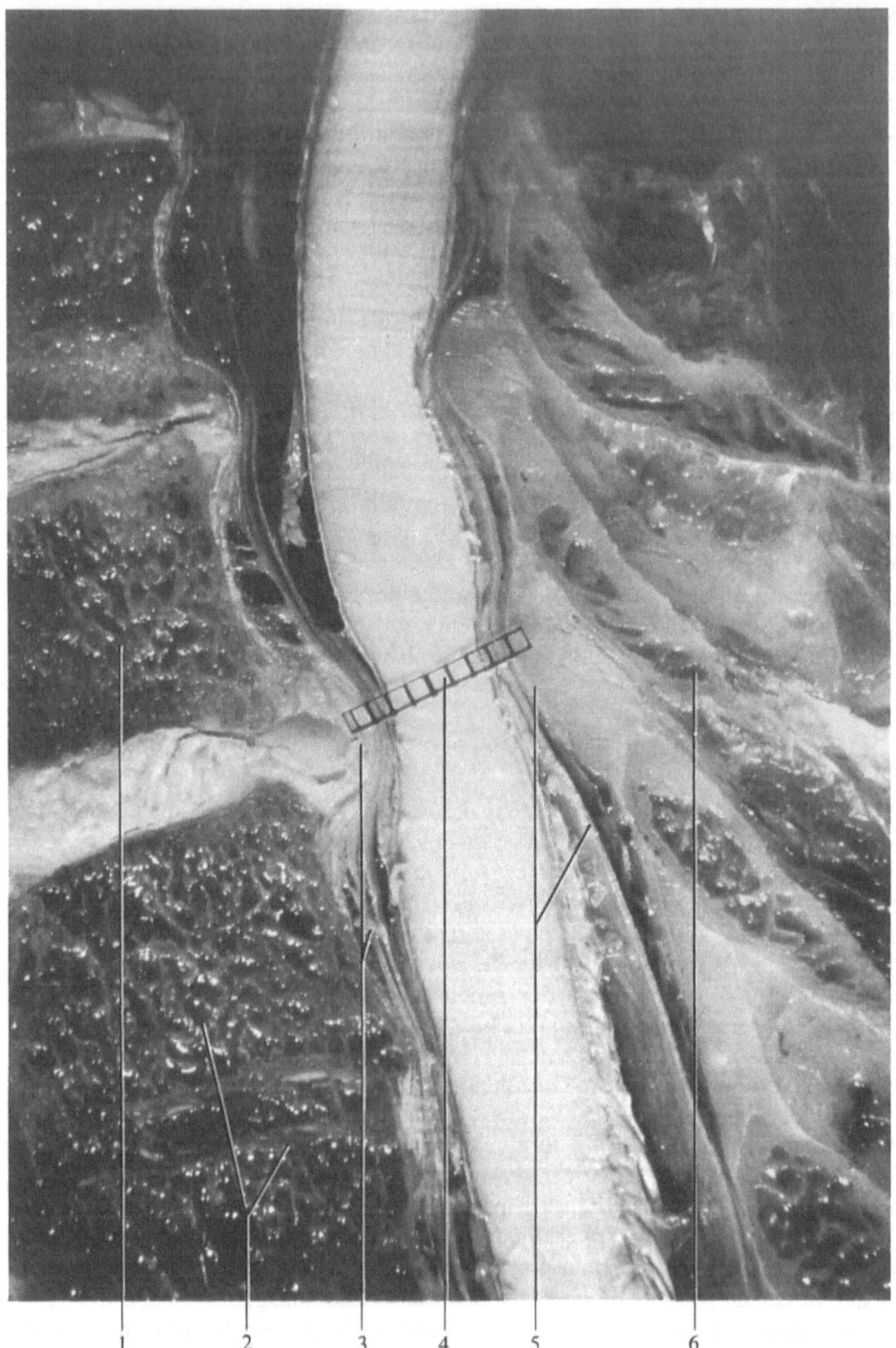

Abb. 11. Einengung des Durakanals bei C_5/C_6.

1 Corpus vertebrae C_5.
2 Blockwirbel C_6/C_7.
3 Mediane Protrusion der Symphysis intervertebralis C_5/C_6 und Lig. longitud. post.

4 Weite des Spinalkanals 8 mm.
5 Lig. flavum und Dura mater.
6 Proc. spinosus C_5

linie besteht ein feiner Spalt, der durch lockeres Gewebe erfüllt wird und Gefäßen zum Durchtritt dient. Die Breite der Wirbelbänder der Longamenta flava im Halsbereich macht nach Fick (1904) ca. 2 cm aus, die Höhe 1 cm.

Robacki (1981) untersuchte an 59 Leichen die Ligamenta flava und ist der Meinung, daß es sich um 23 elastische Bandhaften handelt. Wir betonen, daß in der Regel nur 22 echte Ligamenta flava bestehen, da nicht nur zwischen Atlas und Occiput, sondern auch zwischen Atlas und Axis echte Ligamenta flava nicht entwickelt sind! Die mittlere Länge des Ligamentum flavum im Halsbereich beträgt 0,84 cm, im Brustbereich 1,03 cm und 1,61 cm im Lendenbereich. Ihre Breite beträgt in der Regio cervicalis im Mittel 2,30 cm, in der Regio thoracalis 2,0 cm und in der Regio lumbalis 3,22 cm. Im Halsabschnitt sind die Ligamenta flava im Mittel 1,37 mm, im Brustbereich 1,75 mm und im Lendenbereich 2,55 mm dick. Das mittlere Gewicht errechnete der Autor im Halsbereich mit 0,416 g, im Brustabschnitt mit 0,682 g und im Lendenteil mit 2,176 g. Außerdem stellte Robacki (1981) fest, daß nach Durchsägen aller Wirbelwurzeln die „Bogenbändersäule" der Wirbelsäule sich um 6,5 bis 10,0 cm (gegenüber dem Wirbelsäulenrest) verkürzt. Im Mittel waren 5 (3–8) kg notwendig, um die ursprüngliche Länge der „Bogenbändersäule" wieder herzustellen. Bei Erhöhung des Gewichts dehnen sich die Ligamenta flava und zerreißen dann am häufigsten in der oberen Zervikalregion.

Ligamenta flava, Alterung. Die Ligamenta flava bestehen aus dicht gefügten Netzen, im wesentlichen längs verlaufender elastischer Fasern, wenig kollagenem Bindegewebe und einigen Kapillaren. Emminger (1960) wies darauf hin, daß die seitlichen Spitzenbezirke des Ligamentum flavum einen Teil der Begrenzung der Capsula articularis der Zwischenwirbelgelenke bilden. Er konnte degenerative Veränderungen innerhalb der Ligamenta flava nachweisen. Über die sogenannte Hypertrophie des Ligamentum flavum finden sich in der Literatur sehr widersprüchliche Angaben. Emminger mahnt zur Zurückhaltung in der Annahme einer Hypertrophie, da die Ligamenta flava im Zentrum bis zu 7 mm dick sein können.

Degenerationen der Bänder wurden von zahlreichen Forschern (Emminger 1960) und auch an unserem Untersuchungsgut festgestellt.

d) Ligamenta intertransversaria

Nach Ficks und eigenen Befunden sind die Ligamenta intertransversaria nur durch einige lockere Bindegewebezüge zwischen den Tubercula anteriora und noch undeutlicher zwischen den Tubercula posteriora in longitudinaler oder schräger Richtung entwickelt.

e) Ligamenta interspinalia

Zwischen den Wirbeldornen bestehen teils dünne Bindegewebefasern mit teils stärkeren Bändern. Im Hals gehen sie in das Ligamentum nuchae, das als Zwischenseptum aufgefaßt werden muß, über. Die Bänder bestehen insbesondere aus kollagenen, mit wenigen beigemengten elastischen Fasern.

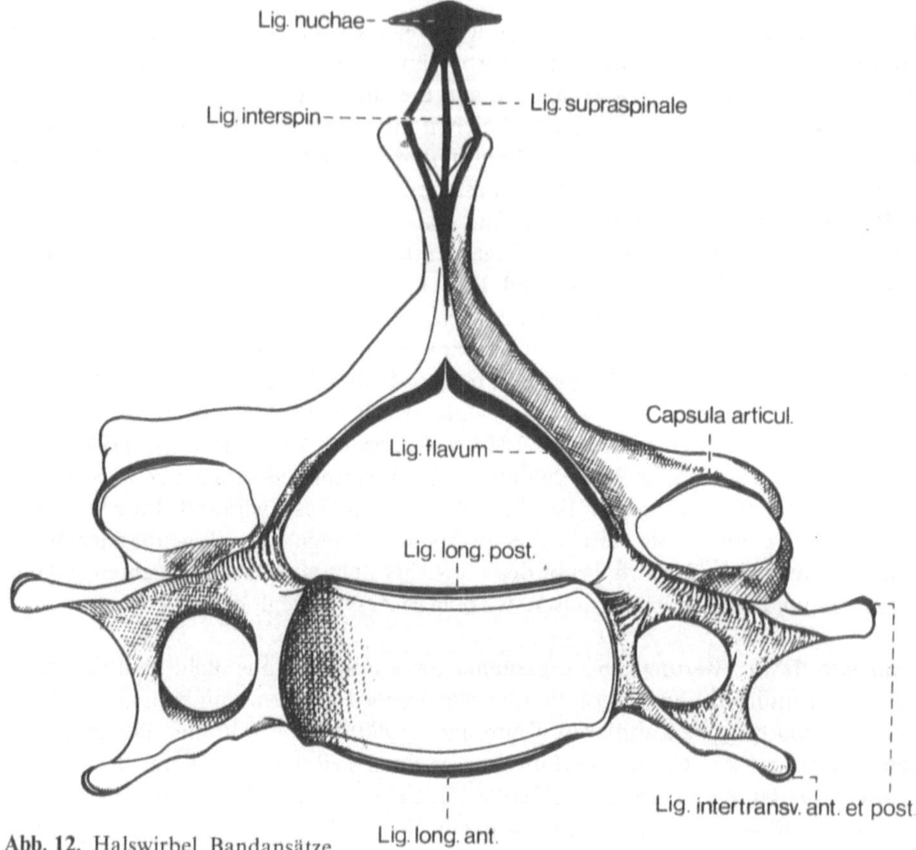

Abb. 12. Halswirbel, Bandansätze

f) Ligamentum supraspinale

Die oberflächlichsten Schichten des Bandes überspringen 3–4, die mittleren 2–3
Wirbel, die tiefsten verbinden die Dornspitzen zweier benachbarter Wirbel. Der
Abgang dieser Bänder von den Wirbeln besteht aus einer dünnen Lage von Faser-
knorpeln, der auch eine Strecke weit in das Band hinein entwickelt sein kann.

g) Ligamentum nuchae

Das Ligamentum nuchae stellt eine lockere Bindegewebemembran dar, die von der
Protuberantia occipitalis externa in der Medianen zwischen den Nackennuskeln bis
zum 6. oder 7. Halswirbeldorn absteigt. Seine Faserzüge verlaufen in der Mehrzahl
schräg vom Atlas nach hinten oben und von der Unterfläche der Tuberculum posterior atlantis und sämtlichen anderen Halswirbeldornfortsätzen nach hinten unten.
Häufig erscheint das Band dadurch, daß auch vom 2. Halswirbel Fasern nach hinten oben ziehen, wie geflochten aus. Es handelt sich um kein echtes Band, sondern
um ein Septum zwischen den Muskeln, in dem größere Venen verlaufen können.

8. Halswirbelsäule, Lordose

Payne und Spillane (1957) betonen, daß bei Kindern die Halswirbelsäule gestreckt ist. Mit zunehmendem Wachstum, insbesondere der vollständigen Entwicklung der Disci intervertebralis, welche vorne dicker werden, entwickelt sich die typische Halslordose. Im mittleren Lebensalter erscheint die Halswirbelsäule erneut gestreckt und durch Verdünnung der Disci intervertebrales im höheren Alter kyphotisch. Eine Ausnahme stellt eine zunehmende Lordose im höheren Lebensalter dar.

Lordosis cervicis. *Am weitesten nach vorne gewölbte Zone.* Nach Fick (1911) liegt der vorderste Punkt der Halslordose nach Henle am 3. Halswirbel, nach Gerlach und Henke an der Bandscheibe zwischen 3. und 4., nach französischen Autoren zwischen 4. und 5., nach englischen zwischen 5. und 6., nach Rauber zwischen 6. und 7. Halswirbel.

Der Scheitelpunkt des Bogens lag bei jüngeren Menschen (Karmann 1979) bei starker Rückwärtsneigung immer in Höhe des 5. bzw. 4. Halswirbelkörpers. Bei älteren Patienten auch weiter kranial (C_3 und C_2). Gleichartige Verhältnisse ergaben sich bei stärkster Beugung. Der Autor betont, daß bei Cloward-Patienten insbesondere die Retroflexion, aber auch die Anteflexion eingeschränkt sind.

9. Halswirbel, Beweglichkeit

Da die Bandscheiben am Halsbereich bedeutend kleiner, relativ jedoch zur Wirbelkörperhöhe höher sind als in der Brustwirbelsäule und außerdem Wirbelkörper mit kleiner absoluter Höhe am Halsbereich bestehen, ist diese mehr gegliedert als die Brustwirbelsäule und schon allein dadurch beweglicher. Die 11 cm lange Halswirbelsäule hat sechs Zwischenwirbelscheiben und demnach schon im Mittel auf 1,8 cm eine Gliederung, die 28 cm lange Brustwirbelsäule nur 11 Unterbrechungen (Fick 1904).

a) Ante- und Retroflexion

Die Flexions- und Extensionsbeweglichkeit der HWS kann durch den Kinn-Sternum-Abstand bestimmt werden. In der Regel erreicht bei stärkster Beugung das Kinn das Sternum. Bei extremer Extension beträgt der Abstand zwischen 16 und 24 cm bei Erwachsenen.

Die Flexions- und Extensionsbewegungen sind nach Weber und Weber (1894) im Mittel um 152,75° möglich. Beugebewegungen nach vorne 76,5°, nach hinten 76,25°.

Nach Fick (1911) ist am Bändorapparat eine Anteflexion der Halswirbelsäule um 90°, eine Retroflexion um 90° möglich. Bakke (1931) ermittelte röntgenologisch die Ante-Retroflexion mit 102,4°, wobei etwa ¾ auf die Retro- und ¼ auf die Anteflexion entfallen. Fick betont, daß Beugebewegungen zwischen zwei benachbarten

Wirbeln, insbesondere zwischen 3. und 4. und 4. und 5. ausgiebig, zwischen 6. und 7. weniger stark möglich sind. Penning (1964) untersuchte die Bewegungsmöglichkeit der Halswirbelsäule bei Kindern unter 16 Jahren zwischen C_3 und C_2 und stellte eine Ante- und Retroflexionsmöglichkeit von 20 (14–24)° fest. Bei jungen Erwachsenen beträgt der Bewegungsausschlag in diesem Bewegungssegment 12,5 (8–16)°. Zwischen C_3 und C_4 liegt der Mittelwert bei 18 (13–26)°, zwischen C_4 und C_5 bei 20 (15–29)°, zwischen C_5 und C_6 21,5 (16–29)°, zwischen C_6 und C_7 15,5 (12–25)° und zwischen C_7 und T_1 (8–12)°.

Karmann (1979) bestimmte mit röntgenologischen Methoden die Beweglichkeit der Halswirbelsäule bei normalen Jugendlichen zwischen extremer Flexion und Extension (zwischen 7. Halswirbel Unterkante und Dens-Spitze-Mitte). Bei Jugendlichen ergaben sich Werte von ca. 54° im Mittel, bei 33 Patienten (mittleres Alter 45,6 Jahre mit Zeichen von mittlerer bis schwerer Osteochondrose, Beuge-Streckmöglichkeiten von im Mittel 40,6° und bei Patienten nach Cloward-Operationen Beweglichkeiten von im Mittel 23,5°. Die Grenzwerte betrugen bei Jugendlichen 38,9–67,7°, bei älteren Patienten 16–65,2° und bei Cloward-Patienten 5,1–43,3°.

Nach der Untersuchungstechnik von Bakke (1931), bei welcher die Unterflächen der Halswirbelkörper und deren Winkelveränderungen bei Beugung und Streckung summiert werden (unter Ausschluß der Kopfgelenke) ergab sich eine deutliche Abnahme der Winkelsumme, z.B. bei Jugendlichen von C_2 bis C_6 von im Mittel 78,9, über die ältere Gruppe 59,7° und bei Cloward-Patienten von 37,6°.

Außerdem vermaß Karmann den Abstand zwischen den Bogensehnen bei Anteflexion und Dorsalflexion, bestimmte diese Strecke bei Dorsalflexion und Jugendlichen mit im Mittel 16,5 mm, bei älteren Patienten mit 13,9 mm. Bei Anteflexion bei Jugendlichen mit 9,6 mm und bei älteren Patienten mit 7,6 mm.

Dabei gleitet die Bandscheibe unter dem beweglichen Wirbel jeweils etwas nach vorne oder hinten, soweit es die Verwachsung der Bandscheibe mit den beiden Körperanteilen erlaubt. Die Gelenkflächen der Articulationes zygapophysiales machen nur eine scheinbare Parallelverschiebung durch, da es hierbei zum Klaffen der Gelenkspalte kommt. Die Beugeachse geht dabei quer durch die Mitte des nächstunteren Wirbelkörpers hindurch und nicht durch die Mitte der Bandscheibe. Über die Weitenänderung der Foramina intervertebralia orientiert Abb. 13.

b) Rotation

Nach Fielding (1964) erfolgt die Hals- und Kopfrotation zu 90% zwischen 1. und 2. Halswirbel.

Die Kreiselbewegung nach rechts kann nach Weber und Weber (1894) im Mittel um 64,7°, nach links um 67,8° (bei gerade gehaltenem Kopf) durchgeführt werden. Der Anatom Volkmann selbst (71 Jahre) konnte Hals und Kopf um 53° nach jeder Seite kreiseln, den Kopf allein um 32°, den Hals allein entsprechend um 21°, was etwa dem Mittelwert (bei einem jungen Mann gemessen) entspricht. Nach Fick (1911) sind Kreiselbewegungen in der Halswirbelsäule um 45° nach jeder Seite möglich. Hughes (1851) erzwang Bewegungen von 143,7°. Die Achsen dieser Kreiselbewegungen gehen jeweils durch die Mitte der Nuclei pulposi und die Mitte der Articulationes zygapophysiales. Sie weist deshalb von hinten oben nach vorne und

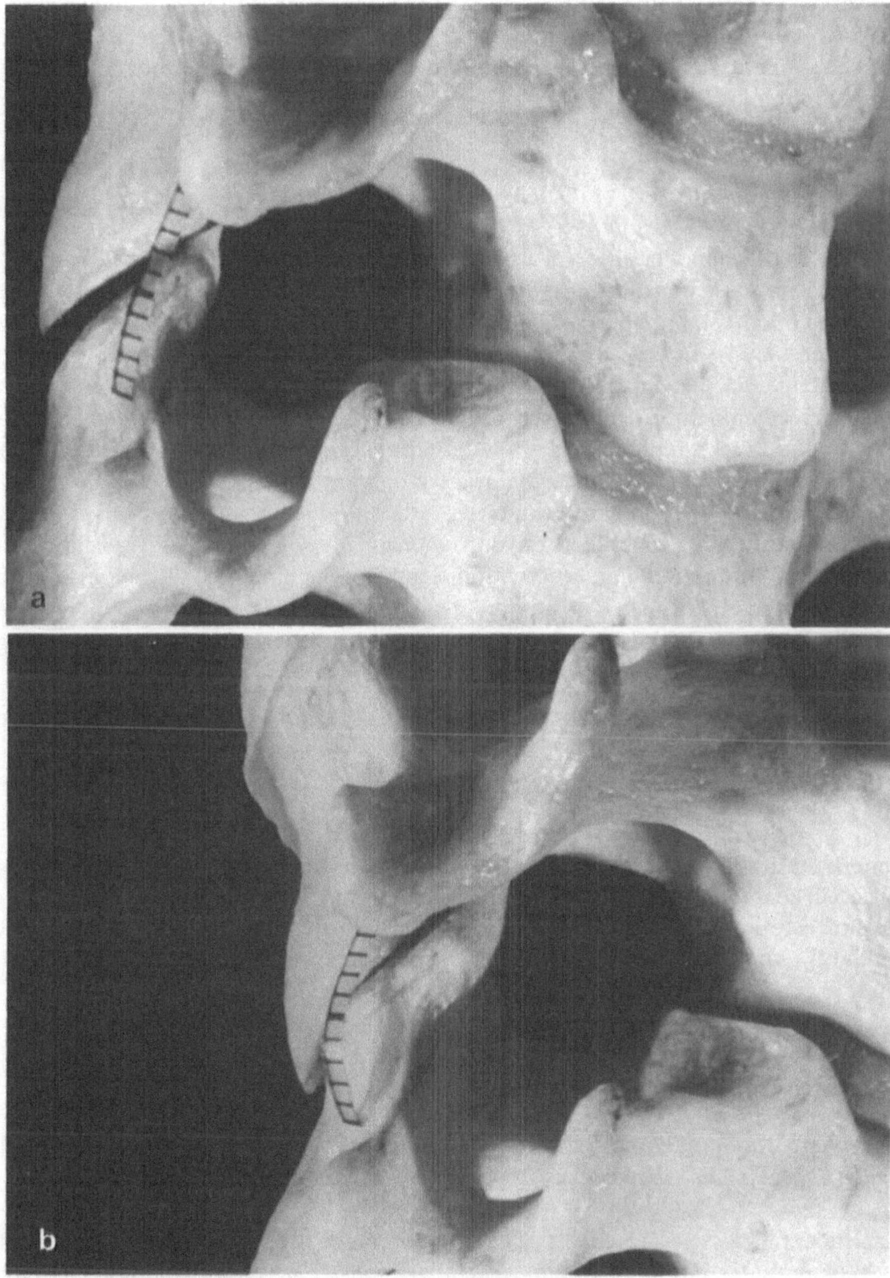

Abb. 13. a Bei Vorwärtsbeugung erweitert sich das Foramen intervertebrale, **b** bei Rückwärtsbeugung verengt es sich

abwärts. Deshalb ist eine reine Kreiselung nicht möglich, sondern die Bewegung erfaßt Kreiselung und Seitneigung: Neigungskreiseln. Die reine Kreiselung an der Leiche ist Befunden von Fick zufolge um 45° nach jeder Seite möglich, das Neigungskreiseln um 90°.

c) Seitneigung, Intervertebralgelenke und Foramina intervertebralia

Die Gelenkflächen gleiten bei der Seitneigung etwas aneinander vorbei, konvergieren auch im seitlichen Bezirk der Beugeseite etwas, während sie sich an der gegenüberliegenden voneinander abheben. Gleichzeitig kommt es dabei zu einer Verengung der Canales intervertebrales an der Beugeseite und einer Erweiterung an der Gegenseite. Bei der Seitneigung nach links werden demnach die Intervertebrallöcher links verkleinert, rechts vergrößert. In der Regel ist jede Seitneigung mit einer Rotation verbunden, siehe Seite 13 f. Betont sei, daß in alle Intervertebralgelenke sogenannte meniskoide Falten hineinragen, die, an den lockeren Kapseln befestigt, die freiwerdenden Räume innerhalb der Articulationes zygapophysiales zumindest teilweise ausfüllen. Abgesehen davon, ragen in die Gelenke Synovialisfalten und -zotten für Produktion und Resorption der Synovia hinein. Fick betont, daß bei Vorliegen von Halsrippen sowohl die Kreiselbewegung als auch die Seitneigung sowie die Vor- und Rückwärtsneigung der unteren Halswirbelsäule wesentlich eingeschränkt sind.

10. Canalis vertebralis, Inhalt

Innerhalb der Canalis vertebralis sind im gemeinsamen Dura- und Arachnoidealsack Rückenmark, Fila radicularia und Wurzelbündel wie die Vasa radicularia und Liquor cerebrospinalis eingeschlossen. Außerhalb des Durasackes, in der Cavitas epiduralis sind die Plexus venos interni anteriores et posteriores, kleine Arterien und Fettgewebe eingelagert.

a) Canalis vertebralis (spinalis), Weite

Die Weite des Spinalkanals gewinnt zunehmend ärztliches Interesse (Syndrom des engen Spinalkanals – Erweiterungen bei Syringomyelie und Geschwülsten).

Sagittaldurchmesser. Hinck et al. (1962) vermaßen den Sagittaldurchmesser des Spinalkanals der Halswirbelsäule bei Kindern zwischen 3 und 18 Jahren. Der Sagittaldurchmesser beträgt bei Jungen bei C_1 im Mittel 19,11, bei Mädchen 16,34 mm. Bei C_2 liegt der Mittelwert bei Jungen bei 17,06, bei Mädchen bei 16,30, bei C_3 und abwärts liegen die Werte zwischen 14 und 15 mm. Die Autoren betonen, daß der jährliche Zuwachs in mm bei Kindern klein und nicht statistisch signifikant ist. Das mittlere Wachstum zwischen 3. und 18. Lebensjahr des Sagittaldurchmessers beträgt weniger als 3 mm. Dies weist darauf hin, daß der größte Zuwachs des sagittalen Durchmessers vor dem 3. Lebensjahr erfolgt. Bei Jungen und Mädchen gibt es keine signifikanten Wachstumsunterschiede oder Wachstumstrends mit Ausnahme des Durchmessers bei C_1. Nach Wolf et al. (1956) beträgt der Sagittaldurchmesser des Canalis spinalis Erwachsener im lateralen Röntgenbild (bei einem Abstand von 1,8 m) von C_3 bis C_7 im Mittel 17 mm. Sie waren der Meinung, daß, wenn der Sagittaldurchmesser 10 mm oder weniger beträgt, eine Rückenmarkkompression erfolgt. Payne und Spillane (1957) vermaßen erneut den Sagittaldurchmesser des Rückenmarkkanals bei Normalen, bei Patienten mit zervikaler Spondylose und bei zervikaler Spondylose mit Myelopathien (in jeder Gruppe 15 Männer und 15 Frauen), röntgenologisch und zwar vom Hinterrand eines Wirbelkörpers bzw. vom Hinterrand des Dens axis zur vorderen Kante des entsprechenden Wirbelbogens mit einem Film-Fokusabstand von 1,8 m. An Tabelle 1 sind die röntgenologisch ermittelten Maße abzulesen. Es zeigte sich, daß die geringsten anteroposterioren Durchmesser bei zervikaler Spondylose mit Paraplegie nachgewiesen wurden.

Hertel (1973) vermaß den sagittalen Durchmesser des Spinalkanals röntgenologisch und bestimmte diesen bei C_1 mit 20,08, bei C_2 mit 19,1, bei C_3 mit 16,3, bei C_4 mit 15,9, bei C_5 mit 15,9, bei C_6 mit 15,7, bei C_7 mit 15,4 mm. Bei Männern lagen die Werte etwas höher als bei Frauen. Bei C_1 z. B. bei 21,3, bei C_2 bei 19,6, bei C_3 bei 16,6, bei C_4 bei 16,2, bei C_5 bei 16,2 und bei C_6 bei 16,1, bei C_7 bei 15,9 mm. Die entsprechenden Werte bei Frauen betragen bei C_1 20,2, an den darunter folgenden Wirbeln 18,7, 15,9, 15,5, 15,4, 15,3 und 15,0 mm.

Querdurchmesser. Über den transversalen Durchmesser des Spinalkanals gibt Tabelle 2 Auskunft. Betont sei, daß bei kleineren Personen ein engerer Spinalkanal (und ein dünneres Rückenmark) vorliegt als bei größeren (Abb. 14).

b) Spinalkanal, Verengungen

Am Untersuchungsgut von Friedenberg et al. (1959) fanden sich größere Osteophyten am hinteren Umfang der Wirbelkörper in den Spinalkanal bei C_3/C_4 in 2%, bei C_4/C_5 in 17%, bei C_5/C_6 in 27%, bei C_6/C_7 in 17%, bei C_7/T_1 in 5%. Besonders große Osteophyten verursachen eine Impression an der vorderen Fläche des Rückenmarks, insbesondere an der Mittellinie. Diese fanden sich stets in Verbindung mit Diskusdegenerationen. Bekanntlich können derartige Osteophyten spastische Paraplegie verursachen (Pallis et al. 1954).

Takahashi und Mitarbeiter (1972) untersuchten röntgenologisch die Ossifikationen des Ligamentum longitudinale posterius (bei klinischen Ausfallserscheinungen an 25 Patienten) und stellten bestimmte Typen fest. Die 2–5 mm dicken Ossifikationen reduzierten die Weite des Spinalkanals in antero-posteriorer Richtung zwischen 3 und 7 mm.

Ono et al. (1977) untersuchten 166 Patienten mit spinaler Hyperostose (Forrestier-Krankheit) und zwei Autopsiefälle. Sie betonen, daß die Hyperostose bei Männern dreimal häufiger als bei Frauen vorkommt und speziell bei Patienten über 50 Jahren und untergliederten

1. in Patienten mit Rückenmarkzeichen,
2. Patienten mit segmentalen Ausfällen und
3. in Patienten mit Cervicobrachialgie.

Tabelle 1. Sagittaldurchmesser des Spinalkanals, röntgenologisch (90 Erwachsene) (nach E. E. Payne, J. D. Spillane, 1957)

| | Normal | | | | Spondylosis cerv. (ohne Paraplegie) | | | | Spondylosis cerv. (mit Paraplegie) | | | |
| | 15 männl. | | 15 weibl. | | 15 männl. | | 15 weibl. | | 15 männl. | | 15 weibl. | |
	$\bar{x}$mm	Grenzwerte	$\bar{x}$mm	Grenzwerte	$\bar{x}$mm	Grenzwerte	$\bar{x}$mm	Grenzwerte	$\bar{x}$mm	Grenzwerte	$\bar{x}$mm	Grenzwerte
C_1	21,8	20,0 – 26,0	21,6	18,0 – 24,0	21,0	18,5 – 23,0	21,2	16,5 – 24,0	19,6	16,0 – 25,0	19,3	17,0 – 24,0
C_2	20,2	17,5 – 23,0	19,8	18,0 – 22,0	18,3	16,0 – 20,0	18,5	15,0 – 21,0	18,1	15,0 – 21,5	18,2	15,0 – 21,0
C_3	18,8	14,5 – 22,0	17,9	16,0 – 20,0	16,3	15,0 – 18,0	16,4	13,0 – 18,5	16,0	12,5 – 21,0	16,1	13,0 – 18,0
C_4	17,6	14,0 – 20,0	17,3	15,0 – 20,0	15,5	13,5 – 18,0	15,3	13,0 – 17,5	14,6	12,0 – 18,0	14,7	12,0 – 18,0
C_5	17,8	15,0 – 22,0	17,1	15,0 – 19,0	15,0	13,0 – 18,5	14,8	12,0 – 16,5	14,4	12,0 – 17,0	15,0	12,5 – 17,0
C_6	17,8	16,5 – 20,0	17,0	15,0 – 18,0	14,7	13,0 – 17,0	14,8	12,5 – 16,0	14,1	11,0 – 17,0	14,5	11,5 – 17,0
C_7	17,8	16,5 – 20,0	16,6	14,5 – 18,5	14,9	13,0 – 18,0	15,1	12,5 – 17,0	14,4	11,0 – 17,0	14,6	13,0 – 17,0

Tabelle 2. Spinalkanal, transversaler Durchmesser [mm] (Haworth, J. B., Keillor, G. W., 1962)

Alter	23 Tage	10 Mon.	2 Jahre	4,5 Jahre	10 Jahre	Erw. (18 – 78 J.) Thorakale Höhen		
						Klein	Mittel	Groß
C_2	...	16,0	19,0	20,0	28,3	27	28,8	29,5
C_3	12,0	18,0	19,3	21,8	28,5	26,0	27,4	28,8
C_4	14,5	19,0	20,0	22,6	29,0	28,0	28,6	30,0
C_5	14,6	19,0	21,0	23,5	30,3	29,0	30,0	30,6
C_6	15,0	19,0	20,8	23,8	27,8	27,0	29,4	30,6
C_7	14,8	18,0	20,5	23,4	27,1	26,2	28,0	28,6
T_1	13,5	16,0	18,5	19,7	22,5	23,4	23,9	25,4

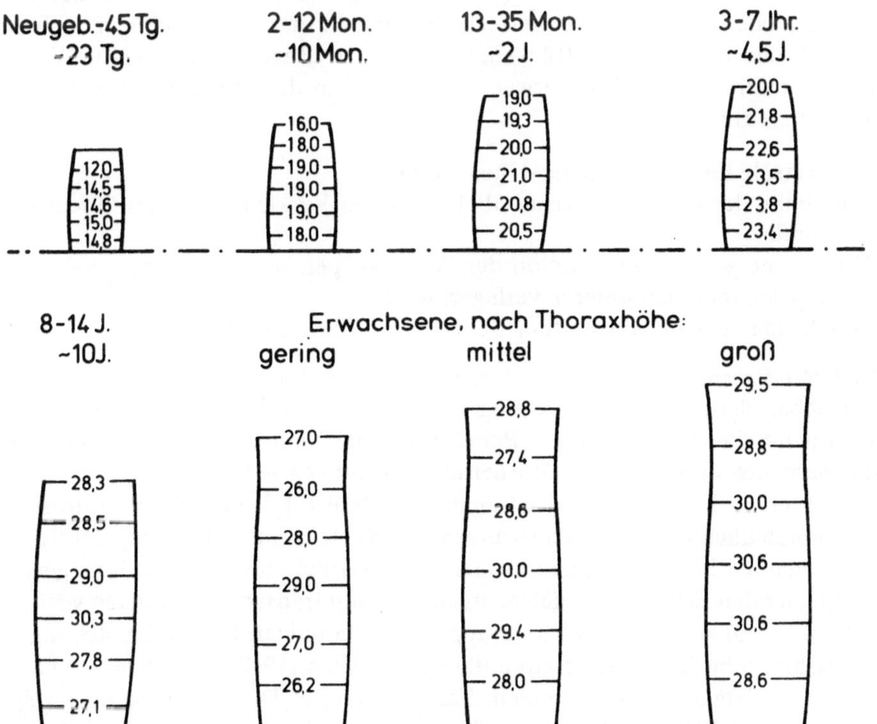

Abb. 14. Transversaldurchmesser des Spinalkanals von C_2-C_7 (nach Haworth und Keillor 1962)

Im HWS-Bereich stellten sie am häufigsten Ossifikationen bei C_3 bis C_5 fest. Mit abnehmender Häufigkeit dann bei C_2 und C_6 und C_7 und C_1. An den zwei Sektionspräparaten fanden sie Knochenexkreszenzen von C_2 bis C_6 im Fall 1 und von C_1 bis C_7 im Fall 2. Die Membrana tectoria war nicht betroffen. Der Durasack war an den Knochenauswüchsen befestigt, das Rückenmark in mittleren und unteren Halssegmenten von vorne her abgeplattet. Die Knochenauswüchse bestanden aus kortikalen lamellären Knochen mit deutlichen Havers-Kanälen und wenig markierten Kavitäten. Das Ligamentum transversum atlantis und das Ligamentum alare waren nicht verändert. In Höhe von C_1 war das Ligamentum longitudinale posterius in oberflächlichen, aber nicht in tiefen Schichten ossifiziert, ebenso abwärts davon. Deshalb besteht röntgenologisch zwischen dem Ligamentum longitudinale posterius und der Rückfläche der Wirbelkörper eine helle Zone in bestimmten Bezirken.

Payne und Spillane (1957) beschrieben drei Typen von Einengungen des Spinalkanals und des Foramen intervertebrale.

1. Seitliche Elevationen. An der Vorderfläche des Canalis vertebralis in der Nachbarschaft der Foramina intervertebralia kommen häufig Osteophyten vor, die das Foramen intervertebrale und auch den Canalis vertebralis einengen. Es ist in der Regel mehrfach und bilateral ausgebildet: evertierte Unci. Diese Vorwölbungen wurden am häufigsten als Einengungen des Canalis vertebralis aufgefunden und breiten sich nach medial in Richtung Mittellinie aus. Die Nervenwurzeln überkreuzen die lateralen Vorwölbungen in rechten Winkeln und beeinträchtigen insbesondere die Radix ventralis. Das Rückenmark ist in der Regel nicht durch die Vorwölbungen beeinträchtigt, möglicherweise durch jene in der Mittellinie, welche transversale Firste erzeugen.

2. Transversale Firste können entstehen durch:
a) Eine Falte des Annulus fibrosus als Folge einer Verkleinerung des Discus intervertebralis.
b) Durch eine geringe Subluxation der Wirbelkörper, wobei der obere nach rückwärts gegenüber dem unteren verlagert wird.
c) Durch eine mediale Ausbreitung der lateralen Elevationen.

3. Noduläre Protrusionen. Weniger häufig wurden noduläre Protrusionen in oder in der Nachbarschaft der Mittellinie aufgefunden. Die Knoten sind weißlich, bei Platzen erscheint eine kremige Masse. Bei Dorsal- oder Ventralflexion vergrößern oder verkleinern sich diese. In allen Wirbelsäulenstellungen jedoch verkleinert sich der anteroposteriore Durchmesser des Canalis vertebralis. Die nodulären Protrusionen sind hauptsächlich hintere Verlagerungen des Nucleus pulposus, gelegentlich auch Osteophyten der hinteren Lippen benachbarter Wirbel und kommen dann gemeinsam mit lateralen Elevationen, gelegentlich auch mit transversalen Firsten vor.

Philip (1950) wies auf die Bedeutung von Osteophyten für die Entstehung von Wurzelschmerzen der oberen Extremitäten hin. Allen (1952) konnte bei 19 Patienten mit Brachialgie u. a. nur in einem Fall prolabiertes Diskusgewebe nachweisen. Bei den anderen Patienten lagen Knochensporne an einem oder mehreren Segmenten unterschiedlicher Größe über dem Ligamentum longitudinale posterius vor. Er betont, daß auch der Bereich des Foramen intervertebrale meist eingeengt war.

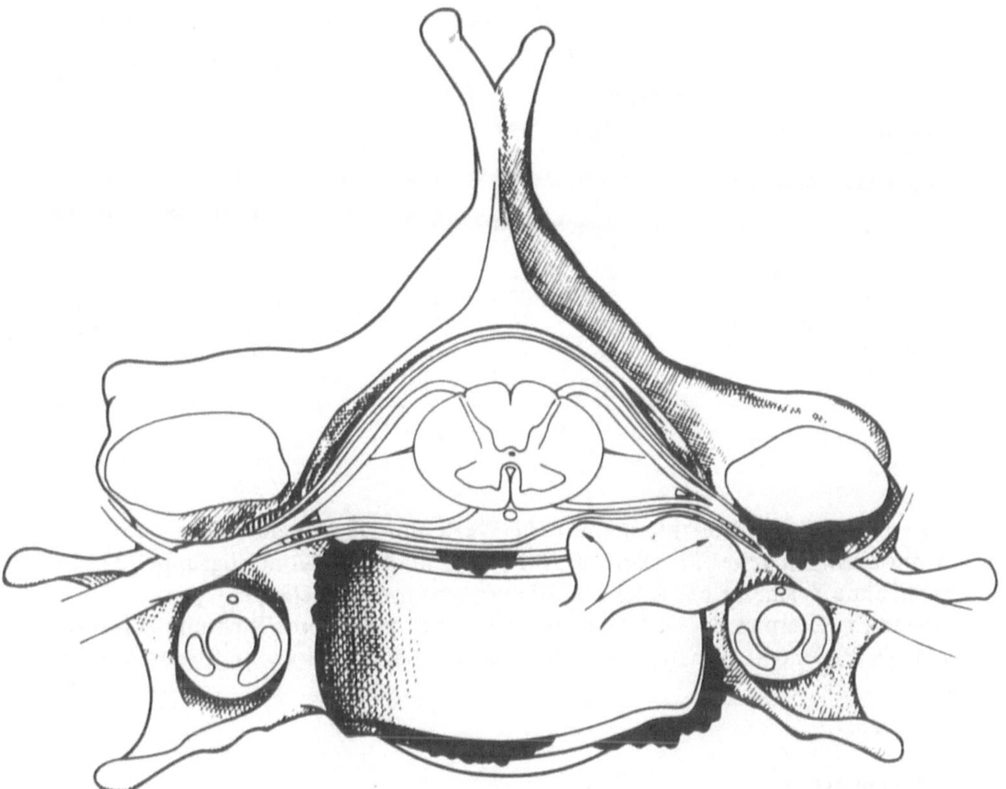

Abb. 15. Uncarthrose, Spondylosis deformans, medialer und lateraler Bandscheibenvorfall (nach Spurling und Scoville 1944, Kristoff und Odom 1947)

Am Untersuchungsgut von Friedenburg et al. (1959, 41 Halswirbelsäulen) lagen in allen Fällen kleine Diskusprotrusionen im Bereich des Ligamentum longitudinale posterius vor, niemals jedoch soweit lateral, daß sie in Kontakt mit den Nervenwurzeln oder den Canales intervertebrales gelangten. Verlagerungen von Diskusmaterial fanden sich an 12 Wirbelsäulen, in neun Fällen war der ganze Diskus degeneriert und eine Protrusion entwickelt (in der Mehrzahl bei C_5/C_6 sowie bei C_4/C_5 und bei C_6/C_7).

Hertel (1973) machte darauf aufmerksam, daß Syringomyelie als chronische progressive, kongenitale Erkrankung des Rückenmarks angesehen wird. Die ersten Symptome erscheinen in der zweiten oder dritten Lebensdekade. Nach Gardner (1966) und Gardner (1968) wird der Liquor cerebrospinalis bei jeder Pulswelle wellenförmig in den Zentralkanal gepreßt. 1934 stellten Elsberg und Dyke erstmals eine Vergrößerung des Querdurchmessers des Spinalkanals im Lumbalbereich bei Patienten mit Tumoren fest. Payne und Spillane (1957) beobachteten erstmals eine kongenitale zervikale Stenose (bei zervikalen Myelopathien). Boijsen (1954) wies in drei Fällen eine Vergrößerung des Sagittaldurchmessers des zervikalen Rückenmarkkanals nach. Hertel untersuchte Halswirbelsäulenaufnahmen (Vergrößerungs-

Tabelle 3. Wirbelkanal, Sagittaldurchmesser – Erweiterung bei Syringomyelie (Hertel, 1973)

	C_1	C_2	C_3	C_4	C_5	C_6	C_7
Kontrollgruppe, Mittelwert	21,3	19,6	16,6	16,2	16,2	16,1	15,9
Männer n	110	123	123	123	123	122	90
Syringomyelie, Mittelwert	20,7	19,2	16,6	16,6	17,0	17,0	16,8
Männer n	29	31	31	31	31	29	19
t	1,3	1,1	0,1	1,5	2,7	3,0	2,6
Kontrollgruppe, Mittelwert	20,2	18,7	15,9	15,5	15,4	15,3	15,0
Frauen n	85	100	100	100	100	100	88
Syringomyelie, Mittelwert	20,0	19,2	16,8	16,6	16,8	16,8	16,2
Frauen n	12	16	16	16	16	16	14
t	0,4	1,2	2,1	3,2	3,9	4,1	3,0

faktor 1,3) und rechnete auf anatomische Werte um: 48 Röntgenbilder von Patienten mit Syringomyelie (31 Männer, 16 Frauen) und eine Kontrollgruppe (225 Patienten ohne Zeichen einer Rückenmarkerkrankung (s. Tabelle 3).

Eine Erweiterung des Spinalkanals in anterior-posteriorer Richtung ergab sich nicht bei Patienten mit Syringomyelie bei C_1, jedoch bei C_3 und signifikant bei C_4–C_7.

c) Dura mater

Die etwa 0,8 mm dicke Dura mater besteht aus kollagenen und beigemengten elastischen Fasern (Abb. 16). Von Lanz (1928) wies besonders auf die starke Längsfaserschicht der Dura mater spinalis hin und deutete sie als morphologischen Ausdruck der im Durasack ablaufenden Längsspannungen. Auch die Ostien der Vaginae radiculares sind in den verschiedenen Segmenthöhen unterschiedlich durch kollagene Fasern gesichert (von Lanz 1928) (Abb. 17). Als wesentliche intra- und extradurale Zügelungseinrichtungen dürfen nach von Lanz die Nervenwurzeln und die Vaginae radiculares sowie die innerhalb der Canales intervertebrales unterschiedlich straff befestigten Segmentnerven betrachtet werden. Die Nn. cervicales C_1 und C_2 ziehen samt ihren Durataschen fast rein transversal. Bezieht man die Anheftungszonen der obersten Denticulatumzacken, den Verlauf der Piafasern der obersten Halssegmente sowie die Konstruktion des rautenförmigen Halfters in die Betrachtung ein, dann liegt folgender Schluß nahe: alle Halteeinrichtungen des Rückenmarks im Halsbereich sind daraufhin konstruiert,
1. das Rückenmark von den Rändern des Wirbelkanals und seiner Abdeckung abzuhalten und
2. die zervikokraniale Übergangsregion des nervösen Zentralkanals in der Mitte des Canalis spinalis zu fixieren.

Auch die Dura mater – außer den Halswirbeln und seinen Bändern die stärkste Schutzeinrichtung des Rückenmarks – besitzt in zervikalen Bereich eine besonders starke Transversalfaserung (von Lanz 1929).

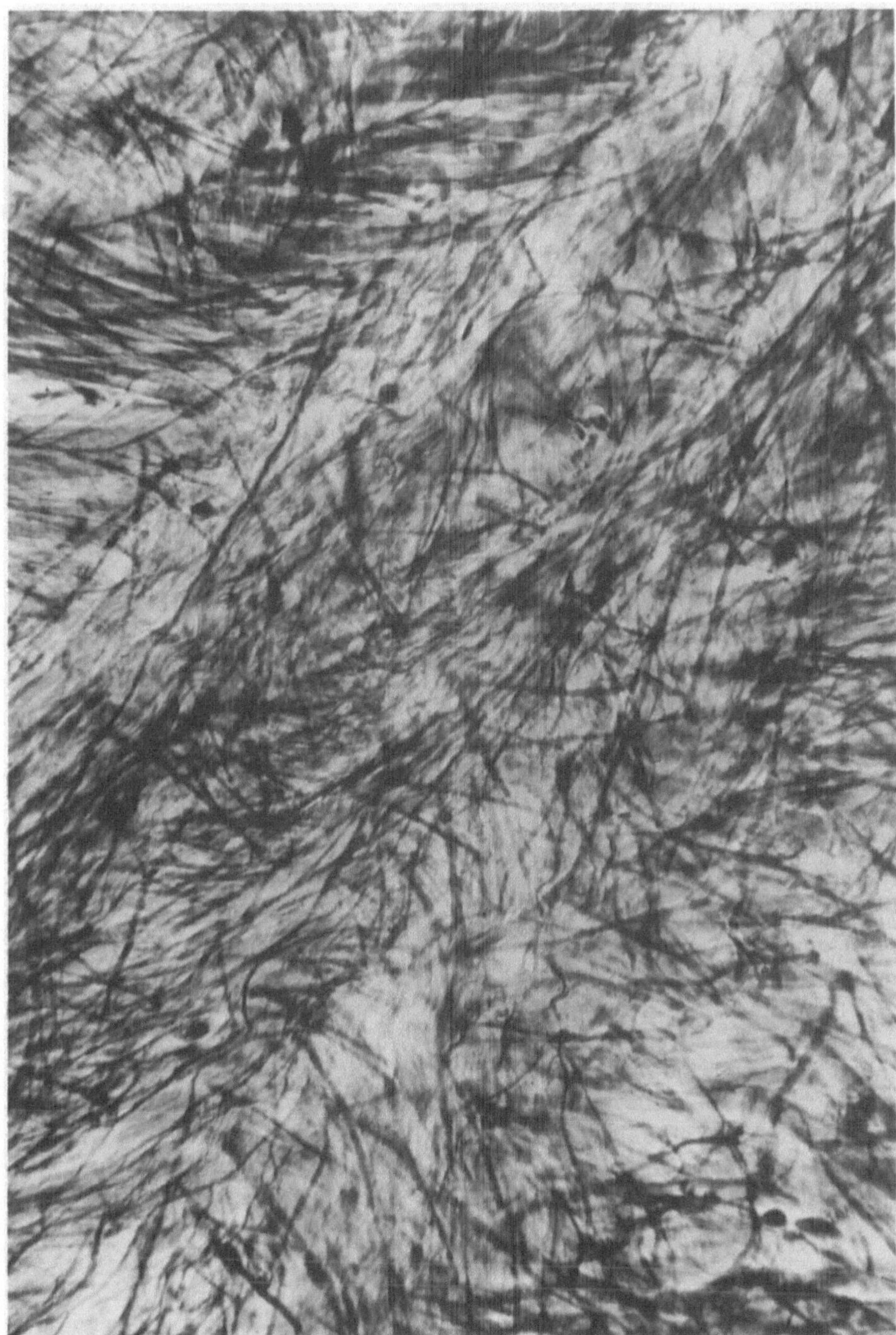

Abb. 16. Dura mater, Flachschnitt am Abgang einer Wurzeltasche. Elastische Fasern schwarz, kollagene Fasern hell

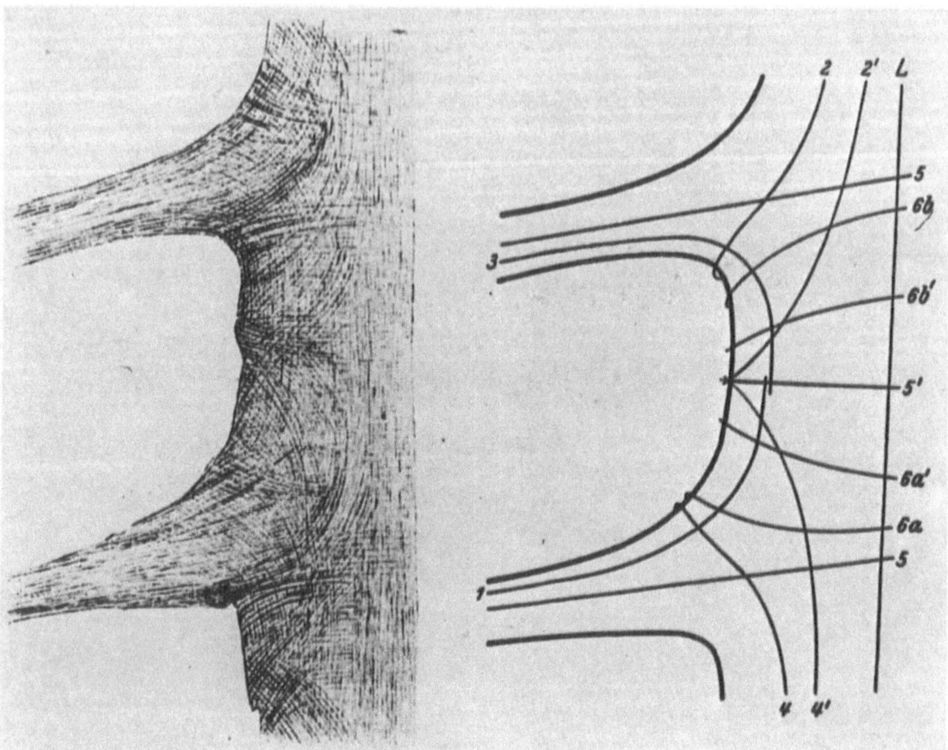

Abb. 17. Faserkonstruktion der Dura mater und Vaginae radices in unteren Halssegmenten (v. Lanz 1929)

Dura mater, obere Befestigung. Am Foramen magnum gehen Dura mater und Außenperiost des Schädels direkt in die Dura mater spinalis, wie auch in die innere Auskleidung des osteofibrösen Wirbelkanals über. Die innerste Schicht der Dura mater läuft ununterbrochen in das Schädelinnere und bildet dort die Lamina interna durae matris encephali. Die mittlere Duraschicht überschreitet die Ränder des Hinterhauptsloches und legt sich dann als Lamina externa durae matris encephali an die Schädelinnenfläche, die äußere Duraschicht zieht in das Außenperiost des Os occipitale ein. Von Lanz (1929) wies auf die Verspannungseinrichtungen im Halsbereich der Dura mater besonders hin (Abb. 18). Er beschrieb ein Ligamentum craniale durae matris und unterschied einen atlanto-axialen Zug, der vom oberen Bogenumfang des Axis in Winkeln von 45° nach medial und oben zur Dura mater und zum unteren Umfang des Arcus posterior atlantis verläuft. Ein squamo-axialer Zug zieht etwas steiler vom unteren Umfang des Axisbogens zur Dura mater am Seitenumfang des Foramen magnum und zur Squama occipitalis. Wir konnten einen starken und 9 mm breiten Faserzug vom Arcus posterior atlantis zur Dura mater absteigend nachweisen. Außerdem ziehen mit Duravenen und dem Plexus venosus vertebralis internus posteriorus Fasern von der dorsalen Dura zur medianen Lücke zwischen den Ligamenta flava.

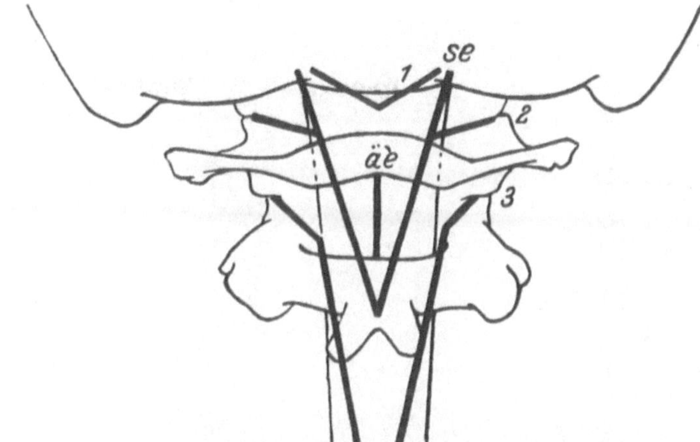

Abb. 18. Schematische Gliederung des Ligamentum craniale durae matris sp. in 3 Stockwerke: Stockwerk 1 Außenlamelle der Dura zum Hinterhauptbein, 2 Zug zum Atlanto-occipitalgelenk mit se squama-epistrophealem Zug und ae atlanto-epistrophealem Zug, 3 Zug zum Atlanto-epistrophealgelenk (v. Lanz, T.: Arch. f. Entwicklungsmechanik der Organismen, Bd. 118, 1929)

Auch zur Articulatio atlanto-axilis lateralis schwenken Fasern aus der dorsalen Längsfaserung des Durasackes ein und erreichen die beiden Gelenkfortsätze sowie die Kapsel dieses Gelenkes.

Die Bedeutung dieser Duraanhaftungen liegt nach von Lanz (1929) darin, den Durasack beim Kopfkreiseln in einer Mittellage zu halten.

Als Ligamentum interspinale bezeichnet von Lanz (1929) Fasern, die aus dem hinteren Umfang des Durasackes fast transversal nach der Seite zu ziehen und die letzte extradurale Strecke der A. vertebralis überlagern. Ein oberer Zug heftet sich am Sockel des Condylus occipitalis, ein unterer an der Gelenkkapsel und am oberen Gelenkfortsatz des Atlas an. Im Spatium subdurale ließen sich an unserem Untersuchungsgut nicht selten der Dura anhaftende Averculuskugeln nachweisen (bei alten Menschen).

d) Ligamentum denticulatum

Das Ligamentum denticulatum hebt sich als frontal gestellte Faserplatte von der Pia mater des Rückenmarks ab und heftet sich an der Innenseite der Dura mater jederseits mit 19–23 Zacken an. Die letzte Zacke schwenkt unterhalb der Wurzelaustrittszone des 3. Lumbalnervs vom Rückenmark ab und heftet sich unterhalb der Duratasche des 1. Lendennervs an die harte Rückenmarkshaut an (Abb. 19).

Nach von Lanz (1929), Hochstetter (1934) und Theiler (1948) entsteht das Ligamentum denticulatum aus dem embryonalen Hüllgewebe des Rückenmarks (Meninx primitiva). Bei 8½–9 mm langen Keimlingen werden segmental angeordnete Zellströme sichtbar, während sich die Dura mater bei etwa 18 mm langen Keimlingen erkennen läßt. Nach Sensening (1951) ist die Anlage des Lig. denticulatum bei 11–14 mm langen (ca. 41 Tage alten) Embryonen nachzuweisen.

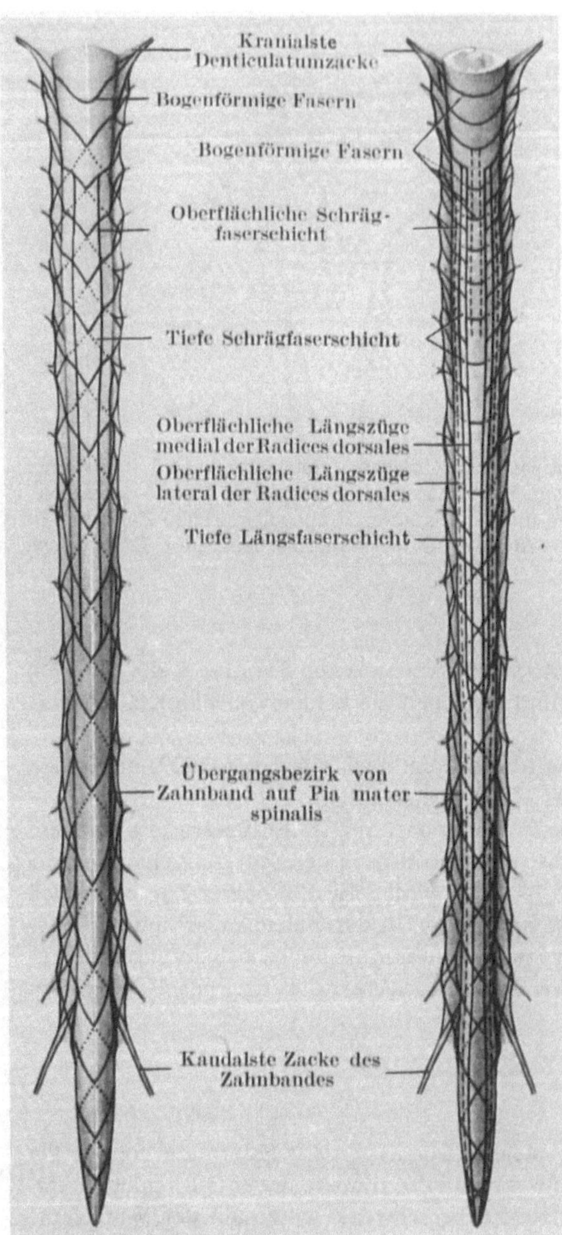

Abb. 19. Faserverlauf im Ligamentum denticulatum und in der Pia mater spinalis; links ventral, rechts dorsal (aus Lang und Emminger 1963)

Ligamentum denticulatum, Aufbau (Abb. 19). Der Seitenrand des Ligamentum denticulatum enthält oft über drei bis sechs Segmente hinweg Längsfasern, die zu einem 1–4 mm breiten und ½ mm dicken Strang zusammengebündelt sind. An vielen Stellen verlassen Faserbündel diesen Längszug und schwenken in die Pia mater ein. In unteren Halsabschnitten und in gesamten Brustmarkbereich finden sich im Ligamentum denticulatum gekreuzte Fasersysteme. Ein Teil der Fasern zieht von der Pia nach kranial und lateral, der andere hat gegensinnige Verlaufsrichtung. Unseren Befunden zufolge (Lang und Emminger 1963) entstammen die Fasern des Ligamentum denticulatum eindeutig der Pia mater spinalis und zwar deren äußerer, vorwiegend kollagener Faserschicht. In Höhe des 2. bis 4. Zervikalsegments bilden die Fasern innerhalb der Pia mater Winkel von 30 bis 45° und schwenken teilweise in das Piaseptum der Fissura mediana ventralis ein. Der andere Faserteil geht auf die Gegenseite über und setzt in einer tieferen Schicht der Epipia seine Verlaufsrichtung fort. Im mittleren Halsbereich konnten wir auch Fasern erkennen, die in die Längsschicht der Pia mater einschwenken und zwar unmittelbar seitlich der Austrittszone der Fila radicularia ventralia. Betont sei, daß vom mittleren Brustmark an die Hauptfaserung von der Fissura mediana ventralis an nach lateral und kaudal zieht. Gegensinnige Fasern kommen zwar auch in diesen Segmenten vor, bilden jedoch nicht die oberflächliche, sondern die tiefe Piaschicht.

Ähnlich wie an der ventralen Seite verhalten sich auch die Fasern an der dorsalen Seite: sie ziehen von Lig. denticulatum nach medial und kaudal und umscheiden an oberen Zervikalsegmenten innerhalb der Pia mater das Rückenmark vollständig, wobei sie kaudal-konkave Bögen ausbilden. Die Fasern lassen sich direkt auf die Gegenseite in das kontralaterale Ligamentum denticulatum hineinverfolgen. Vom 2. bis 3. Zervikalsegment an schwenken die Fasern der oberflächlichen Schrägschicht in eine longitudinale Verlaufsrichtung ein. Auf diese Weise entstehen zwei Längszüge der Pia mater medial und lateral der dorsalen Wurzeleintrittszone, die medial bis zum Conus medullaris nach kaudal verläuft. Der laterale Zug endet bereits im mittleren Brustmark.

Kranialste Denticulatumzacke. Die kranialste Denticulatumzacke verläuft dorsal der ersten intrazisternalen Strecke der A. vertebralis. Ihre Anheftung liegt an der rechten Seite im Mittel 3,55 (2–7) mm kranial und 2,1 (0–4) mm dorsal der Durchtrittspforte des Gefäßes. An der linken Seite fand sich die Einstrahlung der obersten Denticulatumzacke in die Dura mater im Mittel 3,88 (1–8) mm kranial und 2,10 (0–4) mm dorsal des Mittelpunktes der A. vertebralis an ihrer Durchtrittszone. Gelegentlich schwenkt ein Zug der obersten Zacke auch ventral der A. vertebralis zur Dura oder das Band gelangt vollständig ventral und kaudal der Arterie zur Dura mater (in 4% nach Stofft 1973). Weiter abwärts von C_1 verlaufen die Ligamenta denticulata-Anheftungszacken im oberen Halsgebiet nach kranial, weiter unten dann mehr nach lateral. Die kaudalsten Fasern ziehen nach kaudal-lateral.

Ligamentum denticulatum, Einstrahlungszone seiner Zacken. Im oberen, gelegentlich auch im unteren Halsbereich strahlen die Zacken des Zahnbandes in der Regel 1,5–2 mm dorsal der benachbarten Durataschen in die Dura mater ein. Im unteren zervikalen und im thorakalen Bereich liegen die duralen Anheftungszonen in der Ebene der Wurzeltaschen, nicht davor und nicht dahinter, im lumbalen Bereich gelangen sie in der Regel 1 mm ventral der Wurzeltaschen an die Dura mater spinalis (Lang und Emminger 1963).

e) Rautenförmiges Halfter

Im Jahre 1963 glaubten wir zunächst erstmalig eine dünne rautenförmige Faserplatte, die das obere Rückenmark von ventral umfaßt, entdeckt zu haben. Das Studium der alten Anatomen Key und Retzius (1875) jedoch klärte uns auf, daß diesen gründlichen Untersuchern die eigenartige Faserkonstruktion bereits bekannt war. Die dünne Faserplatte umfaßt das Rückenmark an der ventralen Seite (Abb. 20). Die lateralen Fasern schwenken stets mit der zweiten, häufig auch mit der kranialsten Denticulatumzacke in die Dura mater ein. Die Fila radicularia ventrale C_1 durchsetzen das Rautenblatt, das seinerseits die Fila radicularia C_2 überlappt. Es darf angenommen werden, daß diese eigenartige Textur dieselbe Funktion wie das Ligamentum denticulatum besitzt. Gegensätzlich zu diesem enthält es keinerlei elastische Fasern.

f) Septum posticum

Schon Key und Retzius (1875) haben auf das Septum posticum, das zuerst von Goll so bezeichnet wurde, besonders hingewiesen. Dieses zieht von der Pia mater spinalis zur Arachnoidea und zügelt das Rückenmark (durch den Liquordruck) innerhalb seiner Durahülle nach dorsal. Im obersten Halsbereich besteht es häufig aus vorwiegend sagittal eingestellten Arachnoidealbalken.

g) Pia mater, besondere Halteeinrichtungen

1963 konnten wir bis dorthin nicht beschriebene Zügelungseinrichtungen des Rückenmarks auffinden: nicht selten gliedern sich im unteren Zervikalbereich medial der Fila radicularia dorsalia kollagene Faserbündel von der oberflächlichen Längsfaserschicht der Pia mater ab und strahlen dorsal der Wurzeltaschen in die Dura mater ein. Seltener kommen derartige Piastränge auch an der Ventralseite des Halsmarkes vor (Lang und Emminger 1963).

h) Ligamentum denticulatum und andere Halteeinrichtungen, Funktion

Meiner Meinung nach müssen das Ligamentum denticulatum, die Pia mater und die Dura mater als funktionelle Einheit betrachtet werden. Die kollagenen Fasern des gezähnelten Bandes ziehen nämlich ununterbrochen von der Pia mater spinalis in das Ligamentum denticulatum und in die Dura mater ein und lassen sich auch in dieser eine Strecke weit verfolgen. Da die Faserung im wesentlichen aus kollagenem (zugfestem) Material besteht, darf angenommen werden, daß sie gegen einwirkende Zugkräfte entwickelt ist. Im oberen Halsbereich ziehen die Fasern gleichsam von den Denticulatumzacken aus der Dura mater aus, umfassen Rückenmark vorne und hinten bogenförmig und ziehen dann wieder nach kranial. Diesem Aufbau nach darf geschlossen werden, daß im oberen Halsmark eine Zügelung nach oben erfolgt. Da sich insbesondere an dorsalen Teilen der Pia mater zwei Längszüge, an ventralen Abschnitten einer, erkennen läßt, wirkt diese Faserung einer Längsüberdehnung des Rückenmarks entgegen. Nach Breig (1960) treten bei der Ventralflexion in den Kopf- und Wirbelgelenken die ausgiebigsten Verlagerungen des Rückenmarks auf, und zwar im Halsbereich um 1,8 bis 2,8 cm an der dorsalen Rückenmarksfläche! Ei-

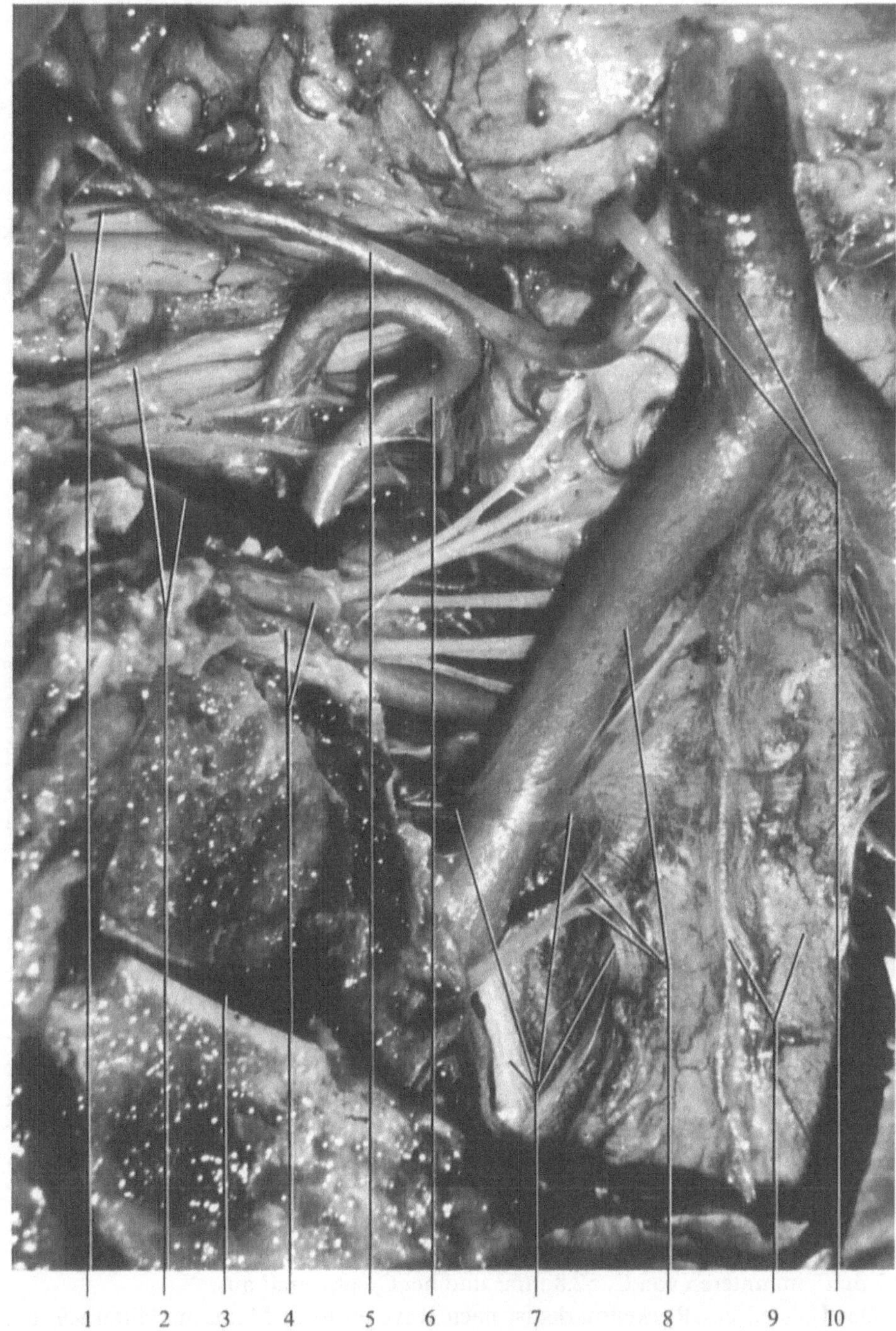

Abb. 20. Kraniozervikaler Übergang von vorne (rautenförmiges Halfter).

1 Nn. VII et VIII.
2 Nn. IX–XI.
3 Articulatio atlanto-occipitalis.
4 N. XII in Duratasche.
5 A. cerebelli inf. ant.
6 A. cerebelli inf. post.

7 Rautenförmiges Halfter und Ligamentum denticulatum, Seitenrand.
8 A. vertebralis und Fila radicularia ventr. C_1.
9 A. spinalis ant. und Funiculus ventr. medullae spinalis
10 N. VI, abwärts verlagert und A. basilaris.

ne so ausgiebige Verlagerung scheint mir auch heute noch nicht einwandfrei bewiesen zu sein, da alle diesbezüglichen Versuche bislang an dorsal eröffnetem Wirbelkanal und Durasack durchgeführt wurden. Der Liquor cerebrospinalis war abgeflossen und nur die dorsale Rückenmarksoberfläche konnte zu Messungen herangezogen werden.

Die Wurzeltaschen und ihre Befestigungseinrichtungen zügeln das Rückenmark bis in untere Halssegmente nach vorne und lateral, ebenso wie die Ligamenta denticulata. Es darf angenommen werden, daß in diesem Bereich der Halslordose das Rückenmark (und auch die Dura mater) vom hinteren Umfang des Wirbelkanals abgehalten werden soll.

Die Fila radicularia sowie die Wurzelfaserbündel ziehen vom 3. Halsnerv an in der Regel immer mehr nach kaudalwärts sowie nach lateral und ventral zu ihren Wurzeltascheneintrittszonen.

i) Rückenmark, Maße und Segmenthöhen (Abb. 21)

Baldwins (1908) Befunden zufolge beträgt die mittlere Länge der Wirbelsäule vom Foramen magnum zur Spitze des Steißbeins 73,6 (67,4–78,8) cm. Die mittlere Länge des Rückenmarks vom Foramen magnum nach abwärts macht beim Mann 45,9, · bei der Frau 41,5 cm aus. Das längste männliche Rückenmark wurde mit 52,8, das kürzeste weibliche mit 40,7 cm bestimmt. Betont sei, daß mit der inzwischen erfolgten Zunahme der Körpergröße auch eine Verlängerung des Rückenmarks – was seine Mittelmaße angeht – erfolgt sein wird. Als obere Grenze des Rückenmarks wird die Austrittsstelle des obersten Filum radiculare C_1 oder das kaudale Ende der Decussatio pyramidum angenommen. Diese liegt in der Regel zwischen Atlas und Foramen magnum.

Intumescentia cervicalis. Die Halsanschwellung des Rückenmarks stellt insbesondere eine Vergrößerung des Querdurchmessers dar. An unserem Untersuchungsgut liegen die Werte zwischen C_4 und C_7 über 11 mm, während der Sagittaldurchmesser im Bereich von C_2-T_1 unter 9 mm liegt (s. Abb. 22 und Tabelle 4).

Nach Ziehen (1899) beginnt die Intumescentia cervicalis unterhalb der Decussatio pyramidum und endet in Höhe des 2. Brustwirbels. Der größte Querdurchmesser liegt bei C_5-C_6, mißt hier 13–14 mm, der sagittale etwas weniger als 9 mm. Nach Henle (1879) hat das Rückenmark zwischen der Intumescentia cervicalis und der Medulla oblongata einen transversalen Durchmesser von 11–12 mm, im Bereich der Intumeszenz zwischen 13 und 14 mm.

Der Flächeninhalt des Rückenmarkquerschnittes macht nach Stilling (1859) bei C_3 44,7 mm², bei C_4 48,0 mm², bei C_5 und C_6 62,4 mm², im oberen Bereich von C_7 59,7 mm², im unteren von C_7 52,8 mm² und bei C_8 48,7 mm² aus.

Der Halsteil des Rückenmarks ist nach Ravenel beim Mann im Mittel 9,9, bei der Frau 9,6 cm lang (Ziehen 1899).

Rückenmarksegmenthöhen. Lüderitz (1881) gab das Segment C_1 mit 11,0, C_2 mit 12,5, C_3 mit 10,2, C_4 mit 11,5, C_5 mit 13,5, C_6 mit 13,4, C_7 mit 12,4 und C_8 mit 12,4 mm (33jährige Frau) an.

Unsere Mittelwerte liegen etwas höher (vgl. Abb. 21 und Tabelle 5).

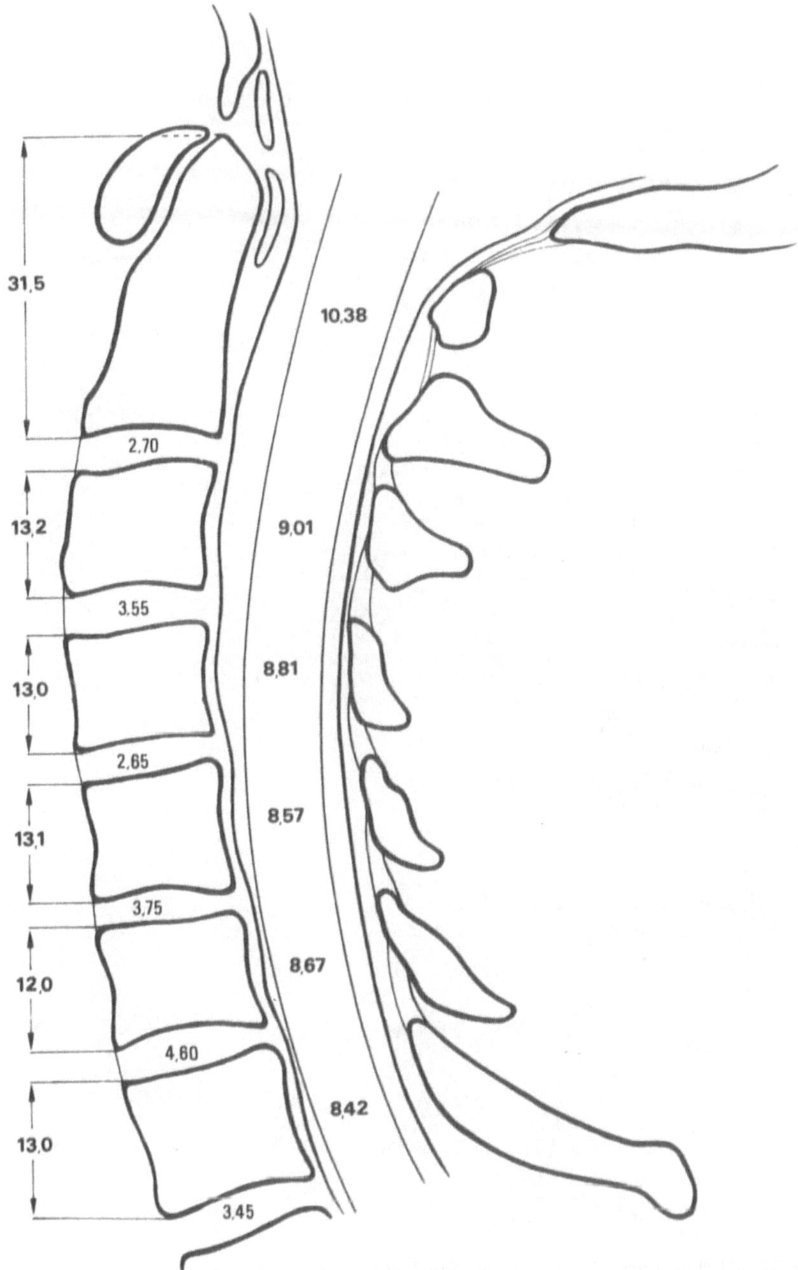

Abb. 21. Rückenmark-Sagittaldurchmesser und Wirbel sowie Discushöhen (Mittelwerte Erwachsener)

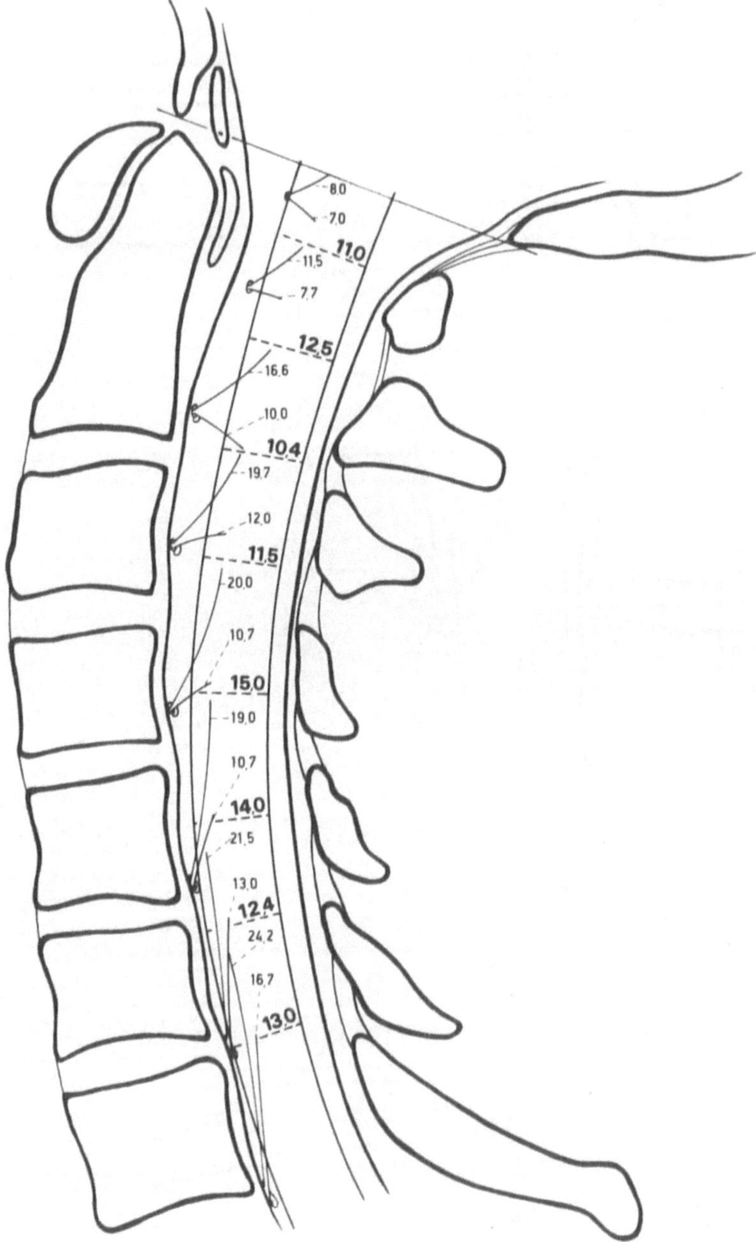

Abb. 22. Rückenmark, Segmenthöhe und Länge der Fila radicularis ventralia (bis zum Ostium vaginae)

Tabelle 4. Rückenmark, Maße [mm]

	Sagittal			Frontal		
	Mittelwert	oberer-	unterer-	Mittelwert	oberer-	unterer-
C_1	10,38	11,0	7,0	–	–	–
C_2	9,01	10,0	7,0	10,25	10,5	10,0
C_3	8,81	11,0	7,0	11,0	12,0	10,0
C_4	8,57	9,5	7,5	12,67	13,0	12,0
C_5	8,67	9,0	7,5	12,88	13,0	12,5
C_6	8,42	9,0	7,0	12,17	14,0	10,0
C_7	8,17	9,0	6,0	11,83	13,0	9,5
C_8	8,13	9,0	7,0	10,0	12,0	9,0
T_1	7,78	9,0	6,0	9,67	11,0	8,0

Tabelle 5. Rückenmarksegmenthöhe in mm und Volumen in mm³ (nach Donaldson u. Davis, 1903)

Segment	RM_1		RM_2		RM_3		RM_4		$\bar{x}$ mm	Volumen mm³
	Dorsal	Ventral	Dorsal	Ventral	Dorsal	Ventral	Dorsal	Ventral		
C_1				5,9		8,2	7,6		7,23	129
C_2			7,1	12,3	6,0	13,0	10,4		9,74	157
C_3			12,2	11,0	12,0	13,1	13,8		12,40	178
C_4			13,6	11,1	16,1	12,8	18,1		14,34	220
C_5	10,5	11,7	11,9	11,9	14,0	12,6	13,9		12,35	224
C_6	14,3	14,1	13,7	14,0	13,3	13,3	13,5		13,75	275
C_7	12,2	15,4	12,6	15,2	9,8	11,0	13,7		12,85	261
C_8	12,6	15,7	15,6	13,1	10,6	12,7	12,1		13,20	240

j) Fila radicularia dorsalia (Abb. 23)

α) Linea radicularis dorsalis und Nervenfasern. Die hinteren Wurzelfäden treten in der Linea radicularis dorsalis ins Rückenmark ein. Wir untersuchten an einem großen Untersuchungsgut die Länge der Eintrittszonen der Hinterwurzelfäden (Lang u. Bartram 1982).

Über die Länge der Linea radicularis dorsalis für die einzelnen Rückenmarkssegmente (s. Tabelle 6) wurden uns aus der Literatur lediglich Messungen von Marzotko (1959) bekannt. Dieser Forscher legte unter anderem Meßergebnisse von drei Erwachsenen vor. Die Linea radicularis dorsalis C_1 wurde von ihm nicht vermessen, jene von L_4 abwärts bis S_2 sind in die Messungen eingegangen. Verständlicherweise liegen bei dem verhältnismäßig geringen Untersuchungsgut Marzotkos die Grenzwerte innerhalb der von uns vermessenen Streubreiten. Mittelwertberechnungen wurden von Marzotko (1959) nicht durchgeführt.

Die Intervalle zwischen den Lineae radiculares dorsales haben wir nicht vermessen. Ziehen (1899) betonte schon, daß diese im Bereich der hinteren Wurzeln größer als an den vorderen seien, worauf schon Huber (1744) und Asch (1750) hinwiesen.

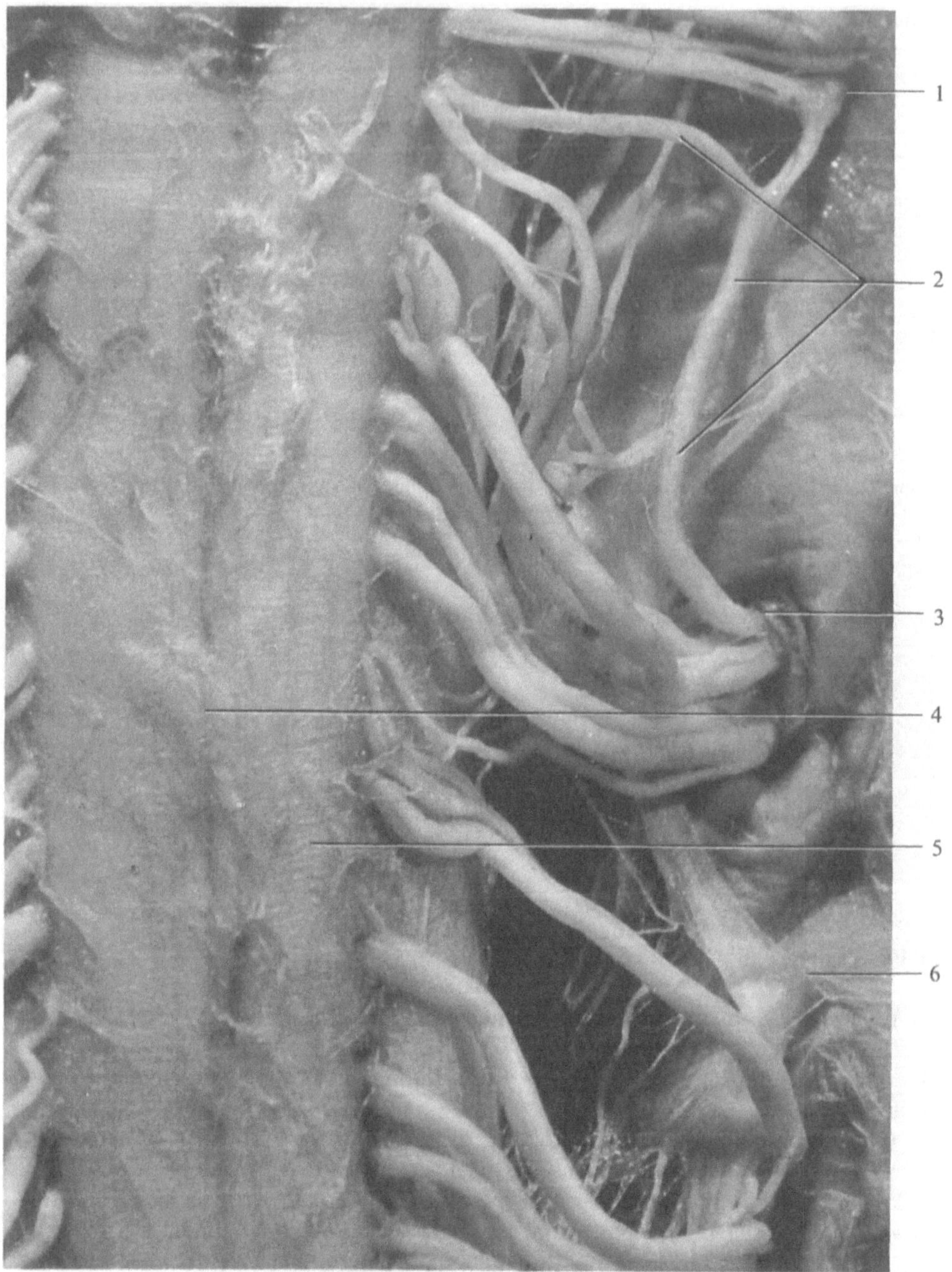

Abb. 23. Fila radicularia dorsalia und interradiculäre Anastomosen C_2/C_3, von dorsal.

1 Unterer Wurzeltaschenrand C_2.
2 Interradikuläre Anastomosenformation.
3 Oberer Wurzeltaschenrand C_3.
4 Sulcus medianus dorsalis.

5 Pia mater über Funiculus dorsalis (Querwellen der longitudinalen Gliafasern).
6 Ligamentum denticulatum. Anheftungszacke

Tabelle 6. Lineae radiculares dorsales, Länge [mm] (Lang u. Bartram, 1982)

	Links						Rechts					
	M	min	max	s	%	N	M	min	max	s	%	N
C_1	3,8	0,5	10	3,3	76	21	4,7	0,3	12	4,0	67	21
C_2	8,0	5	12,5	2,2	60	23	7,4	5	10	1,2	70	23
C_3	12,1	7,5	19	3,0	74	19	11,2	8,5	15	1,7	70	23
C_4	12,3	8,5	18	2,4	67	18	12,7	9	20	2,7	55	22
C_5	12,5	8,5	15	1,8	82	17	12,1	8,5	18	2,6	58	26
C_6	11,8	8,5	16,5	2,2	71	17	12,3	8	16	2,1	58	26
C_7	11,6	7,5	15	1,9	71	17	11,4	8	16	2,0	67	27
C_8	11,2	8	14	1,5	71	17	10,8	7	16	1,9	69	26

Im mittleren und unteren Thorakalbereich betragen diese ca. 5 mm, gelegentlich nach Lüderitz (1881) bis zu 10,5 mm. Betont sei, daß auch aus diesen Intervallen intermediäre Wurzelfäden entspringen können, um sich der nächsthöheren oder -tieferen Radix dorsalis oder den übernächsten Radices anzuschließen. Schon Lissauer (1885) war bekannt, daß die feineren Fasern der Radix dorsalis größtenteils an der lateralen Peripherie des Wurzelquerschnittes verlaufen (nahe der Linea radicularis dorsalis). Ranson und Billingsly (1916) waren nach Durchschneiden lateraler Hinterwurzelteile der Meinung, daß die nichtmyelinisierten seitlichen Fasern der Hinterwurzeln nicht nur Schmerz – sondern auch protopathische Temperaturempfindungen leiten. Nach Spivy und Metcalf (1959) waren nach Durchtrennung medialer Teile der Radices dorsales evozierte Potentiale des ventralen Thalamus vermindert, Blutdruck und evozierte Tegmentumpotentiale nicht verändert. Snyder (1977) stellte an Katzen und Affen fest, daß bei Affen die marklosen Fasern am Eintritt der Hinterwurzeln ins Rückenmark am ventralen und lateralen Rand der Wurzelbündel verlaufen und das Lissauersche Bündel erreichen. Er diskutiert die Befunde früherer Forscher eingehend. Sindou und Mitarbeiter (1974) betonen erneut (wie Lavdowsky 1891; Kölliker 1893 und Edinger 1893), daß ein gliales (Oligodendrozyten) Segment der Fila radicularia dorsalia vorliegt und ein peripheres, das von Schwannschen Zellen umhüllt ist. Der Übergang liegt ihren Befunden nach im Mittel 1 mm vom Rückenmark entfernt und entspricht auch dem Übergang von Endoneurinumabschnitt in den Pia mater-Abschnitt (Pia-Ring) von Schaffer (1894) und Tarlov (1937). Schaffer betont allerdings, daß Gliasegmente bis zu 3 mm lang sein können. Sindou et al. (1974) ermittelten mit Bodian- und Luxol-Blau Techniken, daß im peripheren Segment der Fila radicularia dorsalia myelinisierte Fasern und nichtmyelinisierte irregulär vorliegen, 1 mm außerhalb des Piaringes ziehen die marklosen Fasern ventrolateral, zentral davon ebenfalls, gelegentlich jedoch auch ebenso zahlreich ventromedial am Wurzelfaden. Am Eintritt ins Rückenmark verlaufen die dünnen Fasern schräg nach vorne außen zum Lissauer-Bündel, die dikken nach medial zur Hintersäule. Bekanntlich wurden von Head die Begriffe epikritische und protopathische Empfindungen geprägt, die epikritischen (phylogenetisch jüngeren Fasersysteme) besitzen dicke und schnelleitende Axone, die protopathischen dünne und langsam leitende. Zu diesen gehören auch die langsamen Schmerzfasern (C-Fasern), die nach Handwerker und Zimmermann (1976) auch von Hitze- und Schmerzrezeptoren sowie von Gefäßnerven ausgehen. Ihre Spinalganglienzellen sind kleiner als jene der dickeren Fasern. Eine Hemmung der dünnen, langsam leitenden Fasern zu apikalen Dendriten des Tractus spino-reticulothalamicus kann schon im Hinterhorngebiet durch Kollateralen der A β-Fasern erfolgen. Auch die intramedulläre (und zerebrale) Weiterleitung erfolgt nach Hassler (1976) über marklose Fasern, die den sogenannten zweiten Schmerz zum Gebiet des unterschiedlich definierten Nucleus limitans (intralaminäre Thalamuskerne) weiterleiten, der ebenfalls von Thalamuskernen der epikritischen Bahn gehemmt werden kann. Swanson und Mitarbeiter (1965) wiesen auf die kongenitale generalisierte Anaesthesie hin und untersuchten das Rückenmark und die Spinalganglien eines 12jährigen Jungen mit dieser Erkrankung, stellten das Fehlen der kleinen Spinalganglienzellen fest und konnten bei ihm den Fasciculus dorsolateralis (Lissauer) nicht nachweisen. Die durch die Hinterwurzeln eintretenden Nervenfasern wendeten sich nach medial in die Hintersäulen und -stränge, der sonst regelmäßig vorkommende laterale Abschnitt zum oberflächlichen Abschnitt des dorsalen Hintersäulengrau fehlte. Innerhalb der Fila radicularia dorsalia kamen gegensätzlich zur normalen Faserpopulation fast nur dicke Fasern vor.

β) **Fila radicularia dorsalia, Anzahl** (s. Tabelle 7). Über die Zahl der Fila radicularia dorsalia konnten wir in der von uns durchgemusterten Literatur nur allgemeine Angaben auffinden. So schreibt z. B. Clara (1959), „daß ihre Wurzeln aus 5–10 Bündeln von Nervenfasern, Fila radicularia (Wurzelfäden), welche einen kleinen Fächer bilden, dessen Spitze gegen das entsprechende Foramen intervertebrale gerichtet ist, bestehen". Unsere Grenzwerte der Filaanzahl liegen bei 0 und 28. Das einmal einzeln bei C_7 links nachgewiesene Filum mag auf den ersten Blick überraschen und einen Zählfehler vermuten lassen. Abgesehen vom Filum radiculare dorsale C_1, das auch unseren Befunden zufolge rechts in 5%, links in 9% fehlt, hat jedoch Adamkiewicz (1882) schon auf das gelegentliche Fehlen einzelner Brustwurzeln hingewiesen.

γ) **Fila radicularia dorsalia, Durchmesser.** Über die Durchmesser der Fila radicularia dorsalia (siehe Tabelle 8) konnten wir in der uns vorliegenden Literatur ebenfalls nur allgemeine Angaben auffinden. Henle (1879) schreibt, daß die Stärke der Wurzelfäden im allgemeinen der Stärke der Nervenstämme entspräche. Er ist der Meinung, daß die stärksten Wurzelfäden im Bereich der Intumescentiae cervicales et lumbales vorlägen und die Fila 1–2 mm hoch und platt entwickelt seien, doch auch feinere, mit 0,5 mm Höhe vorkämen. Die Mittelwerte der von uns vermessenen Fila radicularia dorsalia sind durchweg dünner als von Henle angenommen. Betont sei, daß sich die Fila radicularia dorsalia vor dem Eintritt ins Rückenmark aufteilen können.

δ) **Fila radicularia dorsalia, Querschnitt** (s. Tabelle 8). Über den Gesamtquerschnitt der Fila radicularia dorsalia pro Segment liegen Angaben von Stilling (1859) vor, der den Querschnitt der stärksten Hinterwurzeln gleich 100 setzte und diesen bei S_2 auffand. Seinen Angaben zufolge liegen bei C_6 96% dieser größten Dicke vor. Wir ermittelten für dieses Segment einen mittleren Durchmesser von 2,5 mm² (Abb. 24), Stilling bei einer 26jährigen Frau einen von 4,5 mm² rechts und 4,4 mm² links. Insge-

Tabelle 7. Fila radicularia dorsalia, Anzahl (Lang u. Bartram, 1982)

	Links						Rechts					
	M	min	max	s	%	N	M	min	max	s	%	N
C_1	3,0	1	10	2,6	86	21	2,3	1	6	1,3	52	21
C_2	6,4	3	13	2,6	82	23	6,0	2	10	2,1	74	23
C_3	8,4	5	17	3,2	75	20	8,5	4	21	3,3	79	24
C_4	7,8	5	14	2,2	79	19	8,1	4	25	4,1	91	23
C_5	8,3	5	13	2,2	67	18	9,4	5	28	4,5	88	26
C_6	8,4	3	14	2,6	74	19	8,9	6	13	2,0	73	26
C_7	8,2	1	17	3,1	79	19	8,3	4	17	2,7	70	27
C_8	7,7	4	12	1,9	80	20	7,0	4	10	1,7	62	26

Tabelle 8. Fila radicularia dorsalia: Durchmesser [µm] (Lang u. Bartram, 1982)

	Links						Rechts					
	M	min	max	s	%	N	M	min	max	s	%	N
C_1	336	125	900	172	73	21	349	100	900	171	86	21
C_2	475	100	1800	271	80	23	485	100	1800	319	82	23
C_3	456	125	1025	203	64	20	462	100	1500	226	74	24
C_4	460	100	1100	198	76	19	445	125	1100	193	66	23
C_5	523	100	1500	226	73	18	450	100	1200	210	67	26
C_6	615	200	1700	235	71	19	598	200	2000	241	78	26
C_7	608	100	1500	258	68	19	608	125	2000	254	72	27
C_8	568	200	1200	224	67	20	629	100	1700	276	81	26

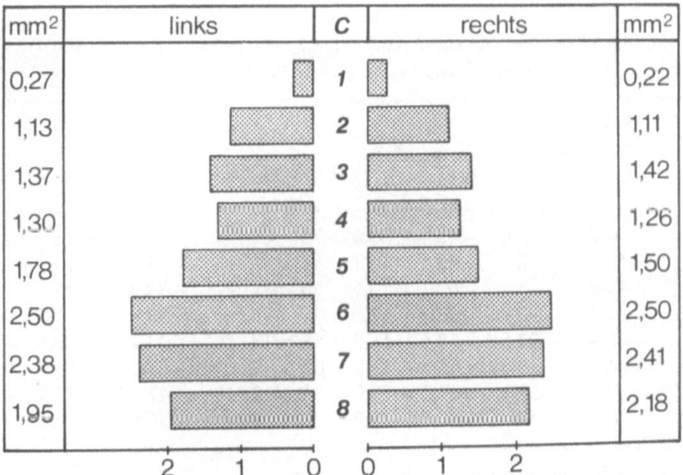

Abb. 24. Gesamtquerschnitt der Fila radicularia dorsalia

samt soll der Gesamtquerschnitt der hinteren Wurzeln diesem Forscher zufolge 54–57 mm² betragen (gegenüber dem Gesamtquerschnitt der Radices ventrales von 35–37 mm²). Die großen Unterschiede der Gesamtquerschnittberechnung zwischen unserem und den sehr subtilen Stilling-Untersuchungen können beruhen

1. auf dem verhältnismäßig geringen Untersuchungsgut Stillings oder
2. auf seiner besonderen Methodik: Rasiermesserschnitte – mikroskopisches Zeichnen auf Papier – Wägungen des Papiers – sowie Planimetrie.

Schon Siemerling (1887) stellte fest, daß im zervikalen Bereich das Verhältnis von dicken (5,3–33,9 µm) Fasern zu dünnen (unter 5,0 µm) 20:21 im thorakalen wie 5:7 und im lumbalen Bereich wie 9:8 vorliegen. Blinkov und Glezer (1968) zitieren Agduhr (1934), der die Gesamtzahl der Hinterwurzelfasern bei einem Mann von 30 Jahren rechts mit 1.142.456, links mit 925.777 bestimmte. Bekanntlich haben schon Rattone (1884), Onodi (1885) (bei einem 43 mm langen Keimling) und Siemerling (1887) auf Nervenzellen in den Hinterwurzeln hingewiesen. In jüngerer Zeit machte Peters (1935) auf innerhalb der Radices dorsales vorkommende sensible Nervenzellen aufmerksam, die von Neurilemmzellen eingekapselt sind. Auch wir konnten derartige innerhalb des Durasackes vorkommende Ganglienzellhaufen makroskopisch und mikroskopisch nachweisen. Betont sei jedoch, daß nicht selten Anschwellungen der Hinter- und Vorderwurzeln vorkommen, die sich histologisch als Schwannome erweisen! Schürmann (1981) ist der Meinung, daß diese in der Regel keine Schmerzen verursachen und deshalb dem Neurochirurgen nicht bekannt werden.

ε) **Fila radicularia dorsalia, Abstiegswinkel und Länge** (Tabelle 9 u. Abb. 23). Den Abstiegswinkel der Fila radicularia dorsalia des Halsbereiches haben wir bei ventral flektiertem Kopf ermittelt. Außerdem ist ein absoluter mittlerer Abstiegswinkel sowie der Minimal- und Maximalbereich des mittleren Winkels und jeweils für den Minimalwinkel der kleinste aufgefundene Winkel sowie für den Maximalwinkel dessen größter in unsere Messungen eingegangen. Daß das Rückenmark gegenüber der Wirbelsäule im Wachstum zurückbleibt und deshalb die meisten Nervenwur-

Tabelle 9. Mittlerer Abstiegswinkel der Fila radicularia dorsalia (gegenüber der Transversalen) im Halsabschnitt (Lang u. Bartram, 1982)

	Links						Rechts					
	M	min	max	s	%	N	M	min	max	s	%	N
C_1	− 0,9	+ 25,0	− 45	20,6	71	21	− 1,8	+ 25	− 45	17,1	81	21
C_2	− 17,1	+ 10	− 43,5	16,1	60	23	− 18,2	+ 10	− 61	19,1	65	23
C_3	− 43,4	− 25	− 60	12,5	59	17	− 39,4	− 25	− 60	11,6	52	21
C_4	− 44,4	− 20	− 62,5	12,0	75	16	− 38,6	− 11,5	− 62,5	11,8	75	20
C_5	− 42,9	− 22,5	− 57,5	12,2	57	14	− 37,7	− 7,5	− 63	13,9	67	21
C_6	− 44,5	− 22,5	− 60	13,2	67	12	− 41,5	− 15	− 75	14,6	91	22
C_7	− 51,6	− 25	− 62,5	12,0	83	12	− 47,6	− 22,5	− 67,5	13,3	51	21
C_8	− 58,5	− 35	− 67,5	10,7	78	9	− 55,9	− 42,5	− 73	8,3	68	19

− = Abstieg gegenüber der Transversalen
+ = Anstieg gegenüber der Transversalen

zeln absteigen, wird seit langem diskutiert. Pfitzner hat dieses Problem erstmals genauer bearbeitet und ausdrücklich darauf hingewiesen, daß bei Neugeborenen annähernd dieselben Verhältnisse wie bei Erwachsenen vorliegen. Von ihrem Eintritt in die Wurzeltaschen an verlaufen nach Pfitzner insbesondere die unteren Brustnerven sogar mit stumpfen Winkeln bis unter 90° nach seitwärts und aufwärts, ein Befund, der erst in jüngerer Zeit eingehender beachtet wurde und derzeit als Angulation bezeichnet wird (s. S. 69 f.).

Bei C_2 schwankt nach Marzotkos Befunden die Länge des kranialsten Filum radiculare dorsale zwischen 10,0 und 13,0 mm, links zwischen 11,5 und 12,0 mm. Bei C_3 liegen die Grenzwerte bei 14,5 und 18,0 mm rechts und 16,0 und 19,5 mm links. Bei C_4 ergaben sich Maße zwischen 16,5 und 23,0 an der rechten und 18,0 und 23,0 mm an der linken Seite. Dann kommt es zu einer zunehmenden Verlängerung der entsprechenden Filalängen bis zu C_8, in dessen Bereich das längste der kranialen Fila rechts zwischen 19,0 und 29,5 mm, links zwischen 20,5 und 29,5 mm lang war. In dieser Segmenthöhe betrug die Länge des kaudalsten Filum rechts zwischen 12,0 und 21,5 mm, links zwischen 11,0 und 17,5 mm. Sunderland (1974) vermaß jeweils die Nervenwurzellängen zwischen C_5 und T_1 am Ober- und Unterrand einer Wurzel und kam im entsprechenden Halssegmentbereich für den Oberrand auf Längen zwischen 15 und 17 mm, für den Unterrand auf Längen zwischen 11 und 12 mm. Winkelmaße, wie wir sie ermittelten, sind uns nicht bekannt geworden.

ζ) **Fila radicularia dorsalia, Anastomosen mit dem N. accessorius** (s. Abb. 25 u. Tabelle 10). Erstmalig wiesen auf die Anastomosen des 1. Cervicalnervs mit der Pars spinalis n. accessorii Huber (1744) und von Asch (1750) nach Angaben von Ziehen (1899) hin; auch Arnold (1833), J. Müller (1833) und Hyrtl (1836) waren diese Verbindungen bekannt, besonders eingehend befaßten sich Hilbert (1878) und Kazzander (1891) mit diesem Problem. Ob die an der Verbindungszone zwischen Radix dorsalis und Pars spinalis n. XI gelegene Anschwellung das Spinalganglion von C_1 ist (wie er unter anderem annimmt) oder Spinalganglienzellen für Spannungsrezeptoren im M. sternocleidomastoideus und M. trapezius enthält, ist bislang umstritten und kann mit den von uns angewendeten Methoden nicht entschieden werden. Daß es sich um Wucherungen des Bindegewebes oder Anhäufungen vom Amyloidkörperchen handelt, wie Ziehen für einen Teil der Verdickungen annimmt, lehnt Wei-

Tabelle 10. Anastomosen mit dem N. accessorius (Lang u. Bartram, 1982)

Links	Segment	N	N +	Vorkommen [%]	Fasern	Durchmesser [μm]
	C_1	21	11	52	1 – 3	373
	C_2	23	12	52	1 – 2	232
	C_3	22	2	9	1×3 u.	3×200 u.
					1×1	175
Rechts	Segment	N	N +	Vorkommen [%]	Fasern	Durchmesser [μm]
	C_1	22	18	82	1 – 3	372
	C_2	23	8	35	1 – 2	174
	C_3	23	2	9	je 1	250 u. 350

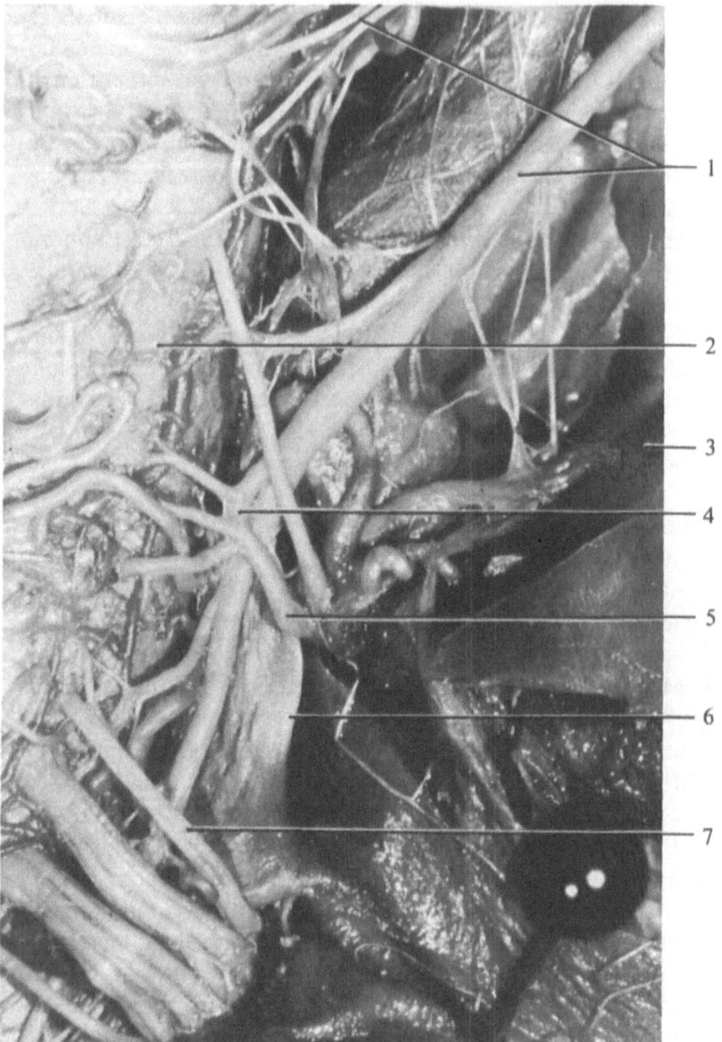

Abb. 25. N. accessorius und Radix dorsalis C_1, Anastomosen und Ganglion (von dorsal, Dura mater seitwärts verlagert).

1 Radices craniales und Radix spinalis n. accessorii, dazwischen A. vertebralis.
2 Medulla oblongata.
3 Dura mater, seitverlagert.

4 Radix dorsalis C_1 und N. accessorius, Anastomosen.
5 Untere Radix dorsalis C_1 mit Ganglion.
6 Lig. denticulatum.
7 Oberster Wurzelfaden Radix dorsalis C_2

bel (1969) ab. Eigene histologische Untersuchungen ergaben an der Mehrzahl der Anschwellungen Ganglienzellhaufen. An einigen Präparaten fanden sich jedoch histologisch auch im Bereich der Accessorius-Halsnervenverbindungen Schwannome. Wir betonen, daß außer im zervikalen Abschnitt der Pars spinalis n. accessorii auch in deren intrakraniellem Verlauf Ganglien vorkommen. Die Faserdicke der Anastomosen mit dem XI. Hirnnerv wurde unserer Kenntnis nach bisher nicht vermessen, auf die verhältnismäßig häufigen Verbindungen von C_3 mit der Pars spinalis n. XI (9%) machen wir offenbar erstmalig aufmerksam.

η) Radices dorsales, Anastomosen (Abb. 25 u. Tabelle 11). Auf intersegmentale Anastomosen haben schon die alten Anastomosen aufmerksam gemacht. So unterscheidet z. B. Hilbert (1878) aufsteigende und absteigende Wurzelbündel 1. und 2. Ordnung, intermediäre, sich gabelnde, aufwärts und abwärts steigende Anastomosen sowie Ansae centrifugales et centripetales. Über eine prozentuale Aufschlüsselung und die Dicke der Faserdurchmesser sind uns keine Untersuchungen bekannt geworden. Pallie und Manuel (1968), auf deren Angaben sich auch Warwick und Williams in Grays Anatomy stützen, waren der Meinung, daß diese intersegmentalen Anastomosen gehäuft in unteren zervikalen und lumbosakralen Bereichen vorlägen, ein Befund, den wir für den unteren Zervikalbereich bestätigen können, da an unserem Untersuchungsgut die häufigste Anastomosenzahl links zwischen C_5 und C_6 mit 56% (ebenso wie zwischen C_4 und C_5 rechts in 56% und zwischen C_6 und C_7 rechts in 58%) vorlag. Betont sei jedoch, daß bei C_2 bis C_3 links eine Anastomosenzahl von 61% nachgewiesen werden konnte. Pallie (1969) konnte im Bereich der Hinterwurzeln der Halsnerven zwischen 3 und 8 intersegmentale Anastomosen auffinden. Gegensätzlich zu den Angaben von Pallie ließen sich an unserem Untersuchungsgut intersegmentale Anastomosen auch im thorakalen Abschnitt auffinden.

ϑ) Radices dorsales, Besonderheiten. Pfitzner (1883) beobachtete einmal einen accessorischen Spinalnerv von 1,5 mm Dicke, der zwischen T_{11} und T_{12} dorsal austrat. Am Nerv befand sich intrazisternal ein Spinalganglion, aus dem zwei Fäden hervorgingen. Einer schloß sich dem 11., der andere dem 12. Thorakalnerv an. Eine entsprechende vordere Wurzel fehlte. Die hintere Wurzel setzte sich aus drei bis vier Fila radicularis zusammen und ging etwas näher an der Medianen als die des 11. und 12. Thorakalnervs aus dem Rückenmark hervor. Interessant ist der (den derzeitigen Lehrbuchautoren weitgehend unbekannte) Befund von Hilbert (1878) von Anastomosen zwischen vorderer und hinterer Wurzel sowie den offenbar von Kupffer entdeckten Nervi spinales meningei, die meist entlang des Ligamentum denticulatum ziehen und aus der Dura mater stammen, sowie kleinere Plexus subarachno-

Tabelle 11. Intersegmentale Anastomosen, dorsal (Lang u. Bartram, 1982)

	Links					Rechts				
	N	N+	Vorkommen [%]	Fasern	M	N	N+	Vorkommen [%]	Fasern	M
C_{1-2}	21	5	24	1	330	21	6	29	1	275
C_{2-3}	23	14	61	1 – 2	237	23	12	51	1	321
C_{3-4}	20	7	35	1	236	24	11	46	1	232
C_{4-5}	19	9	47	1	297	23	13	56	1	204
C_{5-6}	18	10	56	1 – 2	315	26	14	54	1	268
C_{6-7}	19	7	37	1	275	26	15	58	1	252
C_{7-8}	19	10	53	1	223	27	13	48	1	279
C_8-T_1	20	4	20	1	288	26	9	35	1 – 2	273

ideales bilden können. Auch ich (Lang 1981, Abb. 364) konnte einen Faden zur Dura beobachten und bezeichnete ihn als aberrierenden Wurzelfaden von C_2. Diese Nerven besitzen (neben den sog. Nn. sinuvertebrales) wohl eine praktisch-ärztliche Bedeutung.

Daß eine strenge segmentale Gliederung weder im Wurzelabschnitt, noch innerhalb der Medulla spinalis vorliegt, ist seit langem bekannt (Ziehen 1899) und schon durch die intersegmentalen Anastomosen unwahrscheinlich.

k) Fila radicularia ventralia

α) Areae radiculares ventrales (Abb. 26 und Tabelle 12). Über die Länge der Areae radiculares ventrales der von uns untersuchten Segmente liegen uns aus der Literatur keine vergleichbaren Angaben vor, deren Breite wird seit alters her mit ca. 2 mm angegeben, ein Wert, der an der oberen Grenze der von uns errechneten Mittelwerte liegt. Über die Austrittszone der Fila radicularia ventralia äußerte sich auch Henle (1879) und betonte, daß die Ursprünge der vorderen Wurzeln am Dorsalteil gegen die Mittellinie heranrücken und im unteren Abschnitt der Intumescentia lum-

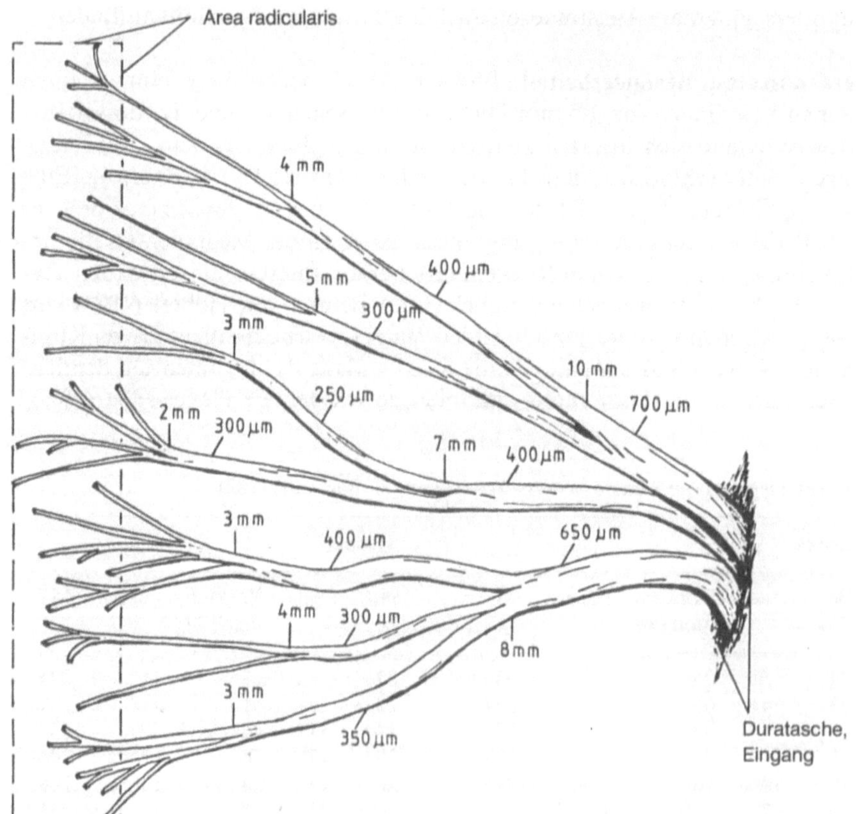

Abb. 26. Area radicularis ventralis, Bildung. Abstand vom Rückenmark (mm), Durchmesser (µm) (Lang/Bartram 1982)

Tabelle 12. Areae radiculares ventrales: Länge [mm] (Lang u. Bartram, 1982)

	Rechts						Links					
	$\bar{x}$	min	max	s	%	N	$\bar{x}$	min	max	s	%	N
C_1	7,9	4,5	11,0	1,7	62	21	8,9	5,0	15,0	2,0	82	22
C_2	12,6	9,0	17,0	2,5	59	22	12,3	6,5	16,5	2,4	77	22
C_3	12,1	7,5	18,0	2,0	68	22	11,6	8,5	14,0	1,7	63	19
C_4	12,3	8,5	16,0	1,4	91	22	12,1	8,5	17,0	2,1	76	17
C_5	13,4	7,5	19,0	2,2	77	26	13,1	9,5	16,0	1,8	63	16
C_6	13,5	9,0	19,0	2,4	56	27	13,5	10,5	18,0	2,8	64	14
C_7	12,4	8,5	17,0	2,4	71	28	12,0	9,0	18,0	2,3	73	15
C_8	11,1	8,0	14,5	2,1	69	26	11,1	8,5	14,5	1,8	63	16
Breite [mm]												
C_1	1,6	1,0	2,4	0,39	57	21	1,7	1,0	2,2	0,37	73	22
C_2	1,8	0,9	3,1	0,57	68	22	1,6	1,0	2,5	0,42	64	22
C_3	1,7	0,8	3,0	0,55	77	22	1,7	0,9	2,6	0,38	79	19
C_4	1,8	1,0	2,8	0,50	56	22	1,7	1,0	3,2	0,57	76	17
C_5	1,9	0,9	3,0	0,61	69	26	2,0	1,3	2,9	0,52	69	16
C_6	1,9	0,7	3,0	0,65	52	27	1,9	1,0	2,8	0,61	79	14
C_7	2,0	1,0	3,4	0,62	64	28	1,9	1,0	3,1	0,61	73	15
C_8	1,9	1,0	3,0	0,59	69	26	1,9	1,3	2,9	0,50	62	16

balis sich von beiden Seiten einander bis auf 1,5 mm aneinander annähern, so daß die A. spinalis anterior fast verdeckt ist. Auch Ziehen (1899) weist darauf hin, daß im Bereich der Anschwellungen die ventrale Wurzelarea dem Zentralspalt relativ am nächsten liegt, ein Befund, den wir bestätigen. Außerdem befinden sich die Austrittszonen der Fila radicularia ventralia besonders im kaudalen Abschnitten häufig etwas tiefer, als die entsprechenden Lineae radiculares dorsales. Schon Lüderitz (1881) weist auf die nicht selten zu beobachtenden Links-Rechts-Unterschiede der Areae radiculares hin. Er betont, daß die interradiculären Intervalle im unteren Thorakalbereich im Mittel 4 mm betragen, doch auch bis zu 8 mm lange vorkommen.

Über die Zusammenordnung der Fila radicularia und deren Anzahl s. Abb. 26.

β) **Radix ventralis, Durchmesser Flächenwert (F)** (s. Abb. 27). Die Durchmesser der Nervenbündel der Radix ventralis der untersuchten Segmente sind offenbar bislang keinen Untersuchungen zugeführt worden. Betont sei, daß sich im Bereich der Intumescentiae des Rückenmarks zwar nicht mehr Nervenbündel finden, deren Durchmesser jedoch die Nervenbündel anderer Rückenmarkabschnitte deutlich übertreffen (s. Tabelle 13).

Ähnlich wie für die Hinterwurzeln haben wir auch für die Radices ventrales den Gesamtquerschnitt der ventralen Nervenbündel errechnet. Bei C_5 z.B. findet sich rechts ein mittlerer Querschnitt von 2,7 mm², links von 2,42 mm² (weiteres s. Abb. 27 und Tabelle 14). Vergleichbare Untersuchungen liegen uns nur von Stilling (1859) vor, der den Gesamtquerschnitt der Radices ventrales mit 35–37 mm² berechnete. Bei einer 26jährigen fand er den Gesamtquerschnitt bei C_5 rechts mit 2,8,

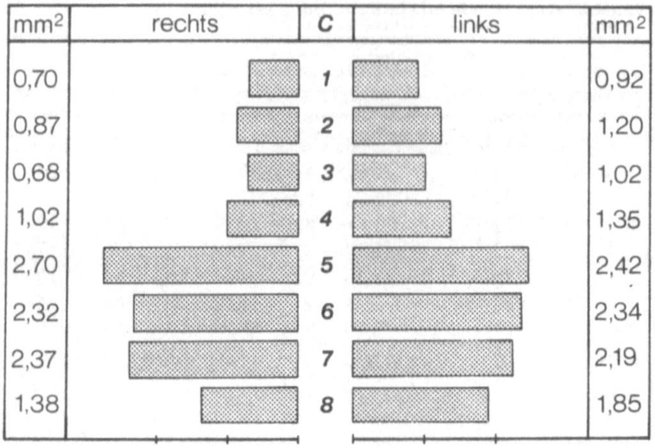

mm²	rechts	C	links	mm²
0,70		1		0,92
0,87		2		1,20
0,68		3		1,02
1,02		4		1,35
2,70		5		2,42
2,32		6		2,34
2,37		7		2,19
1,38		8		1,85

Abb. 27. Gesamtquerschnitt der ventralen Nervenbündel

Tabelle 13. Ventrale Ursprungsfäden pro Segment, Anzahl (Lang u. Bartram, 1982)

	Rechts						Links					
	$\bar{x}$	min	max	s	%	N	$\bar{x}$	min	max	s	%	N
C_1	26	12	45	9,7	71	12	28	14	39	8,7	50	12
C_2	34	12	62	10,3	73	22	34	14	58	11,3	81	16
C_3	32	14	57	10,5	71	21	34	11	63	11,9	80	15
C_4	39	22	63	14,6	64	22	38	13	63	14,3	71	14
C_5	49	21	84	19,4	54	24	51	13	74	19,0	64	14
C_6	48	26	87	18,0	73	26	53	26	85	19,0	67	12
C_7	42	15	84	18,4	70	27	40	43	58	14,8	58	12
C_8	39	15	74	16,4	68	25	38	14	59	12,8	56	16

Nervenfaserbündel

C_1	2,4	1	3	0,7	89	19	2,4	1	5	1,2	57	14
C_2	2,8	2	5	0,9	77	22	2,8	1	5	1,1	63	16
C_3	2,1	1	3	0,7	48	21	2,2	1	5	1,0	76	17
C_4	2,2	1	3	0,6	62	21	2,5	1	4	0,8	82	17
C_5	2,6	1	9	1,7	88	25	2,9	1	10	2,1	94	17
C_6	2,4	1	7	1,2	71	28	2,7	1	6	1,3	81	16
C_7	1,9	1	3	0,7	48	29	2,0	1	3	0,9	39	18
C_8	1,9	1	3	0,7	54	26	2,1	1	4	1,1	50	20

links mit 2,7 mm². Die Gesamtzahl aller Fasern in den Radices ventrales liegen nach Agduhr (1934) zwischen 197.256 und 228.862 (Silberimprägnierung), zit. nach Blinkov und Glezer (1968). Interessant ist, daß Stilling (1859) die Gesamtfaserzahl aller Vorderwurzeln bei einer 26jährigen Frau mit 303.265 bestimmte, ein Befund, der mit den 100 Jahre später erzielten Ergebnissen erstaunlich gut übereinstimmt. Betont sei, daß Coggeshall und Mitarbeiter (1975) in jeder Radix ventralis zwischen C_1 und S_4 zwischen 13 und 51% marklose Fasern nachwiesen. Angaben über Faserzah-

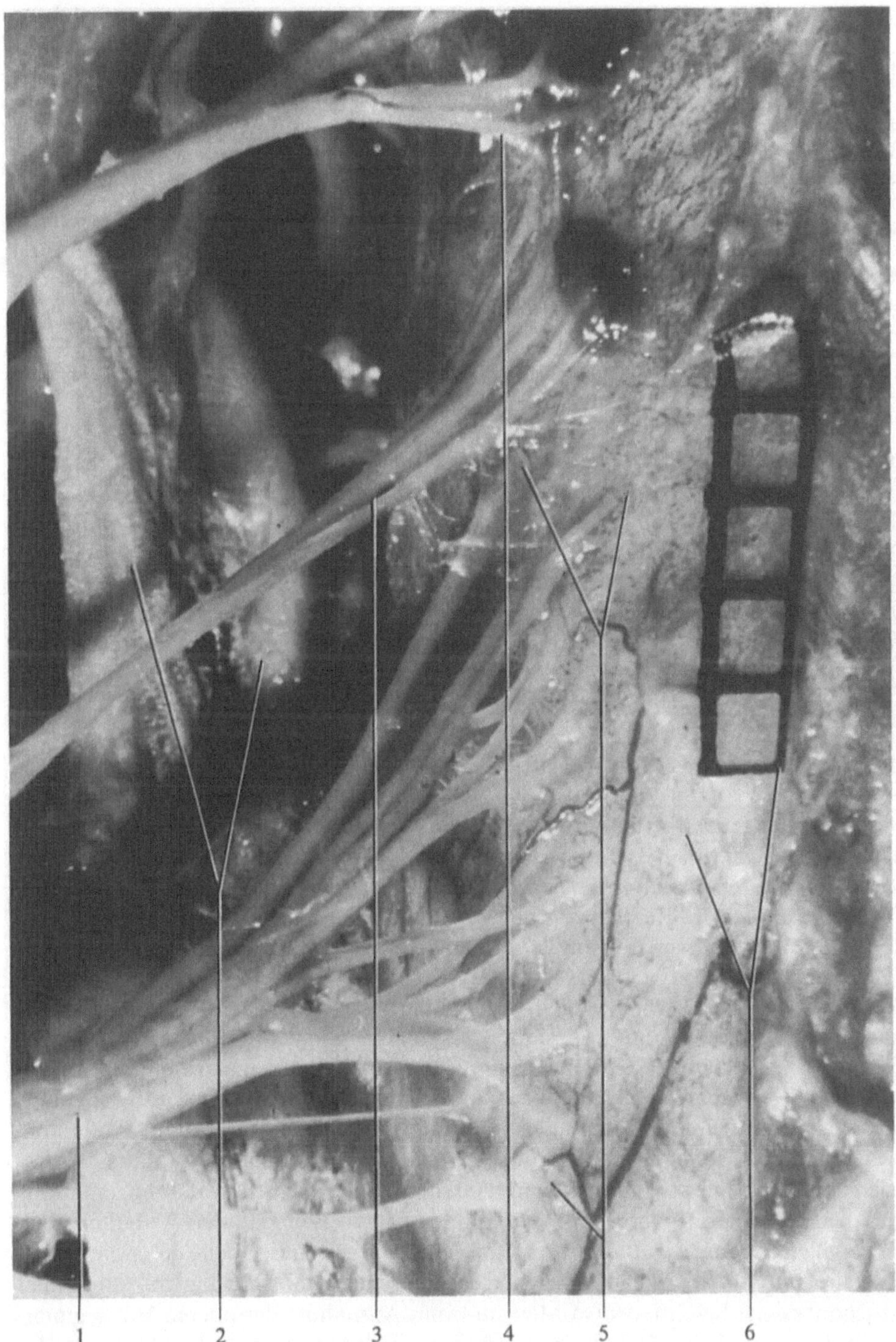

Abb. 28. Radix ventralis, C_2, Bildung.

1 Oberes Wurzelbündel $\bar{C}_2$.
2 Lig. denticulatum und Pars spin., N. XI durchschimmernd.
3 N. spinalis meningeus (von Kupfer 1878).
4 unt. Wurzelfaden $\bar{C}_1$.
5 Area radicularis ventr. C_2, obere Abschnitte.
6 Pigmentzellen und Millimeterpapier

len pro Flächeneinheit konnten wir auch für die Vorderwurzeln nicht auffinden. Unsere Ergebnisse sind zwar an einem größeren Untersuchungsgut als jene der meist zitierten Forscher gewonnen worden, die dünnen und wechselnd entwickelten Arachnoidealscheiden sowie Schrumpfungsfaktoren blieben jedoch unberücksichtigt. Bekanntlich bestehen außerordentlich unterschiedliche Angaben bezüglich der Gewebeschrumpfung nach üblichen Konservierungsmethoden. So geben z. B. Jenkins und Truex (1963) für die von ihnen untersuchten Gehirne an, daß sie im frischen Zustand 1196,1 g wogen, nach der Formalinfixierung 1252,0 g, und sich damit eine Volumenzunahme nach Formalinfixierung ergab. Last und Tompsett (1952/1953) untersuchten die Schrumpfungserscheinungen des Gehirns nach 10%iger Formalinfixierung und stellten gegenüber dem frischen Zustand eine Verkleinerung in der Längsrichtung um 1,2%, in der Querrichtung um 1,5% fest.

γ) **Radices ventrales, intersegmentale Anastomosen.** Über die intersegmentalen Anastomosen der Radices ventrales konnten wir nur allgemeine Angaben – etwa, daß solche seltener als an den Radices dorsales vorkommen (Henle 1879) auffinden. An unserem Untersuchungsgut liegen diese am häufigsten im oberen Zervikalbereich, weniger häufig in anderen Rückenmarkabschnitten vor. Bei C_1/C_2 z. B. rechts in 10%, links in 14%, bei C_4/C_5 rechts in 18%, links in 21%. Interessant ist der Hinweis von Hilbert (1878), der Verbindungen zwischen vorderer und hinterer Wurzel feststellte, wie auch wir.

l) Vaginae radiculares, Ostien (Abb. 30, 31 und Tabelle 14 u. 15)

Besonders eingehend diskutiert Scharf (1958) die Frage des sehr unterschiedlich dargestellten Eintritts der Radix ventralis und der Radix dorsalis in die Wurzeltaschen. Er zitiert von Lanz (1929), der makroskopisch zwischen T_2 und T_{11} getrennte Durascheiden für die Radices dorsales et ventrales nachweisen konnte. Auch Pernkopf (1943) bildete am Eingang in die Duratasche des Brustbereichs ein Septum interradiculare ab. Hafferl und Thiel (1969) betonen, daß die Radix ventralis und Radix dorsalis (im Taschenbereich) von einem Fortsatz der Dura und auch Arachnoidea noch ein kleines Stück „bis auf das Spinalganglion" begleitet werden. Sie geben allerdings auch die seit dem vergangenen Jahrhundert umstrittene und heute widerlegte Meinung wieder, daß innerhalb der Cavitas subarachnoidealis „die motorischen und sensiblen Fasern noch vollkommen voneinander getrennt" verlaufen. Aus Tabelle 14 ist ersichtlich, daß nicht nur, wie von Lanz angab, im thorakalen Bereich am häufigsten zwei Eingänge in die Duratasche jeweils für die Radix ventralis und die Radix dorsalis vorliegen. Wir konnten nachweisen, daß dies Verhalten auch im zervikalen Bereich mit ähnlicher Häufigkeit vorkommt. Tabelle 15 erklärt, weshalb die getrennten Eingänge bei makroskopischer Untersuchung im thorakalen Abschnitt zuerst beschrieben worden sind: mit Ausnahme der oberen Halssegmente, an denen ähnliche Verhältnisse vorliegen, sind die transversalen Abstände der Eingänge beider Durataschen für vordere und hintere Wurzeln im thorakalen Bereich ca. 1 mm voneinander entfernt, während von C_3 an und auch in lumbalen Segmenten die mittleren Abstände weniger als 1 mm betragen. Frykholm (1951), der die unteren zervikalen Nervenwurzeln und deren Hüllsysteme untersuchte, wies

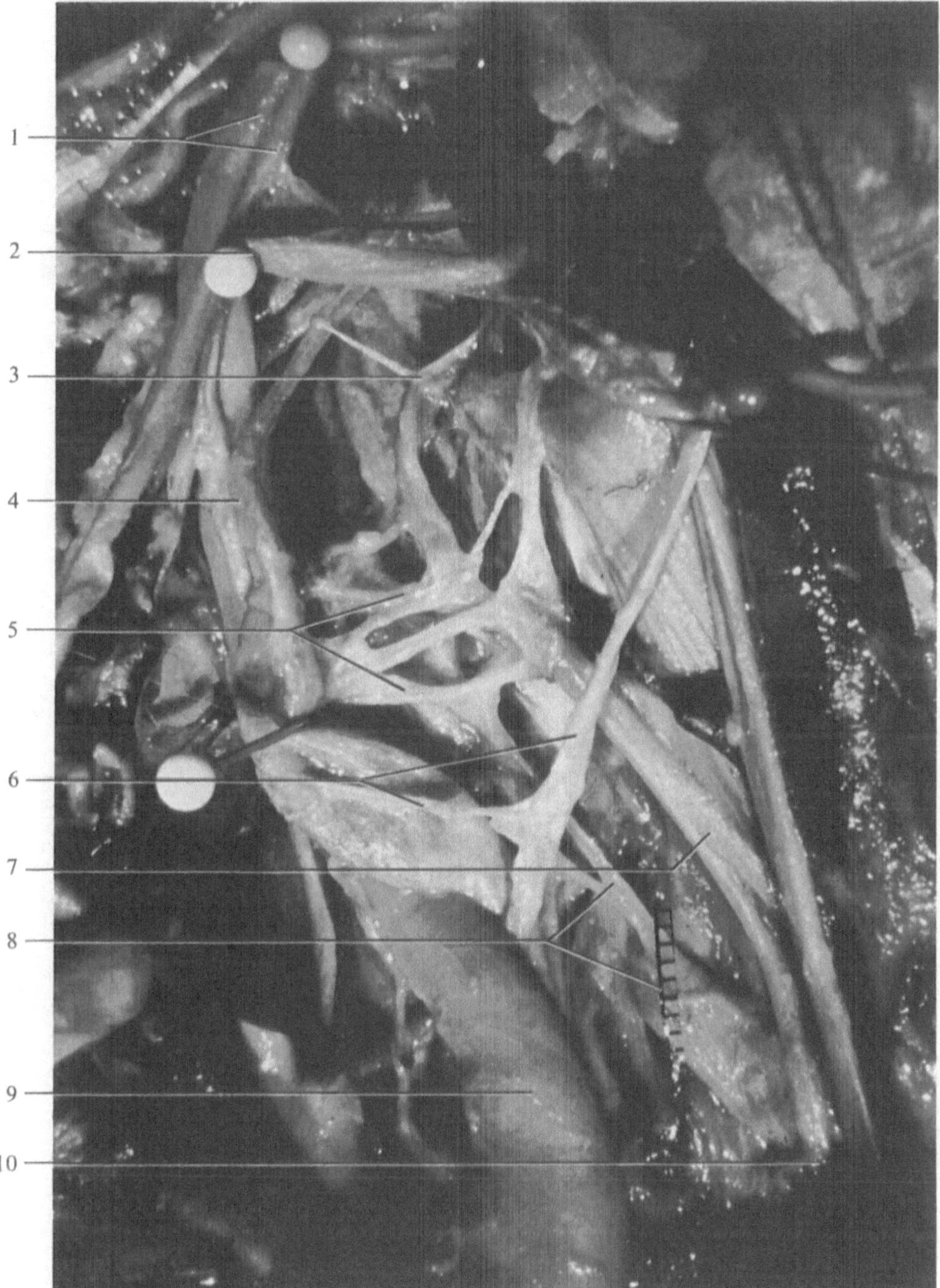

Abb. 29. Spatium parapharyngeum (N. IX, N. XII nach vorne, N. X und W. jugularis int. nach hinten verlagert) (15/79).

1 A. carotis int. und N. IX, nach vorne verlagert.
2 N. XII, nach vorne verlagert.
3 Ventrale Schlinge C_1/C_2.
4 Ganglion cervicale sup., nach vorne verlagert.
5 Anastomosen zwischen Sympathicus und C_1 und C_2.
6 N. laryngeus sup. und Anastomose zu Ganglion cervicale sup.
7 R. ventr. C_2.
8 R. ventr. C_3 mit Anastomosen.
9 A. carotis int.
10 N. X.

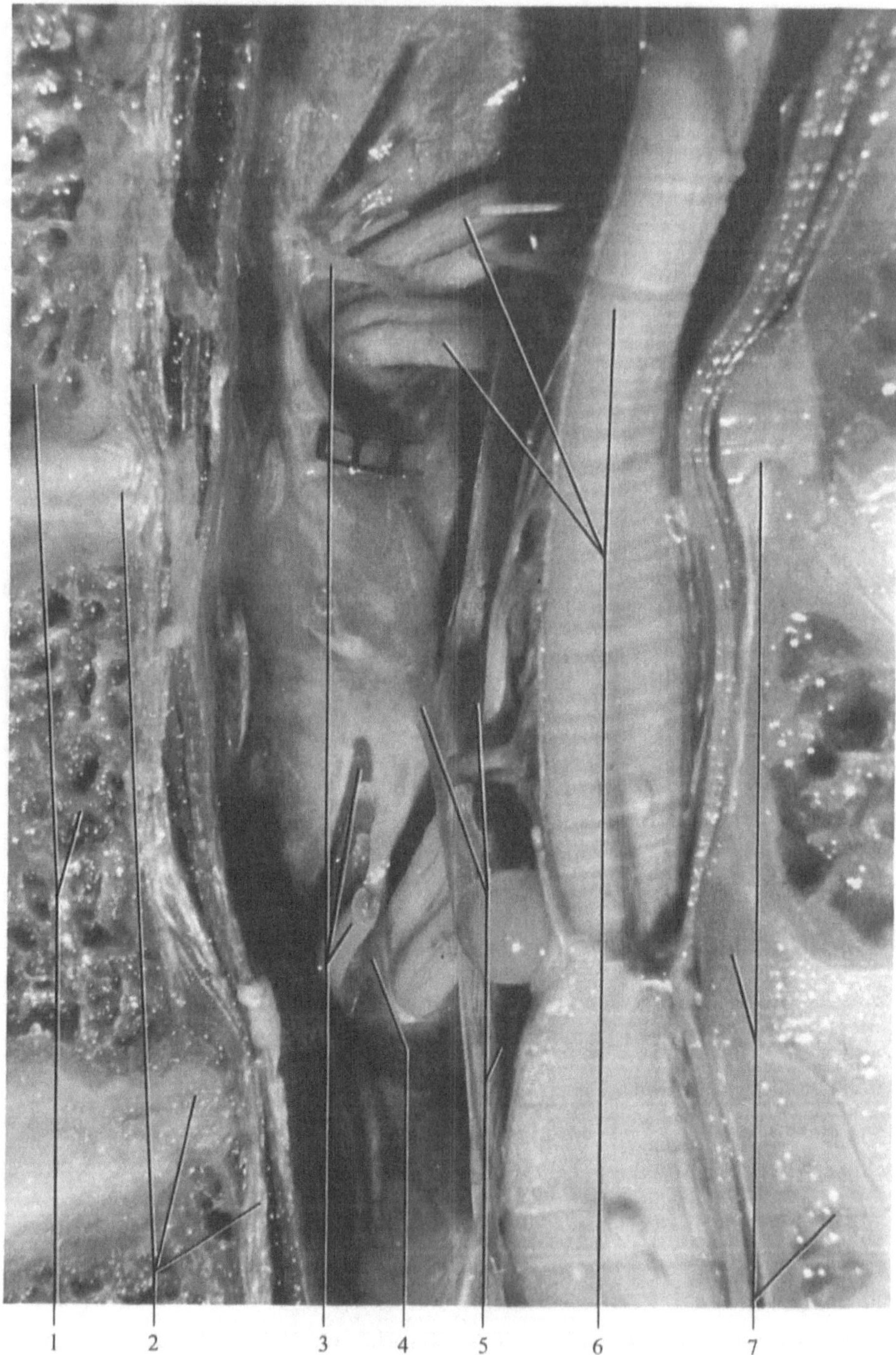

Abb. 30. Wurzeltascheneingänge von medial (C₃/C₄).

1 Corpora vertebrae.
2 Symphyses intervertebrales und Lig. longitudinale post.
3 Vordere Wurzelfäden, abgeschnitten.
4 Dura zwischen vorderem und hinterem Eingang der Wurzeltaschen.
5 Lig. denticulatum, Anheftungszacke.
6 Hintere Wurzeln und Rückenmark, rückverlagert.
7 Lig. flava und Proc. spin. C₄

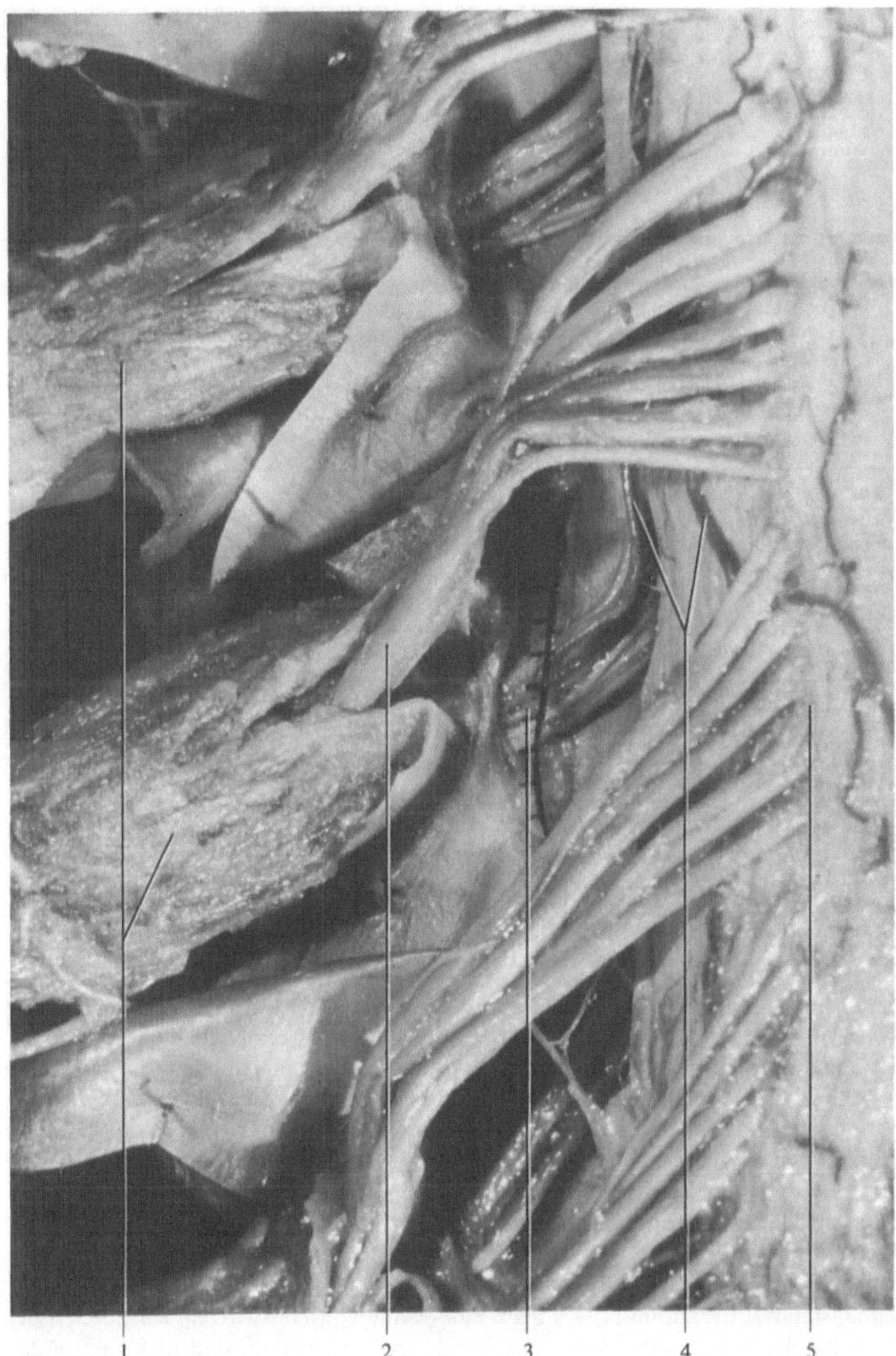

Abb. 31. A. radicularis ventralis C_6, Verzweigungen nach dorsal (hintere Wurzeltaschen von dorsal eröffnet).

1 Ganglia spinalia C_5/C_6.
2 Parts intravaginalis C_6 (dorsal).
3 Eingang in vordere Wurzeltasche C_6 und Millimeterpapier.
4 A. radicul. ventr. C_6 mit Zweigen nach dorsal.
5 Linea radicularis dors. C_7

Tabelle 14. Anzahl der Durataschen pro Segment (t = Taschenanzahl, V = Vorkommen in %)

	Links								Rechts							
	N	t_1	V %	t_2	V %	t_3	V %	t_4	V %	N	t_1	V %	t_2	V %	t_3	V %	t_4	V %
C_1	17	2	12	15	88					21	3	14	18	86				
C_2	18			11	61	7	39			22	1	4	16	73	5	22		
C_3	18	1	5,5	9	50	7	39	1	5,5	21	1	10	16	76	3	14		
C_4	16	4	25	11	69	1	6			23			20	87	3	13		
C_5	16	1	6	15	94					23	3	13	18	78	2	9		
C_6	16	1	6	15	94					25	1	4	23	92	1	4		
C_7	15	1	7	14	93					23			23	100				
C_8	15			15	100					24	2	8	22	92				

Tabelle 15. Mittlerer Abstand für 2 Durataschen pro Segment [mm]

	Links						Rechts					
	M	min	max	s	%	N	M	min	max	s	%	N
C_1	1,31	0,1	3,6	1,2	89	15	0,95	0,1	3,0	0,9	83	18
C_2	1,06	0,2	2,8	0,8	64	11	0,79	0,1	3,0	0,7	81	16
C_3	0,46	0,1	1,0	0,3	67	9	0,78	0,1	2,0	0,6	78	18
C_4	0,49	0,1	1,0	0,3	54	11	0,40	0,1	1,0	0,2	80	20
C_5	0,35	0,1	1,5	0,3	93	15	0,32	0,1	0,8	0,2	72	18
C_6	0,52	0,1	2,0	0,5	87	15	0,50	0,2	1,5	0,4	78	23
C_7	0,59	0,2	2,0	0,5	86	14	0,48	0,2	1,2	0,3	78	23
C_8	0,79	0,2	2,0	0,4	80	15	0,59	0,1	1,8	0,4	77	22

darauf hin, daß jede Wurzeltasche zwei Öffnungen, eine ventrale und eine dorsale besitze, welche durch ein Duraseptum voneinander getrennt seien. Jedes Wurzelostium führe in eine individuelle Wurzeltasche. Dies stelle eine laterale Aussackung des Durasackes dar und sei durch eine Fortsetzung der Arachnoidea ausgekleidet. Wir betonen, daß im zervikalen Bereich gelegentlich auch nur eine Duratasche (mit der angewendeten Methode) nachweisbar war, jedoch auch drei und sogar vier Pori durales ausgebildet sein können. Bei Vorliegen von mehr als zwei Wurzeltaschen treten im allgemeinen die Hinterwurzelfäden in die überzähligen Pori durales der Vagina radicis ein.

Ostiumstenose. Frykholm (1947) legte eine Reihe von Halswurzeln im Bereich der Wurzeltaschenostien unter Lokalanaesthesie frei und betont, daß nicht betroffene Nervenwurzeln ohne Schmerzen auszulösen, frei verlagert werden können. Wenn der Eingang in die Duratasche jedoch verengt ist und eine sogenannte Ostiumstenose vorliegt, und zwar am oberen Umfang des Ostiums, lösen geringe Drücke und leichte Verlagerungen starke Schmerzen aus. Verlagerungen der Hinterwurzeln hatten bei seinen Patienten Schmerzen in jenen distalen Extremitätenbereichen zur

Folge, die vorher parästhetisch oder gefühllos waren. Nach Eröffnung der Duratasche konnten die Nn. radiculares dorsales ohne besondere Schmerzen nach aufwärts verlagert werden. Im Anschluß daran dislozierte er die Radix ventralis, wobei häufig Schmerzen, jedoch anderen Charakters, auftraten: Tiefenschmerz in proximalen Extremitätenabschnitten und im Schultergürtel, hauptsächlich in jenen Muskelgruppen, die vorher verhärtet waren. Nach Durchschneidung des von ihm sogenannten Septum interradiculare konnte auch die vordere Wurzel ohne Schmerzgefühl verlagert werden. Frykholm (1947) betont, daß eine normale Vorderwurzel bei leichten Verlagerungen kein Schmerzgefühl auslöst und nur eine vorherige Kompression der Wurzel die Schmerzen erzeugt. Auch Frykholms Befunde sprechen dafür, daß auch in den Radices ventrales Schmerzbahnen (Tiefenschmerz) verlaufen.

m) Vaginae radiculares, Besonderheiten

Durch die Eingänge der einzelnen Wurzeltaschen ziehen vordere und hintere Wurzelbündel, umgeben von Arachnoidea, in meist getrennte Wurzeltaschen ein. Die Arachnoidea verschmilzt meist einige Millimeter zentral des Ganglion spinale mit der vorderen und hinteren Wurzel und bildet wohl einen Teil des inneren Nervenhüllsystems. Die Dura mater der Wurzeltaschen geht in das Striatum fibrosum perineurii ununterbrochen über.

Auch Frykholm konnte wie wir innerhalb der Vaginae radiculares Arachnoidea corpora aranacea feststellen. Er wies darauf hin, daß die Arachnoidea im Bereich der Wurzeltaschenostien häufig verdickt ist und deshalb oft kein Kontrastmittel (bei Myelographie) in die zervikalen Wurzeltaschen eindringen kann.

n) Angulation der Radices und der Wurzeltaschen

Wurzeltaschen, Angulation. Sunderland (1974) betont, daß einige Nervenwurzeln innerhalb des gemeinsamen Durasackes bis zu einer Ebene von 8 mm unterhalb des Zentrums des zugehörigen Foramen intervertebrale deszendieren und dann in scharfem Winkel nach oben in die Wurzeltaschen einziehen. Von Lanz (1929) untersuchte die Faserung der Dura mater auch am Eingang in die Wurzeltaschenbezirke und stellte insbesondere deren Anordnung entgegen Traktionen in den Vordergrund seiner Betrachtungen. Frykholm (1951) betont, daß axiale Zugwirkungen oder Komprimierungen des Halses keine deutlichen Veränderungen der Nerven oder ihrer Angulationen im Bereich der Wurzeltascheneingänge zur Folge hatten. Bei Ventralflexion stellt er eine geringe Dislokation nach oben sowie eine Aufwärtsverlagerung des gesamten Durasackes fest. Die Angulation jedoch blieb dieselbe. Einen nach aufwärts gerichteten Verlauf der Vaginae radiculares bezeichnete Frykholm als Inklination, die später von Kubik und Müntener (1969) genau untersucht wurde.

Aszendierende, scharfwinkelige Wurzeltaschen finden sich häufiger im unteren zervikalen und oberen thorakalen Bereich und kommen seinen Befunden zufolge bei unter 25jährigen in 40%, bei 25–40jährigen zwischen 71 und 76% vor, worauf O'Connell (1956), Nathan und Feuerstein (1970) hinwiesen. Reid (1960) betont, daß in den gewöhnlichen anatomischen Beschreibungen der Verlauf der Nervenwurzeln (gemeint sind Wurzelscheiden im Halsbereich) als transversal oder etwas nach abwärts beschrieben wird. Nach Untersuchung von insgesamt 80 Sektionspräparaten und Einstellung des Kopfes in die aufrechte Position, konnte er bei C_5 einen aszendierenden oder rein queren Verlauf in 5,1%, bei C_6 in 10,2%, bei C_7 in 12,8%, bei C_8 in 27,5% und bei T_1 in 41,2% feststellen. Bei Beugung von Hals und Kopf stellte er bei C_5 eine Verlagerung der Wurzelscheide von 1,5 (0–5) mm, bei T_1 von 6,8 (3–12) mm fest. Beugung von Hals und Rumpf hatten bei C_5 keine signifikante Verlagerung zur Folge. Bei T_1 jedoch eine solche von 4,5 mm. Auch Rückwärtsbeugung von Hals und Kopf bewirkte bei C_5 keine Verlagerung, bei T_1 jedoch eine Abwärtsverlagerung von 4,7 mm im Mittel. Betont sei, daß ihm die Untersuchungen von Lanz unbekannt waren.

11. Rückenmark, Blutgefäße im Halsbereich

a) Arterien, Quellgefäße und Anastomosen (Abb. 32 u. 33)

Als Hauptquellgefäß für die Arterien des Halsmarkes gilt mit Recht die A. vertebralis. Betont sei, daß die Zweige der Arterie mit allen benachbarten Halsarterien regelmäßige, wenn auch unterschiedlich starke Anastomosen besitzen. So entläßt die A. cervicalis profunda (Ursprung am hinteren Umfang der A. subclavia häufig gemeinsam mit der A. intercostalis suprema) regelmäßig im unteren Bereich der Halswirbelsäule Zweige zum Spinalkanal. Bekanntlich verläuft die A. cervicalis profunda am häufigsten zwischen den Querfortsätzen des 5. und 6. Halswirbels, 6. und 7. oder am häufigsten unterhalb des Querfortsatzes des 7. Halswirbels und über dem Ramus ventralis C_8 nach dorsokranial und anschließend an der Seitenfläche des M. semispinalis cervicis in Richtung processus spinosus axis.

Die A. cervicalis ascendens entspringt am häufigsten aus dem Truncus thyreocervicalis, seltener aus der A. cervicalis superficialis oder aus einem Truncus, der auch die A. thyreoidea inferior entläßt oder direkt aus der A. subclavia. Sie verläuft dann am häufigsten am medialen Rand des M. scalenus anterior kranialwärts und gibt insbesondere Rami musculares für den M. longus colli sowie den M. longus capitis und die Mm. scaleni et levator scapulae ab. Gewöhnlich dringen 3–4 Zweige zu den Canales intervertebrales vor und anastomosieren mit Zweigen der A. vertebralis.

Die A. occipitalis (Abb. 33) entspringt meist aus dem hinteren Umfang der A. carotis externa, selten aus dem Teilungswinkel der A. carotis communis, sehr selten aus der A. carotis interna. Sie verläuft dann zuerst zwischen Aa. carotis externa et interna aufwärts, dann schräg über die A. carotis interna und V. jugularis interna nach lateral in Richtung Venter posterior m. digastrici. Anschließend verläuft sie fast horizontal und sagittal zwischen Atlasquerfortsatz und Incisura mastoidea nach dorsal. Nach der Seite zu ist das Gefäß in dieser Strecke vom M. sternocleidomastoideus abgedeckt (ein zu diesem Muskel oberflächlicher Verlauf ist extrem selten, Lang 1981, Abb. 367). Bei medialem oder lateralem Verlauf kann das Gefäß den Ramus mastoideus, der auch der A. auricularis posterior entstammen kann, abgehen. Dorsal erscheint die Arterie unter dem M. splenius capitis und gibt Äste zu den

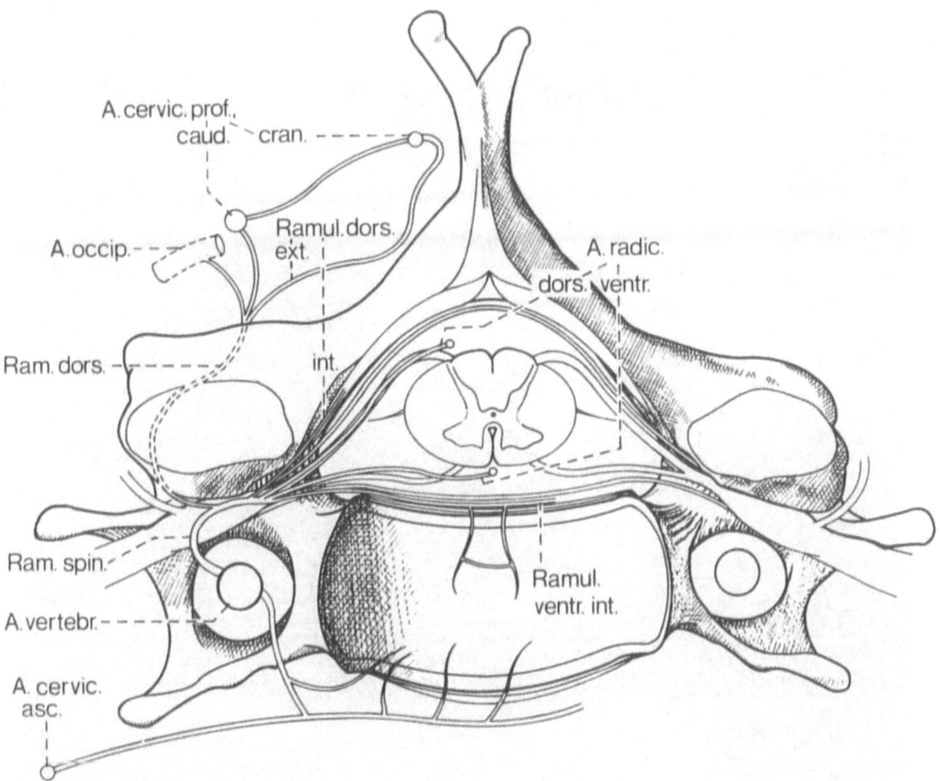

Abb. 32. Halswirbelsäule, Arterien

Nackenmuskeln ab, die mit Zweigen der A. vertebralis anastomosieren. Deshalb kann auch diese Arterie zur Versorgung des Rückenmarkes beitragen.

Auf diese Anastomosen haben in jüngerer Zeit insbesondere Houdart und Mitarbeiter (1965) aufmerksam gemacht (zit. nach Lazorthes et al. 1971). Lazorthes et al. konnten durch postmortale Injektionen in den Truncus costocervicalis die A. spinalis anterior, die A. cervicalis profunda und auch streckenweise die A. vertebralis auffüllen. Sie betonen auch, daß bei Unterbrechung eines dieser Gefäße der Blutzustrom über diese Anastomosen zum Vertebralisgebiet bedeutsam ist.

Turnbull et al. (1966) betonen wie frühere Forscher (Adamkiewicz 1881, 1882) sowie Kadyi (1886), daß das Halsmark vorzüglich aus der A. vertebralis versorgt wird. Auch die Dura mater, die Halswirbel und der umgebende Muskelmantel erhalten Zustrom aus der A. vertebralis sowie je nach Höhenlage unterschiedlich aus der A. cervicalis profunda, der A. cervicalis ascendens und dem Truncus costocervicalis.

b) A. vertebralis (Abb. 34)

Das Gefäß entspricht normalerweise vom oberen Umfang des ersten Subclaviaabschnittes. Nach einer unterschiedlich langen *prävertebralen Strecke* dringt die A.

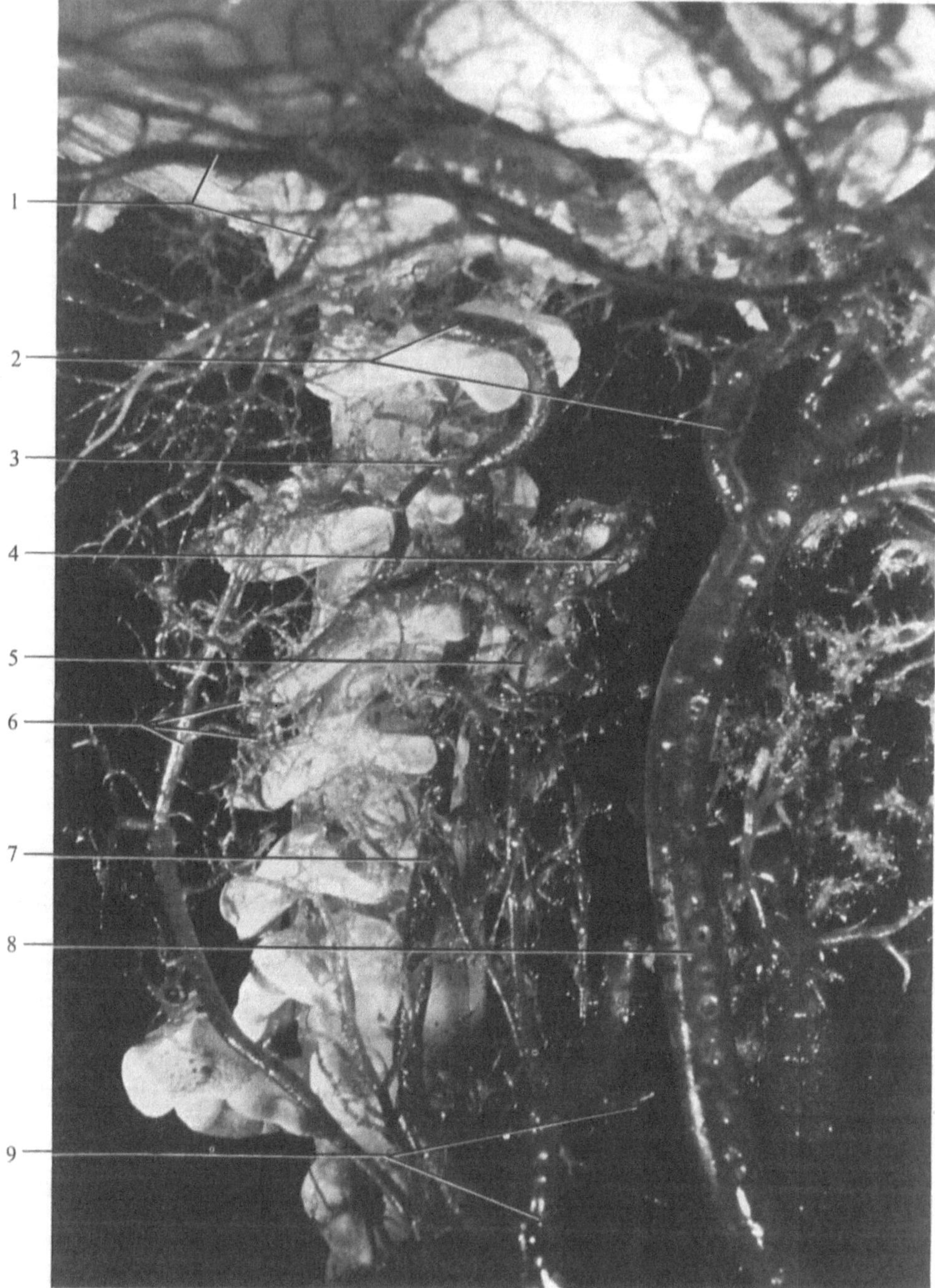

Abb. 33. Halsgefäße eines Neugeborenen von seitlich und etwas von vorne.

1 A. occipitalis mit Ramus descendens.
2 A. vertebralis, Pars atlantis und A. carotis int.
3 Anastomosengebiet zwischen A. vertebralis, A. occipitalis, A. cervicalis profunda und A. cervicalis ascendens.
4 Corpus axis nach vorne verlagert.

5 A. cervicalis ascendens, Endzweig.
6 A. cervicalis profunda mit Zweigen zur Wirbelsäule.
7 A. vertebralis bei C_5.
8 A. carotis communis.
9 A. thyreoidea inf. und Truncus thyreoid. cervicalis

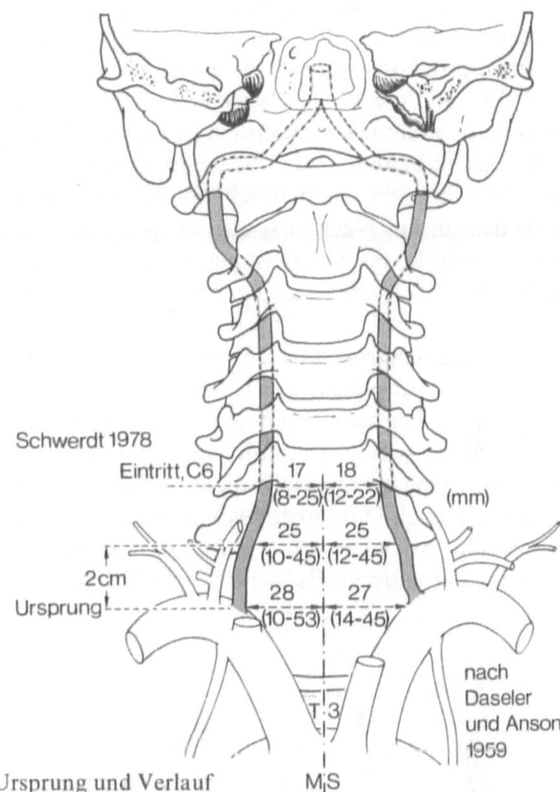

Abb. 34. A. vertebralis, regelrechter Ursprung und Verlauf

vertebralis in der Regel in das Foramen processus transversus des 6. Halswirbels ein und steigt von hier an innerhalb des von Wirbeln und Bändern gebildeten osteofibrösen Kanales der kranialwärts folgenden Querfortsatzlöcher hoch: *Pars transversalis.* Kein anderes arterielles Gefäß des menschlichen Körpers ist auf eine so lange Strecke wie die A. vertebralis in einen segmentiert beweglichen Knochenkanal eingelagert. Dieser schützt einerseits die Arterie gegen äußere Traumata, beeinträchtigt aber das Gefäß bei Erkrankungen oder Verletzungen des Knochenkanals selbst. Bei Kopf-Seit-Wendungen um etwa 60° vermindert sich der Blutdurchfluß durch die kontralaterale Arterie und vermehrt sich in der ipsilateralen. Bei gleich weiten Aa. vertebrales verändert sich der Blutdurchstrom durch den Hirnstamm und das Kleinhirn kaum. Bei unterschiedlich weiten Aa. vertebrales kann, wenn das weitere Gefäß eingeengt wird, der Blutzustrom zum zentralnervösen System vermindert sein.

Nach Durchtritt durch das Foramen processus transversus des 1. Halswirbels windet es sich nach dorsomedial zum Sulcus a. vertebralis atlantis und durchsetzt anschließend die Membrana atlanto-occipitalis posterior, die Dura mater und die Arachnoidea: *Pars atlantis.* In der ganzen Pars transversaria gibt die Arterie Äste zu benachbarten Strukturen ab, die mit Zweigen der A. carotis externa und anderen Arterien Anastomosen eingehen. (Weiteres, auch intra- und extrakranielle Anastomosen, Teil B.)

α) Pars prevertebralis. Die Pars prevertebralis steigt zwischen M. longus colli und M. scalenus anterior aufwärts und dringt zwischen diesen beiden Muskeln in das 6. Foramen processus transversus ein (Abb. 35). Ventral von ihr liegen die A. carotis communis und die V. vertebralis. Die A. thyreoidea inferior überkreuzt das Gefäß. Links vorne kommt sie außerdem in Lagebeziehung zum Ductus thoracicus. An ihrer Rückseite befinden sich Processus transversus des 7. Halswirbels, Ganglion cervicale inferius, Nn. sympathici und Rr. ventrales des 7. und 8. Zervikalnervs. In 87,7% liegt in der Nachbarschaft der prävertebralen Strecke ein sogenanntes Ganglion vertebrale des Sympathikus (Becker und Grunt 1957). Nicht selten konnten wir bei alten Menschen Schlingenbildungen dieses Abschnittes beobachten.

β) Pars transversaria (Abb. 36). Die Pars transversaria zieht innerhalb der Foramina processus transversus der Halswirbel 6, 5, 4, 3 und 2 aufwärts. Während dieser Strecke ist sie begleitet von einem Zweig des Ganglion cervicothoracicum oder cervicale inferius = N. vertebralis und umgeben von der plexusartig ausgeformten V. vertebralis. Die Arterie zieht dicht vor den Rr. ventrales des 6.–2. Halsnervs und wendet sich nach Durchtritt des Foramen processus transversus axis nach oben und lateral zum Atlas, dessen Massa lateralis sie ebenfalls – weiter seitlich als die Foramina der anderen Halswirbel – durchsetzt.

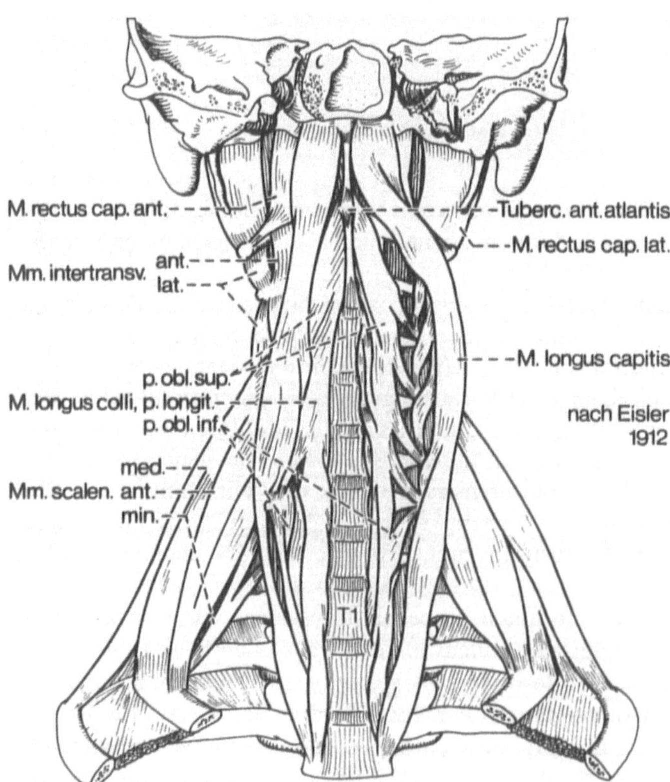

Abb. 35. Prävertebrale Muskeln (M. longus capitis, seitverlagert)

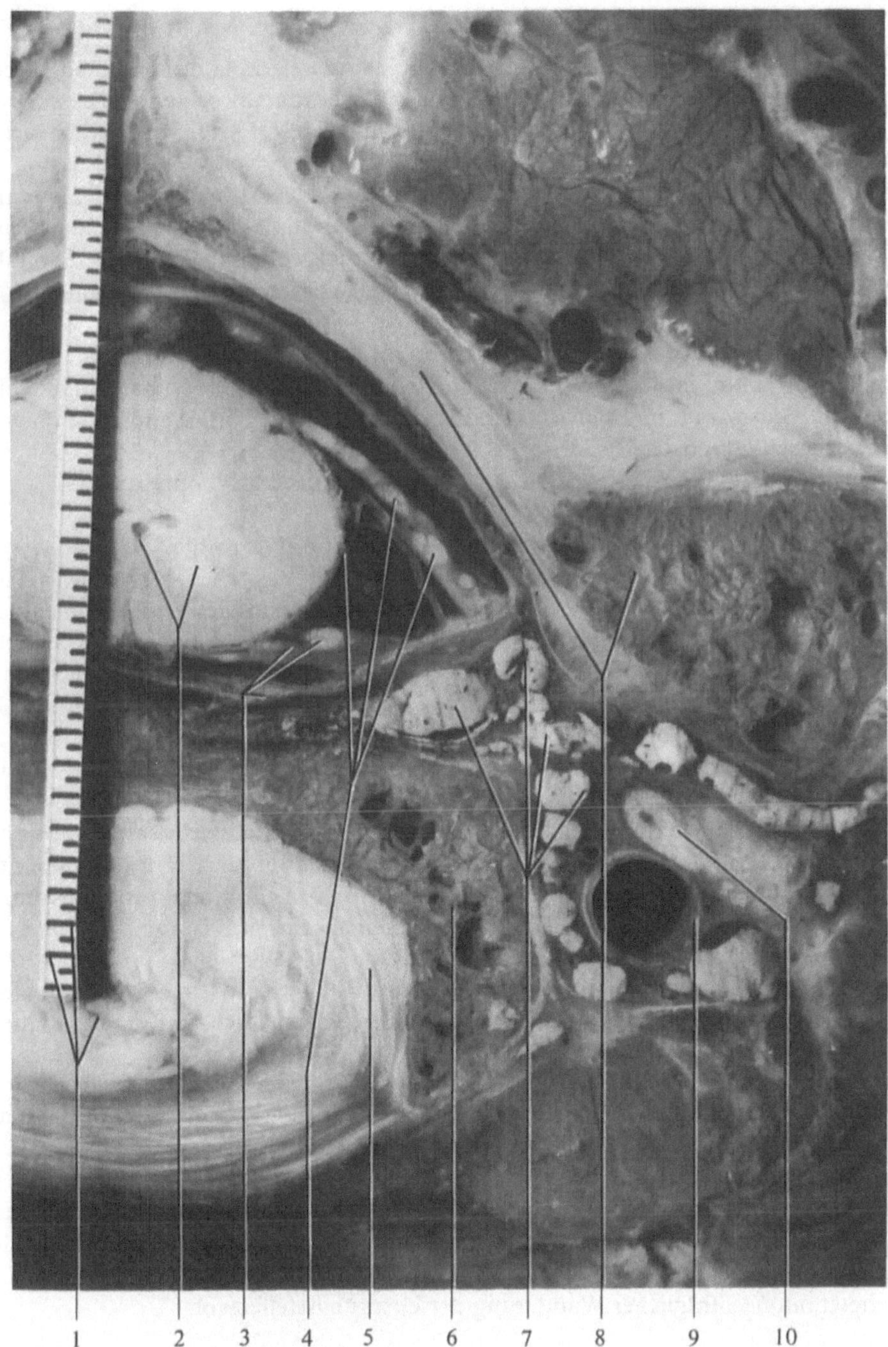

Abb. 36. Transversalschnitt, C_6, von oben.

1 1 mm (Stab) und Nucleus pulposus.
2 Fissura mediana ventr. und Columna anterior.
3 Dura mater und Fila radic. ventr. C_7.
4 Pia mater und Fila radic. dors. C_7.
5 Annulus fibrosus, Anschnitt.
6 Uncus corporis.
7 V. intervertebralis, Zweige.
8 Arcus vertebrae und Processus artic. sup. (unterhalb Gelenk).
9 A. vertebralis.
10 N. spinalis C_6 (Anschnitt)

γ) **Pars atlantis.** Die Pars atlantis erstreckt sich vom Oberrand des Foramen processus transversus atlantis bis zur Membrana atlanto-occipitalis posterior. Diese Strecke ist von dem besonders engmaschigen und weitlumigen Plexus venosus suboccipitalis umgeben.

Die Arterie zieht zunächst medial des Ansatzes des M. rectus capitis lateralis, wendet sich, samt Venenplexus, im Sulcus vertebralis atlantis nach medial und durchdringt in schrägem Verlauf nach vorne die Membrana atlanto-occipitalis. Während ihrer letzten Strecke liegt sie in der Tiefe des Trigonum suboccipitale.

δ) **Pars subarachnoidealis.** Nach ihrem Durchtritt durch die Membrana atlanto-occipitalis, die Dura mater und die Arachnoidea entsteht die Pars subarachnoidealis. Sie zieht nach vorne und aufwärts und vereinigt sich am Hinterrand des Pons mit der gegenseitigen zur A. basilaris.

Die Wurzeln des 12. Hirnnervs liegen meist hinter, selten vor der Arterie.

ε) **A. vertebralis, Ursprungsvariationen.** In 90% entspringen rechte und linke A. vertebralis regelrecht aus den Aa. subclaviae. Die Ursprungsstelle liegt rechts (bei Japanern) im Mittel 25 (14–36) mm distal des Teilungswinkels des Truncus brachiocephalicus, links durchschnittlich 35 (16–50) mm vom Abgang aus der Aorta (Arterienseite einbezogen – Adachi 1928). In 5,4% (♂ 5,9%, ♀ 3,6%) geht die A. vertebralis rechts aus der A. subclavia links vom Arcus aortae ab. Sehr selten fand sich ein Ursprung aus der A. carotis communis dextra (wenn die A. subclavia dextra als letzter Ast des Arcus aortae abzweigt). Noch seltener ist ein Ursprung der linken A. vertebralis aus der A. carotis communis sinistra.

Hyrtl (1885) beobachtete bei einem Kind eine A. vertebralis dextra, die hinter der A. subclavia sinistra vom Aortenbogen abging und in schiefer Richtung hinter dem Oesophagus, vor der Wirbelsäule nach rechts zum Foramen processus transversus des 6. Halswirbels zog. Sie hatte denselben anomalen Ursprung, den man bis dahin nur von der A. subclavia dextra kannte.

Nach Hyrtl kommt die A. vertebralis auch doppelt oder dreifach vor, wobei die Gefäße in verschiedene Querfortsatzlöcher eintreten und sich im Kanal zu einem einheitlichen Stamm vereinigen.

Entstehung der Variationen. Die A. vertebralis sinistra wird zu einem direkten Ast des Aortenbogens bei Persistenz einer höheren als der 6. zervikalen Segmentarterie. Sie tritt dann auch gewöhnlich in ein höheres Foramen ein als normal. Bleibt die Längsanastomose zur 6. Segmentarterie erhalten, dann entsteht ein zweiwurzeliger Ursprung der A. vertebralis. Außerordentlich selten entspringt die A. vertebralis dextra aus dem Aortenbogen. Dann wird entweder das ganze Anfangsstück der rechten 4. Kiemenbogenarterie in den Arcus aortae einbezogen oder es liegt eine Varietät mit nachträglicher Wanderung der Ursprungsstellen vor.

ζ) **Eintrittsstellen der A. vertebralis in die Halswirbel, Variationen.** *Regelfall:* In etwa 87% mit regelrechtem und in 1% der Fälle mit linksseitigem Ursprung aus der Aorta treten die rechte und linke A. vertebralis in den 6. Halswirbel ein (Adachi 1928). Schwerdt (1978) fand dies Verhalten rechts in 89%, links in 86,5%.

1. In 4,5% dringt die Arterie in das 5. Foramen processus transversus ein (Adachi), nach Schwerdt (1978) rechts in 6,6%, links in 4%.

2. In 1,2% tritt sie nach Adachi (1928) ins 7. Foramen ein, nach Schwerdt (1978) links in 9,5%.
3. Nach Adachi (1928) tritt die Arterie in 0,7% mit Ursprung aus der A. subclavia dextra oder aus dem Arcus aortae ins 4. Foramen ein, nach Schwerdt (1978) rechts in 4,4%.
4. Neuberger (1912) beschrieb eine A. vertebralis dextra, die parallel zur A. carotis communis und verhältnismäßig oberflächlich bis zum Querfortsatz des 3. Halswirbels aufwärts zog. Eine zweite, der halb so starken A. vertebralis ging von normaler Zone der A. subclavia ab und verlief zum Querfortsatz des 6. Halswirbels. Vor Neuberger beschrieb seiner Kenntnis nach nur Meckel einen ähnlichen Fall. Die accessorische Vertebralis entsteht durch Erhaltenbleiben der 4. (nach Hochstetters Zählung der 3.) Segmental-Arterie. Es ist anzunehmen, daß im proximalen Stück auch ein kleiner Rest der Aorta dorsalis erhalten geblieben ist. Die accessorische A. vertebralis ging unmittelbar neben der A. carotis communis ab.

Abgangsrichtung der A. vertebralis. Sehr selten geht die A. vertebralis nicht vom oberen, sondern vom vorderen Umfang ihres Stammgefäßes ab.

Tuberculum anterius der Halswirbel und Eintritt der A. vertebralis

Bei Eintritt der A. vertebralis ins Foramen transversarium des 5. oder 4. Halswirbels findet sich das hervorragendste Tuberculum meist am 5. Halswirbel. Normalerweise ragt das des 6. am weitesten vor (Adachi 1928): Tuberculum caroticum.

η) Aa. vertebrales, Durchmesser, Abstände und Länge. Die Durchmesser der Aa. vertebrales (Pars subarachnoideales) betragen rechts durchschnittlich 2,41 und links 2,59 mm.

Pars transversaria, Durchmesser. Nach Schwerdt (1978) ist die A. vertebralis, angiographisch bestimmt, bei Frauen im Mittel um 0,4 mm englumiger als bei Männern. Die mittlere Weite der A. vertebralis beträgt rechts bei Männern 3,77, bei Frauen 3,37 (0,5–6) mm. An der linken Seite besteht ein Mittelwert bei Männern von 4,03, bei Frauen von 3,84 mm. Die Grenzwerte schwanken zwischen 1 und 6 mm. Im Mittel ist die A. vertebralis links um 0,3 mm stärker als die A. vertebralis rechts.

Pars prevertebralis, Weite. Bei Japanern fand sich in 45,6% links eine stärkere A. vertebralis als rechts. In 25,8% war sie rechts stärker und in 28,6% waren beide Aa. vertebrales gleich stark (Adachi 1928).

A. vertebralis, Abstand zur Medianen. Der Abstand zwischen Dornfortsatzmitte und medialer Wand der A. vertebralis wurde von Schwerdt (1978) im Bereich des Abgangs der A. vertebralis, 2 cm kranial sowie in Höhe des Eintritts in die Halswirbelsäule gemessen. An der rechten Seite liegt der paramediane Abstand im Ursprungsgebiet im Mittel bei 28 (10–53) mm, 2 cm kranialwärts bei 25 (10–45) mm und am Eintritt bei 17 (8–25) mm. Fast gerade verlaufende Arterien lagen in 3% vor.

An der linken Seite betrug der paramediane Abstand beim Fokusfilmabstand von 1 m in der Abgangszone 27 (14–45) mm, im Bereich 2 cm kranialwärts davon 25 (12–45) mm und im Gebiet des Eintritts in die Wirbelsäule 18 (12–22) mm.

Geschlechtsdimorphismus. Bei Frauen verläuft die A. vertebralis in der Regel näher an die Mediane gelagert als bei Männern und zwar in Höhe der Abgangszone um 5 mm, 2 cm kranial davon um 4 mm und im Bereich des Eintritts der A. vertebralis um 2 mm an der rechten und um 1,5, 0,7 und 0,5 mm an den entsprechenden Zonen der linken Seite.

A. vertebralis, Länge der Pars prevertebralis und der Pars transversaria. Von Schwerdt (1978) wurde angiographisch die Länge der Vertebralis vom Ursprung bis zum ersten Knick mit im Mittel 13,5 (9,5–17,5) cm gemessen. Beim männlichen Geschlecht ist das Gefäß im Mittel 14,04 ± 1,13, beim weiblichen 12,47 ± 0,94 an der rechten Seite lang. Links beträgt die mittlere Länge 13,8 (11,5–17,5) cm. Die Mittelwerte bei Männern betragen 14,15 ± 1,20, bei Frauen 13,17 ± 0,91 cm. Während der postnatalen Alterung nimmt die Länge der A. vertebralis an der rechten Seite zu, an der linken Seite scheint das Gefäß bei dieser Technik kürzer zu werden.

A. vertebralis, Einengung bei Bewegungen der Halswirbelsäule. Fischer-Wasels (1961) macht auf die Verlagerung der A. vertebralis während der Kopfwendebewegungen aufmerksam. Auch Jaquet (1962) weist auf die in der Regel vorkommenden vier Krümmungen der A. vertebralis zwischen Axis und Foramen magnum hin (zwei Reserveschlingen bei Kopfkreiseln). Er betont, daß schon Gegenbaur bei extremer Drehung und Rückwärtsneigung des Kopfes auf der Seite der Drehung eine Durchflußvermehrung der A. vertebralis vorkommen sah. Die gegenseitige wird dabei gedrosselt oder unterbrochen. Die gegenseitige Rankung der A. vertebralis und des Foramen processus transversus liegt insofern vor, als sich Wirbelsäule und Gefäß gegenseitig wohl beeinflussen.

Nach Weber (1962), der postmortale Angiographien anfertigte, lassen sich an der A. vertebralis bei verschiedenen Kopfhaltungen deutliche Kaliberdifferenzen, jedoch nicht völlige Abklemmung der A. vertebralis nachweisen.

12. Medulla spinalis, Gefäßversorgung (Abb. 37)

a) Rückenmarkarterien, Nomenklatur

Schon Clemens und von Quast (1960) sowie andere Forscher wiesen darauf hin, daß weder in die Nomina Anatomica älterer noch neuerer Zeit eine eindeutige Benennung der Gefäße eingebracht wurde. Zudem verwenden verschiedene Forscher für gleichartige Gefäße unterschiedliche Termini. Für die Rückenmarkzweige sind in den Nomina Anatomica (1977) z. B. die Rami spinales (radiculares) sowie die A. spinalis anterior, Rami medullares medialis et lateralis (Rami ad medullam oblongatam) und die A. spinalis posterior angegeben.

Nach Clemens teilt sich der Ramus spinalis in der Regel in drei Äste auf:

Ramus anterior canalis spinalis, Ramus posterior canalis spinalis sowie eine A. nervomedullaris.

1. Die A. nervomedullaris kann eine A. radicularis anterior und eine A. radicularis posterior entlassen.
2. Die A. nervomedullaris kann eine A. radicularis anterior oder eine A. radicularis posterior bilden.
3. Die A. nervomedullaris gibt kleine Äste für die Trunci n. spinalis und das Spinalganglion ab.

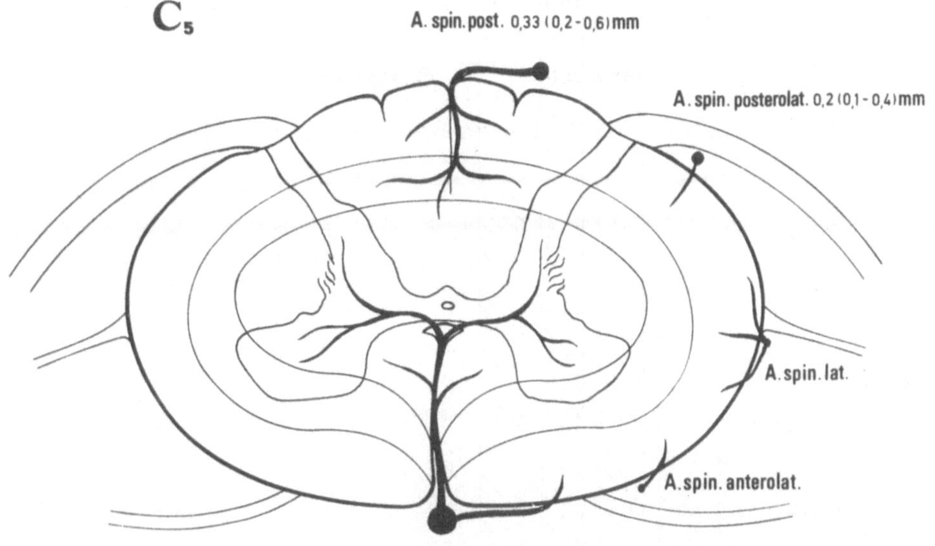

Abb. 37. Medulla spinalis, Arterien

Nach Clemens (1970) erhalten die Segmente C_1–C_3 keine Gefäße. Dieser Abschnitt wird von Nebenästen der A. vertebralis versorgt: Aa. vertebrospinales. C_4–C_8 erhalten 3–4 (1–6) Gefäße, vorwiegend im Bereich zwischen C_4 und C_7.

Die Bezeichnung Arteriae et Venae radiculares geht auf Kadyi (1886) zurück, der allerdings von Arteriae et Venae „radicales" medullae spinales sprach.

Wir bezeichnen als Ramus spinalis den durch Canalis intervertebralis eintretenden Arterienzweig, der mit einem Ramulus ventralis der Rückseite des Wirbelkörpers und dem Ligamentum longitudinale posterius sowie der ventralen Dura Blut zuführt und einen Ramulus dorsalis, der Wirbelbogen und Articulationes zygapophysiales von vorne und innen her versorgt.

A. nervomedullaris. Seit alters her wird nach Roll (1958) der die Dura durchsetzende Arterienzweig als A. nervomedullaris bezeichnet. Er spaltet sich seiner Meinung nach unter Umständen in eine A. radicularis anterior und eine A. radicularis posterior auf. Vorweg sei betont, daß eine derartige Ausspaltung unseren Befunden zufolge häufiger im Spatium epidurale oder im Canalis intervertebralis als innerhalb des Durasackes erfolgt. Schon Kadyi (1886) hat darauf hingewiesen, daß ein Teil der Wurzelarterien das Rückenmark nicht erreicht, sondern sich an den Nervenwurzeln selbst erschöpft. An unserem Untersuchungsgut ließen sich Wurzelkapillaren nachweisen, die von der A. spinalis posterolateralis herstammten.

b) A. spinalis anterior und Aa. radiculares anteriores

α) A. spinalis anterior, Ursprung und Durchmesser (Abb. 38). Die A. spinalis anterior entspringt 5,8 (0,5–21,5) mm proximal der Vereinigung beider Aa. vertebrales.

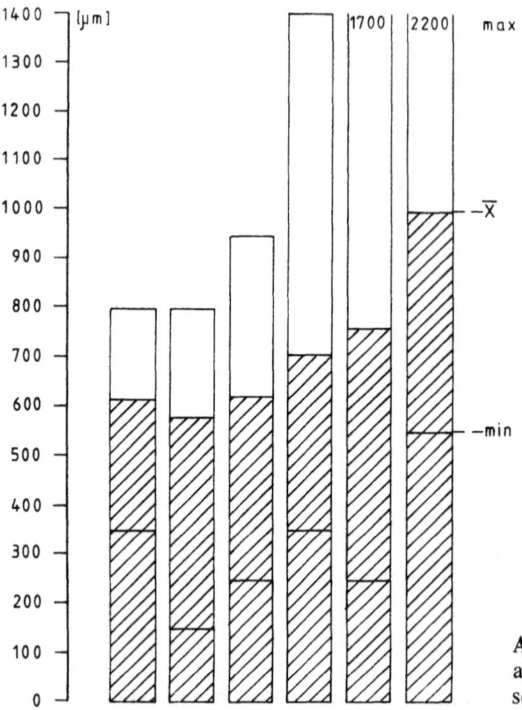

Abb. 38. Durchmesser der Arteria spinalis anterior in verschiedenen Rückenmarkssegmenten

Sie ist im Mittel 0,5 (0,25–0,9) mm weit, in 10% fehlt die A. spinalis anterior einseitig, die gegenseitige Arterie ist dann in der Regel weitlumiger, beide Aa. spinales anteriores vereinigen sich im Mittel 13,9 (5–38) mm distal des Sulcus bulbopontinus. In 13,3% konnte am Sektionsmaterial (am zervikokranialen Übergang abgeschnitten) keinerlei Verbindung beider Gefäße miteinander festgestellt werden. Nach Turnbull et al. (1966) fusionieren beide Aa. spinales anteriores aus der A. vertebralis innerhalb einer Strecke von 20 mm nach ihrem Ursprung, gelegentlich auch erst im Bereich des 5. Zervikalsegments. Einmal vereinigten sich beide Gefäße nicht, häufig erfolgt im Verlauf eine Inselbindung. Das Gefäß liegt in der Regel an den Kanten der Fissura mediana ventralis unterhalb der Pia mater. Am Einzug der Aa. radiculares ventrales schwingt das Gefäß häufig etwas aus. Betont sei, daß in 55% die Aa. spinales anteriores Zweige abgeben, die nach oben verlaufen und die Pyramiden versorgen und in 38% die Pyramiden aus einem eigenen Gefäß versorgt werden, das distal der A.spinalis anterior von der A. vertebralis abgeht (A. spinalis anterior accessoria) (Lang und Brunner 1979).

Bei C_2 konnten wir (32 Präparate) ein medianes Gefäß an der Ventralseite des Rückenmarks teils gerade, teils geschlängelt oder Inseln bildend und entlang der Fissura mediana ventralis feststellen. Die A. spinalis anterior hat in diesem Gebiet einen mittleren Außendurchmesser von 511 (300–900) µm, s = 158,49.

Bei C_6 fand sich für die A. spinalis anterior dieser Ausbildung ein mittlerer Durchmesser von 515 (300–800) µm, s = 137,18. Betont sei, daß in dieser Ebene die A. spinalis anterior häufig links oder rechts der Fissura mediana anterior verläuft;

gelegentlich fand sich auch ein paramedianes Gefäß mit geringerem Durchmesser (ca. 100 µm), das aus der A. spinalis anterior stammte und 1–3 Segmente medial der Areae radiculares ventrales abstieg. In kaudalen Abschnitten vereinigte sich das Gefäß wieder mit der A. spinalis anterior oder zog direkt zum Rete arteriosum piae matris.

Der mittlere Durchmesser der A. spinalis anterior beträgt bei T_2 an unserem Untersuchungsgut 532, bei T_6 590, bei T_{10} 709 und bei L_3 814 µm.

Auch nach Gillilan (1958) ist sie am weitlumigsten in der Lendenregion. Sie verläuft um den Conus medullaris herum und erhält Zweige von Aa. radiculares sacrales, welche von der A. iliaca interna oder der A. sacralis media abstammen und die Cauda equina sowie das Filum versorgen.

β) A. spinalis anterior, Blutstrom. Die Mehrzahl der Forscher (Woollam und Millem 1955; Gillilan 1957; Payne und Spillane 1957; Jellinger 1966 u. a.) sprechen sich dafür aus, daß der Blutstrom am Halsmark in kraniokaudaler Richtung erfolgt. Gegensätzlich dazu sind Fortuna und Mitarbeiter (1971) der Meinung, daß das Blut in der A. spinalis anterior bei der Mehrzahl der von ihnen untersuchten Patienten aufwärts fließt.

γ) A. spinalis anterior, Anastomosen. In der Regel stehen alle Aa. radiculares ventrales des Halsmarks mit der A. spinalis anterior in Verbindung. Betont sei, daß auch Rami medullares laterales Zweige nach vorne zu abgeben, die sich mit der A. spinalis anterior verbinden (Abb. 39).

δ) Rückenmark – Wasserscheiden. Die A. spinalis anterior gilt nicht als hinreichender Anastomosenweg. Wasserscheidengebiete mit verhältnismäßig geringem Blutdurchstrom liegen in Regionen zwischen den segmentalen Zuflüssen vor, obwohl in deren Bereichen aszendierende und deszendierende Anastomosen bestehen. Ein derartiges Wasserscheidengebiet findet sich in mittleren Thorakalbereichen, wobei häufig kompensatorische Blutstromrichtungen möglich erscheinen (Di Chiro und Fried 1971). Nach Smith bestehen drei Gefäßgebiete der A. spinalis anterior, deren Beeinträchtigungen unterschiedliche Symptome machen, nämlich ein
1. Cervicothoracales
2. Mittleres thoracales und
3. Thoracolumbales,
die bestimmte Ausfallserscheinungen verursachen können. Klinisch läßt sich zwischen einer Spinalis-anterior-Ischämie des unteren Rückenmarks und einer sakralen radikulären Ischämie der Cauda equina keine Abgrenzung treffen.

Im Gebiet der A. spinalis anterior liegen zweierlei Arten potentieller Anastomosen des Rückenmarks vor,
1. eine superfizielle arterielle Anastomosenkette im pialen Plexus und
2. ein intramedullärer kapillarer Anastomosenbereich, der jedoch für eine hinreichende Kollateralzirkulation über mehrere Segmente hinweg nicht ausreichend erscheint.

Die Durchblutung des Rückenmarks hängt ab von der Anzahl der extra- bzw. intramedullären Anastomosen und dem Perfusionsdruck sowie von der spinalen Autoregulation des Blutstroms.

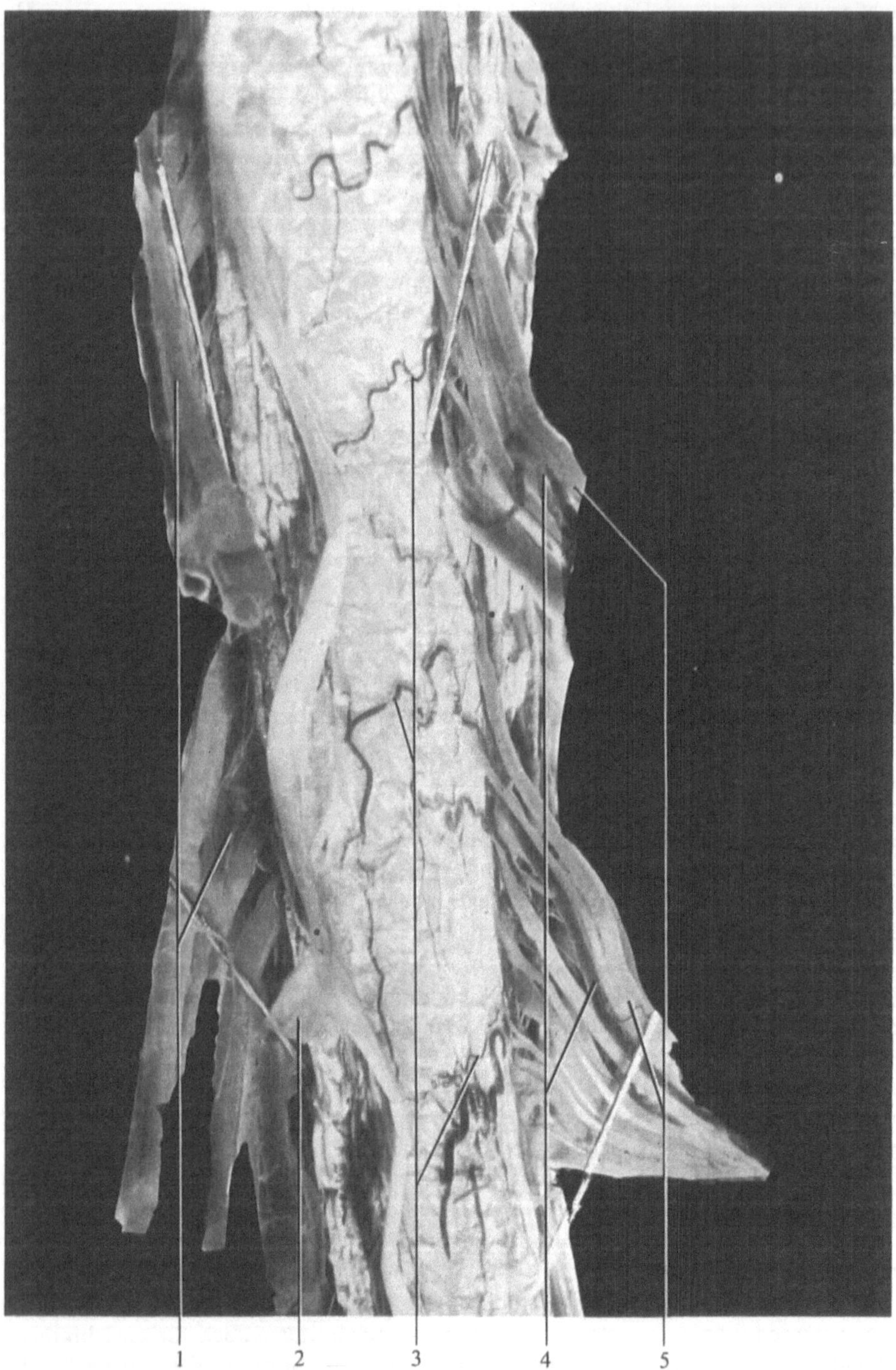

Abb. 39. Rückenmark, Seitansicht bei C_6/C_7. Anastomosen vorderer und hinterer Rückenmarksarterien.

1 Radices dorsales nach dorsal abgehalten.
2 Denticulatumzacke.
3 Aa. spinales laterales.
4 A. radicularis ventr. C_5 und V. radicularis ventr. C_7.
5 Radices ventrales nach ventral abgehalten

c) Aa. radiculares

Über Vorkommen und Durchmesser der Aa. radiculares an unserem Untersuchungsgut (25 Präparate) geben Abb. 40 u. 41 Auskunft. In der Regel ziehen die Aa. radiculares C_1 und C_2 durch die Dura hindurch zu den vorderen Wurzeln und mit diesen zum Rückenmark und haben Verbindungen zur A. spinalis anterior. Bei C_3 beobachteten wir ein Gefäß an der linken Seite, das die Dura 1,3 mm ventral des Wurzelscheideneingangs durchzog, bei C_4 wurde je eine A. radicularis anterior 1,3 mm kranial des Ostium der Wurzeltasche und 1,3 mm kaudal davon durch die Dura tretend an der linken Seite beobachtet, einmal 2,1 mm ventral der Wurzeltasche an der rechten Seite. Betont sei, daß bei C_3 und vermehrt bei C_4 Verbindungen der Aa. radiculares anteriores mit der A. spinalis posterolateralis und seltener auch mit der A. spinalis posterior beobachtet wurden.

Ähnliche Verhältnisse ergaben sich auch bei den unteren Zervikalsegmenten. Gegensätzlich zu den Beobachtungen anderer Forscher (Noeske 1958; Piscol 1972) konnten wir bei C_1 und C_2 verhältnismäßig zahlreiche Vorderwurzelarterien beobachten (weiteres s. Tabelle 17).

Smith (1976) betont, daß die A. spinalis anterior, abgesehen von ihrem Ursprungsgebiet aus den Aa. vertebrales, im spinalen Bereich von 7–10 segmentalen Rückenmarkarterien gespeist wird, die vorzüglich an Gebiete der Intumeszenzen herantreten und zwar häufiger links als rechts, ein Befund, den wir nicht bestätigen können.

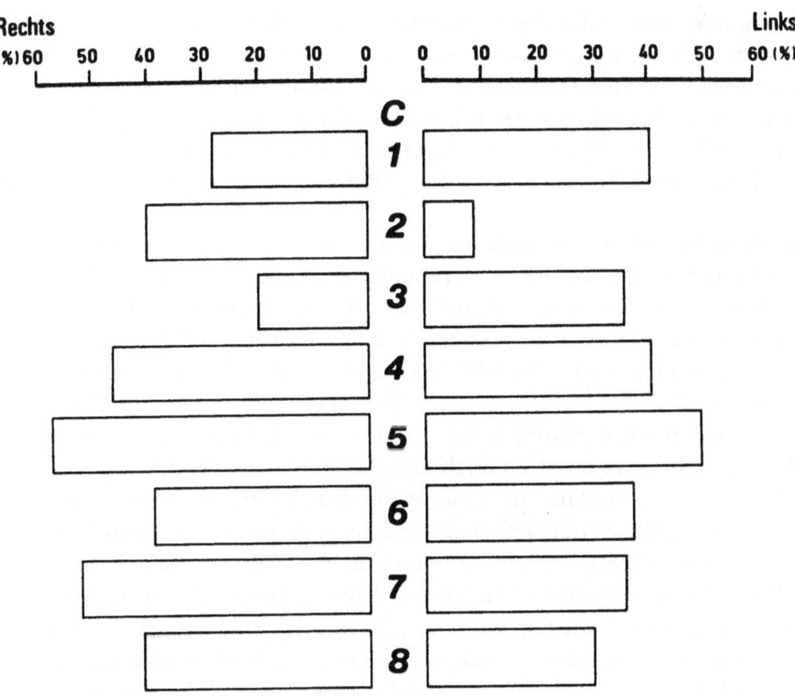

Abb. 40. Vorkommen der Arteriae radiculares ventrales bei $C_1 - C_8$

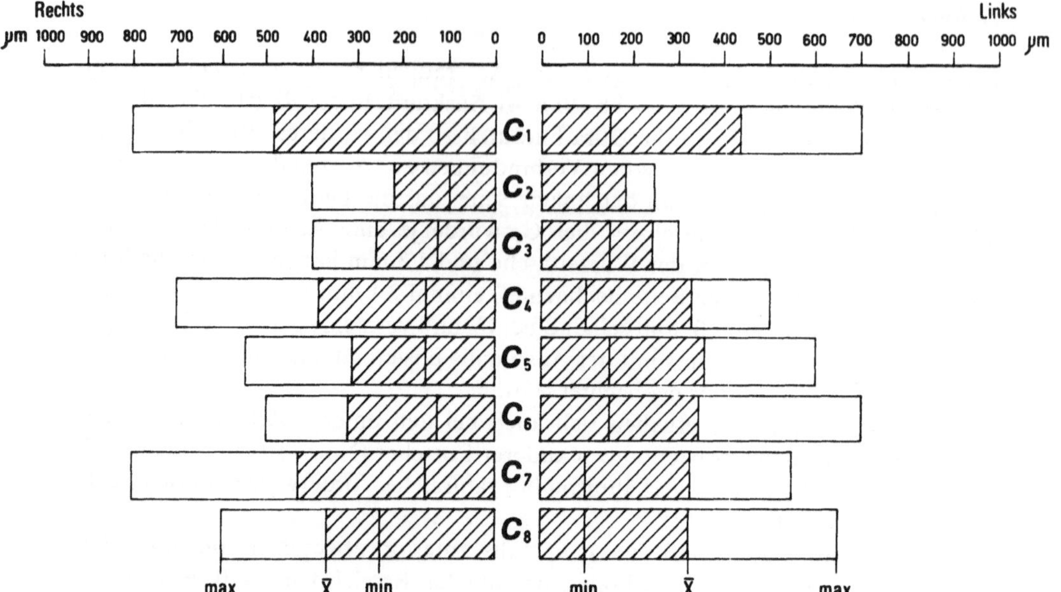

Abb. 41. Durchmesser der Arteriae radiculares ventrales bei C_1-C_8

d) Aa. spinalis posterior et posterolateralis (s. Abb. 42)

Das hintere Drittel des Rückenmarkes wird in der Regel von den zwei longitudinalen hinteren Rückenmarkarterien oder von einem Arteriennetz versorgt. In diese ziehen nach Gillilan (1958) insgesamt 10–20 Aa. radiculares posteriores ein. Dieser Abschnitt ist bezüglich einer selektiven Infarzierung weniger gefährdet als der größere vordere, möglicherweise wegen des plexiformen Charakters der Arterien an der Rückenmarkrückfläche und der größeren Anzahl einziehender Arterien.

Kranialer Zufluß: Rr. medullares. An unserem Untersuchungsgut geht die A. spinalis posterior in 43% aus der A. cerebelli inferior posterior und in 20% aus der A. vertebralis hervor. In 36% wird ihr Versorgungsgebiet von einer Anastomosenkette übernommen, die sich aus Zuflüssen eines Ramus medullaris posterior und eines Ramus medullaris lateralis oder aus einer A. radicularis dorsalis C_1 zusammensetzt (Lang und Brunner 1979) (Abb. 43). Betont sei, daß die A. spinalis posterior aus der A. cerebelli inferior posterior sich nicht nur an der Versorgung von Abschnitten der Medulla oblongata, sondern auch des oberen Halsmarks beteiligt.

Die Rami medullares posteriores aus der A. cerebelli inferior posterior dagegen entlassen Gefäße zu den Tubercula gracile et cuneatum (s. Lang 1979).

Rami medullares laterales. Zum zeitlichen und dorsalen Umfang der Medulla oblongata und zum oberen Halsmark dringen Zweige der A. vertebralis und der A. cerebelli inferior posterior vor. Bei Abgang der A. cerebelli inferior posterior aus dem distalen Drittel der A. vertebralis stammen diese Gefäße an unserem Untersuchungsgut in 90% aus der A. vertebralis selbst, nur in 6,5% aus der A. cerebelli inferior posterior. Bei Abgang der A. cerebelli inferior posterior im mittleren Drittel in

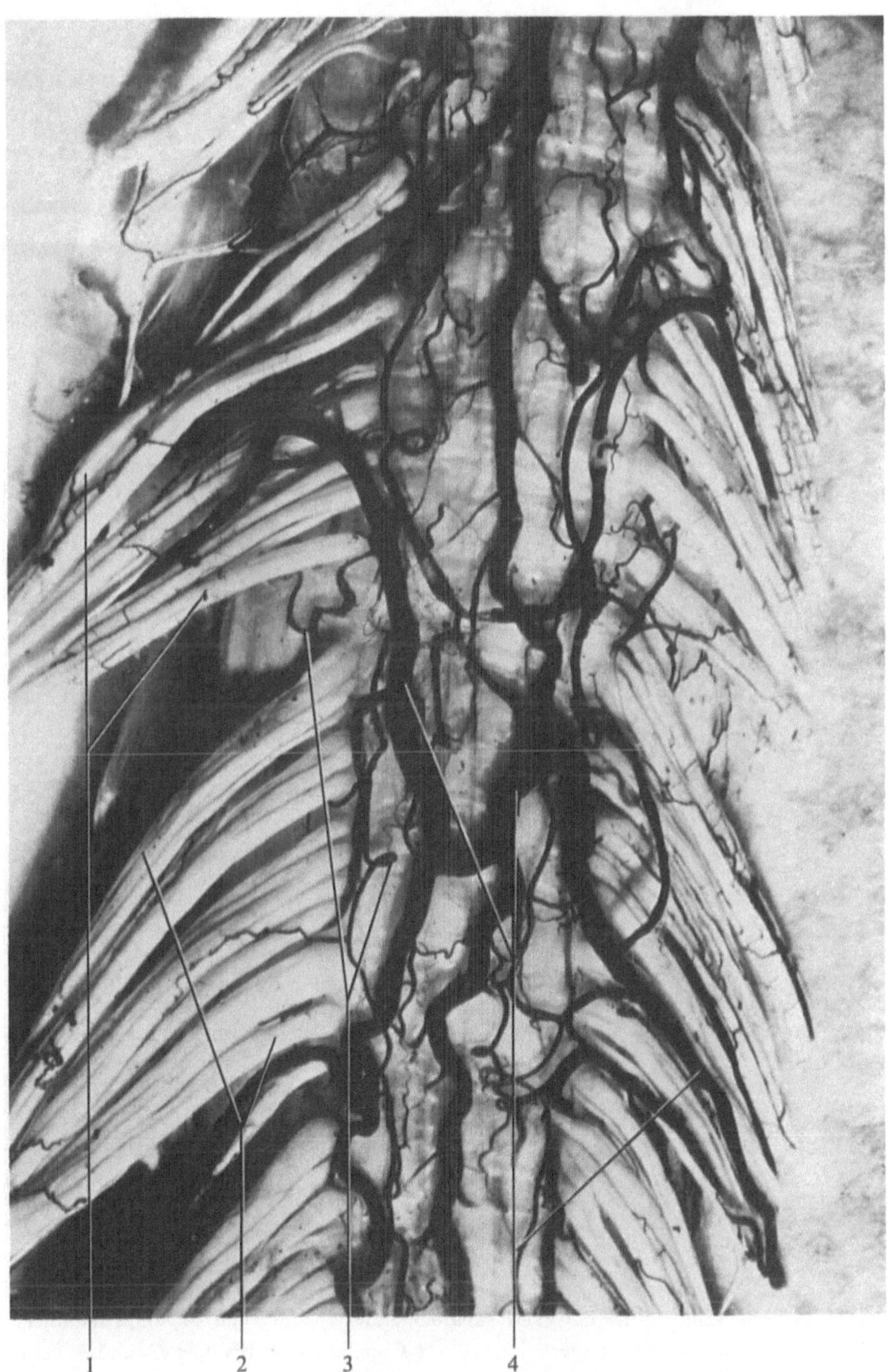

Abb. 42. Aa. spinales posterior et posterolateralis (Tuscheinjektion).

1 Fila radicularia dors. C_5.

2 Fila radicularia dors. C_6.

3 A. spin. posterolat., Anastomosen mit A. spinalis posterior.

4 V. spinalis post. und V. radic. dorsalis C_6

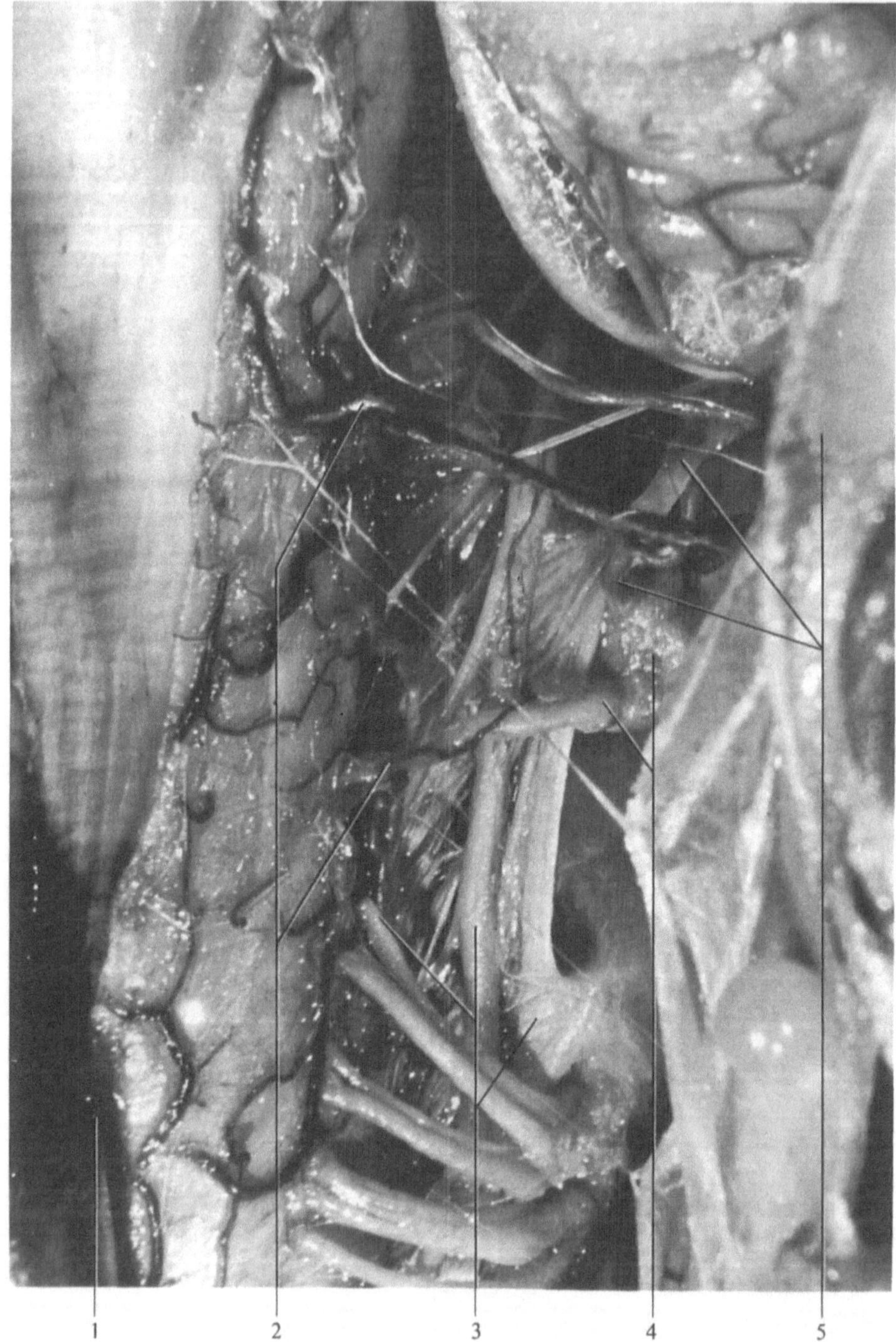

Abb. 43. A. vertebralis, Eintritt in Cavum subarachnoideale von medial, 71 Jahre, männlich.

1 Rückenmark, nach vorne verlagert.
2 Transzisternale Vene und Filum radic. dors. C_1.
3 Fila radic. dors. C_2, Pars spinalis n. XI und zweite Denticulatumzacke.
4 Ganglion an Radix dors. C_1 und A. vertebralis, Eintritt.
5 Oberste Denticulatumzacke, Opisthion und *A. radic. dors.* C_1 (extraduraler Ursprung)

50% und bei Ursprung aus dem proximalen Drittel in 21% (Brunner 1978). In der Regel sind 1–3 derartige Gefäße mit Durchmessern von 0,37 (0,18–0,62) mm ausgebildet.

Rami medullares laterales aus der A. cerebelli inferior posterior sind bei proximal abgehender A. cerebelli inferior posterior in 72% entwickelt. In diesen Fällen wurden 1–5 Zweige mit Durchmessern zwischen 0,12 und 0,62 mm nachgewiesen, die sich dann erneut vor Eintritt ins nervöse Zentralorgan wieder in dünnere Zweige aufgliedern.

Auch diese Gefäße besitzen an der Oberfläche des nervösen Zentralorgans und im Subarachnoidealraum Anastomosen zu den hinteren und seitlichen Rückenmarkarterien. Selten entläßt auch eine A. meningea posterior einen Ramus medullaris lateralis oder steht mit dieser Arterie in Verbindung (Abb. 352 in Lang 1981). Schon 1979 haben wir (Lang und Brunner) betont, daß die Medulla oblongata aus vielen kleinen und häufig miteinander anastomosierenden Zweigen verschiedener Quellgefäße Zufluß erhält und damit vor vaskulären Insulten recht gut geschützt erscheint. Auch das Halsmark steht kreislaufmäßig unserer Meinung nach unter den gleichen Bedingungen. Bei Kenntnis der zahlreichen Variationen der arteriellen Zustrombahnen dürfen Vorkommen oder Fehlen der Aa. radiculares nicht überbewertet werden. Zur Mangeldurchblutung kann es noch am ehesten durch Verschluß oder Einengung einer A. vertebralis kommen (Lang und Brunner 1979).

e) Aa. radiculares dorsales

Über Vorkommen und Durchmesser der Aa. radiculares dorsales geben die Abbildungen 44 und 45 Auskunft. Bezüglich des Durchtritts der Aa. radiculares dorsales durch die Durapforten liegen ähnliche Verhältnisse wie an der ventralen Seite vor. Schon bei C_1 treten gelegentlich kranial oder kaudal der Nervendurchtrittszone durch die Dura mater Aa. radiculares dorsales in den Subarachnoidealraum ein und verzweigen sich hinter und seitlich des Rückenmarks nach oben und unten. Anastomosen mit Rami medullares laterales, der A. spinalis posterior und/oder der A. spinalis posterolateralis sind regelmäßig nachzuweisen. Auch Verbindungen mit Gefäßen der dorsalen Gegenseite kommen vor. Bei C_2 wurden Anastomosen mit Gefäßen der Ventralseite des Rückenmarks beobachtet. Von C_2 an verlaufen die Gefäße in der Regel mit den Fila radicularia zur A. posterolateralis und – wenn entwickelt – zur A. spinalis posterior. Betont sei, daß der Abstand der Durchtrittszone der A. spinalis posterior zu den Durataschen über 2 mm betragen kann, ein Befund, der beim Eröffnen der Dura dorsal des Tascheneingangs bedeutsam werden kann. Auch bei C_6, C_7 und C_8 wurden dorsal des Tascheneingangs gelegene Eintrittszonen in die Dura mater (bis zu 1,42 mm) beobachtet.

Nach Turnbull et al. (1966) kommen im Halsbereich zwischen 0 und 8 Aa. radiculares dorsales vor, in 75% 2–3. Die meisten dieser Gefäße begleiten die unteren Hinterwurzeln. An zweien ihrer Präparate begleitete ein Gefäß jeweils die zweite Zervikalwurzel.

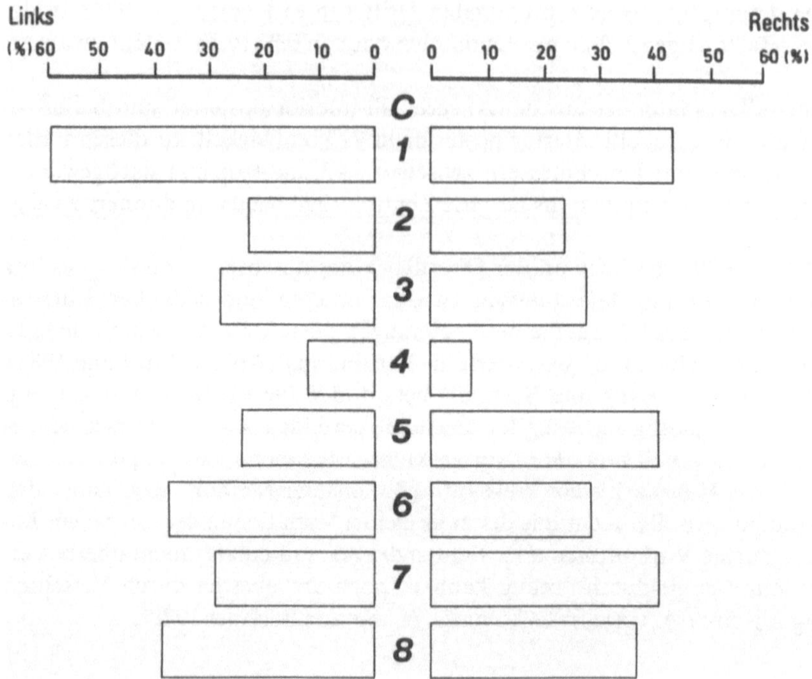

Abb. 44. Vorkommen der Arteriae radiculares dorsales bei C_1-C_8

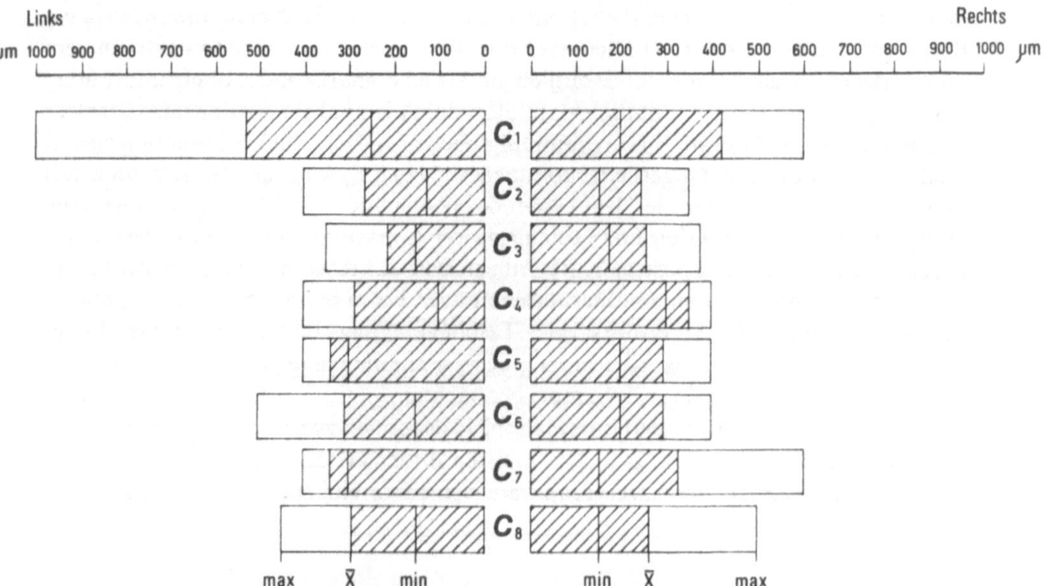

Abb. 45. Durchmesser der Arteriae radiculares dorsales bei C_1-C_8

f) A. spinalis dorsalis

Der Durchmesser der A. spinalis dorsalis, die, wenn entwickelt, dorsomedial der Linea radicularis dorsalis verläuft, beträgt im zervikalen Bereich 360–420 μm. Bei C_2 liegt der mittlere Durchmesser rechts etwas unter, links etwas über 400 μm, bei C_6 sind sowohl Minimal-, Mittel- wie auch Maximalwerte geringer als bei C_2.

g) A. dorsolateralis

Der mittlere Durchmesser der A. dorsolateralis fällt ebenfalls von C_2 nach C_6 (und T_2 rechts) ab, steigt dann wieder etwas an (weiteres s. Abb. 37 u. 42).

Die hinteren Rückenmarkarterien sind in der Regel englumiger, stammen kranial aus den Aa. vertebrales, der A. cerebelli inferior posterior oder den Aa. radiculares dorsales C_1 und C_2. Zwischen C_3 und C_5 ziehen sie am hinteren seitlichen Umfang des Rückenmarks zickzackförmig, vorwiegend medial der Eintrittszone der Fila radicularia dorsalia (A. spinalis dorsalis). Die Gefäße kommunizieren mit kleineren Zweigen, die parallel und lateral der Area nervosa dorsalis ziehen (A. spinalis dorsolateralis). Über die Mittellinie hinweg bestehen zahlreiche Anastomosen, ebenso über den Seitenumfang des Rückenmarks hinweg zur A. spinalis anterior: Plexus arteriosus pialis.

h) A. radicularis magna

In den Nomina Anatomica (1977) ist eine A. radicularis magna nicht angeführt. Sie gehört jedoch zu Zweigen, die aus den Rr. dorsales der Aa. intercostales oder der Aa. lumbales abgehen. Nach Doppman und Di Chiro (1968) stellt sie das Hauptgefäß, wenn nicht das einzige segmentale Gefäß, für den unteren thorakalen und lumbalen Bereich des Rückenmarks dar.

Nach Adamkiewicz (1882) geht diese weitlumigste Rückenmarkarterie zwischen T_9 und L_2, nach Kadyi (1889) zwischen T_9 und L_4, nach Suh und Alexander (1939) und Lazorthes et al. (1966) zwischen T_8 und L_4, nach Corbin (1961) und Fauré et al. (1967) zwischen T_8 und L_2 und nach Doppman und Di Chiro (1968) zwischen T_8 und L_1 ab. Fauré et al. (1967) konnten an 80 abdominellen Aortogrammen die A. radicularis magna sowie die A. spinalis anterior bei Kindern unter sechs Jahren in 85% nachweisen, bei Kindern von 12 Jahren lediglich in 10%. Ungewöhnlich hohe Ursprünge des Gefäßes aus einer A. intercostalis T_5 sowie tiefe aus einer A. lumbalis 5 haben Fauré und Mitarbeiter (1967) demonstriert. Die Arterie liegt in über 60% an der linken Seite und zieht durch ein Foramen intervertebrale mit der Vorderwurzel in den Wirbelkanal ein. Anschließend aszendiert sie an der lateralen und dann an der vorderen Oberfläche des Rückenmarks in Richtung Sulcus ventralis und teilt sich in einen kleinen aszendierenden und stärkeren deszendierenden Ast. Beide stellen die A. spinalis anterior in den entsprechenden Rückenmarksebenen dar und anastomosieren über dünne Zweige im mittleren thorakalen Bereich. Doppman und Di Chiro konnten die A. radicularis magna an Myelographien (ebenso wie die Nervenwurzeln) aufweisen. Der arteriographische Nachweis glückt

im thorakolumbalen Bereich im Gegensatz zur Vaskularisation des zervikalen Rük-
kenmarkabschnittes *nicht häufig*. (Überlagerung durch Wirbelsäule und der Englu-
migkeit der A. radicularis magna.) Einige Male konnten die Autoren der Identifizie-
rung der Arterie mit selektiver Arteriographie (auch arteriovenöse Mißbildungen in
diesem Bereich) nachweisen.

i) Aa. radiculares, Wandbau

Hassler (1963) bestimmte die Dicke der Tunica elastica interna an Aa. radiculares
und stellte fest, daß diese in Arterien des lumbalen Bereichs relativ dünner als des
zervikalen ist. Die elastischen Fasern dagegen sind in unteren Abschnitten zahlreicher als in höheren. Die relative Dicke der Tunica adventitia ist in lumbalen Segmenten höher als in zervikalen. Die Dicke der Tunica media fand sich ebenfalls in
unteren Segmenten größer als in zervikalen (und intrakraniellen) Arterien.

j) Innere Versorgung des Rückenmarks (s. Abb. 37)

Gillilan (1958) wies – wie frühere Forscher (Adamkiewicz 1881 a, 1881 b; Kadyi
1889 u. a.) – darauf hin, daß die Hauptzweige der A. spinalis anterior in die Fissura
ventralis des Rückenmarks eindringen. Ein Teil dieser Zweige verläuft zur rechten,
ein anderer zur linken Seite, einige Rr. fissurales verzweigen sich auch innerhalb des
pialen Fissurenseptum. Ein Zweig verläuft dann nach rechts, der andere nach links.
Am Untersuchungsgut von Gillilan kamen derartige Verzweigungen in zervikalen
Segmenten in 30–40% vor. Nach Adamkiewicz (1881 a, 1881 b) gibt es insgesamt
250–300 derartiger Rami fissurales am Rückenmark Erwachsener. Anastomosen
mit Zweigen gleichnamiger Rami fissurales höherer und tieferer Ebenen sowie mit
anderen ins Rückenmark eindringenden Zweigen liegen vor. Diese sind nach Suh
und Alexander 70–72, nach Adamkiewicz 135–270, nach Kadyi im Mittel 156
(70–210) μm dick. In jedem Segment kommen 6–7 derartiger Rami fissurales vor.
In mittleren und unteren Halsabschnitten gibt die A. spinalis anterior auf einer
Strecke von 10 mm 5–8 zentrale Arterien ab, in oberen Zervikalabschnitten 5–7.
Zweige dieser Gefäße erstrecken sich nach aufwärts und abwärts über eine Strecke
von 4–12 mm. Die Versorgungsgebiete überlappen sich gegenseitig. Anastomosen
bestehen nach Turnbull et al. (1966) nur im Kapillarbereich.

Die am Grund der vorderen Fissur in das nervöse Zentralorgan eindringenden
Rami fissurales gelangen zuerst zur Commissura alba ventralis, dann ins zentrale
Grau, insbesondere zur Columna ventralis, in der sie sich rasch in Präkapillaren
und Kapillaren aufgliedern.

Auch vom Anastomosengebiet zwischen vorderen und hinteren Rückenmarkarterien (Plexus pialis) gehen feine Zweige zum Rückenmark ab. Nach Gillilan (1958)
versorgen sie insbesondere die Bahnsysteme, anastomosieren jedoch mit dem Ka-
pillarnetz der Vordersäulen des Rückenmarks. Einige Zweige gelangen auch in das
seitliche Hinterstranggebiet. Nach Clemens und von Quast (1960) werden diese Gefäße als Aa. marginales bezeichnet.

Insbesondere in dem Bezirk des Septum medianum dorsale sowie auch in seitlichen Gebieten des Hinterstrangs dringen Zweige aus den hinteren Rückenmarkar-

terien ein. Clemens und von Quast (1960) bezeichnen die medianen hinteren Rückenmarkarterien eigenartigerweise als Aa. fissurae, die seitlichen verständlicherweise als Aa. interfuniculares. Das Versorgungsgebiet dieser Arterien ist das Hinterstranggebiet sowie ein Bereich der Hintersäule.

Wie in anderen Gebieten des nervösen Zentralorgans liegen innerhalb der Grausubstanzen des Rückenmarks dichtere und häufig auch aufgewundene Kapillargebiete, innerhalb der weißen Substanz weitmaschigere, im wesentlichen den Fasern parallel laufende Kapillaren vor.

13. Medulla spinalis, Venen

a) Rückenmark, Venen (Tabelle 16)

Aus dem Rückenmarkkapillarsystem bilden sich kleinste und in der Regel radiär verlaufende Venen zur Rückenmarkoberfläche. Im Bereich des Septum dorsale ziehen Venae septi, durch die Hinterstränge Venae interfuniculares aus dem Rückenmark aus und bilden die Vena spinalis dorsalis oder die Vena dorsolateralis, in welche auch Venen der Hinterhörner einziehen. Nach Clemens und von Quast (1960) sind die größten dieser intramedullären Venen 100 µm weit. Vom Seitenhornbereich des Rückenmarks ziehen die Venen nach diesen Autoren meist schräg kranial-

Tabelle 16. Vv. Radiculares, Anzahl und Durchmesser

	Ventral				Dorsal			
	rechts		links		links		rechts	
	$\varnothing$ µm	%	$\varnothing$ µm	%	$\varnothing$ µm	%	$\varnothing$ µm	%
C_1					620 (330–1000)			
	263 (150–400)	44	318 (125–600)	39	275 (150–400)	9	621 (350–1150)	29
C_2	284 (100–500)	44	372 (100–600)	55	283 (100–450)	27	442 (150–650)	24
C_3	343 (150–600)	60	345 (150–600)	64	355 (250–600)	45	368 (100–650)	45
C_4	375 (125–550)	58	333 (200–500)	55	377 (100–700)	60	333 (150–500)	56
C_5	365 (250–550)	58	425 (200–900)	55	423 (125–600)	50	377 (200–700)	48
C_6	325 (125–550)	79	341 (200–600)	50	461 (250–750)	58	353 (200–700)	64
C_7	368 (150–700)	76	365 (200–600)	40	405 (200–1250)	48	397 (150–650)	59
C_8	356 (125–550)	38	380 (150–600)	40	383 (250–600)	52	372 (200–650)	77

oder kaudalwärts, erreichen die Rückenmarkseitenfläche oder Venae fissurales und können direkt in Venae radiculares ventrales einziehen. Kurze Venen münden durch die weiße Substanz auch in Verbindungsvenen zwischen vorderen und hinteren Rückenmarkvenen ein. Nach Suh-Alexander sind diese Venen innerhalb der Fissura mediana ventralis 60–160, nach Kadyi 30–190 μm weit.

b) Vena spinalis dorsalis

Die V. spinalis dorsalis verläuft im Gebiet des Sulcus medianus dorsalis oder seitlich davon und besitzt an unserem Untersuchungsgut bei C_2 einen Durchmesser von 622 (350–1200) μm, s = 180,32. Betont sei, daß gelegentlich starke Schlängelungen des Gefäßes vorliegen und streckenweise seitliche Zustrombahnen, die fast parallel verlaufen. Bei C_6 ergab sich für diese Vene an unserem Untersuchungsgut ein mittlerer Durchmesser von 599 (350–750) μm, s = 113,24. In diesem Bereich kommen häufig Schlängelungen der Vena spinalis dorsalis vor, zahlreiche kleine Äste, die mit der Vena dorsolateralis und Venae radiculares dorsales Verbindung stehen, bilden an der Rückenmarkoberfläche gelegentlich ein förmliches Netzwerk mit Durchmessern bis zu 1250 μm.

c) Venae dorsolaterales

In der Regel ziehen Längsvenen der Rückenmarkoberfläche medial der Linea radicularis dorsalis, seltener lateral davon. Häufig sind Queranastomosen mit der Vena spinalis dorsalis entwickelt, so daß der Eindruck eines förmlichen Venennetzes entsteht. Der mittlere Durchmesser dieser Venen beträgt an unserem Untersuchungsgut bei C_2 414 (250–600) μm, s = 95,11 an der rechten und 383 (300–500) μm, s = 79,06 an der linken Seite.

Bei C_6 fand sich rechts ein Durchmesser der Vene von 400 (200–700) μm, s = 143,61, links einer von 368 (150–650) μm, s = 152,11. Betont sei, daß nicht selten eine Vena dorsolateralis sich direkt in eine Vena radicularis dorsalis fortsetzt und in benachbarten Partien ein Venennetz besteht. In weiter kaudalen Abschnitten des Rückenmarks sind diese Venen weitlumiger.

d) Vena spinalis anterior

Die Vena spinalis anterior zieht im Bereich der Fissura mediana ventralis unter, neben oder oberflächlich zur A. spinalis anterior. An unserem Untersuchungsgut besitzt sie einen mittleren Durchmesser von 612 (350–800) μm, s = 153,82. Bei C_6 errechneten wir einen mittleren Durchmesser von 580 (150–800) μm, s = 168,78. Nicht selten zieht in unteren Zervikalsegmenten das Gefäß paramedian und ist stark geschlängelt. Wie für die anderen oberflächlichen Rückenmarkvenen gilt, daß auch dieses Gefäß in abwärtigen Rückenmarkabschnitten größere Durchmesser besitzt.

e) Venae anterolaterales

Einige Male konnten an unserem Untersuchungsgut medial oder lateral der Area radicularis ventralis vorwiegend längs verlaufende, jedoch stark geschlängelte Gefäße nachgewiesen werden. Deren mittlerer Durchmesser beträgt 410 (300–500) μm, s = 74,16 an der rechten und 407 (300–600) μm, s = 109,65 an der linken Seite. Häufiger ist dieses Gefäß bei C_6 nachweisbar und besitzt dann rechts Durchmesser von 375 (200–500) μm, s = 91,29, links 375 (200–600) μm, s = 130,33. Queranastomosen am Seitenumfang des Rückenmarks sind in dieser Segmentebene die Regel.

f) Venae radiculares dorsales

Über die Anzahl und den Durchmesser der Venae radiculares dorsales gibt Tabelle 16 Auskunft. Betont sei, daß oberhalb von C_1 häufig mediane Venen am Übergangsgebiet zwischen Medulla oblongata und Rückenmark nach dorsal in den Sinus marginalis foraminis magni einziehen (s. Abb. 43). Deren mittlerer Durchmesser beträgt an unserem Untersuchungsgut 620 (300–1000) μm, s = 157,66. Wie für die Arteriae radiculares dorsales gilt, daß nicht selten eigene Durchtrittspforten für die Venae radiculares dorsales durch die Dura bestehen. Bei C_1 konnte z.B. ein mittlerer Abstand (kaudal oder dorsal zur Wurzeldurchtrittsregion) von 3 mm nachgewiesen werden. Bei C_2 fanden sich geringere Distanzen, kranial und kaudal der Wurzeltasche 1,5 mm. In ähnlichen Bereichen liegen auch die Abstände der nicht durch die Wurzeltaschen tretenden Venae radiculares dorsales in tieferen Segmenten, welche auch ventral der Wurzeltaschen aus der Dura austreten können.

Auch die Venae radiculares ventrales besitzen in 6–41% eigene Durapforten.

g) Spinale Durchblutungsstörungen

Nach Bartsch (1961) wird angenommen, daß in der A. spinalis anterior der Blutstrom von C_1 bis T_3/T_4 nach kaudal, von T_{10} oder L_1 bis T_3/T_4 nach kranial und von T_{10} bis L_1 wieder kaudal verläuft. Innerhalb der dorsalen und lateralen Arterienketten sei die Blutströmung in einander entgegengesetzt verlaufende Partialströmungen aufgesplittert. Am Längs- und Querschnitt des Rückenmarks ergeben sich deshalb funktionelle Endstrombereiche, die zuerst von einer Durchblutungsstörung gefährdet sind. Diese befinden sich bei T_3/T_4, vor allen Dingen intramedullär in der Umgebung des Zentralkanals, wahrscheinlich auch im Gebiet der ventromedialen Basis der Hinterhörner. In der Längsrichtung können sie die mittleren Rückenmarkabschnitte von T_4 bis T_{10} umfassen. Nach Bartsch (1961) liegt die Grenzzone T_3/T_4 häufig in der Mitte zwischen den radikulären Hauptzuflüssen des oberen und unteren Rückenmarkabschnittes. Er unterscheidet weiter am Rückenmarkquerschnitt in ein zentrifugales und zentripetales Stromgebiet, deren Wasserscheide etwa an der Grenze zwischen weißer und grauer Substanz liege. Mair und Druckman (1953) waren nach Untersuchung von vier Fällen mit Protrusion von Disci intervertebrales im Halsbereich der Meinung, daß die Schädigungen des Rückenmarks durch Kompression der A. spinalis anterior und ihrer Äste hervorgerufen waren, da die Ausfallserscheinungen am Rückenmark dem Verzweigungsgebiet dieser Arterie entsprach (es umfaßt auch die Seitensäule und einen kleinen Abschnitt der Hintersäulen, s. Abb. 37). Nach Aussage der Autoren hat Tureen (1938) ebenfalls angenommen, daß auf diese Weise die A. spinalis anterior oder ihre zentralen Zweige durch Diskusherniationen geschädigt werden können.

Kunert (1970) betont, daß bei über 60jährigen in 30% eine Arteriosklerose mittleren oder höheren Grades an der A. vertebralis (meist zwischen zwei Querfortsätzen) zu beobachten war. Die Arterie kann Druckfurchen an dorsal vorbeiziehenden Spinalnerven verursachen. Wirbelrandzacken begünstigen – wenn sie die Wand der A. vertebralis eindrücken – die Entstehung von Thrombosen (turbulente Strömung), wobei u. a. eine Zwangshaltung des Kopfes auffällt.

h) Spinale Angiodysgenesien

Jellinger (1970) betont, daß spinale Gefäßmißbildungen außer medullären, radikulären Kompressionserscheinungen akute oder rezidivierende Subarachnoidealblutungen oder akute Hämatomyelyse mitunter eine progressive Myelopathie bzw. radiculo-myelopathische Syndrome zur Folge haben: Foix-Alajouanine-Krankheit – 1926. Diese stellt eine Sonderform spinaler Angiodysgenesien dar, die vorwiegend im mittleren und höheren Lebensalter Erscheinungen macht. Insgesamt sind bis 1940 nur etwas über 40 ausreichend dokumentierte Autopsiefälle bekannt geworden (Bodechtl und Erbslöh 1957 u. a.).

i) Rückenmarkgefäße, Innervation

Die pialen Gefäße des Rückenmarks sind nach Stöhr (1929) von nicht myelinisierten Fasern versorgt, welche die Pia über das perivaskuläre sympathische Netz und möglicherweise auch über die dorsalen Wurzeln erreichen. Clark (1929) konnte an den ins Rückenmark eintretenden Arterien feine, nicht myelinisierte Fasern, die von den Piagefäßen herstammen, erkennen. Die Kapillaren und Venen besitzen nach Blau und Rushworth (1958) keine Nervenfasern.

14. Cavitas epiduralis (s. Abb. 36)

Die Cavitas epiduralis wird innen von der Dura mater und ihren Ausläufern (Wurzeltaschen, Bänder), außen von den dem Wirbelkanal zugewendeten Periostanteilen der Wirbel, dem Ligamentum longitudinale posterius und den Ligamenta flava begrenzt. Im Bereich der Foramina intervertebralia sowie im dorsalen Spalt zwischen den beiderseitigen Ligamenta flava bestehen größere (Canales intervertebrales) und kleinere (zwischen den Ligamenta flava) Verbindungen zur Außenseite der Wirbelsäule. In der Cavitas verlaufen die dünnwandigen Plexus venosi vertebrales interni anteriores – et posteriores. Zwischen den Venenplexus liegen lockere Fettorgane mit fast flüssigem Fett. Die Plexus selbst sind klappenlos, ebenso die Verbindungsvenen zum Plexus vertebralis externus (Vv. intervertebrales).

a) Plexus venosus vertebralis internus anterior

Der vordere Plexus in der Cavitas epiduralis besteht in der Regel aus zwei, häufig miteinander anastomosierenden Längsgefäßen im Mittelbereich oder (häufiger) etwas seitlich des Ligamentum longitudinale posterius. Auch unter diesem Band ziehen Venen, die insbesondere das Blut aus den Wirbelkörpern abführen. Nach Clemens (1961) sind im Halsgebiet diese Venen ca. 2 mm breit.

b) Plexus venosus vertebralis internus posterior

Auch dorsal ist in der Regel ein Längsvenenpaar mit reichlichen Queranastomosen entwickelt, das im unteren Halswirbelbereich in der Regel stärker verzweigt erscheint. Es erhält Zustrom von Venen der Dura mater. Quer verlaufende Gefäße verbinden vorderen und hinteren Venenplexus miteinander.

c) Vv. basivertebrales

Aus den Wirbelkörpern ziehen durch größere Venenpforten an der Rückseite die Venae basivertebrales aus und ergießen sich in den Plexus venosus vertebralis internus anterior oder in Vv. intervertebrales.

d) Vv. intervertebrales

Die Wurzeltaschen sind von einem dichten Venenplexus, der die Plexus vertebrales internae mit den Plexus venosi vertebrales externi (anterior et posterior) verbindet, umgeben. Der Blutabstrom im Halsgebiet erfolgt vorwiegend in die Vv. vertebrales, jedoch auch in die Vv. cervicales profundae, in den Plexus suboccipitalis sowie in die Plexus venosi vertebrales externi posterior et anterior. Auch die V. cervicalis ascendens erhält Zustrom von den Vv. intervertebrales. Alle Emissarien des suboccipitalen Bereiches stehen mit ihnen in Verbindung.

e) Plexus venosus vertebralis externus posterior

An der Rückseite der Wirbelbögen besteht ein Geflecht aus klappenlosen weitmaschigen Venen, das sich vom Hinterhaupt nach abwärts erstreckt. In den Plexus münden Knochenvenen, Venen aus den Gelenken und Bandapparaten sowie auch Vv. intervertebrales ein. Sein Abfluß erfolgt insbesondere in die V. cervicalis profunda.

f) Plexus venosus suboccipitalis

Ein besonders weitlumiger Venenplexus liegt in der Regel zwischen Hinterhaupt und Atlas vor. In ihm münden die Emissarien in der Umgebung des Foramen mag-

num (V. emissaria condylaris, Sinus marginalis) sowie Verbindungen mit der Vena
jugularis interna, der V. occipitalis und dem starken Venengeflecht, das die A. vertebralis umgibt, ein. Auch Verbindungen zum Plexus venosus canalis hypoglossi
und zum Plexus venosus caroticus internus liegen vor.

g) V. vertebralis

Aus dem Plexus venosus suboccipitalis entwickelt sich die V. vertebralis, welche in
der Regel ein Venengeflecht darstellt, das die A. vertebralis umgibt. Sie verläuft
durch die Foramina processus transversi meist bis zum 7. Halswirbel, seltener bis
zum 6. nach abwärts, steht mit den Vv. intervertebrales und der V. cervicalis profunda in Verbindung und verläßt dann durch das 6. oder 7. Intervertebralloch die
Halswirbelsäule nach vorne und unten. Wir konnten an unserem Untersuchungsgut
auch Anastomosen mit der V. jugularis interna bei C_3 nachweisen.

h) V. cervicalis profunda

Die V. cervicalis profunda entwickelt sich ebenfalls aus dem Plexus venosus suboccipitalis und zieht, dem M. semispinalis cervicis anliegend, nach abwärts. Einzelne
Venenstrecken senken sich in den Muskel ein, Verbindungen bestehen mit dem Plexus venosus vertebralis externus posterior und mit Venen des Wirbelkanals sowie
mit Vv. cervicales ascendentes und Rami ascendentes der Vv. transversae colli (Clemens 1961).
    Der Abstrom der Vena cervicalis profunda erfolgt in der Regel zwischen 7. Hals-
wirbel und 1. Brustwirbel, seltener auch zwischen 6. und 7. Halswirbel nach vorne
und unten zur V. brachiocephalica.

i) Plexus cervicalis externus anterior

Der Plexus cervicalis externus anterior ist in der Regel nur wenige Millimeter dick
und steigt entlang dem Innenrand des M. longus colli abwärts. Gewöhnlich senkt
sich der Plexus in die Vena intercostalis suprema ein, die an der rechten Seite verhältnismäßig dünn ist und sich in die Vena azygos ergießt. Links ist der Plexus bzw.
die Vene unten stärker entwickelt. Der Abstrom erfolgt entweder in die Vena azygos
oder in die Vena hemiazygos.

j) Halswirbel, Dura mater und Cavitas epiduralis, Blutversorgung

Harris und Jones (1956) untersuchten die Durchblutung des III. bis VII. Halswirbels. Ihrer Meinung nach werden diese von Rami spinales der A. vertebralis versorgt. Wir betonen, daß sich auch andere Arterien an der Blutversorgung beteiligen.
Die Zweige treten in den Canalis vertebralis meist ventral der Nervenwurzeln ein
und sind in tieferen Ebenen dicker als in höheren. Innerhalb eines jeden Foramen

intervertebrale teilt sich ein Ramus spinalis in drei Hauptäste: Einer zieht entlang der Nervenwurzeln in Richtung Rückenmark, anastomosiert mit den Aa. spinales anterior et posterior und gibt rekurrente Zweige zum Nerven ab.

Ein kleineres Gefäß versorgt die Laminae, die Ligamenta flava und Muskeln.

Ein dritter dickerer Zweig bildet einen dorsalen Arterienplexus für die Wirbelkörper aus. Ein weiterer Zweig verläufg an der Vorderfläche der Wirbelkörper unterhalb der Pediculi und der Querfortsätze und liegt den Kapseln der Hemiarthroses laterales unmittelbar auf. Ein anderer überkreuzt die Wirbelkörper tief zum Ligamentum longitudinale posterius und anastomosiert mit dem gegenseitigen gleichartigen Ast. Von diesen horizontalen Anastomosen gehen aszendierende und deszendierende Zweige ab, die mit benachbarten Anastomosen eingehen.

Die Hinterflächen der Wirbelkörper werden durch vordere Spinalkanaläste der A. vertebralis beider Seiten versorgt. Diese Zweige ziehen um jeden Pediculus herum und bilden ein kontinuierliches Arkadennetz mit Queranastomosen unter dem Ligamentum longitudinale posterius. Die Zustromgefäße entstehen aus feinen Zweigen der A. vertebralis oft unmittelbar außerhalb der Canales intervertebrales. Sie zweigen sich in auf- und absteigende Äste auf. In der unteren Halsregion kommen ein oder mehrere Aa. spinales aus der A. cervicalis profunda vor. Die Hauptblutversorgung der Wirbelkörper wird von diesem Arterienplexus versorgt. Das größte Gefäß dringt in der hinteren Mittellinie oder paramedian etwa bis zur halben Wirbelkörpertiefe ein und teilt sich dann in auf- und absteigende Gefäße. Auch kleinere Gefäße ziehen von hinten her in die Wirbelkörper. Die übrigen vorderen und lateralen Abschnitte der Wirbelkörper werden von der anterolateralen Oberfläche durch einen oder zwei laterale Zweige versorgt, die unterhalb der Querfortsätze eindringen und in ein kleines Mittelliniengefäß übergehen. Nach Crock und Yoshizawa (1977) werden vordere und seitliche Flächen der Halswirbel von einem Arteriennetz versorgt, das aus direkten Ästen der A. vertebralis und Zweigen des Truncus thyreocervicalis gespeist wird. Außerdem entläßt die A. thyreoidea inferior nach oben longitudinale Arterienketten am inneren Rand des M. longus colli, bis zum Atlas nach kranial.

Vom 6. Halswirbel aufwärts ziehen auch Zweige der A. vertebralis in der Nachbarschaft des M. longus colli aufwärts und außerdem transversal jeweils in der Mitte eines Wirbelkörpers bis zum Axis. Besonders weit werden diese Anastomosen beim Subclavian-Steel-Syndrom (Baker et al. 1975).

Die aszendierenden und deszendierenden Zweige dieser Gefäße ziehen unter den M. longus colli.

Eine A. canalis vertebralis (spinalis) posterioris entsteht ebenfalls aus der A. vertebralis, welche insbesondere die Versorgung von innen her übernimmt. Zweige aus den Aa. cervicalis ascendens et profunda sowie absteigenden Zweigen der A. occipitalis versorgen insbesondere die Außenseite der Wirbelbögen und die Dornfortsätze.

Nach Crock und Yoshizawa (1977) ziehen jeweils zwischen zwei benachbarten Nervenwurzeln zwei Hauptstämme an die Seitenfläche der Dura mater und transversal zur hinteren Mittellinie, wo sie miteinander anastomosieren. Diese nicht benannten segmentalen Arterien versorgen die Seiten- und Hinterflächen des Durasackes. Die Vorderfläche wird auf ähnliche Weise von Meningealästen der Aa. radiculares versorgt werden.

An unserem Untersuchungsgut erwies sich die Dura mater spinalis weit ausgiebiger vaskularisiert (und innerviert) als bisher angenommen wurde (s. Abb. 22).

15. Canales intervertebrales

In den Nomina Anatomica (1977) wird ein Foramen intervertebrale angegeben, das von der Incisura vertebralis inferior des darüberliegenden und der Incisura vertebralis superior des nächstunteren Pediculis begrenzt wird. Betont sei, daß im Bereich der Halswirbelsäule im unteren vorderen Abschnitt der Uncus corporis vertebrae, im oberen vorderen Abschnitt auch ein Teil der nächstoberen Wirbelkörperseitenfläche den Rand bildet. Philip (1950) bezeichnet diese Zone als neurocentral joint und weist auf ihre ärztliche Bedeutung hin.

Im hinteren oberen Abschnitt begrenzt die Kapsel der Articulatio zygapophysialis das „Foramen". In Wirklichkeit besteht im Boden- und Dachbezirk ein 15–20 mm langer Kanal, dessen vorderer und medialer Teil von der Pars transversaria der A. vertebralis, in der Regel vom 6. Halswirbel an nach aufwärts durchzogen wird (Abb. 23). Diese ist vom venösen Plexus (V. vertebralis) umgeben und – meist dorsal – vom N. vertebralis begleitet. Betont sei, daß das Foramen processus transversus bei C_7 in der Regel enger ist – auch unterteilt sein kann – und die ganze oder einen Zweig der V. vertebralis einschließt. Der dorsale Bereich des Canalis intervertebralis wird von den Radices ventralis et dorsalis und dem Ganglion spinale sowie deren Hüllen, Begleitgefäßen und Fett eingenommen. Im lateralen Bezirk des Canalis intervertebralis verläuft an der Bodenregion des Sulcus n. spinalis der Ramus ventralis, der Rückwand angelagert der Ramus dorsalis – in der Regel schon in einen dünneren medialen und einen dickeren lateralen Ast zergliedert. Die normalerweise gerundeten Eingänge in die Canales intervertebrales gehören den Pediculi vertebrae an.

a) Foramina intervertebralia

Wir betrachten die Foramina als Kanaleingangszone. Der Meinung Frykholms (1951), daß die Foramina intervertebralia von C_5, C_6 und C_7 etwas dreieckig, das Foramen intervertebrale T_1 oval gestaltet sei, kann unseren Präparaten zufolge nicht zugestimmt werden, da in der Regel sowohl die Incisurae vertebrales inferiores (Oberrand eines Kanaleingangs) als auch die Incisurae vertebrales superiores in der Regel gerundet erscheinen (siehe Abb. 13).

Pediculi, Einstellung (Abb. 46). Der mediale Eingangsbezirk in den Canalis intervertebralis ist oben und unten von den Pediculi begrenzt, die nach Frykholm (1951) mit der Sagittalebene Winkel von etwa 45°, nach Veleanu (1975), der 350 mazerierte Halswirbelsäulen und 120 Präparate studierte, mit der dorsalen Fläche der Wirbelkörper Winkel von 145–156° bilden: pediculo-somatischer Winkel. Frykholm betont, daß bei C_8 der Canalis intervertebralis mehr nach lateral (wie im Brustbereich) verläuft und mit der Sagittalebene Winkel von ca. 60° einschließt, ein Befund, der sich auch an unserem Untersuchungsgut ergibt. Ähnliche Winkelbestimmungen führten früher schon Kovács und Oppenheimer durch.

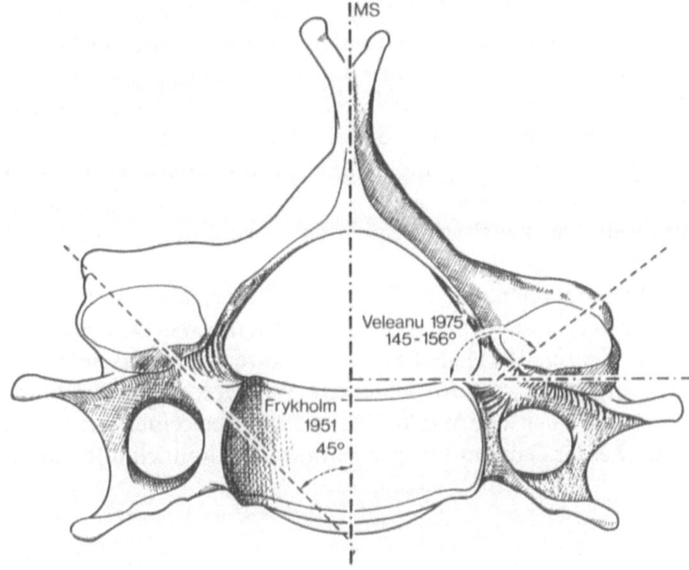

Abb. 46. Pediculi vertebrae, Einstellung

b) Processus pyramidalis

Veleanu (1975) bezeichnet das nach hinten oben ansteigende Profil des Processus articularis superior als Processus pyramidalis und betont wie Penning (1968) und Mestdagh (1969), daß dieser Fortsatz die Höhe des Uncus corporis des zugehörigen Wirbels erreichen und auch überragen kann. Putz (1981) vermaß diese über die oberen Wirbelkörperflächen vorragenden Anteile der Processus articulares superiores. Bei C_3 liegt der Mittelwert dieses Maßes bei ca. 2,5 mm, bei C_4 bei etwas über 5 mm, bei C_5 bei ca. 6 mm, bei C_6 bei ca. 7 mm und bei C_7 bei ca. 8 mm. Unter das Niveau der unteren Wirbelkörperflächen ragen die Processus articulares inferiores zwischen C_3 und C_7 stets weniger als 5 mm vor. Die höchsten Werte ergaben sich bei C_3, die geringsten bei C_6. In solchen Fällen vertieft sich die Incisura intervertebralis inferior.

c) Canalis intervertebralis, Inhalt

Den medialen Teil des Bodens des Canalis intervertebralis bezeichnet Veleanu (1975) als Sulcus radicularis und unterscheidet seichte und tiefe Sulci dieser Art, je nach dem von welcher Wirbelkörper-(Uncuszone) die Pediculi abgehen und wie hoch der obere Gelenkfortsatz ist. Ihm lagern die von Dura und Arachnoidea umhüllten Radices ventrales et dorsales – von Gefäßen und Fett umgeben – an.

Meist im Mittelbezirk des Kanals vereinigen sich vordere und hintere Wurzel beim Ganglion spinale und es entsteht ein kurzer Truncus n. spinalis.

Nach Sunderland (1974) nehmen Segmentnerv (Gefäße, Fett) und Bindegewebe des Nervs zwischen 35 und 50% des Querschnitts eines Canalis intervertebralis ein.

Der übrige Raum wird teils von lockerem Bindegewebe besetzt. Das Nervenwurzelgebiet kann deshalb seinen Befunden zufolge sowohl nach innen wie nach außen verlagert werden. Dadurch, daß zwischen C_4 und C_6, zwischen Bindegewebescheide der Nerven und der Fascia prevertebralis und Muskelsehnenansätzen stärkere Verknüpfungen bestehen, liegt in diesem Abschnitt eine straffere Fixierung vor, die er mit den großen Bewegungsmöglichkeiten des Schultergürtels in Verbindung bringt. Nach von Lanz ist ein Zwischenwirbelloch zwischen C_4 und C_5 8,0 mm hoch und 5,5 mm weit. Der zugehörige Spinalnerv (wohl samt Ganglion) hatte Durchmesser von 4,9:3,7 mm.

Am Bodenbereich des seitlichen Abschnittes des Canalis intervertebralis verläuft der Ramus ventralis des zugehörigen Spinalnervs. Den Bodenabschnitt selbst bezeichnet Veleanu (1975) als Lamella costotransversaria. Betont sei, daß die Canales intervertebrales mit der Frontalebene Winkel von ca. 30° bilden und im unteren Bereich bei C_7 sich der Winkel bis auf 15° verkleinern kann. Außerdem sinkt die Bodenfläche der Canales intervertebrales nach seitlich mit Winkeln von 10–20° abwärts.

d) Canalis intervertebralis, Beeinträchtigungen

Betont sei, daß Schmorl und Junghanns (1932), die insgesamt 4253 Wirbelsäulen Erwachsener untersuchten, in 90% bei Männern über 50 Jahren Osteophyten und in 90% bei Frauen über 60 Jahren Osteophyten, auffinden konnten. Sie nahmen an, daß abnorme Spannungen der Ligamenta spinalia im Bereich der Wirbelkörper den Diskus beeinträchtigten. Horwitz untersuchte nach Wilkinson (1960) Veränderungen an der Halswirbelsäule an 50 Erwachsenen (mittleres Alter 56 Jahre). Diskusveränderungen wurden in 76%, am häufigsten in unteren Zervikalsegmenten festgestellt. Exostosen lagen in 70%, insbesondere am ventrolateralen Bereich der Wirbelkörper, vor. Verkleinerungen des Lumens der Canales intervertebrales fanden sich am häufigsten bei Spornbildungen an der vorderen Fläche (Region des Uncus corporis vertebrae) sowie an der hinteren Fläche durch marginale arthrotische Veränderungen der Gelenkfortsätze (40%).

Allen (1952) weist darauf hin, daß bei den meisten seiner Patienten (27–73 Jahre) mit Neuropathien Osteophytenbildung vorlag, die von Turner und Oppenheimer (1936) und Philip (1950) als Lippenbildung am Seitenrand der Wirbelkörper beschrieben wurde. Er war der Meinung, daß prolabierte Disci weniger häufig die Nervenwurzeln beeinträchtigen als diese Knochensporne, welche sowohl die Wurzeln als auch das Rückenmark selbst schädigen können. Frykholm (1947) wies darauf hin, daß die Symphyses intervertebrales in der Zervikalregion entweder nach dorsal oder nach lateral vorgewölbt sein können und eine große Tendenz zur Verkalkung zeigen. Gleichzeitig können Osteophyten von den Kanten der benachbarten Wirbel entstehen und den Canalis intervertebralis von vorne her einengen. Wenn zusätzliche Veränderungen der Articulationes zygapophysiales von der hinteren oberen Randzone des Canalis intervertebralis Knochenwucherungen zeigen, wird der Kanal zusätzlich eingeengt. Es kommt zur Kompression der Vaginae radiculares und ihres Inhalts, mit entsprechenden Ausfällen und Reizerscheinungen der Nn. radiculares. Veleanu (1975) mißt dem von ihm sogenannten Processus pyrami-

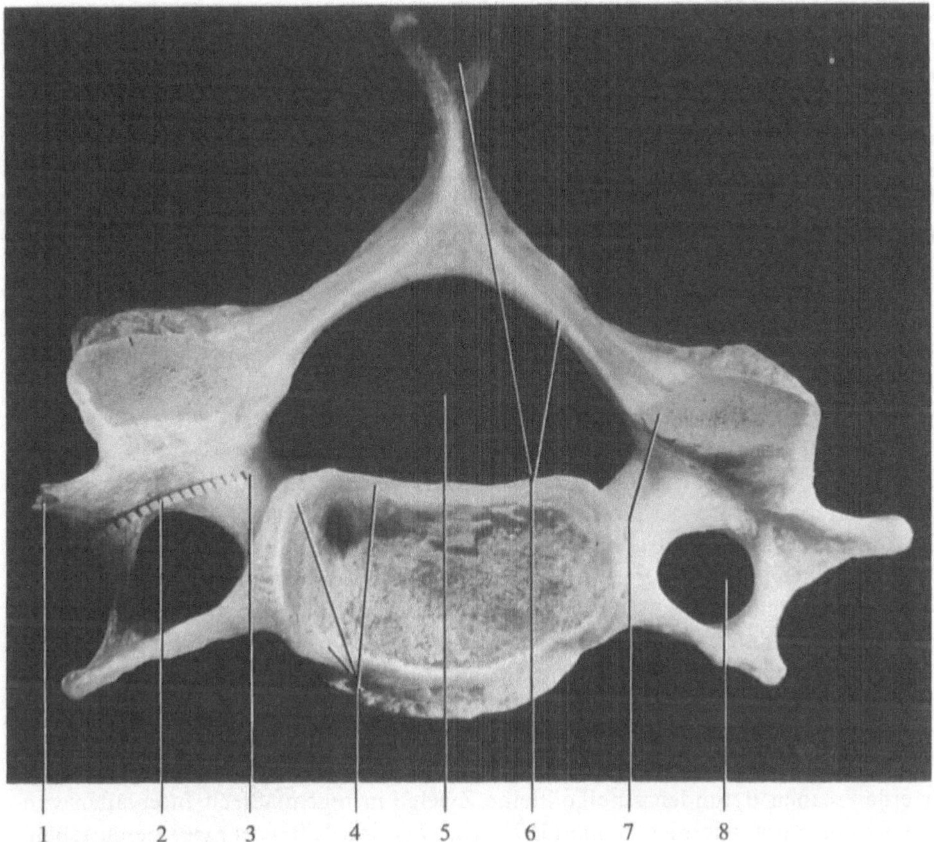

Abb. 47. 6. Halswirbel von oben.

1 Tubercula post. et ant.
2 Canalis radicularis C_6, Boden.
3 Pediculus corporis.
4 Uncus corporis und Randleiste.
5 Foramen vertebrale.

6 Arcus (Lamina) und Processus spinosus gegabelt.
7 Processus articularis sup., medial.
8 Foramen proc. transversus

dalis eine besondere Funktion als Sperrmechanismus bei bestimmten Bewegungen der Halswirbelsäule bei. Bei kongenitalem Fehlen des Processus transversus sind Dorsalflexion, Rotation und Lateralflexion im betreffenden Segment nicht beeinträchtigt, da die Bindegewebestrukturen, insbesondere die Muskulatur, eine Stabilisierung erzeugen. Deren Überbeanspruchung kann seiner Meinung nach zu einer Arthrose führen. Auch kongenitales Fehlen des Processus transversus wurde von ihm in Höhe von C_2 und C_3 beobachtet. Steinbach et al. (1952) wiesen ebenfalls auf das gelegentliche kongenitale Fehlen des Pediculus und des Processus articularis superior an Halswirbeln hin, auf welche u.a. Hadley (1951) aufmerksam machte. In der Regel sind dann die Arcus stärker entwickelt und artikulieren auch mit benachbarten. Die vorderen Umfänge der Processus transversi waren in allen Fällen von Hadley (1951) und Steinbach et al. (1952) ausgebildet.

16. Nerven der Wirbelsäule

a) N. vertebralis (Abb. 48–50)

Erstmals hat Luschka (1850) auf Veranlassung von Purkinje Nerven des Wirbelkanals genauer untersucht. Er bezeichnete diese feinen Nerven im thorakalen, sakralen und lumbalen Bereich als Nervi sinuvertebrales. Durch die Canales intervertebrales der unteren Halswirbelsäule zieht der N. vertebralis ein und begleitet die A.
vertebralis kranialwärts.

Nach Sappey (1852) wird der N. vertebralis aus Rami communicantes von C_6
und C_7 gebildet. Auch Herbet ist nach Siwe (1931) der Meinung, daß der Nerv aus
Wurzeln von C_6 und C_7 entsteht und niemals kranial davon einziehende Nervenfasern erhält.

Nach van Broek (1908) verläuft der N. vertebralis medial zur A. vertebralis innerhalb der Foramina processus transversus und kreuzt die Dorsalseite der A. subclavia zum oberen Pol des Ganglion cervicothoracicum. Er war der Meinung, daß
der N. vertebralis durch zahlreiche Rami communicantes von C_6, C_7 und C_8 (bis zu
C_2 nach aufwärts) die ventral der A. vertebralis verlaufen sollen, erreicht wird.

Nach Siwe (1931) ist der einzige Nerv innerhalb der Foramina processus transversus ein Zweig des Ganglion cervicothoracicum (oder des Ganglion cervicale inferius), der in annähernd gestreckter Linie und die A. vertebralis dorsal von lateral
nach medial überkreuzt und sich mit C_6 oder C_7 verbindet. In einigen Fällen fand
er Verzweigungen des Nervs und Zweige zu C_6 und C_7.

An der A. vertebralis fand er einen Gefäßplexus, der von Zweigen des Plexus
der A. subclavia abstammte, jene Plexus konnte er bis zur Schädelbasis verfolgen.
Er erhält seinen Befunden zufolge kleine Zweige in regelmäßigen Intervallen von
C_6 nach aufwärts, wie dies Henle (1871) (S. 571) und Villiger (1946) beschrieben.
Siwe betont, daß Cruveilhier einmal schrieb, daß der N. vertebralis den Plexus der
A. vertebralis in ihren kaudalen Abschnitten darstellte und zum anderen, daß sich
der Nerv mit C_3, C_4 und C_5 vereinige.

Siwe (1931) trennt jedoch scharf den Plexus der A. vertebralis und den N. vertebralis voneinander ab und findet außer einigen dünnen Verbindungen im kranialsten Abschnitt keine Beziehung zwischen beiden Nerven. Nennt man (nach Siwe)
nur den kranialen Teil N. vertebralis, den kaudalen als Ramus communicans von
C_6 zum Ganglion cervicale inferius, dann sind seiner Meinung nach die beiden einander gegenüberstehenden Meinungen über den Nervus vertebralis entschieden.
Dieser ist seinen Befunden zufolge ein Ramus communicans von C_6 oder C_7 oder
beiden und zum anderen ein Gefäßast von einem (Halsganglion) der unteren Hals-
ganglien. Ein oder mehr Zweige des Plexus vertebralis finden sich seinen Angaben
zufolge nicht selten. Sie können an der ventralen oder medialen Seite der A. vertebralis verlaufen, stammen aber nicht aus dem Ganglion cervicale inferius, sondern
aus dem Plexus a. subclaviae. Im Verlauf der Arterie nach kranial erhält deren Plexus neue Zweige, von den meisten der Zervikalnerven bis aufwärts zu C_1. Auch diese verlaufen dorsal des Gefäßes (Abb. 51).

Der untere N. vertebralis ist nach Siwe an der rechten Seite ein Ramus communicans mit C_6, links einer mit C_7. Nur in drei von 20 Präparaten teilt er sich in
zwei Zweige, deren einer mit C_6 und der andere mit C_7 verbunden war.

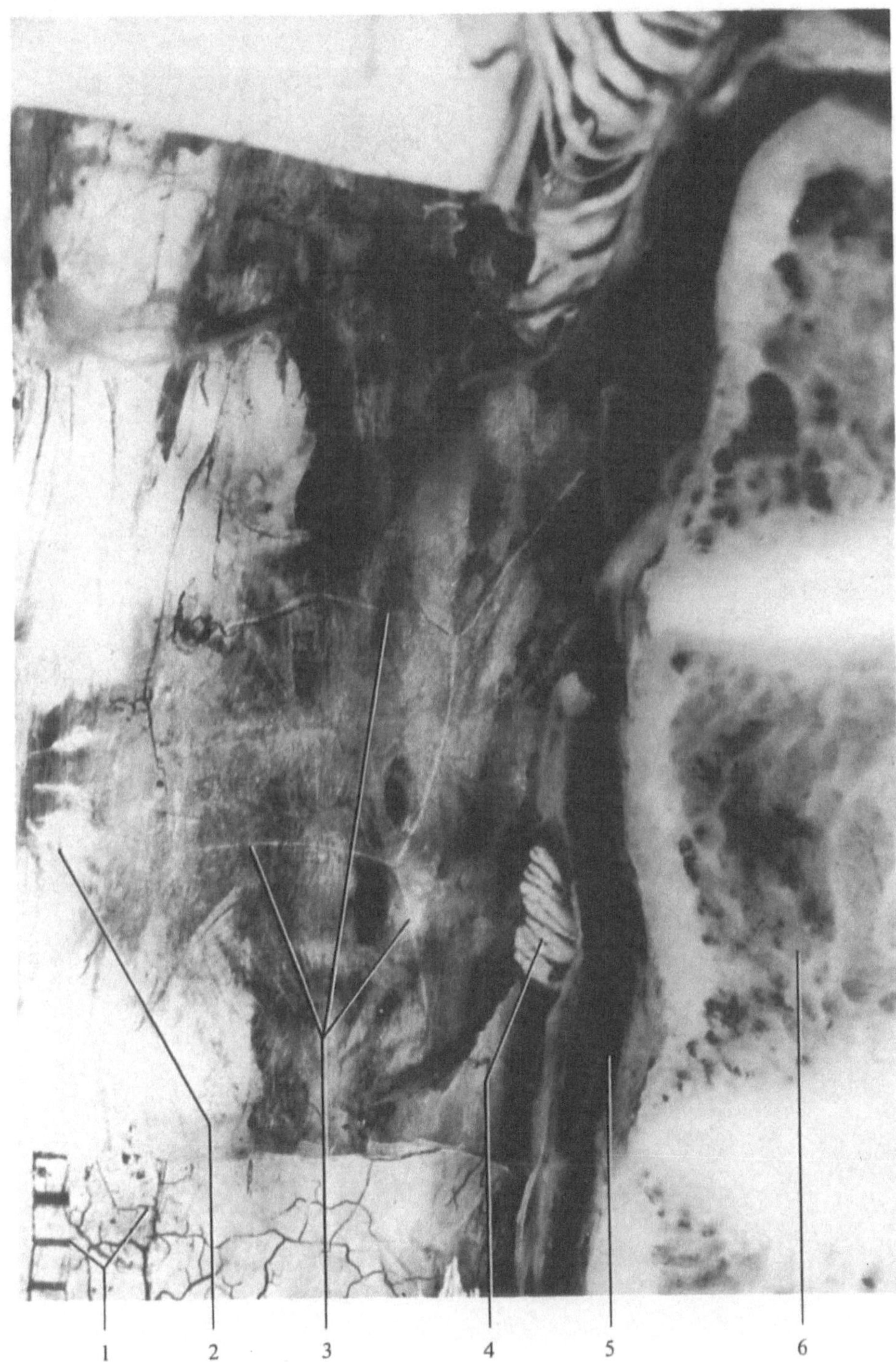

Abb. 48. Zweige des N. vertebralis an Deckmembran des Plexus ven. vertebr.

1 Dura mater und Millimeterpapier.
2 Lig. longitud. post.
3 Rami meningei des N. vertebralis.
4 Fila radicularis ventr. C$_3$.
5 Cavitas epiduralis.
6 Processus articularis C$_4$

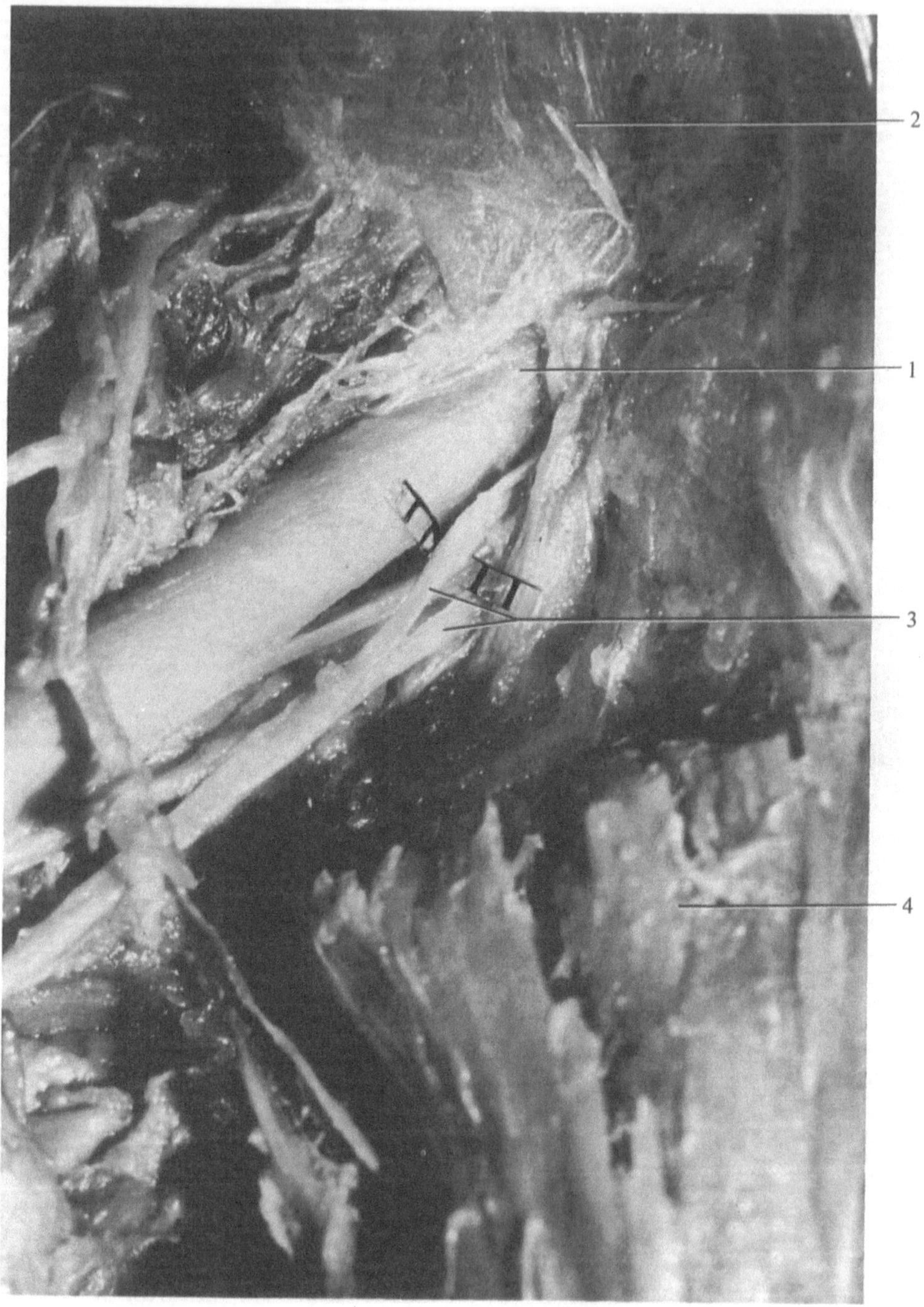

Abb. 49. N. vertebralis, Eintritt ins Foramen.

1 A. vertebralis beim Eintritt in Foramen
proc. transversus C_6.
2 Tuberculum ant. C_5.

3 N. vertebralis, zwei Zweige und Ramus
spinalis der A. vertebralis.
4 M. longus colli, abgeschnitten

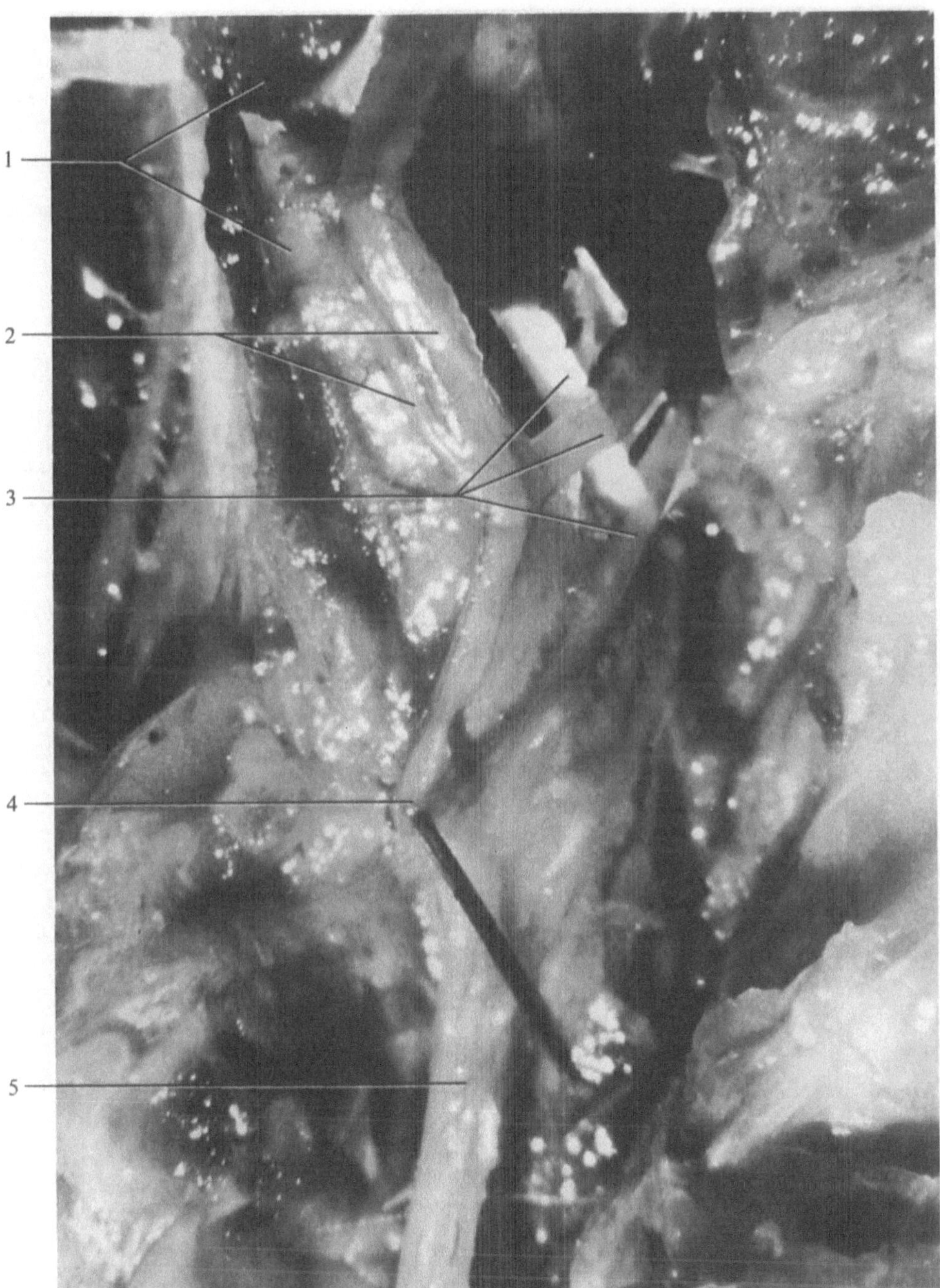

Abb. 50. N. vertebralis, Zweige zu Foramen intervertebrale (an paramed. Sagittalschnitt von medial).

1 A. vertebralis, Pars transversalia.
2 N. vertebralis.
3 Zweige des N. vertebralis zu Foramen intervertebrale (halbe mm).
4 N. vertebralis nach vorne verlagert.
5 N. vertebralis, Stamm

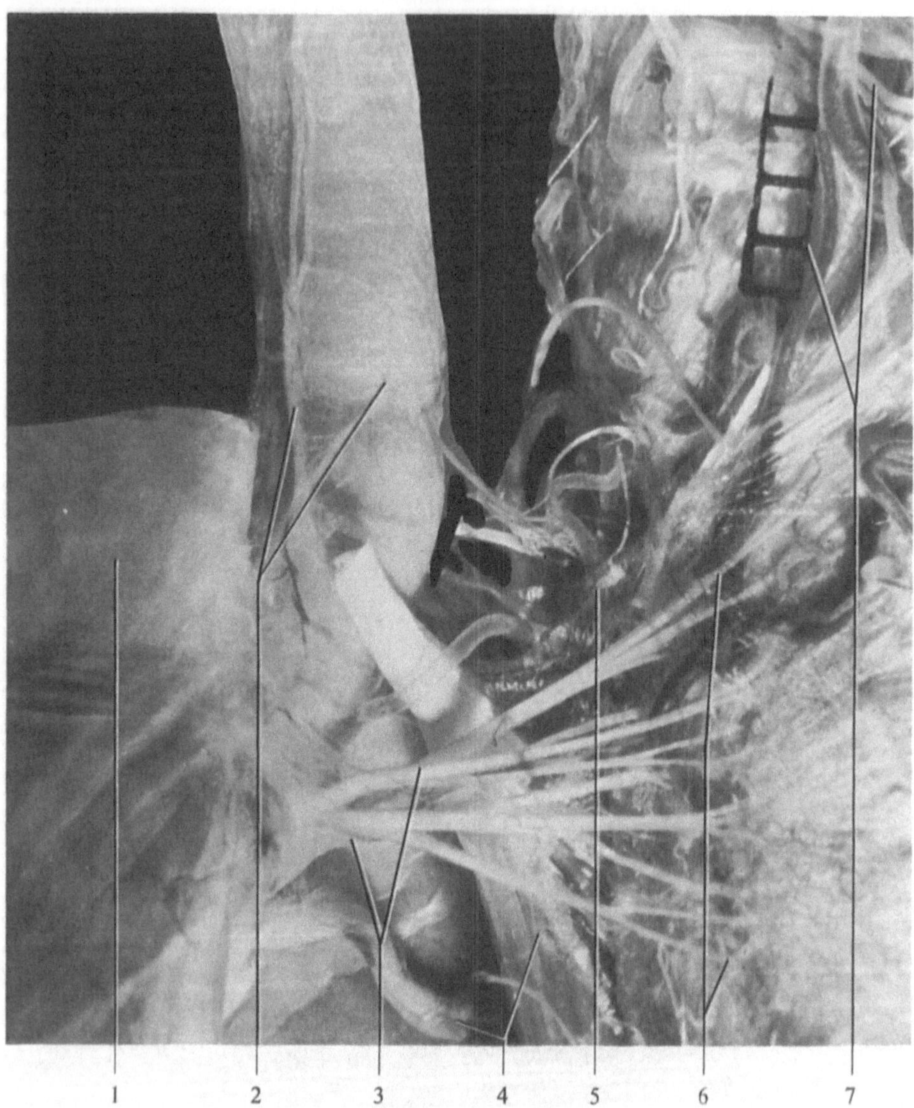

Abb. 51. N. vertebralis an A. vertebralis (intrazisternal, von ventral).

1 Ventrale Dura seitverlagert.
2 N. vertebralis an A. vertebralis.
3 Ventr. Wurzelbündel C_1.
4 Lig. denticulatum, ventral verlagert und Radix dors., C_1 abgeschnitten.

5 Rautenförmiges Halfter, Oberrand.
6 Radix ventralis, C_1, Bildungszone.
7 Wurzelbündel N. XII und Millimeterpapier

Kimmel (1961) untersuchte den N. vertebralis histologisch an 22 Feten und stellte fest, daß erstmals bei 47 mm langen Keimlingen derartige Nerven feststellbar sind. An unserem Untersuchungsgut geht der N. vertebralis am häufigsten vom Ganglion cervicothoracicum, oft in Form von zwei Ästen ab. Er ist mit Zweigen der Radices ventralis et dorsalis (sowie mit dem Ganglion spinale) verknüpft und begleitet die A. vertebralis an ihrer hinteren und medialen Seite in das Foramen processus transversus hinein. Er gibt Rami meningei zur Dura mater, insbesondere im vorderen und seitlichen Umfang sowie *Rami ad plexus venosum* vertebralis int. ant. ab (Schema 12). Außerdem bestehen nach Kimmel (1961) sogenannte Rami communicantes profundi zum 5. und 6. Halsnervenstamm, seltener auch zum 4., die sich auch an unserem Untersuchungsgut auffinden lassen. Zweige der Rami ad plexum vertebrales begleiten die Aa. et Vv. radiculares sowie den epiduralen Venenplexus. Oberhalb von C_3 wird der die A. vertebralis begleitende Nervenplexus bei Feten sehr viel feiner. Gelegentlich ziehen auch vom 2. Halsganglion Fasern in den perivertebralen Nervenplexus ein. Kimmel vermutet, daß auch aus dem *Ganglion cervicale superius* Fasern zum Plexus vertebralis, und zwar über den Ramus communicans griseus des 1. Halsnervs Fasern entlassen werden. Wir konnten derartige Verbindungen bei einem 40 cm langen Feten und bei Erwachsenen nachweisen. Weitere Verbindungen bestehen über Rami communicantes grisei C_2 und C_3. Feine Äste begleiten die Aa. vertebralis et basilaris sowie deren Zweige bis einschließlich der A. cerebelli superior. Nach Pedersen et al. (1956), die im lumbalen Bereich Untersuchungen durchführten, darf angenommen werden, daß vom sympathischen Ganglion nicht nur die Dura mater, Blutgefäße und das Spatium epidurale versorgt werden, sondern auch einige Fasern in den Annulus fibrosus eindringen; histologische Schnitte durch die Rami meningei zeigten zahlreiche dünne und dicke myelinisierte Fasern. Im lumbalen Bereich wurden stets Fasern zum Ganglion spinale und auch zum Ramus communicans nachgewiesen. Anastomosen mit nächstoberen und -unteren Nerven sind die Regel. Auch Roofe (1940) erbrachte den Nachweis, daß Nerven in tiefen Abschnitten des Ligamentum longitudinale posterius und der Annulus fibrosus vorliegen. Ehrenhaft (1943) sah Nervenfasern innerhalb des Annulus, ebenso Tsukada (1939). Im Ligamentum longitudinale posterius kommen zahlreiche freie und eingekapselte Nervenendigungen vor (Stilwell 1956). Auch in das Ligamentum flavum dringen von außen her Nervenfasern, die aus Muskelzweigen stammen, ein. Andere Fasern begleiten Blutgefäße in den Bandapparat (Spurling et al. 1937).

b) N. vertebralis, Beeinträchtigungen (Abb. 52/53).

Starke Osteophytenbildungen am Seitenbezirk der Unci corporum vertebrae, Dehnungen und Zerrungen, insbesondere im Bereich der Articulationes atlanto-axiales können theoretisch den N. vertebralis bzw. den Plexus vertebralis direkt irritieren und Spasmen der Hirngefäße auslösen. Da von Zweigen des N. vertebralis auch Knochen, Bänder und Dura mater versorgt werden, ist nicht auszuschließen, daß durch Beeinträchtigung dieser Strukturen sowie der Symphyses intervertebrales Irritationen des Nervs zur Folge haben können.

Kunert (1970) weist darauf hin, daß Reizzustände des N. vertebralis eine ähnliche Symptomatik wie jene des Ganglion cervicothoracicum machen (cervico-cepha-

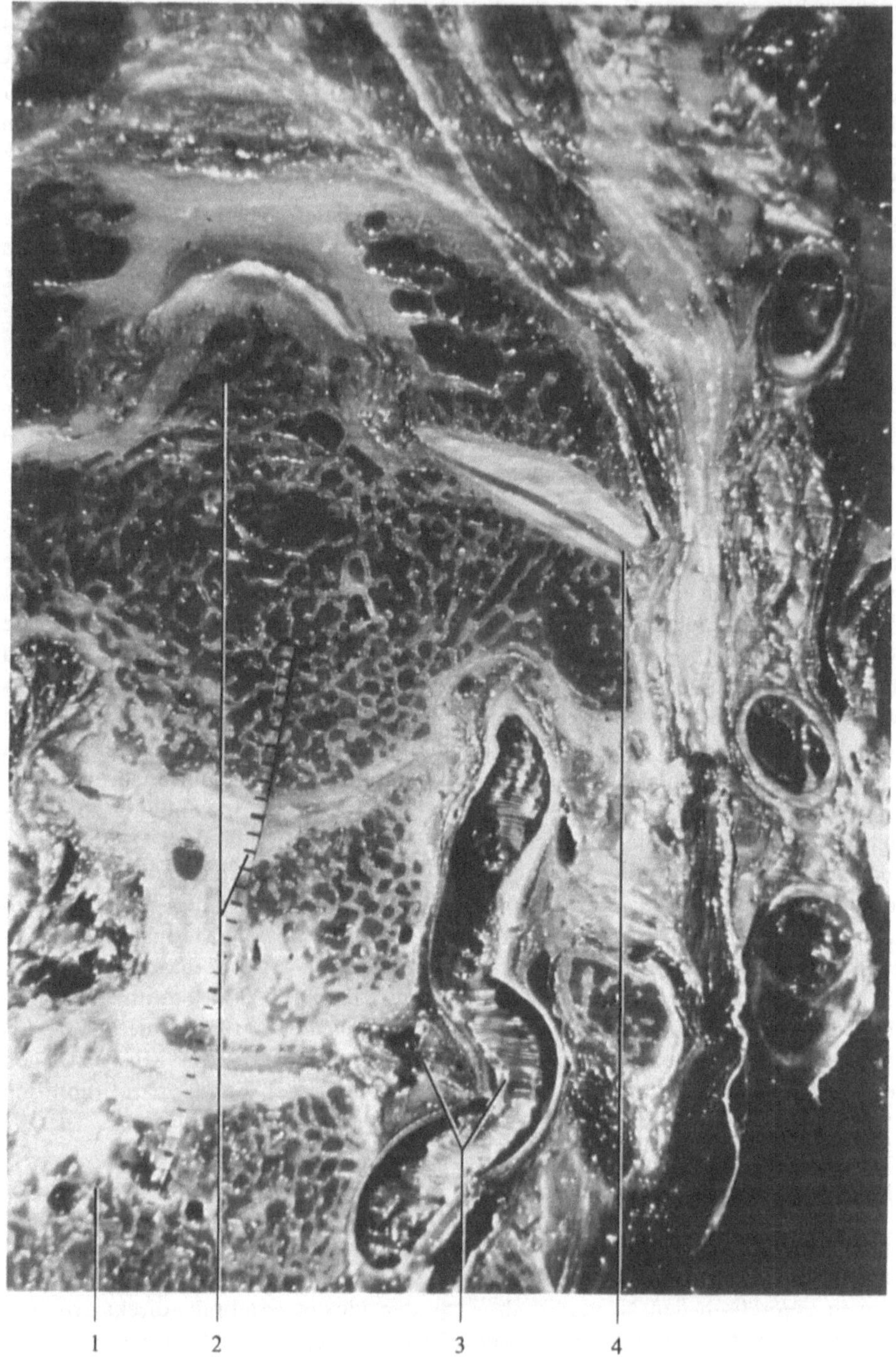

Abb. 52. Frontalschnitt durch ausgebogene A. vertebralis.

1 Corpus vertebrae C$_4$.
2 Dens axis, Anschnitt und Millimeterpapier.
3 Degenerative Wucherungen an der Symphysis intervertebralis, C$_3$/C$_4$ und seitlich ausgebogene A. vertebralis.
4 Artic. atlantoaxialis lateralis

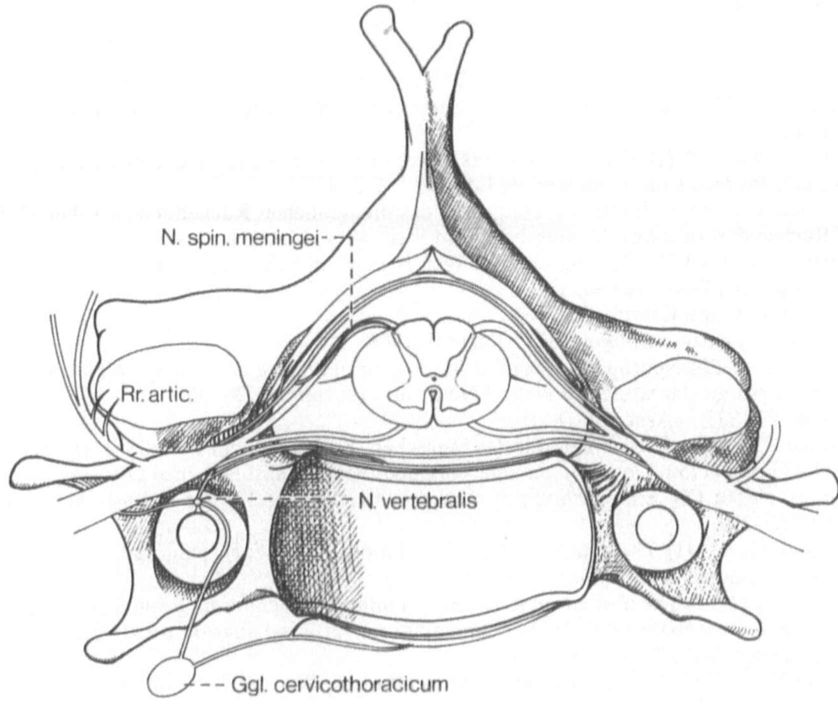

Abb. 53. Wirbelkanal und Inhalt, nervöse Versorgung

les Beschwerdebild). Reizungen des Nervs können nach Kunert erfolgen durch

1. Kaliberdifferenzen der Aa. vertebrales,
2. arteriosklerotische Veränderungen,
3. deformierende Wirbelveränderungen,
4. extreme Lordose der HWS,
5. Endangitis der Aa. vertebrales,
6. vegetative Angiospasmen.

Die Migraine cervicale macht Nacken-, Hinterkopfschmerzen, Hörstörungen, Schwindel, Sehstörungen sowie radikuläre Armschmerzen mit segmentalen Ausfällen, auch sensorische und motorische Sehstörungen wurden beobachtet (Altérations oculaires). Auch Trigeminusschmerzen wurden auf den N. vertebralis zurückgeführt.

Kunert beschreibt das Symptom einer Körperviertelstörung (Quadrantensymptom). Beim Abklemmen der Aa. vertebrales kommen wellenförmige Blutdruckschwankungen und Blutdrucksenkungen zustande. Er diskutiert die Frage, ob bei extremen Kopfdrehbewegungen, anstrengender Haltung an verschiedenen Maschinen u. a. diese Blutdruckreaktion erzeugt werden kann und betont, daß bei elektrischer Reizung des N. vertebralis mit schwachen Reizströmen Blutdruckänderungen auftreten, nicht jedoch nach Durchschneidung des N. vertebralis.

Literatur

Adachi B (1928) Das Arteriensystem der Japaner. Bd I u II, Kaiserlich-Japanische Universität, Kyoto

Adamkiewicz AA (1881 a) Über die mikroskopischen Gefäße des menschlichen Rückenmarks. Trans Int Med Congr, 7th session, London 1, 155–157

Adamkiewicz AA (1881 b) Die Blutgefäße des menschlichen Rückenmarks. 1. Die Gefäße der Rückenmarksubstanz. Sitzungsber Akad Wiss Wien, Math-Naturwiss Kl 84, 469–502

Adamkiewicz AA (1882) Über den häufigen Mangel dorsaler Rückenmarkwurzeln beim Menschen. Arch Path Anat 88, 388

Aeby (1862), zit n Grimme H, 1904

Agduhr (1934), zit n Blinkov SM u Glezer II, 1968

Allen KL (1952) Neuropathies caused by bony spurs in the cervical spine with special reference to surgical treatment. J Neurol Neurosurg Psychiat 15:20–36

Arnold F (1833), s Arnold F 1851

Arnold F Handbuch der Anatomie des Menschen. Bd 2, 1847 und Bd 3, 1851. Herder Freiburg

Asch GT von (1750) De primo pare nervori medullae spinalis. Diss med Goettingen

Bade P (1900) Die Entwicklung des menschlichen Skeletts bis zur Geburt. Arch Mikr Anat 55:245–290

Badgley CE (1941) The articular facets in relation to low back pain and sciatic radiation. J Bone Jt Surg 23 A:481–496

Bailey DK (1952) The normal cervical spine in infants and children. Radiology 59:712–719

Baker RA, Rosenbaum AE (1975) Segmental intervertebral anastomoses in Subclavian-Steal-Syndrome. Brit J Radiol 48:101–107

Bakke SN (1931) Röntgenologische Beobachtungen über die Bewegungen der Wirbelsäule. Acta Radiol (Suppl) 13:1–73

Baldwin WM (1908) The topography of spinal nerve roots. Anat Rec 2:155–156

Banerjee T, Hunt WE (1976) Oblique muscle splitting incision for cervical laminotomy. Amer Surg 46:326–329

Bárány R (1918, 1919) Über einige Augen- und Halsmuskelreflexe bei Neugeborenen. Acta Oto-Laryngol 1:97–102

Bardeen CR (1904) Numerical vertebral variation in the human adult and embryo. Anat Anz 25:497–519

Bardeen CR (1910) In: Manual of human embryology, p. 353. Eds Keibel F, Mall FP. Lippincott Company, Philadelphia London

Barrow (1841), zit nach Fick R, 1904

Bartsch W (1961) Klinik der spinalen Durchblutungsstörungen. Acta Neurochir 7:255–260

Batson OV (1957) The vertebral vein system. Amer J Roentgenol 78:195–212

Becker RF, Grunt JA (1957) The cervical sympathetic ganglia. Anat Rec 127:1–14

Benini A (1978) Das kleine Gelenk der Lendenwirbelsäule. Huber, Bern

Benninghoff A (1930) Handbuch der mikroskopischen Anatomie des Menschen. Lehmann, München Berlin

Bergmann C (1846) Einige Beobachtungen und Reflexionen über die Skeletsysteme der Wirbelthiere. Göttingen

Blau JN, Rushworth G (1958) Observations on the blood vessels of the spinal cord and their responses to motor activity. Brain 81:354–363

Blinkov SM, Glezer II (1968) Das Zentralnervensystem in Zahlen und Tabellen. Fischer, Jena

Blockey NJ, Purser DW (1956) Fractures of the odontoid process of the axis. J Bone Jt Surg 38 B:794–817

Bodechtel G, Erbslöh F (1957) Die Foix-Alajouaninesche Krankheit. In: Lubarsch O, Henke F, Rössle R (Hrsg) Handbuch der speziellen pathologischen Anatomie und Histologie, Bd I B, Springer, Berlin

Boijsen E (1954) The cervical spinal canal in intraspinal expansive processes. Acta Radiol 42:101

Bolk L (1902) Über eine Wirbelsäule mit nur sechs Halswirbeln. Morph Jahrb 29:84–93

Breig A (1960) Biomechanics of the central nervous system. Almquvist & Wiksell, Uppsala

Broek AJP, van den (1908) Untersuchungen über den Bau des sympathischen Nervensystems der Säugetiere.Morphol Jahrb 37:202–288

Brügger A (1960) Über vertebrale, radikuläre und pseudoradikuläre Syndrome. Geigy, Basel

Brunner FX (1978) Über die Arterien des Hirnstammes, Vorkommen, Zahl, Durchmesser und Variationen. Inauguraldissertation, Würzburg

Buetti-Bäuml C (1954) Die funktionelle Diagnostik der Halswirbelsäule. Thieme, Stuttgart

Bull JWD (1948) zit. nach Frykholm R (1951)

Burwood RJ, Watt J (1974) Assimilation of the atlas and basilar impression: a review of 1500 skull and cervical spine radiographs. Clin Radiol 25:327

Cattel JS, Filtzer DL (1965) Pseudosubluxation and other normal variations in the cervical spine in children. J Bone Jt Surg 47 A:1295–1309 (1965)

Clara M (1959) Das Nervensystem des Menschen. 3. Aufl, Barth, Leipzig

Clark (1929), zit n Stöhr Ph (1929)

Clemens HJ (1961) Die Venensysteme der menschlichen Wirbelsäule. de Gruyter, Berlin

Clemens HJ (1970) Die Vaskularisation der Wirbelsäule und des Rückenmarks, In: Trostdorf E, Stender HSt (Hrsg) Wirbelsäule und Nervensystem. Thieme, Stuttgart

Clemens HJ, Quast H von (1960) Untersuchungen über die Gefäße des menschlichen Rückenmarks. Acta anat 42:277–306

Clemens HJ, Noeske K, Roll D (1957) Die arterielle Versorgung der menschlichen Wirbelsäule und des Rückenmarks, S. 13–32. In: Heine KH (Hrsg) Zur funktionellen Pathologie und Therapie der Wirbelsäule. Verlag prakt Med, Berlin

Cloward RB (1958) The anterior approach for removal of ruptured cervical discs. J Neurosurg 15:602–617

Coggeshall RE, Applebaum ML, Frazen M, Stubbs TB, Sykes MT (1975) Unmyelinated axons in human ventral roots, a possible explanation for the failure of dorsal rhizotomy to relieve pain. Brain 98:157–166

Corbin JL (1961) Anatomie et pathologie artérielles de la moelle. Masson & Cie., Paris

Crock HV, Yoshizawa H (1977) The blood supply of the vertebral column and spinal cord in man. Springer, New York – Wien

Cruveilhier (1931) zit. nach Siwe SA

Danbury R (1971) Functional anatomy and kinesiology of the cervical spine. Man Med 9:97–102

Daseler EH, Anson BJ (1959) Surgical anatomy of the subclavian artery and its branches. Surgery, Gynecology Obstetrics 108:149–174

Decking D, Heine J (1976) Röntgenologische Veränderungen der Halswirbelsäule bei Mißbildungen. Z Orthop 114:294–304

Delmas A, Ndjaga-MBA M, Vannareth T (1970) Le cartilage articulare de L_4–L_5 et L_5–S_1. CR Ass Anat 55^e Congr. Nancy, p 230–234

Di Chiro G, Fried LC (1971) Blood flow currents in spinal cord arteries. Neurology 21:1088

Donaldson HH, Davis DJ (1903) A description of charts showing the areas of the cross sections of the human spinal cord at the level of each spinal nerve. J Comp Neurol 13:19–40

Doppman J, Di Chiro G (1968) The arteria radicularis magna: radiographic anatomy in the adult. Brit J Radiol 41:40–45

Duus P (1974) Neurologische Syndrome bei Einengung der Foramina intervertebralia. Wiener Med Wschr 124:9–13

Duus P (1980) Neurologisch-topische Diagnostik. 2. Auflage. Thieme, Stuttgart New York

Edinger L (1893) Vorlesungen über den Bau der nervösen Zentralorgane des Menschen und der Tiere. Verlag von F.C.W. Vogel, 4. Auflage, Leipzig

Eisler P (1912) Die Muskeln des Stammes. In: Bardelebens Handbuch des Menschen, Bd 2. Fischer, Jena

Elsberg CA, Dyke CG (1934) The diagnosis and localization of tumors of the spinal cord by means of measurements made on tne X-ray films of the vertebrae, and the correlation of clinical and X-ray findings. Bull Neurol Inst 3:359–394

Emminger E (1954) Die Gelenkdisci an der Wirbelsäule (eine mögliche Erklärung wirbelsäulenabhängiger Schmerzzustände). Unfallheilkunde 48:142–148

Emminger E (1960) s Emminger E, 1967

Emminger E (1967) Die Anatomie und Pathologie des blockierten Wirbelgelenkes. Die Wirbelsäule in Forschung und Praxis 38:253–258

Fauré C, Debrun G, Djindjian R (1967) La vascularisation artérielle normale et pathologique du renflement lombaire de la moelle épinière chez l'enfant. L'artère d'Adamkievicz. Ann Radiol 10:129–140

Ferguson GG (1972) Physical factors in the initiation growth and rupture of human intracranial sacclur aneurysms. J Neurosurg 37:666–677

Fick R (1904) Handbuch der Anatomie des Menschen. Bd 2: Bänder, Gelenke und Muskeln. G. Fischer Verlag, Jena

Fick R (1910/11) Handbuch der Anatomie und Mechanik der Gelenke. G. Fischer Verlag, Jena

Fielding W (1964) Normal and selected abnormal motion of the cervical spine from the second cervical vertebra to the seventh cervical vertebra based on cineroentgenography. J Bone Jt Surg 46A:1779–1782

Fischer-Wasels J (1962) Die Arteria vertebralis bei der Funktion der oberen Halswirbel. In: Junghanns H: Die Wirbelsäule in Diagnostik und Therapie 25:156–158, Hippokrates, Stuttgart

Fortuna A, Torre E la, Occhipinti E (1971) The direction of blood flow in the cervical cord. Eur Neurol 5:335–342

Frenzel H (1931) Halsreflektorisches Augenrücken von vestibulärer Schlagform. Parsow Schaefer Beitr Anat Ohr 28:305–314

Friedenberg ZB, Edeiken J, Spencer HN, Tolentino SC (1959) Degenerative changes in the cervical spine. J Bone Jt Surg 41A:61–70

Fritzsche E (1912) Über die Frakturen des Zahnfortsatzes des Epistropheus. Neue röntgenographische Darstellung des Processus odontoideus. Dtsch Z Chirur 120:7

Frykholm R (1947) Deformities of dural pouches and strictures of dural sheaths in the cervical region producing nerve-root compression. A contribution to the etiology and operative treatment of brachial neuralgia. J Neurosurg 4:403–413

Frykholm R (1951) Cervical nerve root compression resulting from disc degeneration and root sleevs fibrosis. Acta Chir Scand 160:1–149

Frykholm R (1951) Lower cervical vertebrae and intervertebral discs. Surgical anatomy and pathology. Acta Chir Scand 101:345–359

Gardner WJ (1966) Embryologic origin of spinal malformations. Acta Radiol Diagn 5:1013

Gardner WJ (1968) Hydrodynamic mechanism of syringomyelia: its relationship to myelocele. J Neurol Neurosurg Psych 28:247

Gegenbaur, zit. nach Jaquet GH, 1962

Geipel P (1955) Zur Kenntnis der Spaltbildungen des Atlas und Epistropheus. Zentralblatt Allg Pathol 94:19

Gerlach, Henke (1911) zit. nach Fick R

Gillilan LA (1957) The arterial and venous blood supply of the human spinal cord. Anat Rec 127:466

Gillilan LA (1958) The arterial blood supply of the human spinal cord. J Comp Neur 110:75–104

Giraudi G (1931) L'artrosi deformente uncovertebrale. Radiol Med 18:1457–1474

Goll (1875) zit. nach Key and Retzius

Gray's Anatomy (1973) In: Warwick R, Williams PL. 35th ed, Longman, London

Grimme H (1904) Anomalien der Halswirbelsäule. Inauguraldissertation, Göttingen

Gruber W (1876) zit. nach Poirier P et Charpy A, 1931

Hadley LA (1951) Congenital absence of pedicle from cervical vertebra. Report of three cases. Amer J Roentgenol 65:193–197

Hadley LA (1951) Intervertebral joint subluxation, bony impingement and foramen encroachment with nerve root changes. Amer J Roentgenol 65:377–402

Hadley LA (1956) The spine: anatomico-radiographic studies, development and the cervical region. Charles C. Thomas, Springfield

Hafferl A, Thiel W (1969) Lehrbuch der topographischen Anatomie. 3. Auflage, Springer, Berlin

Halbertsma (1857) zit. nach Luschka H, 1858

Handwerker HO, Zimmermann M (1976) Schmerz und vegetatives Nervensystem. In: Klinische Pathologie des vegetativen Nervensystems. Fischer Verlag, Stuttgart

Harris RS, Jones DM (1956) The arterial supply to the adult cervical vertebral bodies. J Bone Jt Surg 38 B:922–927

Hasselwander A (1938) Handbuch der Anatomie des Kindes. 2. Bd, Bergmann, München

Hassler O (1963) The arteries of the spinal cord. Differences in morphology at various levels. Anat Anz 112:19–24

Hassler O (1976) Wechselwirkungen zwischen dem System der schnellen Schmerzempfindung und dem des langsamen, nachhaltigen Schmerzgefühls. Langenbecks Arch Chir 342:48–61

Haworth JB, Keillor GW (1962) Use of transparencies in evaluating the width of the spinal canal in infants, children and adults. Radiology 79:109–114

Head H (1920) Studies in neurology. Hodder & Stoughton, London

Henle J (1871) Handbuch der Nervenlehre des Menschen. Vieweg & Sohn, Braunschweig

Henle J (1879) Handbuch der systematischen Anatomie des Menschen, in drei Bänden, 2. verb Aufl, Bd 3. Vieweg, Braunschweig

Hensinger RN, Fieldings JW, Hawkins RJ (1978) Congenital anomalies of the odontoid process. Orthopedic Clinics of North America 9:901–912

Herbet (1931) zit. nach Siwe SA

Hertel G (1973) The width of the cervical spinal canal and the size of the vertebral bodies in syringomyelia. Europ Neurol 9:168–182

Hilbert R (1878) Zur Kenntnis der Spinalnerven. Inauguraldissertation, Königsberg

Hinck VC, Hopkins CE, Savara BS (1962) Sagittal diameter of the cervical spinal canal in children. Radiology 79:97–108

Hochstetter F (1934) Über die Entwicklung und Differenzierung der Hüllen des Rückenmarkes beim Menschen. Morphol Jahrb 74:1–104

Holsten DR (1968) Eine besondere Form von Defektbildung im hinteren Atlasbogen. Fortschr Röntgenstr 108:541–543

Holsten DR, Herrmann E (1970) Röntgenbefunde bei okzipitaler Dysplasie. In: Trostdorf E, Stender HSt (Hrsg) Wirbelsäule und Nervensystem. Thieme, Stuttgart

Horwitz Th (1940) Degenerative lesions in the cervical portion of the spine. Arch Int Med 65:1178–1191

Houdart R, Djindjian R, Hurth M (1965) L'artériographie des angiomes de la moelle étude anatomique et perspectives therapeutiques. Presse Méd 73:525–530

Huber (1744) zit. nach Ziehen Th, 1899

Hughes (1851) zit. nach Fick R, 1911

Hyrtl J (1836) s Hyrtl J, 1885

Hyrtl J (1841) Einige in chirurgischer Hinsicht wichtige Gefäßvarietäten. Med Jahrbuch 24:17–38

Hyrtl J (1885) Lehrbuch der Anatomie des Menschen mit Rücksicht auf physiologische Begründung und praktische Anwendung. 18. Auflage, Braumüller, Wien

Ingelmark BE (1947) Über das craniovertebrale Grenzgebiet beim Menschen. Acta Anat (Suppl) 6:1–116

Jaquet GH (1962) Postmortale Angiogramme der Arteriae vertebrales mit makroskopischen und mikroskopischen Befunden an Knochen, Gefäßen und Nerven. In: Junghanns H (Hrsg) Die Wirbelsäule in Diagnostik und Therapie 25:119–124, Hippokrates, Stuttgart

Jellinger K (1966) Zur Orthologie und Pathologie der Rückenmarksdurchblutung. Springer, Wien – New York

Jellinger K (1970) Zur Problematik der angiodysgenetischen Myelopathie (spinaler Angiome) unter Berücksichtigung neuropathologischer Befunde. S. 97–104. Morphologie und Pathogenese der spinalen Mangeldurchblutung in Abhängigkeit von der Wirbelsäule. S. 75–89. In: Trostdorf E und Stender HSt (Hrsg) Wirbelsäule und Nervensystem, Thieme, Stuttgart

Jenkins ThW, Truex RC (1963) Dissection of the human brain as a method for its fractionation by weight. Anat Rec 147:359–366 (1963)

De Jong JMVB (1969) 1954 und 1967, zit. nach Jongkees LBW

Jongkees LB (1969) Cervical vertigo. The Laryngoscope 79:1473–1484

Kadyi H (1886) Über die Blutgefäße des menschlichen Rückenmarks. Anat Anz 1:304–314

Kadyi H (1889) Über die Blutgefäße des menschlichen Rückenmarks. Nach einer im XV. Bande der Denkschriften d math-naturw Cl d Akad d Wissensch in Krakau erschienenen Monographie, aus dem Polnischen übersetzt vom Verfasser. Gubrynoeicz & Schmidt, Lemberg

Kamieth H (1959) Ein nicht sicher einzuordnender Knochenkeil am Unterrand des Clivus. Röntgenfortschritte 91:334–339

Karmann E (1979) Untersuchungen über den Einfluß der Fusionsoperation nach Cloward auf die Beweglichkeit der Halswirbelsäule in der Sagittalebene. Inauguraldissertation, Würzburg

Kazzander G (1891) Über den N. accessorius Willisii und seine Beziehungen zu den oberen Cervicalnerven beim Menschen und einigen Haussäugetieren. Arch Anat Entwickl Ges, Anat Abtl 1891:212–243

Key A, Retzius G (1875) Studien in der Anatomie des Nervensystems und des Bindegewebes. Bd 1, Samson & Wallin, Stockholm

Kimmel DL (1961) Innervation of spinal dura mater and dura mater of the posterior cranial fossa. Neurology 11:800–809

Kölliker A von (1893/96) Handbuch der Gewebelehre des Menschen. Engelmann, Leipzig

Kos J (1969) Contribution á l'étude de l'anatomie et de la vascularisation des articulations intervertébrales. CR Ass Anat 53° Congr Tours 1088–1105

Kovács A von (1938) Röntgendarstellung und Diagnostik der zervikalen Zwischenwirbellöcher. Röntgenpraxis 10:479–484

Kristoff FV, Odom GL (1947) Ruptured intervertebral disk in the cervical region. Arch Surg 54:287–304

Krogdahl T, Torgensen O (1940) Die „Unco-Vertebralgelenke" und die „Arthrosis Deformans Uncovertebralis". Eine pathologisch-anatomische Studie. Acta Radiol 21:231–262

Kubik S, Müntener M (1969) Zur Topographie der spinalen Nervenwurzeln. Acta Anat 74:149–168

Kunert W (1970) Halswirbelsäule und Durchblutungsstörungen im Vertebralis-Basilaris-Stromgebiet und ihre klinischen Erscheinungen. S. 63–68. In: Trostdorf E, Stender HSt (Hrsg) Wirbelsäule und Nervensystem, Thieme, Stuttgart

Kupffer C (1891) Die Entwicklung der Kopfnerven der Vertebraten. Anat Anz, Ergänzungsheft zum 6. Bd, S 22–55

Lang J (1979) Praktische Anatomie: e Lehr- u Hilfsbuch d anat Grundlagen ärztl Handelns / begr von T. von Lanz; W. Wachsmuth. Fortgef u hrsg von J. Lang; W. Wachsmuth. – Berlin, Heidelberg, New York: Springer. NE: Lang, Johannes (Hrsg); Lanz, Titus von (Begr) Teil 1. Kopf. Teil B. Gehirn- und Augenschädel / von J. Lang. In Zsarb mit K.-A. Bushe, W. Buschmann u D. Linnert

Lang J (1981) Klinische Anatomie des Kopfes: Neurokranium, Orbita, kraniozervikaler Übergang. Springer, Berlin Heidelberg New York

Lang J, Baldauf R (1983) Beitrag zur Gefäßversorgung des Rückenmarks. Morph Jahrbuch, im Druck

Lang J, Bartram C-Th (1982) Über die Fila radicularia der Radices ventrales et dorsales des menschlichen Rückenmarks. Morph Jahrbuch 128:417–462

Lang J, Brunner FX (1979) Über die arterielle Versorgung der Medulla oblongata und des Pons. Verh Anat Ges 73:101–105

Lang J, Emminger A (1963) Über die Textur des Ligamentum denticulatum und der Pia mater spinalis. Z Anat Entwickl Ges 123:505–522

Lanz T von (1928) Zur Struktur der Dura mater spinalis. Verh Anat Ges 37:78–87

Lanz T von (1929) Über die Rückenmarkhäute. I. Die konstruktive Form der harten Haut des menschlichen Rückenmarks und ihrer Bänder. Arch Entwickl Mech Org 118:252–307

Lanz U (1967) Zur Struktur der Pia mater spinalis unter besonderer Berücksichtigung der elastischen Fasern. Inauguraldissertation, München

Last RJ, Tompsett DH (1952/53) Casts of the cerebral ventricles. Brit J Surg 40:525–540

Lavdowsky M (1891) Vom Aufbau des Rückenmarks. Arch Mikr Anat 38:264–301

Lazorthes G, Gouazé A, Bastide G (1966) La vascularisation artérielle de la moelle cervicale: étude des suppléances. Rev Neurol 115:1055–1068

Lazorthes G, Gouazé A, Zadeh JO, Santini JJ, Lazorthes Y, Burdin P (1971) Arterial vascularization of the spinal cord. J Neurosurg 35:253–262

Lewin T (1962) zit. nach Putz R, 1981

Ley F (1974) Contribution á l'étude des cavités articulaires interapophysaires vertébrales thoraciques. Arch Anat Histol Embryol 57:61–114

Lissauer H (1885) Beitrag zur pathologischen Anatomie der Tabes dorsalis und zum Faserverlauf im menschlichen Rückenmark. Neurologisches Centralblatt 4:245–246

Loeweneck H (1966) Über die sensible Innervation der Articulationes intervertebrales. Inauguraldissertation, München

Lüderitz C (1881) Über das Rückenmarksegment. Ein Beitrag zur Morphologie und Histologie des Rückenmarks. Arch Anat Physiol Anat Abtl 1881:423–495

Ludwig KS (1957) Die Frühentwicklung des Atlas und der Occipitalwirbel beim Menschen. Acta Anat 30:444–461

Luschka H von (1850) Die Nerven des menschlichen Wirbelkanals. Verlag der Lauppschen Buchhandlung, Tübingen

Luschka H von (1858) Die Halbgelenke des menschlichen Körpers. Reimer, Berlin

Mair WGP, Druckman R (1953) The pathology of spinal cord lesions and their relation to the clinical features in protrusion of cervical intervertebral discs. Brain 76:70–91

Marzotko D (1959) Winkel- und Längenmessungen an Leichen verschiedener Altersklassen als Beitrag zur Topographie der Spinalwurzeln des Menschen. Wissenschaftliche Zeitschrift der Martin-Luther-Universität Halle, Math-Nat VIII/6:823–848

Meckel JF (1815) Über die Entwicklung der Centraltheile des Nervensystems V. Deutsches Arch Physiol 1:589–646

Merkel (1815) zit. nach Luschka H, 1858

Mestdagh H (1969) Anatomie fonctionelle du rachis cervical inférieur (de C_3 â C_7). Thése Med (Lille)

Meyer (1894) zit. nach Fick R, 1904

Meyer A (1920) Herniation of the brain. Arch Neurol Psychiat 4:387–400

Müller J (1833) Handbuch der Physiologie des Menschen. Verlag von J. Holscher, Coblenz

Nagashima C, Iwama K, Sakata E, Miki Y (1970) Effects of temporary occlusion of a vertebral artery on the human vestibular system. J Neurosurg 27:388–394

Nathan H, Feuerstein M (1970) Aggulated course of spinal nerve roots. J Neurosurg 32:349–352

Neuberger H (1912) Über einige Arterienvarietäten am Hals. Anat Anz 41:618–625

Noeske K (1958) Über die arterielle Versorgung des menschlichen Rückenmarks. Morphol Jahrbuch 99:455–497

Nomina Anatomica (1977) 4th ed, approved by the 10th Int Congr of Anatomists, Tokyo 1975. Excerpta Medica

O'Connell JEA (1956) Discussion on cervical spondylosis. Proc R Soc Med 49:202–208

Ono K, Ota H, Tada K, Hamada H, Takaoka K (1977) Ossified posterior longitudinal ligament. Spine 2/2:126–138

Onodi A (1885) Über die Ganglienzellengruppen der hinteren und vorderen Nervenwurzeln. Centralblatt für die med. Wissenschaft 23:275–277 u 291–294

Oppenheimer A (1938) The swollen atrophic hand. Surg Gyn Obst 67:446–454

Pallie W (1969) The intersegmental anastomoses of posterior spinal rootlets and their significance. J Neurosurg 16:188–196

Pallie W, Manuel JK (1968) Intersegmental anastomoses between dorsal spinal rootlets in some vertebrates. Acta Anat 70:341–351

Pallis C, Jones AM, Spillane JD (1954) Cervical spondylosis. Brain 77:274–289

Payne EE, Spillane JD (1957) The cervical spine. An anatomico-pathological study of 70 specimen (using a special technique) with particular reference to the problem of cervical spondylosis. Brain 80:571–596

Pedersen HE, Blunck CFJ, Gardner E (1956) The anatomy of the lumbosacral posterior rami and meningeal branches of spinal nerves (sinu-vertebral nerves). J Bone Jt Surg 38A:377–391

Penning L (1964) Nonpathologic and pathologic relationships between the lower cervical vertebrae. Am J Roentgenol Rad Ther Nucl Med 91:1036–1050

Penning L (1968) Functional pathology of the cervical spine. Excerpta Medica, Amsterdam

Penning L (1978) Normal movements of the cervical spine. Am J Roentgenol 130:317–326

Penning L, Töndury G (1964) Entstehung, Bau und Funktion der meniskoiden Strukturen in den Halswirbelgelenken. Z Orthop 98:1–14

Pernkopf E (1937–1960) Topographische Anatomie des Menschen. Band 1, Urban & Schwarzenberg, Berlin München Wien

Peters GA (1935) The presence of sensory nerve cells in the central root of the trigeminal nerve. J Comp Neurol 62:349

Pfitzner W (1883) Ein Fall von accessorischen Spinalnerven. Morphol Jahrbuch 8:681–683

Pfitzner W (1884) Über Wachsthumsbeziehungen zwischen Rückenmark und Wirbelkanal. Morphol Jahrbuch 9:99–116

Philip WM (1950) Brachial neuralgia. Brit Med J 1:986–991

Piersol GA (1930) Human anatomy, 9th ed. In: Huber GC (ed) J.B. Lippincott Company, Philadelphia pp 131–216

Piscol K (1972) Die Blutversorgung des Rückenmarks und ihre klinische Relevanz. Springer, Berlin Heidelberg New York

Plaut HF (1937) Fracture of atlas or developmental abnormality. Radiology 29:227–231

Plaut HF (1938) Fractures of the atlas resulting from automobile accidents. Am J Roentgenol 40:867–890

Poirier P, Charpy A (1931) Traité d'anatomie humaine. Masson et Cie., Paris

Putz R (1976) Charakteristische Fortsätze – Processus uncinati – als besondere Merkmale des 1. Brustwirbels. Anat Anz 139:442–454

Putz R (1981) Funktionelle Anatomie der Wirbelgelenke. Bd 43, Thieme, Stuttgart-New York

Ranson SW, Billingsly PR (1916) The conduction of painful afferent impulses in the spinal nerves. Studies in vasomotor reflex arcs. Am J Physiol 40:571–584

Rapp v (1858) zit. nach Luschka H

Rathcke L (1934) Zur normalen und pathologischen Anatomie der Halswirbelsäule. Dtsch Z Chir 242:122–137

Rattone G (1884) Sur l'existence de cellules ganglionaires dans les racines postérieures des nerfs rachidiens de l'homme. Internat Mon Schr Anat 1:53–68

Rauber (1911) zit. nach Fick

Ravelli A (1955) Das Vakuum-Phänomen (R. Ficksches Zeichen). Röfo 83/2, S 236–240

Ravenel (1899) zit. nach Ziehen

Reid JD (1960) Effects of flexion-extension movements of the head and spine upon the spinal cord and nerve roots. J Neurol Neurosurg Psychiat 23:214–221

Robacki R (1981) Die Ligamenta flava der menschlichen Wirbelsäule. Morphologische Studien unter funktionellen Gesichtspunkten. I u II. Verh Anat Ges 75:679–682

Roll D (1958) Über die Arterien der Pars caudalis des menschlichen Rückenmarks und das Vorkommen arterio-venöser Anastomosen im Stromgebiet der A. radicularis magna. Morphol Jahrbuch 99:425–454

Roofe P (1940) Innervation of annulus fibrosus and posterior longitudinal ligament. Arch Neurol Psychoat 44:100–103

Runge H, Zippel H (1976) Untersuchungen zur Entwicklung des Wirbelbogens im Lumbosacralbereich. Beitr Orthop Traum 23:19–29

Ryan GMS, Cope S (1955) Cervical vertigo. Lancet 2:1355–1358

Sappey PhC (1852) Traite d'anatomie descriptive. Masson & Cie., Paris

Schaffer J (1894) Die oberflächliche Gliahülle und das Stützgerät des weißen Rückenmarksmantels. Anat Anz 9:262–264

Scharf JH (1958) Sensible Ganglien. In: v Möllendorff-Bargmann's Handbuch der mikroskopischen Anatomie. Bd 4/3. Berlin-Göttingen-Heidelberg

Schiff DCM, Panke WM (1972) Blood supply to the odontoid. Anat Rec 172:399–400

Schmincke A, Santo E (1932) Zur normalen und pathologischen Anatomie der Halswirbelsäule. Zbl Path 55:369–372

Schmorl G, Junghanns H (1968) Die gesunde und kranke Wirbelsäule in Röntgenbild und Klinik. 5. Auflage, Thieme, Stuttgart

Schürmann K (1981) Optic nerve compression by meningiomas. S 148–155. In: Samii M, Jannetta PJ (eds) The cranial nerves. Springer, Berlin Heidelberg New York

Schwerdt K (1978) Form- und Lagevariationen der extrakraniellen Arteria vertebralis im Angiogramm. Inauguraldissertation, Würzburg

Scott AB, Knapp P (1972) Surgical treatment of the superior oblique tendon sheath syndrome. Arch Ophthalmol 88:282

Sensening EC (1951) The early development of the meninges of the spinal cord in human embryos. Contrib Embryol 34:147–157

Seymour (1954) zit. nach Jongkees LB, 1969
Siemerling E (1887) Anatomische Untersuchungen über die menschlichen Rückenmarkswurzeln. Hirschwald, Berlin
Sindou M, Quoex C, Baleydier C (1974) Fiber organization at the posterior spinal cord-rootlet junction in man. J Comp Neurol 153:15–26
Siwe SA (1931) The cervical part of the ganglionated cord, with spinal reference to its connections with the spinal nerves and certain cerebral nerves. Am J Anat 48:479–497
Smith JFH, Canham PB, Starkey J (1981) Orientation of collagen in the tunica adventitia of the human cerebral artery measured with polarized light and the universal stage. J Ultrastruct Res 77:133–145
Smith RA (1976) Neurological complications of extraspinal arterial origin. Am Surg 42/9:679–684
Snyder R (1977) The organization of the dorsal root entry zone in cats and monkeys. J Comp Neurol 174:47–70
Spivy DF, Metcalf JS (1959) Differential effects of medial and lateral dorsal root sections upon subcortical evoked potentials. J Neurophysiol 22:367–373
Spurling RG, Scoville WB (1944) Lateral rupture of the cervical intervertebral discs. Surg Gynec Obst 78:350–358
Spurling RG, Bradford FK, Mayfield FM, Rogers JB (1937) Hypertrophy of the ligamenta flava as a cause of low back pain. JAMA 109/12:928
Steinbach HL, Boldrey EB, Sooy FA (1952) Congenital absence of the pedicle and superior facet from a cervical vertebra. Radiology 59:838–840
Stilling B (1859) Über das Verhältnis des Flächeninhalts der Nervenwurzeln in den verschiedenen Höhen des Rückenmarks, S 346–351. In: Neue Untersuchungen über den Bau des Rückenmarks, Verlag H. Hotop, Cassel
Stilwell DL (1956) The nerve supply of the vertebral column and its associated structures in the monkey. Anat Rec 125:139–169
Stofft E (1973) Zur Morphologie des Aufhängeapparates der Medulla spinalis im HWS-Bereich. Radiologe 12:531–540
Stofft E, Müller G (1971) Eine vergleichende Analyse der Intervertebralgelenkflächen. Anat Anz, Ergänzungsheft zum 128. Bd, S 355–363
Stofft E, Wiebecke K, Müller G (1969) Die Ligamenta flava der menschlichen Wirbelsäule. Anat Anz, Ergänzungsheft zum 125. Bd, S 363–371
Stöhr Ph Jun (1929) In: v Möllendorff W. Handbuch der mikroskopischen Anatomie des Menschen. Bd 4, Springer, Berlin
Suh TH, Alexander L (1939) Vascular system of the human spinal cord. Arch Neurol Psychiat 41:659–677
Sunderland S (1974) Mechanism of cervical nerve root avulsion in injuries of the neck and shoulder. J Neurosurg 41:705–714
Swanson AG, Buchan GC, Alvord EC (1965) Anatomic changes in congenital intensitivity to pain. Arch Neurol 12:12–18
Szawlowski J (1901) Über einige seltene Variationen an der Wirbelsäule beim Menschen. Anat Anz 20:305–320
Takahashi M, Kawanami H, Tomonaga M, Kitamura K (1972) Ossification of the posterior longitudinal ligament. Acta Radiol Diag 13:25–36
Tarlov IM (1937) Structure of the nerve root. I. Nature of the junction between the central and the peripheral nervous system. Arch Neurol Psychiat 37:555–583
Tarlov IM (1937) Structure of the nerve root. II. Differentiation of sensory from motor roots; observations on identification of function in roots of mixed cranial nerves. Arch Neurol Psychiat 37:1338–1355
Tarlov IM (1948) Perineurial cysts. JAMA 6, 740–744
Theiler K (1948) Studien zur Entwicklung der Ganglienleiste und doppelter Spinalganglien. Acta Anat 5:206–216
Thomas SF, Williams OL (1945) High-altitude joint pains (bends): their roentgenographic aspects. Radiology 44:259–261
Tompsett AC, Donaldson SW (1951) The anterior tubercle of the first cervical vertebra and the hyoid bone: their occurrence in newborn infants. Am J Roentgenol 65:582–584

Töndury G, 1953 (1958) zit. nach Töndury G

Töndury G (1958) Entwicklungsgeschichte und Fehlbildungen der Wirbelsäule, Bd 7. Hippokrates, Stuttgart

Torklus D von, Gehle W (1972) The upper cervical spine. Grune & Stratton, New York

Törö I, Szépe L (1942) Untersuchungen über die Frage der Assimilation und Manifestation des Atlas. Z Anat 111:186–200

Trolard (1893) Quelques articulations de la colonne vertébrale. Internat Monatschr Anat Physiol 10:3–11

Tsukada K (1939) Histologische Studien über die Zwischenwirbelscheibe des Menschen. Mitt Med Akad (Kyoto) 25:207

Tureen LL (1938) Circulation of the spinal cord and the effect of vascular occlusion. Res Publ Assoc Res Nerv Ment Dis 18:394

Turnbull IM, Brieg A, Hassler O (1966) Blood supply of cervical spinal cord in man. J Neurosurg 24:951–965

Turner EL, Oppenheimer A (1936–37) A common lesion of the cervical spine responsible for segmental neuritis. Ann Int Med 10:427–440

Turner WM Sir (1890) Human neck with the odontoid process distinct from the body of the axis vertebra. J Anat Physiol 24:358–359

Veleanu C (1975) Contributions to the anatomy of the cervical spine. Acta Anat 92:467–480

Villinger E (1946) Gehirn und Rückenmark. 14. Aufl, bearbeitet von E. Ludwig. Schwabe, Basel

Volkmann (1911) zit. nach Fick, R

Voss O (1925) Geburtstrauma und Gehörorgan. Internat Zbl Ohrenheilk 24:16–19

Wackenheim A (1974) Roentgen diagnosis of the craniovertebral region. Springer, Berlin Heidelberg New York

Walmsley JG (1977) Stereological approaches to human cerebral arterial structure related to smooth muscle. Ph.D. Thesis, The University of Western Ontario, London

Warwick R, Williams PL (1973) Gray's anatomy. 35th ed, Longman Group, London

Weber E (1962) Angiographische Studien an der Vertebralis Verstorbener, S 125–130. In: Junghanns H (Hrsg) Die Wirbelsäule in Diagnostik und Therapie 25, Hippokrates, Stuttgart

Weber W, Weber E (1894) Mechanik der menschlichen Gehwerkzeuge. Eine anatomisch-physiologische Untersuchung. In: Wilhelm Webers Werke. Springer, Berlin

Weber W, Weber E (1896) Mechanik der menschlichen Gehwerkzeuge. Eine anatomisch-physiologische Untersuchung. 2. Teil: Anatomische Untersuchung der Gehwerkzeuge. Dieterichsche Buchhandlung, Göttingen

Weibel J, Fields WS (1969) Atlas of arteriography in occlusive cerebrovascular disease. Thieme, Stuttgart

Wilkinson M (1960) The morbid anatomy of cervical spondylosis and myelopathy. Brain 83:589–617

Wolf BS, Khilnani M, Malis L (1956) Sagittal diameter of bony cervical spine canal and its significance in cervical spondylosis. J Mt Sinai Hosp 23:283

Woollam HHM, Millem JW (1955) The arterial supply of the spinal cord and its significance. J Neurol Neurosurg Psychiat 18:97–102

Wüsthoff R (1923) Über die Luxationsfraktur im unteren Kopfgelenk (Atlas-Epistropheus-Gelenk). Dtsch Z Chir 183:73

Yong-Hing K, Reilly J, Kirkaldy-Willis WH (1976) The ligamentum flavum. Spine 1:226–234

Ziehen Th (1899) Handbuch der Anatomie des Menschen. Fischer, Jena (1899)

Dynamik versus Morphologie der HWS: Bedeutung und Wertigkeit von röntgenologischen Veränderungen; pathologische Bewegungsmuster: Versteifung, Hypermobilität, Kneifzangenmechanismus

K.-S. SATERNUS

Einleitung

Die typische Halswirbelsäulenverletzung ist selbst bei tödlichen Traumata eine Weichteilschädigung. Dabei überwiegen Verletzungen der Weichteile im Vergleich zu knöchernen mit 5:1. Während knöcherne Strukturen durch Kompression und Biegung zerstört werden können, ist es bei den Weichteilen stets die Zugbeanspruchung. Da diese Weichteilverletzungen radiologisch nur, wenn überhaupt, durch klinische indirekte Zeichen erfaßt werden können, soll es Aufgabe dieser Betrachtung sein, auf die morphologisch faßbaren Unterschiede zwischen degenerativer Veränderung und Verletzung der Weichteile einzugehen. Mit der Frage nach dem Endzustand Verletzung ist die nach ihrer Entstehung, also die nach der Dynamik aufgeworfen worden. Da für eine exakte Beschreibung dynamischer Vorgänge für jeden Konstitutionstyp in der Variation der degenerativen Veränderungen für spezifische Beanspruchungen das Ausmaß der Bewegungen zumindestens in jedem Bewegungssegment bestimmt sein müßte, derartige Untersuchungen jedoch wegen der weiten Variation der einzelnen Parameter am lebenden Menschen eine Vielzahl von Untersuchungen erforderten, sie somit – ausgenommen den Selbstversuch – die Grenzen der medizinischen Ethik überschreiten würden, sind Reduzierungen auf Modellversuche unvermeidlich.

Anatomische und funktionelle Grundlagen von Halswirbelsäulenmodellen

Für das Gesamtsystem des Halses sind die verschiedensten Modellvorstellungen entwickelt worden, die für die jeweilige Fragestellung mehr oder weniger den wahren anatomischen Verhältnissen genähert sein müssen. Weit verbreitet sind einfache Stab- oder Ketten-, daneben aber auch Federmodelle mit variablen Dämpfungssystemen. Jedoch ist bei den meisten Dummy-Versuchen für die HWS lediglich ein endständig verbundener Stab eingesetzt worden (Dotzauer et al. 1973), weil das spezielle Interesse weniger dem Hals als vielmehr dem Schädel galt.

Wichtige neue Erkenntnisse über den Verletzungsmodus der HWS in der „Primärphase" eines Schleudertraumas erbrachten postmortale Untersuchungen unter

Verwendung von Beschleunigungsanlagen (Ziffer 1967; Hinz 1970; Clemens u. Burow 1972; Wirsching 1972; Voigt und Lange 1971; Dotzauer 1974; Kallieris et al. 1977). Bei derartigen Modellversuchen besteht der Vorteil in der anatomischen Treue des Präparats; der Nachteil ist die Unmöglichkeit, unter experimentellen Bedingungen einzelne Parameter zu variieren. Deshalb muß trotz dieser Versuche stets noch auf physikalische und mathematische Modelle zurückgegriffen werden, und das um so mehr, als im postmortalen Versuch der Einfluß der Muskulatur in der Sekundärphase jedweden Traumas unberücksichtigt bleiben muß.

Der Einfluß der Muskulatur ist jedoch deshalb so bedeutungsvoll, weil bei jeder Distorsion und erst recht bei jeder Kompression mit nachfolgender Abknickung auf der Konvexseite Muskelgruppen abrupt überdehnt werden. Das damit ausgelöste Aktionspotential führt zu einer Massenkontraktion der betroffenen Muskelgruppen mit ihren Synergisten. Diese muskuläre Antwort kann bei einer extremen Fehlstellung der HWS in der Primärphase zu ausgeprägten Schädigungen vom Insertionsausriß bis zur Kompressionsfraktur führen. Modifiziert wird das Verletzungsmuster dadurch, ob die Kontraktion isometrisch bei in Endstellung fixierter HWS, d. h. Bewegungssegmente und Atlanto-Occipito-Axisregion, oder bei freier Beweglichkeit des Systems erfolgt.

Auch wenn Bewegungen des ZNS (Breig 1959; Voigt und Saldeen 1968) unberücksichtigt bleiben sollen, so zeigen doch diese Betrachtungen bereits, daß es kein Modell geben kann, das die gesamte Komplexität der HWS-Traumatologie erfassen könnte. In ein Gesamtmodell muß jedoch die dorsale und ventrale Verspannung eingehen, und es muß der Drehpunkt für jedes Bewegungssegment berücksichtigt werden.

Diese Reduktion auf eine einfache Grundstruktur geht auf eine sehr alte Tradition zurück. So stellte Leonardo da Vinci in seinen anatomischen Darstellungen auf Blatt 8 A der Sammlung der Königlichen Bibliothek auf Schloß Windsor die HWS als segmentierte Hohlsäule dar.

Diese Vorstellung übernommen, wäre eine Rotation und in engen Grenzen bei Wahrung der Stabilität ein horizontales Gleiten möglich. Bei jeder exzentrischen Beanspruchung käme es anders als bei einem Rohr zu Kippmomenten in jedem Segment. Diese auch bei Leonardo da Vinci keineswegs auf einem Mangel an anatomischen Kenntnissen (Blatt 20 A der Sammlung) beruhende Reduktion findet sich im Grundprinzip auch bei einigen modernen Autoren in der Vorstellung von der Genese indirekt entstandener Verletzungen. Dem müssen jedoch die Kenntnisse vom Bewegungsablauf der HWS entgegengestellt werden, wie sie sich aus der direkten Betrachtung oder der Kinematographie (Sollmann 1961 u. a.) im physiologischen Bereich, aus der Unfallsimulation im postmortalen Modellversuch am Menschen und aus kinematographischen Aufnahmen im Tierversuch (Jamison et al. 1968; Sinclair 1969) ergeben. D. h., daß die anatomische Genauigkeit eines HWS-Modells für die Traumatologie der Weichteile, verglichen mit der Simulation von Kompressionsfrakturen, größer sein muß.

Unter Verwendung der mechanisch bedeutsamen anatomischen Details ist von Kummer (1959) ein Modell der Wirbelsäule entwickelt worden. In Erweiterung und Korrektur der Vorstellung Slijpers (1946) wird von ihm die Halswirbelsäule als eine Kette druckfester Körper mit einer ventralen und dorsalen Verspannung angesehen. Welche Muskelkräfte dabei von der prävertebralen und Zungenbeinmuskulatur (Wirsching 1972) sowie der Nackenmuskulatur (Rizzi und Covelli 1975) aufgebracht werden können, ist im Studium am Objekt und in der mathematischen Analyse eingegrenzt worden.

Für die physikalische Analyse beschreitet Kummer (1980) den Weg der Auflösung der Kinematik bei physiologischer Beanspruchung in kleinschrittige statische Phasen. Dabei geht er, gestützt auf Fick (1911), dessen Meßergebnisse durch spätere Untersuchungen breit bestätigt worden sind (Penning 1968; Braakmann und Penning 1971; Reichmann et al. 1972; Mestdagh 1976), davon aus, daß bei der Bewegung in der Sagittalebene die Achse nicht durch den N. pulposus, sondern durch die Mitte des jeweils unteren Wirbelkörpers verläuft. Die kinematisch und traumatologisch wichtige Frage nach dem Drehpunkt für die Rotation sieht er als noch nicht ausreichend geklärt an. Für die Sagittalebene erwies sich jedoch, daß je nach Einsatz der Muskelkräfte, die als Gegenkraft zum Kopfgewicht benutzt wurden, und je nach der Position des betrachteten Wirbels „die Gesamtresultierende mehr oder weniger schräg nach ventral gerichtet ist".

Diesen Ventralschub nehmen zuvorderst die Wirbelbogengelenke auf. Aus der Gelenkstellung, die von cranial nach caudal flacher wird (Veleanu 1972), ließ sich ableiten, daß die Wirbelbogengelenke gleichfalls wie die Bandscheiben und damit die Wirbelkörper Längskräfte aufnehmen. Kummer (1980) verweist auf die Abhängigkeit, die sich aus dieser Winkeländerung ergibt. So führt die Abnahme der Neigung einerseits zwar zu einer größeren Entlastung der Bandscheibe für die Tragefunktion, die Längskraft, andererseits jedoch zu einer Minderung gegen den Ventralschub.

Diese anatomischen und mechanischen Grundlagen haben zweifellos auch einen Einfluß auf das Verletzungsmuster der HWS. So nahm bei einer Untersuchung an 427 unausgewählten tödlichen Traumata (Saternus 1979) die Häufigkeit der Bandscheibenverletzungen an der HWS von cranial nach caudal zu (C_3/C_4 15,1% bis C_6/C_7 26,2%). In gleicher Weise ist das Verletzungsmaximum von C_6/C_7 im Bereich der Foramina intervertebralia zu deuten, die bevorzugt als Mehrfachläsionen benachbarter Bewegungssegmente aufgetreten waren.

Alternsgang und Traumafolgen an der Bandscheibe

Modifiziert wird das Verletzungsmuster durch degenerative Veränderungen. So hat besonders Töndury (1943, 1958) die durch Luschka (1858) geprägten Vorstellungen vom physiologischen Alternsgang der Bandscheibe erweitert. Gegen den Einwand von Krogdahl und Torgersen (1940) konnte er, wie auch Dörr (1958) und Ecklin (1960), die Vorstellung, daß mit der Aufrichtung der Proc. uncinati konstant echte Gelenke in den seitlichen Partien der Halswirbelsäulenbandscheiben auftreten, durch umfangreiche morphologische Untersuchungen belegen. Diese seitlichen Spalten durchsetzen die Bandscheibe in der Horizontalen bereits beim Jugendlichen.

Allerdings ist der Eindruck, den man auf den typischerweise abgebildeten Frontalschnitten gewinnt, daß nämlich bereits beim Juvenilen und regelmäßig nach dem zwanzigsten Lebensjahr das Spaltsystem die Bandscheibe komplett durchsetzt, somit auch der N. pulposus aufgebraucht wäre, falsch. Vielmehr beschränken sich diese häufig kommunizierenden primär seitlichen Spalten oft bis ins hohe Alter auf die dorsalen Partien des Faserrings, worauf auch Töndury (1955) verwiesen hat.

Unabhängig von diesem Spaltsystem entwickelt sich um den N. pulposus ein weiteres, dessen Entstehung Schlüter (1965) – auf Pauwels (1965) und Kummer (1959) fußend – im spannungsoptischen Versuch aufklären konnte. Die beiden Systeme können konfluieren, bei hochgradiger Osteochondrose nach Verlust des N. pulposus zu einem durchgehenden Gelenkspalt führen. Somit ist aus der symphysealen Junktur ein echtes Gelenk geworden. Dabei findet sich zur Sicherung des Gelenks oft eine kräftige Kapsel speziell in der Region des vorderen Längsbandes. Inwieweit dadurch Rückwirkungen auf die prävertebrale Muskulatur auftreten, müßte untersucht werden. Sie wären wegen der anatomisch engen Verbindung des vorderen Längsbandes zu Sehnenfasern des medialen Bauchs des M. longus colli (Wirsching 1972) zu erwarten.

Die Ausbildung einer kräftigen ventralen Gelenkkapsel ist jedoch nur der eine Modus. Ein weiterer wird durch die Entwicklung breiter knöcherner Konsolen bestimmt, vor denen das Lig. long. ant. keineswegs die Massivität des Kapseltyps aufweist.

Wird nun ein in dieser Weise umgebautes Segment traumatisiert, so kann die Bandscheibe selber nicht mehr verletzt werden. Es können lediglich bei noch inkompletter Spaltbildung restliche Faserzüge zerreißen. Die Folge ist ein Hämarthros in diesem jetzt traumatisch erweiterten Gelenk.

Diese Verletzung führt in einem derartig umgebauten Bewegungssegment nach Abklingen der akuten Symptomatik zu keiner funktionellen Änderung.

Davon weichen die Verhältnisse nicht nur bei juvenilen Bewegungssegmenten ab, sondern selbst bei vorbestehenden dorsalen und N. pulposusspalten, und zwar so lange der N. pulposus als unter hydrostatischen Bedingungen stehend anzusehen ist, also durchaus in einzelnen Bewegungssegmenten bis ins Senium.

Der typische Befund einer ventralen Bandscheibenverletzung ist dabei die vorzugsweise medial gelegene Ruptur des Faserrings, die sich jedoch nicht in gleicher Höhe in die Faserhülle des N. pulposus fortsetzt. Stattdessen wird dieser von der Grund- oder Deckplatte abgelöst. So kommt es, wie früher gezeigt werden konnte (Saternus 1979), bei massivem Horizontalschub zu einer kompletten Ablösung der Bandscheibe, nicht jedoch zu deren totaler Horizontalruptur. Eine solche kann, wie Junghanns (1979) noch einmal zusammenfassend als theoretisches Modell entwickelt hat, nur dann auftreten, wenn die Faserhülle des N. pulposus unter hohem hydrostatischen Druck symmetrisch ventral und dorsal zerreißt, also dort die gleiche Festigkeit aufgewiesen hat.

Unter mehr als 600 traumatischen Todesfällen ließ sich im eigenen Material nur bei zwei inkompletten Rupturen ein Hinweis auf diesen Mechanismus finden.

Zum Vergleich bestanden insgesamt in 46% aller Fälle Verletzungen wenigstens einer Bandscheibe.

Die Relation dieser Verletzungstypen zueinander wird auch durch die Ergebnisse von Materialprüfungen an Bandscheiben bei axialer Krafteinleitung plausibel (Markolf und Morris 1974; White und Panjabi 1978).

Denn selbst wenn die Faserhülle des N. pulposus allseitig von gleicher Festigkeit wäre, so würde ihre Deformierung doch von der Beschaffenheit des umgebenden

Bandscheibengewebes beeinflußt werden müssen. Von dort her gewinnen die im Alternsgang frühzeitig auftretenden dorso-lateralen Spaltsysteme auch für das Verletzungsmuster der Bandscheibe bei der sogenannten zentralen Verletzung ihre Bedeutung.

Auf die Frage nach der Entstehung der posttraumatischen Spondylosis deformans soll in diesem Zusammenhang nicht mehr eingegangen werden, wohl aber auf das Problem der Verletzungsform der dorsalen Bandscheibenabschnitte bei unterschiedlicher degenerativer oder funktioneller Umgestaltung der Bandscheibe.

Während bekanntermaßen das vordere Längsband mit nur wenigen Faserzügen zart am äußeren Faserring haftet, eine traumatische Ablösung somit von untergeordneter Bedeutung für die Kinematik ist, stellt dorsal die Ablösung der Bandscheibe vom Lig. long. post. den entscheidenden Verletzungsmodus dar. So werden auch die dorsalen Partien des Faserrings mit dem hinteren Längsband von Stofft (1968) wegen ihrer innigen Verbindung funktionell weitgehend als Einheit angesehen. Wenn auch Johnson et al. (1975) den Anulus fibrosus, das hintere Längsband und die Gelenkkapseln als die festesten Strukturen ansehen, so haben sie dennoch eine unterschiedliche Elastizität. Deshalb reißen bei einer unphysiologischen Zugbeanspruchung Bandscheibe und hinteres Längsband voneinander ab. Solange die Bandscheibe noch ausreichend elastisch ist, kann sie sich retrahieren, und in diese traumatisch entstandene Lücke blutet es ein.

Versucht man die Größenordnung für diese Zugbeanspruchung einzugrenzen, so ist durch Liebl (1957) bei radiologischen Untersuchungen, in denen er zeigen konnte, daß unter einer Last von 10–20 kp die Zwischenwirbelräume trotz bestehender Streckstellung der HWS nicht verbreitert werden, der tolerable Bereich erfaßt. Dagegen haben die Befunde, wie man sie beim suizidalen Erhängen von breiter Abstützung des Rumpfes bis zur freien Suspension findet, insofern Modellcharakter, als bei jeder Hangform Verletzungen der Bandscheibe gefunden werden (Saternus 1978). Bevorzugt ist die Bandscheibe C_5/C_6, in allen Bewegungssegmenten waren es die dorsalen Partien des Faserrings.

War eine juvenile Bandscheibe betroffen, so wurde sie vom hinteren Längsband und meist noch von benachbarten Partien der Grund- oder Deckplatte umschrieben abgelöst. Horizontale Risse traten nicht auf, in einigen Fällen jedoch zusätzlich sogenannte zentrale Blutungen.

Lagen dorsale Spalten vor, so war an diesen Stellen die Verwebung zum hinteren Längsband unterbrochen. Dennoch rissen bei relativ glatt begrenzten Spalten äußerer Faserring und hinteres Längsband voneinander ab, daneben die vorbestehenden Spalten weiter ein. Auch diese traumatisierten Bandscheiben retrahierten sich.

Waren hingegen die äußeren Partien des Faserrings unregelmäßig oder auch ausgedehnter von dorsalen Spalten durchsetzt, so bestand ein anderer Verletzungsmodus in einem unregelmäßigen Weiterreißen dieser Spalten, wobei oft noch Reste des Faserrings an den äußeren Partien der Grund- und Deckplatte haftend in die Wundhöhle prolabierten.

Reichten hingegen tiefgreifende Spaltsysteme bis an den N. pulposus heran, so kam es unter gestaffelten Einrissen kleinerer Seitenspalten zu einem Weiterreißen des Hauptsystems, wobei der N. pulposus wie bei der tiefgreifenden ventralen Bandscheibenverletzung ein- oder beidseitig abgelöst wurde.

Nur wenn er zuvor bereits von horizontalen Spalten durchsetzt, also funktionslos geworden war, setzten sich diese Rupturen bevorzugt horizontal fort.

Wie bei der Traktion der HWS durch Erhängen, so traten auch bei überwiegendem Horizontalschub neben der für die Halswirbelsäulenverletzung hervorgehobenen Schädigung der Occipito-Atlanto-Axis-Region bevorzugt in den unteren Segmenten – ausgenommen den thorakalen Übergang (C_7/T_1 – Bandscheibenverletzungen auf. Dieses Überwiegen einer Horizontalkomponente bei einer äußeren Gewalteinwirkung findet sich, wie an anderer Stelle gezeigt werden konnte (Saternus 1981; Saternus und Fuchs 1982), bei der Assistenz zur notfallmäßigen Intubation. Dabei wird die lordotische Krümmung des Halses beim Bewußtlosen durch einen Druck in den Nacken häufig massiv verstärkt. Folge war vor Beginn einer gezielten Aufklärung (Saternus 1982) über diesen Mechanismus eine 66%ige Verletzungsfrequenz der HWS.

Daß jedoch speziell die untere HWS bevorzugt betroffen war, dürfte sich aus dem von Kummer (1980) festgestellten Zusammenhang zwischen der nach caudal abnehmenden Steilheit der Wirbelbogengelenke und der daraus resultierenden geminderten Festigkeit gegen den Ventralschub erklären.

Stellt man sich die Aufgabe, die verschiedenen Verletzungen, die typischerweise nicht monosegmental vorkommen, zu diagnostizieren, so steht es dem Morphologen nicht an, zur klinischen Diagnostik Stellung zu nehmen. Unter den vielen exzellenten Darstellungen darf auf die von Buetti-Bäuml (1954), Gutmann (1956) Hinz und Erdmann (1967), Schmorl und Junghanns (1968), Brocher (1971) sowie Schlegel (1976) verwiesen werden. Doch stellte sich seit den ersten experimentellen Untersuchungen zur Nucleographie im Jahre 1928 stets die Frage, ob mit ihrer Hilfe die Diagnostik der Bandscheibenverletzung vorangetrieben werden könne. Hierzu existiert ein breites Schrifttum. In einer postmortalen Untersuchung gelang es Bornscheuer (1981) vergleichend an 70 Traumata und 30 atraumatischen Todesfällen aus dem Obduktionsgut des Rechtsmedizinischen Instituts der Universität zu Köln zu zeigen, daß eine morphologische Differenzierung vorbestehender und traumatisch erweiterter Spaltsysteme nicht möglich ist.

Aus der exakten Plazierung der Nadel im N. pulposus läßt sich ableiten, daß damit bereits vom theoretischen Ansatz her nur ein geringer Teil der Bandscheibenverletzungen erfaßt werden konnte.

Literatur

Bornscheuer H-H (1981) Zur Beweiskraft der zervikalen Diskographie bei Bandscheibenverletzungen der HWS. Eine postmortale Untersuchung. Inaug.-Diss. Köln
Braakman R, Penning L (1971) Injuries of the Cervical Spine. Excerpta Medica, Amsterdam, London, Princeton
Breig A (1959) Zur Biomechanik des Zentralnervensystems. Fortschr Neurol Psychiat 27:3–7
Brocher JEW (1971) Die Wirbelsäulenverletzung im Röntgenbild. In: Kessel, Guttmann, Maurer (Hrsg) Neuro-Traumatologie, Bd II, Urban & Schwarzenberg, München, Berlin, Wien
Buetti-Bäuml C (1954) Funktionelle Röntgendiagnostik der Halswirbelsäule. Thieme, Stuttgart
Clemens HJ, Burow K (1972) Experimentelle Untersuchungen zur Verletzungsmechanik der Halswirbelsäule beim Frontal- und Heckaufprall. Arch Orthop Unfall-Chir 74:116–145

Dörr W (1958) Über die Anatomie der Wirbelgelenke. Arch Orthop Unfall-Chir 50:222–234
Dotzauer G (1974) Verletzungsfolgen nach Auffahrunfällen. Probleme der inneren Sicherheit aus der Sicht des Mediziners. In: Ursprung H (Hrsg) Sicherheit im Straßenverkehr. Fischer Taschenbuchverlag, Frankfurt
Dotzauer G, Hinz P, Lange W (1973) Das Verhalten menschlicher Körper und anthropometrischer Puppen im Sicherheitsgurt bei der Simulation von schweren Frontalzusammenstößen. Z Rechtsmed 72:8–21
Ecklin U (1960) Die Altersveränderungen der Halswirbelsäule. Springer Berlin Göttingen Heidelberg
Fick R (1911) Anatomie der Gelenke. III. Spezielle Gelenk- und Muskelmechanik. G. Fischer, Jena
Gutmann G (1956) Einführung in die statisch-funktionelle Röntgendiagnostik der Wirbelsäule unter besonderer Berücksichtigung der Kopfgelenke und Halswirbelsäule. In: Junghanns H (Hrsg) Röntgenkunde und Klinik vertebragener Krankheiten. Die Wirbelsäule in Forschung und Praxis, Bd 1. Hippokrates Verlag, Stuttgart
Hinz P (1970) Die Verletzung der Halswirbelsäule durch Schleuderung und Abknickung. Die Wirbelsäule in Forschung und Praxis, Bd 47. Hippokrates Verlag, Stuttgart
Hinz P, Erdmann H (1967) Zur manuellen Untersuchung der Halswirbelsäule in der Gutachterpraxis. Z Orthop 104:28–37
Jamison CE, Marangoni RD, Glaser AA (1968) Viscoelastic properties of soft tissue by discrete model characterization. J Biomechanics 1:33–46
Johnson RM, Crelin ES, White III AA, Panjabi MM, Southwick WO (1975) Some new observations on the functional anatomy of the lower cervical spine. Clin Orthop Rel Res (Phil) 111:192–200
Junghanns H (1979) Die Wirbelsäule in der Arbeitsmedizin. Teil I, Biomechanische und biochemische Probleme der Wirbelsäulenbelastung. Die Wirbelsäule in Forschung und Praxis, Bd 78. Hippokrates Verlag, Stuttgart
Kallieris D, Schmidt G, Heess G, Schulz F (1977) Die Kinematik der Halswirbelsäule eines angeschnallten Insassen beim Frontalaufprall. Beitr Gerichtl Med 35:237–246
Krogdahl T, Torgersen O (1940) Die „Unco-vertebralgelenke" und die „Arthrosis deformans unco-vertebralis". Acta Radiol 21:231–262
Kummer B (1959) Bauprinzipien des Säugerskelettes. Thieme, Stuttgart
Kummer B (1982) Morphologie und Biomechanik der Halswirbelsäule. 67. Tgg Dtsch Ges Orthopädie und Traumatologie, Münster 17.–20.9.1980. Z Orthop (im Druck)
Liebl H (1957) Die röntgenologischen Veränderungen an der Halswirbelsäule unter passiver und aktiver Streckung. Z Orthop 89:68–72
Luschka H (1858) Die Halbgelenke des menschlichen Körpers. Reimer, Berlin
Markolf KL, Morris JM (1974) The Structural Components of the Interbertebral Disc. J Bone Jt Surg 56A:675–687
Mestdagh H (1976) Morphological Aspects and Biomechanical Properties of the Vertebroaxial Joint (C_2–C_3). Acta Morphol Neerl-Scand 14:19–30
Pauwels F (1965) Gesammelte Abhandlungen zur funktionellen Anatomie des Bewegungsapparates. Springer, Berlin Heidelberg New York
Penning L (1968) Functional pathology of the cervical spine. Excerpta Med Found Amsterdam
Reichmann S, Berglund E, Lundgren K (1972) Das Bewegungszentrum in der Lendenwirbelsäule bei Flexion und Extension. Z Anat Entwicklungsgesch 138:283–300
Rizzi MA, Covelli B (1975) Biomechanischer Beitrag zur Berechnung der Kräfte der Halsmuskulatur und deren Wirkung. Z Orthop 113:371–377
Saternus K-S (1978) Verletzungen der Halswirbelsäule beim Suizid durch Erhängen. Z Rechtsmed 81:299–308
Saternus K-S (1979) Die Verletzungen von Halswirbelsäule und von Halsweichteilen. Die Wirbelsäule in Forschung und Praxis, Bd 84. Hippokrates Verl, Stuttgart
Saternus K-S (1981) Direkte und indirekte Traumatisierung bei der Reanimation. Z Rechtsmed 86:161–174
Saternus K-S (1982) Folgen der Reanimation aus rechtsmedizinischer Sicht. In: Sefrin P (Hrsg) Reanimation – Aspekte der modernen Wiederbelebung, S 87–104. Stumpf & Kossendey, Edewecht

Saternus K-S, Fuchs V (1982) Verletzungen der A. carotis communis durch Reanimations-
maßnahmen. Z Rechtsmed (im Druck)
Saternus K-S, Fuchs V (1982) Ist die A. vertebralis bei der Reanimation gefährdet? Man Med
(im Druck)
Schlegel KF (1976) Das frühe Beschwerdebild nach Schleuderverletzungen der Halswirbelsäu-
le. Die Wirbelsäule in Forschung und Praxis 62:9–15. Hippokrates Verl, Stuttgart
Schlüter K (1965) Form und Struktur des normalen und des pathologisch veränderten Wir-
bels. Die Wirbelsäule in Forschung und Praxis, Bd 30. Hippokrates Verl, Stuttgart
Schmorl G, Junghanns H (1968) Die gesunde und die kranke Wirbelsäule in Röntgenbild und
Klinik. Thieme, Stuttgart
Sinclair J (1969) Traumatic lesions of brain and spinal cord due to non deforming angular ac-
celaration of the head. Texas Rep Biol Med 27:127–166
Slijper EJ (1946) Comparative biologic-anatomical investigations on the vertebral column and
spinal musculatur of mammals. Verh Kon Ned Akad v Wetensch Afd Nat Kde 2. Sect, D
42. Zitiert nach Kummer 1959
Sollmann AH (1961) Röntgenkinematographie der Wirbelsäule. Dtsch Med Wschr
86:1811–1815
Stofft E (1968) Das Ligamentum longitudinale posterius in funktionell-anatomischer Sicht.
Die Wirbelsäule in Forschung und Praxis 40:96–103. Hippokrates Verl, Stuttgart
Töndury G (1943) Zur Anatomie der Halswirbelsäule. Gibt es Unco-vertebralgelenke? Z Anat
Entwicklungsgesch 112:448–460
Töndury G (1955) Zur Anatomie und Entwicklungsgeschichte der Wirbelsäule mit besonderer
Berücksichtigung der Altersveränderungen der Bandscheiben. Schweiz Med Wschr
85:825–827
Töndury G (1958) Entwicklungsgeschichte und Fehlbildungen der Wirbelsäule. Die Wirbel-
säule in Forschung und Praxis, Bd 7, Hippokrates Verl, Stuttgart
Veleanu C (1972) Remarques sur les caractéristiques morphologiques des vertèbres cervicales.
Acta Anat 81:148–157
Voigt GE, Lange W (1971) Simulation of Head-On Collision with Unrestrained Front Seat
Passengers and Different Instrument Paneles. Proc. 15th Stapp Car Crash Conference,
Paper Nr. 710863, New York
Voigt GE, Saldeen T (1968) Über den Abriß zahlreicher oder sämtlicher Vv. cerebri sup. mit
geringem Subduralhämatom und Hirnstammläsion. Dtsch Z Ges Gerichtl Med 64:9–20
White III AA, Panjabi MM (1978) Clinical biomechanics of the spine. J.B. Lippincott Comp,
Philadelphia, Toronto
Wirsching B (1972) Struktur und Funktion der prävertebralen und der Zungenbeinmuskula-
tur. Arch Orthop Unfall-Chir 73:286–307
Wirsching M (1972) Über die Beziehungen der Form, Schwere und Lokalisation von Halswir-
belsäulenverletzungen zur Verletzungsmechanik. Arch Orthop Unfall-Chir 74:63–90
Ziffer D (1967) Das Verhalten der Halswirbelsäule in Verbindung mit der Schädelbasis und
der oberen Brustwirbelsäule bei schlagartiger Druckbeanspruchung (Stürze auf unnachgie-
bige Hindernisse – Stahlplatten –) und bei schlagartiger Zugbeanspruchung (Zerreißung).
Zbl Verkehrs-Med 13:193–217

Die Kanalstenose der HWS

A. Wackenheim und J. L. Dietemann

Die Häufigkeit und die Schwere der neurologischen Folgen bei Zervikalkanalsteno-
sen ernötigen den Radiologen und den Kliniker zu einer genauer Kenntnis sowohl
der klinischen Symptomen als auch der radiologischen Semiologie dieser Krankheit. Diese Kanalstenosen sind meistens konstitutionell aber nur selten ist das klinische Bild nur auf diesen konstitutionellen Teil der Krankheit zurückzuführen. In
der Tat ist in den meisten Fällen das klinische Bild bei Kanalstenose mit einer
Osteochondrose verbunden, mit Osteophytose der hinteren Wirbelkörperwand und
des uncovertebralen Gelenks. Nur sehr ausnahmsweise ist eine Kanalstenose
schwerwiegend genug um sofort neurologische Ausfälle zu bewirken. Solche maximale Stenosen sind bei Kranken unter 40 Jahren welche von Mittelmeer oder asiati-
schen Gegenden stammen, gefunden worden. Diese klinischen Symptome sind auf
die Beeinträchtigung des Rückenmarks und der Nervenwurzeln durch den zu engen
Spinalkanal zurückzuführen, und werden mit dem Vokabel zervikale Myelopathie
bezeichnet. In der Praxis fordert die Roentgendiagnose von Kanalstenose keine
Messungen von Quer- und Sagittaldurchmesser des Spinalkanals. Die Analyse der
Pathomorphologie des Kanals auf den drei Hauptaufnahmen der HWS genügt meistens. Die Möglichkeit einer Assoziation von engem Zervikalkanal mit einer anderen Wirbelsäulenmißbildung muß in Anbetracht genommen werden. Bei zervikalen
Kanalstenosen wird man nach einer Schädelhalsübergangmißbildung und einer
konstitutionellen Lumbalstenose fahnden. In dieser Arbeit wurden exclusiv durch
Tumoren, Verletzungen oder Rheumatismus erworbene Stenosen nicht in Betracht
gezogen.

Klinische Symptomatologie und Pathogenese

Die durch HWS Stenose bedingten Myelopathien treten nach dem Alter von 40
Jahren in Erscheinung. Sie fangen mit Gehbeschwerden an, die auf ein pyramidales
Syndrom der unteren Glieder mit zervikobrachialen Schmerzen und manchmal
Schwindel zurückzuführen sind. Diese Störungen verschlimmern sich nach und
nach. Eine Tetraparese oder Tetraplegie kann plötzlich eintreten infolge eines mini-
malen Traumas der HWS in der Flexion, Extension oder Rotationsstellung des
Kopfes. Beeinträchtigung der Medulla ist durch mechanische Kompression oder
durch vaskuläre Störungen bedingt. Die letzteren können auf Kompression der vorderen spinalen Achse durch die Osteochondrose oder durch Kompression einer ra-
dikulomedullären Arterie durch die Uncarthrose, oder auch durch Beeinträchtigung
und Stau des venösen Rückflusses, beruhen.

Roentgenuntersuchungen

Die Diagnose von Zervikalkanalstenose wird hauptsächlich auf den lateralen, frontalen und schrägen Nativaufnahmen gestellt. Mediale oder paramediale Schichtaufnahmen erlauben einerseits eine bessere Darstellung der Osteochondrose und ermöglichen andererseits Messungen des Kanaldurchmessers. Durch funktionelle Aufnahmen wird außerdem eine Retrolisthesis demonstriert, die eventuell zu einer lokalisierten Betonung der Stenose führt. Nativaufnahmen des Schädelhalsübergangs, eventuell ergänzt durch Schichtaufnahmen sind oft unerläßlich. Bei Rückenschmerzen werden die anderen Segmente auch untersucht. Die Stenose des zervikalen Spinalkanals wird durch die Computertomographie und/oder zervikale Myelographie mit wasserlöslichem Kontrastmittel bestätigt. Obwohl eine sorgfältig ausgeführte Computertomographie heute erlaubt die Durchmesser des Zervikalkanals auszumessen, scheint es uns trotzdem, daß eine Myelographie mit mehr Präzision die Verhältnisse der Medulla zu Dura und zum Knochenkanal darstellt. Außerdem ermöglicht diese Methode eine dynamische Untersuchung des Zervikalsegmentes. Bestehen zugleich Zeichen von vertebrobasilarer Insuffiziens, so kann eine zervikale Vertebralis Angiographie notwendig sein.

Befunde

Die drei Formen von konstitutioneller Stenose des zervikalen Spinalkanals

Konstitutionelle Veränderungen, die Stenosen des Zervikalkanals verursachen, betreffen entweder den Wirbelbogen oder den Wirbelkörper (Abb. 1). Dazu kommen selbstverständlich später noch die erworbenen degenerativen Veränderungen.

Hypoplasie der Laminae. Die Hypoplasie der Laminae bewirkt ihre Querstellung und dadurch eine Verminderung des AP Durchmessers. Diese Form von Stenose ist die Häufigste (90%). Sie wird auf einer Lateralaufnahme der HWS erkannt: wenn der Zervikalkanal normal ist, projezieren sich die Laminae zwischen den hinteren Rand der Gelenkfortsätze und den vorderen Rand des Dornfortsatzes. In diesem Zwischenraum projezieren sich die Laminae. Bei normaler Größe (4 mm) nennen wir ihn auch „Sicherheitsraum" (Abb. 1a). Bei Hypoplasie der Laminae ist dieser „Sicherheitszwischenraum" stark verkleinert oder nicht mehr sichtbar (Abb. 1b, Abb. 2).

Die Osteophytose verschlimmert die Kanalstenose, insbesondere bei C_5-C_6 und C_6-C_7. Dadurch ergibt sich das klinische Bild. Die sagittalen Schichtaufnahmen stellen die Osteophyten gut dar. Die Computertomographie demonstriert auch die Stenose und die Abnormalität der Laminae. Die Myelographie zeigt sehr gut das Ausmaß der Stenose. Während der Extension (Retroflexion) gibt es oft ein vorübergehender Stop in der Kontrastmittelsäule auf der Höhe der Osteophytose. Die Flexion erweitert den zervikalen Spinalkanal und erlaubt so die bessere Diffusion des Kontrastmittels in den gesamten subarachnoidalen Raum der HWS. Die Medulla

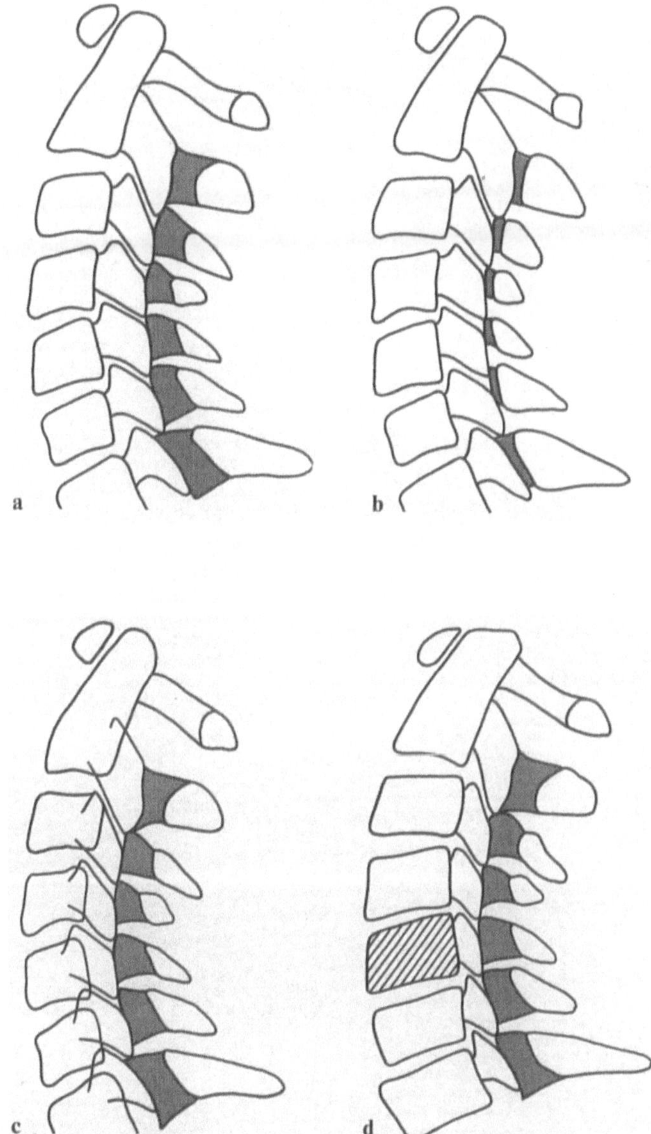

Abb. 1a–d. Schema der verschiedenen Formen von Kanalstenose der HWS auf Lateralaufnahmen. **a** Normaler Spinalkanal der HWS. Der den Laminae entsprechende „Sicherheitsraum" liegt zwischen dem hinteren Rand der Gelenkfortsätze und dem vorderen Rand der Dornfortsätze. Sein AP Durchmesser ist ca. 4 mm. **b** Konstitutionelle Kanalstenose durch Hypoplasie der Laminae. Der „Sicherheitsraum" mißt weniger als 2 mm und kann unsichtbar sein. Dies ist die häufigste Form, ungefähr 90% der Kanalstenosen. **c** Kanalstenose durch zu transversal orientierte Pedikel. Die Gelenkfortsätze sind nach vorne verlagert und projezieren sich auf das hintere Viertel der Wirbelkörper. Der „Sicherheitszwischenraum" ist normal. **d** Kanalstenose durch Hypertrophie der Wirbelkörper. Die letzteren weisen Platyspondylie auf mit AP Verlängerung des Wirbelkörpers und stenosiertem Kanal

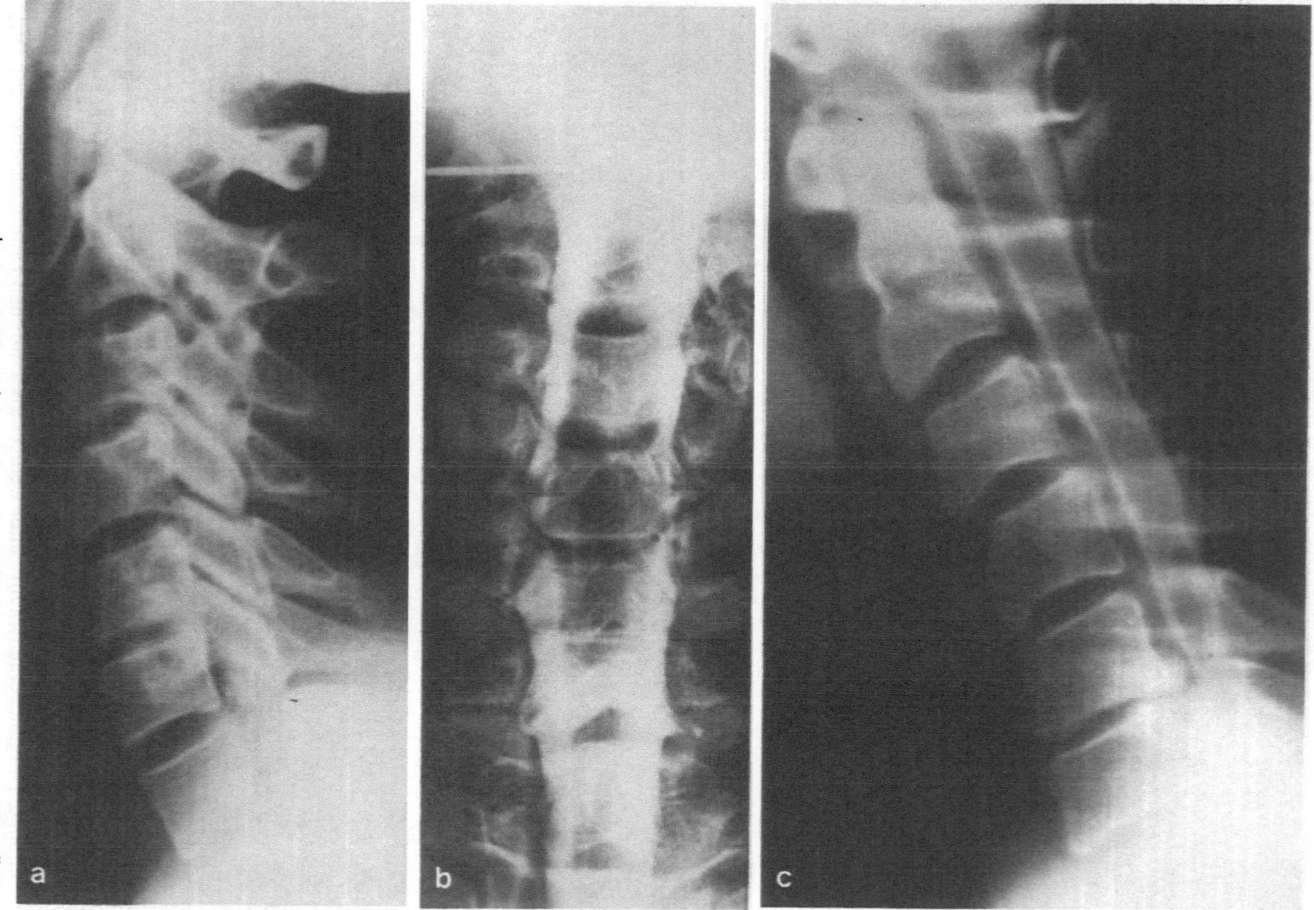

Abb. 2a–c. Enger Zervikalkanal durch Hypoplasie der Laminae bei einem 50 Jahre alten Mann. **a** Lateralaufnahme, die 15 Jahre früher ausgeführt wurde, nach einem Kopftrauma. Der „Sicherheitszwischenraum" ist nicht mehr sichtbar. Bemerkenswert ist eine C_5-C_6 Diskopathie. **b** 15 Jahre später sehen wir Zeichen von Kanalstenose. Eine Myelographie, mit Metrizamide ausgeführt, zeigt eine pseudotumorale Erweiterung des zervikalen Rükkenmarks auf der Höhe einer Osteophytose C_5-C_5. Die Wurzeltaschen C_6 sind gedrückt. **c** Die zervikale Myelographie bestätigt die Kanalstenose und die Beeinträchtigung des zervikalen Rükkenmarks durch eine Osteophytose bei C_5-C_6

wird oft durch eine C_5–C_6 oder C_6–C_7 Osteophytose gedrückt. Eine Frontalaufnahme zeigt dann eine pseudo-tumorale Erweiterung der Medulla (Abb. 2).

Abnormal orientierte Pedikel. Im Jahre 1977 beschrieben Hayashi und Mitarb. eine besondere originelle Form von Kanalstenose. Normalerweise sind die zervikalen Pedikel schief nach hinten und außen gerichtet und bilden mit der Sagittalebene einen Winkel von 10°. Wenn diese Pedikel mehr transversal gerichtet sind und einen Winkel von 45° mit der Sagittalebene bilden, werden die Gelenkfortsätze nach vorne verlagert, was eine Verminderung des AP Durchmessers bedingt. Diese zu weit nach vorne gelagerten Gelenkfortsätze gehen mit konstitutioneller Enge der Foramina Intervertebralia einher. Andererseits wird auch oft eine Vertikalisation der Gelenkfortsätze beobachtet. Diese Form von Stenose kommt nur in ungefähr 5% der Fälle von zervikalen Kanalstenose vor. Die Diagnose wird auf den Lateralaufnahmen gestellt. Die zu vertikal und zu weit vorne liegenden Gelenkfortsätze werden auf das hintere Viertel des Wirbelkörpers projeziert (Abb. 1c, Abb. 3). Die Schrägaufnahmen zeigen außerdem die Verminderung des AP Durchmessers aller Foramina Vertebralia. In dieser Form ist der „Sicherheitszwischenraum" (Laminae) normal gestaltet. Die Computertomographie bestätigt die abnormale Orientierung

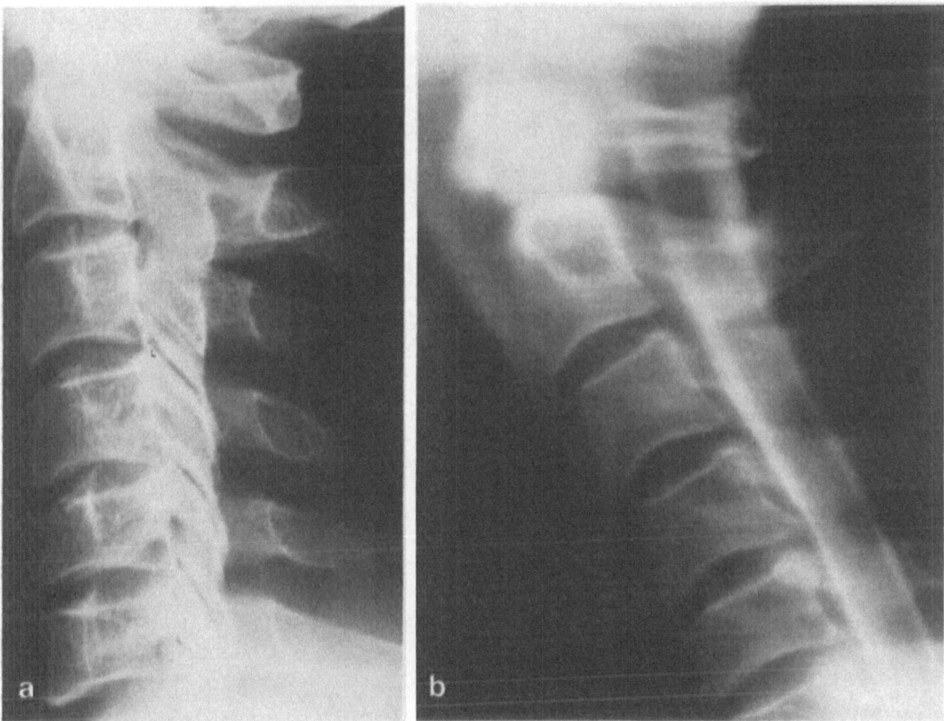

Abb. 3. a Enger Zervikalkanal. Der „Sicherheitszwischenraum" ist bewahrt und scheint sogar erweitert zu sein. Zu weit nach vorne positionierte Gelenkfortsätze, die sich auf das hintere Viertel des Wirbelkörpers projezieren, lassen auf Stenose schließen. Andererseits besteht auch eine Vertikalisation der Gelenkfortsätze. **b** Eine Myelographie mit Metrizamide bestätigt die Kanalstenose

der Pedikel und der Gelenkfortsätze. Sie ermöglicht Abschätzung und Messung des Sagittaldurchmessers des Kanals. Bei unklaren Fällen, zeigt die zervikale Myelographie noch deutlicher die Stenose der perimedullären Subarachnoidalräume.

Hypertrophie der Wirbelkörper. Hier ist der hintere Wirbelbogen normal. Eine Platyspondylie mit einem vergrößerten AP Durchmesser des Wirbelkörpers verursacht hingegen die Kanalstenose (Abb. 1 d). Durch die Entwicklung von Osteophyten kommt es zu klinischen Ausfällen bei dieser auch seltener Form von Kanalstenose (5%). Auf lateralen, schrägen und frontalen Aufnahmen, wird die AP Hypertrophie der Wirbelkörper leicht erkannt (Abb. 4). Der „Sicherheitszwischenraum" ist auch hier bewahrt.

Mischformen. In manchen Fällen können selbstverständlich die drei elementaren konstitutionellen Knochenveränderungen beim selben Patienten vorkommen (Abb. 5).

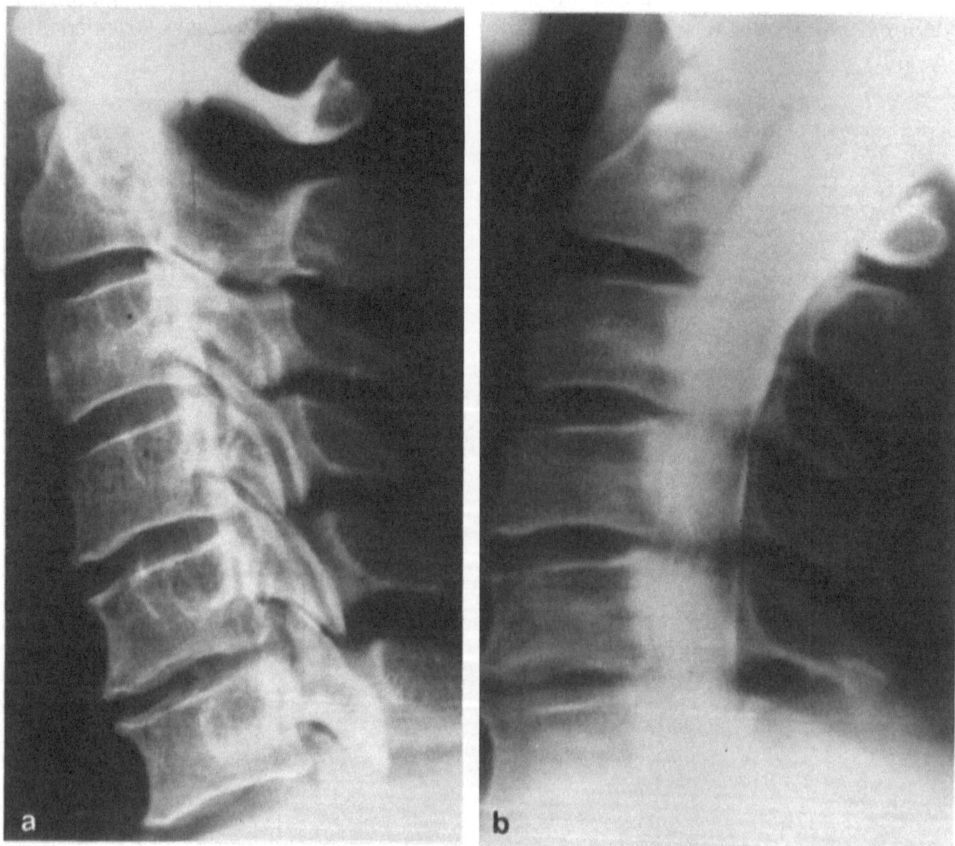

Abb. 4a, b. Zervikalkanalstenose durch Erweiterung des AP Durchmessers des Wirbelkörpers. **a** Die Lateralaufnahme zeigt den normalen „Sicherheitszwischenraum" und den erweiterten AP Durchmesser des Wirbelkörpers. **b** Die Myelographie mit Metrizamide bestätigt die Kanalstenose

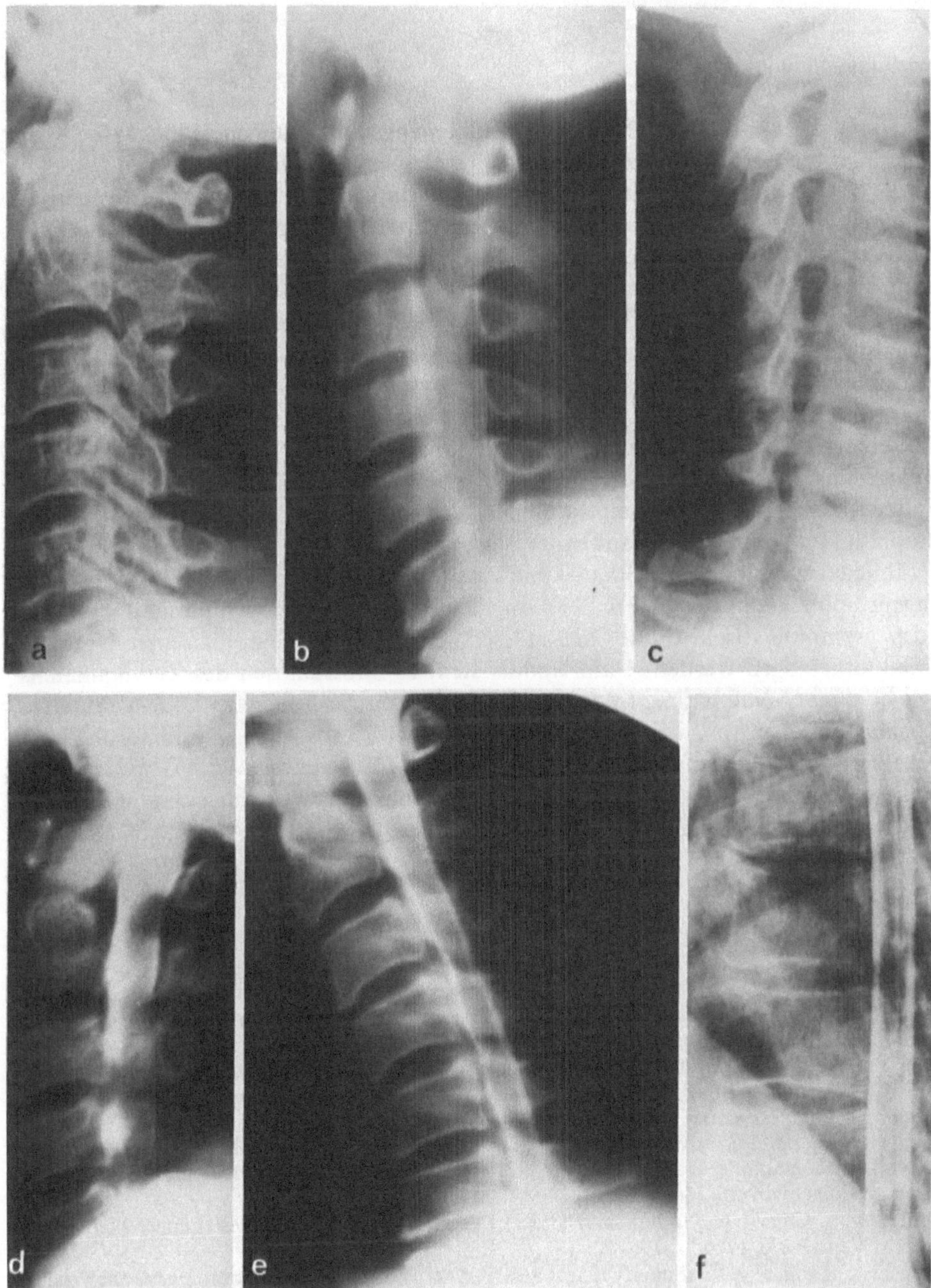

Abb. 5a–f. Sehr enge Stenose des Zervikalkanals bei einem 40jährigen Patienten mit asiatischer Abstammung, der fünf Jahre früher an einer Lumbalstenose operiert wurde. **a** Auf der Lateralaufnahme ist der „Sicherheitszwischenraum" nicht mehr sichtbar. Die Gelenkfortsätze sind nach vorn verlagert, und der AP Durchmesser des Wirbelkörpers ist erweitert. **b** Die mediansagittale Schichtaufnahme bestätigt die Kanalstenose (6 mm) und zeigt eine Osteophytose von C_5–C_6 und hauptsächlich von C_6–C_7, die sich besonders pathogen auswirkt. **c** Die Schrägaufnahme zeigt eine Verminderung des AP Durchmessers der Foramina Intervertebrales. **d** u. **e** Eine zervikale Myelographie mit Metrizamide in der Extension- und Flexionsstellung des Kopfes bestätigt die Kanalstenose. **f** Eine Myelographie der BWS zeigt eine bedeutende Verminderung der perimedullären Subarachnoidalräume im ganzen Segment

Verbundene Fehlbildungen

Zervikale Blockwirbel und Halsschädelübergangsmißbildungen. Blockwirbel von
zwei oder mehrere Wirbelkörper und Wirbelbögen bedingen in vielen Fällen eine
starke Kanalstenose. Aber auch andere Fehlbildungen können mit Zervikalstenosen
vergesellschaftet sein sowohl im zervikalen Bereich (Klippel-Feil, Schmetterlings-
wirbel) als am Schädelhalsübergang (Okzipitalisation, Stenose des Foramen Magnum, Vertebralisation, Fehlbildungen des ligamentum transversum ...).

Kanalstenose der LWS. Ungefähr ein Viertel der Kranken mit Symptomen von engem Zervikalkanal werden in den darauf folgenden Jahren klinische Zeichen von
engem Lumbalkanal vorweisen. Ein enger Dorsalkanal ist selten, und wir schätzen
daß eine Assoziation von engem Zervikalkanal mit einem engen Kanal der BWS
weniger als 1% der Fälle betrifft (Abb. 5). Selbstverständlich wird man in diesen
Fällen nach Dysostosen (cheirolumbale Dysostose) und nach Dysplasien (Achon-
droplasie) und ähnlichen Krankheiten suchen müssen.

In jeder radiologischen Praxis kommt es in der Routinearbeit zur Diagnose von
engem Spinalkanal der HWS. Sehr oft handelt es sich um asymptomatische oder
noch asymptomatische Fälle. Sie müssen jedoch einer neurologischen Untersuchung unterzogen werden. Ganz anders steht es mit Stenosen des Zervikalkanals
bei zervikaler Myelopathie. In diesen Fällen muß eine sehr genaue und vollständige
Roentgenuntersuchung unternommen werden sowohl was die Pathomorphologie
betrifft als auch die genauen Messungen des Kanaldurchmessers um dem Grad der
Stenose festzustellen. Dazu werden Schichtaufnahmen, computertomographische
Untersuchungen und Myelographie hinzugezogen.

Literatur

Babin E, Lemaitre Y, Bruch JM (1981) Radiologic Evaluation of Narrow Cervical Canal.
    Radiol J CEPUR 1:133–138
Baleriaux-Waha D, Soeur M, Stadwik T, Lemaitre Y, Jeanmart L (1980) CT of the adult spine
    with Metrizamide. In: Post JD (ed): Radiographic evaluation of the spine. Masson Pub-
    lishing USA, New York
Bonneville JF (1980) En savoir plus sur le rachis cervical. Feuillets Radiol 20:401–494
Dietemann JL, Babin E, Wackenheim A (1982) Intérêt de la flexion en myélographie cervicale
    aux produits hydrosolubles. J Radiol 63:441–443
Godlewski S, Cherot A, Godlewski J (1981) Les myélopathies cervicales. Encycl Méd Chir,
    Paris, Neurologie, 17660 A 10 4
Hayashi K, Tabuchi K, Yabuki T, Kurokawa T, Seki H (1977) Position of the superior articu-
    lar process of the cervical spine; its relationship to cervical spondylotic radiculopathy.
    Radiology 124:501
Wackenheim A (1979) Roentgen Diagnosis of the cranio-vertebral region Springer, Berlin
    Heidelberg New York

Zweckmäßiger neurologischer Untersuchungsgang bei Erkrankungen im Bereich der Halswirbelsäule

D. Soyka

Krankheiten der Halswirbelsäule bilden, soweit sie mit Schmerzen und/oder neurologischen Symptomen einhergehen, ein typisches neuro-orthopädisches Grenzgebiet. Dabei kann dem Orthopäden wie dem Neurologen im Einzelfall eine federführende oder eine konsiliarisch-beratende Funktion zufallen. Handelt es sich um ein frisches Wirbelsäulentrauma, so wird in der Regel die chirurgisch-orthopädische Betreuung im Vordergrund stehen, und die Aufgabe des Neurologen erstreckt sich darauf, den Umfang neurologischer Ausfälle und den Verlauf zu dokumentieren. Ist es andererseits auf dem Boden einer schweren Osteochondrose mit dorsalen Osteophyten zu einer progredienten spinalen Kompression im Sinne einer chronischen zervikalen Myelopathie gekommen, so dominiert das neurologische Symptom und damit der Aufgabenbereich des Neurologen. Liegt ein schmerzhaftes Schulter-Arm-Syndrom vor, so beschränkt sich die Aufgabe des Neurologen nicht allein darauf, mögliche radikuläre Symptome aufzudecken, sondern er muß im Rahmen der Differentialdiagnose prüfen, ob nicht überhaupt eine andere Schmerzgenese in Betracht kommt, beispielsweise ein peripheres Nervenkompressionssyndrom (Tabelle 1).

Tabelle 1. Grundfragen der neurologischen Untersuchung

1. Radikuläres Syndrom?
2. Differentialdiagnose gegenüber pseudoradikulären Syndromen
3. Spinales Syndrom?
4. Beteiligung intrakranieller Strukturen, z.B. Hirnstamm, kaudale Hirnnerven
5. Psychopathologischer Hintergrund?

Schließlich ist zu bedenken, daß bei Erkrankungen der HWS nicht nur radikuläre und spinale Störungen auftreten, sondern daß auch intrakranielle Strukturen betroffen sein können. So ist ein HWS-Trauma häufig mit einem Schädel-Hirntrauma verknüpft, das neurologischerseits mitbeurteilt werden muß. Bei Erkrankungen der kranio-zervikalen Übergangsregion wie etwa einer basilären Impression, können Ausfälle von seiten der kaudalen Hirnnerven, des Hirnstammes und des Kleinhirns mit im Spiel sein, und bei schwerer Osteochondrose und Uncovertebralarthrose der HWS kann es über eine mechanische Irritation der Vertebralarterien zu Auswirkungen im Basilaris-Stromgebiet kommen. Der Aufgabenbereich des Neurologen bei Erkrankungen der Halswirbelsäule ist also vielfältig, und das methodische Vorgehen bei der Untersuchung muß der Situation im Einzelfall angepaßt sein.

Tabelle 2. Neurologischer Untersuchungsausgang bei Erkrankungen der HWS

Motorisches System
Sensiblität, ggf. in Verbindung mit Schmerzanalyse
Reflexstatus
Vegetative Funktionen
Bei Beteiligung intrakranieller Strukturen und bei Prozessen am kranio-zervikalen Übergang auch Hirnnervenstatus

---

Am häufigsten kommt es im Hinblick auf die Frage nach einem spinalen oder einem radikulären Syndrom auf die Untersuchung motorischer, sensibler und vegetativer Leistungen sowie die Erhebung des Reflexstatus an (Tabelle 2).

Motorisches System

Liegt eine motorische Schwäche vor, so ist an erster Stelle zu entscheiden, ob es sich im eine Parese vom *peripheren* oder vom *zentralen* Typ handelt. Bei einer Schädigung des peripheren Motoneurons ist der *Muskeltonus schlaff,* und im Falle länger anhaltender Denervierung entwickelt sich eine *Muskelatrophie.* Von den betroffenen Muskeln her ist ein Schluß darauf erlaubt, ob die Läsion im Bereich einer Wurzel, im Bereich des Armplexus oder in einem peripheren Nerven angesiedelt ist. Für radikuläre Syndrome sind bestimmte *Kennmuskeln* charakteristisch (Tabelle 3). Liegt die Läsion im motorischen Vorderhornzellbereich, so lassen sich bei chronisch-progredienter Prozeßentwicklung auch *Faszikulationen* in den korrespondierenden Muskelbereichen erkennen.

Lähmungen vom *zentralen* Typ verlaufen mit einer *spastischen* Tonuserhöhung, und in der Regel sind hier nicht einzelne Muskeln sondern größere Muskelgruppen oder der ganze Arm betroffen. Eine Muskelatrophie wird vermißt. Als Ausnahmesituation sei an das Bild des spinalen Schocks bei akuter Läsion des Rückenmarkes erinnert, weil hier entgegen der sonstigen Regel zunächst eine schlaffe Plegie besteht, die erst nach Tagen oder sogar Wochen in das übliche spastische Bild übergeht.

Tabelle 3. Zervikale Kennmuskeln

Segment	Kennmuskeln
$C_{3/4}$	Zwerchfellparese, partiell oder total
C_5	M. deltoideus, M. biceps brachii
C_6	M. biceps brachii, M. brachioradialis
C_7	M. triceps brachii, M. pronator teres Fingerflexoren, M. opponens pollicis
C_8	M. adductor pollicis, Mm. lumbricales, Mm. interossei, M. abductor digiti V

Erkrankungen der HWS führen übrigens nicht selten zu einer Kombination von peripherer und zentraler Lähmung, beispielsweise im Falle einer dorso-medialen Diskushernie oder einer Luxationsfraktur mit Rückenmarkskompression. Dann nämlich handelt es sich auf dem Niveau der Kompression um segmentale schlaffe Lähmungen, unterhalb davon durch Beeinträchtigung der Pyramidenbahnen um spastische Symptome. Auch eine Kombination radikulärer und spinaler Ausfälle kann vorkommen.

Sensibilität

Hier geht es wiederum um eine Differenzierung, ob bestehende sensible Ausfälle auf einen spinalen Prozeß hinweisen oder ob sich aus der Begrenzung der sensiblen Störung auf ein radikuläres Syndrom, eine Armplexusschädigung oder eine periphere Nervenschädigung schließen läßt. Bei einem spinalen *Querschnittssyndrom* gilt es, die Obergrenze zu ermitteln, die zugleich die segmentale Höhe der Läsion anzeigt. Dabei ist zu beachten, daß sich an der oberen Grenze des sensiblen Querschnittes häufig eine hyperalgetische Zone von ein oder zwei Segmenten Breite findet, die auch das nächstgelegene supraläsionelle Segment erfaßt und somit ein zu hohes Niveau der Läsion vortäuscht (Tabelle 4).

Tabelle 4. Sensibilität

---

1.   Qualitativer Charakter der Sensibilitätsstörung
1.1 Irritation und/oder Defizit
1.2 Alle sensiblen Qualitäten oder dissoziierte Störung

2.   Anordnung der Sensibilitätsstörung
2.1 Sensibles Querschnittssyndrom
2.2 Segmentales, radikuläres Muster
2.3 Muster bei Plexusläsion
2.4 Peripheres Ausbreitungsmuster

Bei den streifenförmig ausgebreiteten *radikulären* Sensibilitätsstörungen eignet sich für die Abgrenzung besonders eine Prüfung der Schmerzempfindung, während sich der sensible Versorgungsbereich *peripherer* Nerven am besten durch eine Prüfung der Berührungsempfindung erfassen läßt. Stehen Schmerzen im Vordergrund, so kommen naturgemäß sehr heterogene Entstehungsbedingungen in Betracht, und der Neurologe hat zu entscheiden, ob der Schmerz überhaupt durch eine Irritation nervaler Strukturen zustande kommt und wenn ja, auf welcher Verlaufsstrecke der afferenten Bahnen die Irritation zu suchen ist.

Reflexstatus

Routinemäßig sind eine Reihe von Muskeleigenreflexen an den Armen zu untersuchen, nämlich der Bizepsreflex, der Brachioradialisreflex und Trizepsreflex. Da die-

Tabelle 5. Routinemäßig zu prüfende Reflexe

Reflexe	Segmente
Bizepsreflex (BSR)	$C_5 - C_6$
Brachioradialisreflex (Radiusperiostreflex RPR)	$C_5 - C_6$
Trizepsreflex (TSR)	$C_6 - C_8$
Bauchhautreflexe (BHR)	
obere Etage	$T_6 - T_8$
mittlere Etage	$T_8 - T_{10}$
untere Etage	$T_{10} - T_{12}$
Quadrizepsreflex, Patellarreflex (PSR)	$L_2 - L_4$
Trizeps-surae-Reflex, Achillessehnenreflex (ASR)	$S_1 - S_2$
Rossolimo-Reflex	$S_1 - S_2$
Pathologische Reflexe der Babinski-Gruppe	

se bestimmten Segmenten bzw. Wurzeln zugeordnet sind, kann aus dem Reflexverhalten gegebenenfalls auf ein bestimmtes Niveau bzw. eine betroffene Wurzel geschlossen werden (Tabelle 5). Bei einer spinalen Beteiligung sind häufig auch die langen motorischen Bahnen tangiert, die die Muskulatur des Rumpfes und der unteren Gliedmaßen versorgen, und dann müssen selbstverständlich auch die Reflexverhältnisse in diesen Körperbereichen überprüft werden. Dazu gehören die Bauchhautreflexe und die Cremasterreflexe, bei denen es sich um Fremdreflexe handelt, und an den unteren Gliedmaßen wiederum um einige Muskeleigenreflexe, an erster Stelle der Patellar- und der Achillessehnenreflex. Weiterhin ist bei einer Beteiligung der Pyramidenbahnen nach bestimmten spastischen Phänomenen zu suchen. Am Arm wird das Trömnersche Zeichen positiv, an den Beinen lassen sich pathologische Reflexe der Babinskigruppe, Beugereflexsynergien und Kloni nachweisen.

Im Falle eines spinalen Querschnittssyndroms ergibt sich ein charakteristisches Reflexmuster: Auf der Höhe der Läsion sind die Muskeldehnungsreflexe erloschen, weil hier der physiologische Reflexbogen unterbrochen ist. Oberhalb der Läsion sind die Muskeldehnungsreflexe selbstverständlich normal auslösbar, unterhalb davon jedoch gesteigert, und hier lassen sich dann auch die erwähnten zusätzlichen spastischen Phänomene nachweisen. Die Fremdreflexe zeigen ein entgegengesetztes Verhalten. Eine Ausnahme bildet das akute Querschnittssyndrom, beispielsweise bei einem frischen Wirbelsäulentrauma, weil hier im initialen spinalen Schockstadium alle Reflexe erloschen sind, also auch diejenigen unterhalb des Niveaus der Läsion.

Vegetative Funktionen

Bei der Untersuchung der vegetativen Funktionen handelt es sich darum, ob ein Horner-Syndrom vorliegt, ob eine Störung der Schweißsekretion festzustellen ist und ob es im Falle einer spinalen Symptomatik zu einer Lähmung der Blasen- und Mastdarmfunktionen gekommen ist (Tabelle 6). Ein *Horner-Syndrom* kann zunächst einmal dadurch zustande kommen, daß die zuständigen sympathischen Nervenfasern in ihrem absteigenden Verlauf durch das Rückenmark bis zum Centrum cilio-spinale hin unterbrochen sind. Man spricht dann von einem *zentralen* Horner-Syndrom. Im weiteren Verlauf verlassen diese sympathischen Nervenfasern das Rückenmark über die Wurzeln C_8 bis T_2. Daraus ergibt sich, daß bei zervikalen Wurzelläsionen oberhalb von C_8 kein Horner-Syndrom erwartet werden kann.

Die Schweißdrüsen von Kopf, Hals, Schulter und Armen werden über sudorisekretorische Fasern versorgt, die das Rückenmark über die vorderen Wurzeln unterhalb von T_2 verlassen und dann erst über den Grenzstrang des Sympathikus Anschluß an den Armplexus und die peripheren Armnerven gewinnen. *Störungen* der *Schweißsekretion* an Schultern und Armen sind daher nur zu erwarten, wenn die Läsion im Plexus oder weiter peripher liegt, nicht dagegen bei einer zervikalen Wurzelschädigung. Liegt eine Anhidrose am Arm vor, so kann vom Ausbreitungsbereich her, der sich mit den Grenzen der sensiblen Versorgung deckt, auf eine Läsion im Armplexus oder in einem peripheren Nerv geschlossen werden. Zum genaueren Nachweis einer Schweißsekretionsstörung an den Händen eignet sich der Ninhydrin-Test.

Tabelle 6. Vegetative Funktionen

---

1. Störung der Schweißsekretion
   (Austritt der sudorisekretorischen Fasern durch die Wurzeln T_3 und tiefer, also nicht bei Läsion zervikaler Wurzeln!)
2. Horner-Syndrom
   (Austritt der sympathischen Fasern über die Wurzeln $C_8–T_2$)
3. Störung der Blasen- und Mastdarmfunktionen

Weitere Aspekte der neurologischen Untersuchung

Bei einem Trauma der Halswirbelsäule sollte grundsätzlich an die Möglichkeit eines zusätzlichen Schädel-Hirntraumas gedacht werden. Auch bei Schleudertraumen der Halswirbelsäule kann es über eine akute Drosselung des Vertebralis-Kreislaufes zu mehr oder weniger flüchtigen Symptomen einer zerebralen Mangeldurchblutung kommen. Bei derartigen Patienten muß der Neurologe also stets auf *zerebale Symptome* achten und die *Bewußtseinslage* dokumentieren. Bereits eingangs wurde darauf hingewiesen, daß bei Erkrankungen der kranio-zervikalen Übergangsregion Symptome von seiten der kaudalen Hirnnerven, des Hirnstammes und des Kleinhirns auftreten können. Entsprechend muß sich die neurologische Untersuchung dann auch auf die kaudalen Hirnnerven, die bulbären und zerebellären Funktionen erstrecken.

Eine besonders kritische Analyse und Differentialdiagnose ist erforderlich, wenn es um die mögliche kausale Verknüpfung von Kopfschmerzen mit einem HWS-Syndrom geht. Vielfach wird die Halswirbelsäule zu Unrecht als Kausalfaktor angeschuldigt, nur weil sich als greifbarer radiologischer Befund eine Osteochondrose oder Spondylose oder Spondylarthrose nachweisen läßt. Immer wieder werden Tumoren in der hinteren Schädelgrube oder blande Subarachnoidalblutungen fälschlicherweise als akutes HWS-Syndrom interpretiert und entsprechend fehlbehandelt. Größte Zurückhaltung ist auch mit der Verwendung von Begriffen wie „Okzipitalneuralgie" oder „Migraine cervicale" geboten. In solchen Fällen handelt es sich meist weder um eine Irritation des N. occipitalis major noch um die Spielart einer echten Migräne. Der Orthopäde ist gut beraten, bei derartigen Schmerzsyndromen grundsätzlich den Neurologen beizuziehen. Beide, der Orthopäde und der Neurologe, sollten im übrigen darauf bedacht sein, daß sich Schmerzsyndrome im Bereich der Halswirbelsäule häufig auf einem psychosomatischen oder depressiven Hintergrund entfalten und daß dem Patienten dann nicht mit einer einseitigen somatischen Betrachtungsweise gedient ist.

Literatur

Godt P, Schliack H (1978) Schulter-Arm-Syndrom aus neurologischer Sicht. Dtsch Ärztebl 813–818
Mumenthaler M (1962) Diagnose, Differentialdiagnose und Therapie der Zervikobrachialgien. Praxis S 1234–1240
Mumenthaler M (1972) Die neurologischen Ursachen der Brachialgien. Orthopädie 1:76–78
Sojka-Raytscheff A (1979) Neurologische Aspekte bei Erkrankungen der HWS. Der prakt Arzt 12
Torklus D v, Gehle W (1975) Die obere Halswirbelsäule. Thieme, Stuttgart
Umbach W (1974) Diagnostik und Therapie zerviko-brachialer Syndrome. Nervenarzt 45:169–177

Neurologische Diagnose und Differentialdiagnose bei Nacken- und Armschmerzen

H. Schliack

Die vorangegangenen Beiträge unterrichten uns sehr eindrucksvoll über die Möglichkeiten moderner apparativer Untersuchungen zur Diagnostik zervikal-vertebragener Erkrankungen. Dabei wurden auch die Grenzen der Aussagemöglichkeiten angedeutet und die Gefahren, die zum Beispiel neuroradiologische Invasivmaßnahmen mit sich bringen können.

Der Kliniker bezeichnet diese Untersuchungsmethoden gern als Zusatzuntersuchungen, die Ausübenden dieser Methoden hören dieses Wort nicht gern.

In den meisten großen Zentren hat die rasante Entwicklung der technischen Medizin dazu geführt, daß klinische Neurophysiologie und Neuroradiologie als selbständige Abteilungen neben den Neurologischen und Neurochirurgischen Kliniken etabliert worden sind. Dies wird vom Kliniker manchmal als schmerzlich empfunden, hat aber bei der Kompliziertheit der heutigen Technik seine Berechtigung.

Ich bin Kliniker, und mir liegt daran, immer wieder die Aussagemöglichkeiten, den Stellenwert der einfachen klinischen Untersuchung deutlich zu machen. Diese bringt nämlich mit Sicherheit keine Gefahren mit sich. Sie ist beliebig oft nachprüfbar, und sie macht häufig eingreifende Untersuchungen überflüssig.

Ich möchte hier versuchen, Ihnen in Erinnerung zu rufen, daß die neurologische Direktuntersuchung auch heute noch zu den anerkannten Untersuchungsmethoden gehört und daß sie Ergebnisse liefert, womit man etwas anfangen kann.

Der chirurgisch aktive Arzt will vom Neurologen immer sogenannte „Beweise" für seine Befunde haben, und unter Beweisen versteht er das Dokumentierbare, das Bildhafte oder das Meßbare, und nur das möchte er gelten lassen. Ich kenne aber auch Neurochirurgen und Orthopäden, die sich auf eine präzise neurologische Untersuchung verlassen und auf die Aussagen des Neurologen hin den Bandscheibenvorfall operieren, wenn ihm ein zuverlässiger Neurologe mit plausiblen Argumenten sagen kann: Hier liegt eine linksseitige S 1-Wurzelkompression vor. Die Treffsicherheit einer solchen Aussage ist nicht schlechter als die einer Myelographie.

Ich möchte hier richtig verstanden werden: ich will den Wert der apparativen Methoden nicht in Zweifel ziehen. Wir brauchen diese Methoden, aber sie können, wenn sie negativ ausfallen, unsere Befunde nicht ernsthaft in Zweifel stellen. Wir wissen ja, daß ein schweres Wurzelkompressionssyndrom vorliegen kann, auch dann, wenn eine Myelographie negativ ist, weil eben ein Bandscheibenvorfall auch einmal ganz lateral austreten kann und dann die Kontrastmittelsäule nicht deformiert. Wir wissen auch, daß zumal bei älteren Menschen eine Myelographie, vor allem im Lumbalbereich, an verschiedenen Stellen Unregelmäßigkeiten zeigen kann, und auch hier muß der klinische Befund entscheiden, welche Veränderung nun mit dem aktuellen Syndrom übereinstimmt. Und wir wissen auch, daß kein Mensch, der über 40 Jahre alt ist, eine jungfräuliche Halswirbelsäule hat. Röntgenologische Veränderungen haben wir spätestens von diesem Alter an alle. Sie sind aber klinisch nur dann verwertbar, wenn sie mit einem aktuellen Schmerzsyndrom und/oder mit einem neurologischen Syndrom relevant übereinstimmen. Dies gilt ja auch, wie wir eben gehört haben, für elektromyographische Untersuchungen: auch hier gibt es falsch positive Befunde, auch hier gibt es Täuschungsmöglichkeiten, und man sollte keinesfalls auf einen vollkommen in der Luft hängenden elektromyographischen Befund hin einen Menschen myelographieren oder gar operieren.

Die von Vielen beklagte Spezialisierung ist eigentlich nur dann ernsthaft verhängnisvoll, wenn damit die klassischen Methoden der klinischen Neurologie in Vergessenheit geraten. Der alte neurologische Kliniker empfindet dieses „Unglück" nicht so sehr als tragisch, denn er kann auch heute noch mit klinischer Funktionsuntersuchung, mit Reflexhammer und Stecknadel diagnostisch etwas anfangen. Ich will versuchen, dies an einigen Beispielen zu erklären.

Der Orthopäde will vom Neurologen wissen, ob bestimmte Schmerzen überhaupt neurologisch begründbar sind, wenn ja, wo genau der Sitz der Krankheit ist und schließlich, ob ein Behandlungsversuch mit physikalisch-konservativen Mitteln als aussichtsreich angesehen werden könne oder ob die Indikation zur Operation zu stellen sei.

Erste Voraussetzungen für die Diagnose im peripher neurologischen Bereich – und dazu sind die Nacken-, Schulter-, Armschmerzen zum großen Teil zu rechnen – ist eine subtile Kenntnis der Anatomie. Ohne diese Kenntnis ist die Analyse solcher Syndrome unmöglich. Zweitens brauchen wir eine wirklich sorgfältig erhobene Anamnese. Beides ist an sich eine Binsenwahrheit und trotzdem wird vor allem auch die Anamnese immer wieder gering eingeschätzt. Es ist entscheidend wichtig zu erfahren, ob ein Armschmerz bei irgendeiner Bewegung ganz urplötzlich aufgetreten ist (mit oder ohne neurologische Funktionsstörungen), ob sich diese Symptome langsam progredient prozeßhaft entwickelt haben oder ob sie intervallär unter bestimmten Voraussetzungen immer wieder auftreten. Ersteres spricht am ehesten für einen akuten Bandscheibenvorfall, die prozeßhafte Entwicklung läßt eher an eine chronische Wurzelkompression oder an eine Tumorinvasion im Plexusbereich denken und die intervalläre Symptomatik (allnächtliche Schmerzen und Paraesthesien) ist, wie wir alle wissen typisch z. B. für ein Karpaltunnelsyndrom.

Man kann ein Wurzelsyndrom anamnestisch aus der Schilderung des Kranken wohl in etwa 80% zuverlässig erkennen. Dabei muß man also die Anatomie kennen und sich Zeit nehmen, seinen Patienten richtig auszufragen. Man muß sich z. B. die Schmerzprojektionen sehr genau anhören. Denn allein eine konstant geschilderte präzise Schmerzausstrahlung ist fast ein Beweis für ein Wurzelsyndrom. Es kann kaum mit irgendetwas anderem verwechselt werden.

Dann überprüft man die wichtigsten neurologischen Funktionen. Man sucht nach Sensibilitätsstörungen in dem betroffenen Bezirk, man sucht nach Auslösungsmöglichkeiten. Im Falle einer zervikalen Wurzelirritation kann man durch Rückwärtsneigen und Drehen des Kopfes zur erkrankten Seite Schmerz und Paraesthesien beim Wurzelsyndrom erheblich verstärken, durch die gegensinnige Bewegung des Kopfes sehr rasch unterbrechen. Im Falle peripher neurologischer Ausfälle findet man im allgemeinen irgendwo einen Triggerpunkt, von dem aus die Schmerzen, wie von einem Klingelknopf aus, auslösbar sind. Man sucht nach Störungen der Motorik, nach Muskelatrophie man prüft die Muskeldehnungsreflexe.

Tabelle 1. Synopse der Spinalnervensyndrome

Segment	Schmerz/Sensibilität	Kennmuskeln	Reflexe	Bemerkungen
$C_{3/4}$	Schmerz bzw. Hypalgesie im Bereich von Hals und Schulter (siehe Segment-Schema)	partielle oder totale Zwerchfellparese. Innervationsstörungen auch in den Schultermuskeln	keine klinisch verwertbaren Reflexstörungen	partielle Zwerchfellparesen durch C_3-Läsionen liegen mehr ventral, die durch C_4 mehr dorsal. Differentialdiagnose: Headsche Zonen durch Gallenaffektionen
C_5	Schmerz und Sensibilitätsstörungen mehr lateral, etwa dem M. deltoideus bedeckend und an der Außenseite des Oberarmes bis zum Ellenbogen hinziehend	Innervationsstörungen vor allem im M. deltoideus und im M. biceps brachii	Abschwächung des Biceps-Reflexes	Keine Zwerchfellbeteiligung. Abgrenzung gegenüber der neuralgischen Schultermyatrophie und der Periarthritis humeroscapularis
C_6	Schmerz und Sensibilitätsstörungen: dorsoradiale Oberarmgegend. Hier sind objektiv nachweisbare Sensibilitätsstörungen meist wenig ausgeprägt, Radialseite des Unterarmes bis hin zum Daumen abwärts ziehend	Parese vordergründig des M. biceps, oft auch im M. brachioradialis	Abschwächung oder (häufiger) Ausfall des Biceps-Reflexes	Differentialdiagnose gegenüber der Lähmung des N. musculocutaneus. Bei dieser bestehen keine Sensibilitätsstörungen im Daumen
C_7 häufigstes Wurzelsyndrom im Armbereich.	Das Dermatom zieht von der Rückseite des Oberarmes über die Streckseite des Unterarmes vorwiegend zum 2. und 3., oft auch zum 4. Finger. Provokation der Paraesthesien durch Rückwärtsneigen und Drehen des Kopfes zur schmerzenden Seite hin ** Auch die langen Fingerbeuger können beteiligt sein.	Paresen des M. triceps brachii, oft auch von Hand- und Fingerstreckern, der Pronatoren, des Daumenballen und oft sehr ausgeprägt des M. pectoralis major Hier sieht man eindrucksvolle Atrophien (Abbildung)	Abschwächung bzw. Ausfall des Triceps-Reflexes	Differentialdiagnose gegenüber dem Karpaltunnelsyndrom allenfalls auch gegenüber dem Kilohnevin-Syndrom
C_8 (selten)	Schmerzen und Paraesthesien betreffen im Wesentlichen die ulnare Handseite. Sie erstrecken sich bis in den Kleinfinger	Paresen im M. triceps brachii wie bei C_7-Syndromen, gelegentlich auch in den ulnaren langen Fingerbeugern und in der unteren Portion des M. pectoralis major. Auch in den kleinen Handmuskeln gibt es klinisch relevante Paresen und Atrophien	Abschwächung bzw. Ausfall des Triceps-Reflexes	Differentialdiagnose gegenüber der Ulnarislähmung: beachte Innervationsstörungen und Reflexstörungen im M. triceps

Man prüft schließlich etwas, was leider immer wieder ganz vernachläßigt wird, obwohl es einen großen Aussagewert hat: Man sucht nach vegetativen Innervationsstörungen, d. h. in erster Linie nach Defekten der Schweißsekretion, der Piloarrektion und der Vasomotorik. Nur bei extravertebralen peripher neurologischen Krankheitsprozessen sind diese von sympathischen Efferenzen gesteuerten Funktionen gestört.

Endlich verläßt sich der Kliniker auf seine Erfahrungen. Man muß eben wissen, was es alles gibt, dann wird man auch seltene Dinge wie z. B. einen Glomus-Tumor unter einem Fingernagel als Ursache von Hand- und Armschmerzen nicht übersehen. Und dann wird nach diesen Untersuchungen der Kliniker den Patienten eventuell zur Elektromyographie oder zur Neuroradiologie schicken mit der gezielten Frage: kann der Verdacht auf eine linksseitige C_6-Läsion elektromyographisch und neuroradiologisch bestätigt werden? Liegt womöglich ein Lungenspitzen-Karzinom vor? Oder zeigen Prüfungen der distalen Latenzen neurographisch einen Schaden des N. ulnaris in der Loge de Guyon an.

Es darf einfach nicht vorkommen, wie ich es erlebt habe, daß wegen einer Parese der Daumenstreckung ein Jahr lang eine elektrische Reizstromtherapie und sogar eine Myelographie durchgeführt wurde, und in Wirklichkeit handelte es sich um eine Sehnenruptur der langen Daumensehne.

Es gibt sehr viele Schmerzen im Bereich des Armes, die mit Neurologie nichts zu tun haben: Periarthritis humeroscapularis, Epicondylitis, Glomus-Tumoren usw. Ich will diese Dinge hier nur kurz erwähnen.

Wir kommen zu den eigentlichen Wurzelsyndromen, die darzustellen, ich aufgefordert bin. Man sollte zunächst einmal wissen, daß im Bereich der Arme peripher neurologische Ausfälle seltener auf eine Wurzel zu beziehen sind als auf den Plexus brachialis oder auf die peripheren Nerven. Im Bereich der unteren Extremitäten ist dies genau umgekehrt. Dort überwiegen bei weitem die Wurzelsyndrome gegenüber den peripher neurologischen Störungen. Schon diese rein statistische Vorstellung ist wichtig. Sie wird im Zweifelsfall verhüten, daß eine Läsion des N. ulnaris erst nach einer negativen Myelographie erkannt wird.

Das Dermatomgitter ist allgemein bekannt (Abb. 1). Ich mache hier nur noch einmal darauf aufmerksam, daß wir im Bereich des Rumpfes keine Unterscheidungsmöglichkeiten haben zwischen den Segmenten C_4 und T_2, weil die dazwischen liegenden Segmente während der Entwicklung ausgewandert sind und im Bereich der Arme verbraucht wurden, d. h. isolierte Wurzelsyndrome der Segmente C_5–T_1 und Querschnittsläsionen lassen sich nur durch Analyse der neurologischen Funktionen im Bereich der Arme einordnen. Man muß auch wissen, daß die Sensibilitätsausfälle C_7 leicht einmal mit denen des N. medianus (Karpaltunnelsyndrom) verwechselt werden können, die des N. ulnaris mit den freilich sehr seltenen C_8-Syndromen.

Das interessanteste und sicher häufigste Wurzelsyndrom im Zervikalbereich ist das C_7-Syndrom mit seinen Sensibilitätsstörungen, die über die Dorsalseite des Armes abwärts laufen und unten, wie gesagt, denen einer distalen Medianuslähmung recht ähnlich sind. In beiden Fällen gibt es auch Innervationsstörungen im Daumenballen, aber die motorischen Störungen, die bei einem C_7-Defekt auftreten, sind dann doch ganz unverwechselbar. Sie betreffen vor allem den M. triceps brachii, und der gleichnamige Reflex geht verloren. Es treten Paresen im Pronator teres

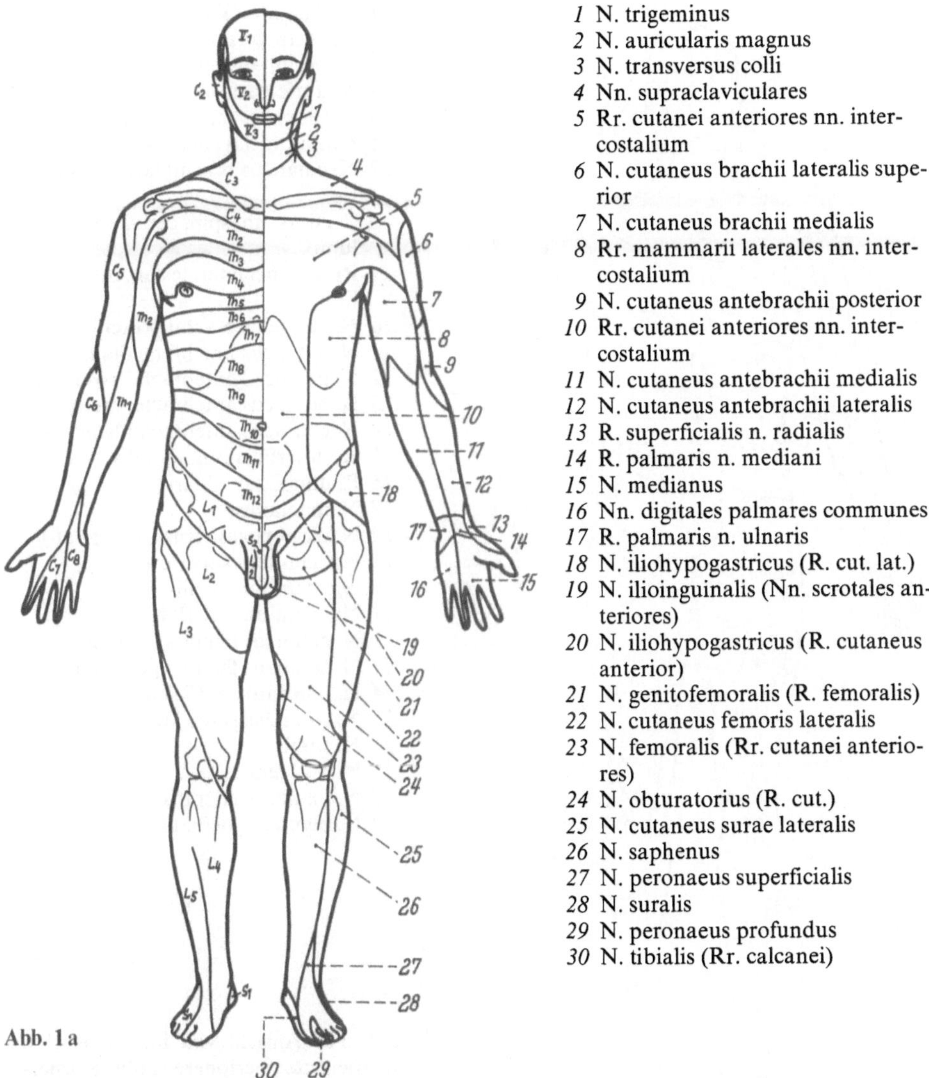

Abb. 1 a

Abb. 1 a, b. Die Hautsensibilität. Radikuläre und periphere sensible Innervation. **a** Ansicht von vorn. Rechte Körperseite: radikuläre, linke: periphere Innervation. Abb. 1 b. s. S. 146

auf und vor allem auch im Zentrum des M. pectoralis major. Funktionsstörungen dieses Muskels sind bei kräftiger Adduktion der horizontal nach vorn erhobenen Arme eigentlich stets gut zu erkennen. Eindrucksvolle Atrophien in der mittleren Portion des Muskels sieht man bei nicht zu umfangreichem Fettpolster oft deutlich. Natürlich lassen sich die Innervationsstörungen in diesem Muskel auch elektromyographisch leicht beweisen. Findet man derartige Innervationsstörungen also im M. triceps brachii und im M. pectoralis major, so wird man differentialdiagnostisch an eine Medianuslähmung nicht mehr denken.

                                                                H. Schliack

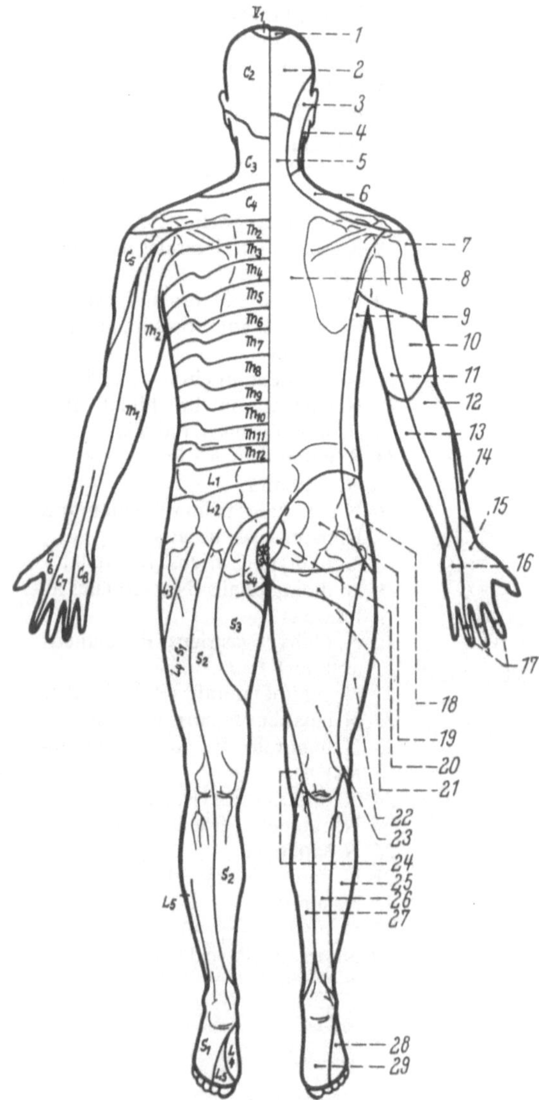

Abb. 1b. Ansicht von hinten. Rechte Körperseite: periphere, linke Körperseite: radikuläre Innervation

In diesem Zusammenhang ist auch noch einmal daran zu erinnern, daß praktisch alle Muskeln, die der Schulterbewegung dienen, d. h. auch alle, die an der Scapula ansetzen, von zervikalen Segmenten aus innerviert werden, auch der M. latissimus dorsi, der ja bis zum Darmbeinkamm abwärts zieht (Abb. 2).

Das C_8-Syndrom ist sehr selten. Samii ist der Meinung, daß es praktisch überhaupt nicht isoliert vorkommt und daß das C_7-Areal sich bis über den Kleinfinger hinaus ausdehnt. Ich habe entsprechende C_7-Syndrome noch nicht beobachtet. Das seltene C_8-Syndrom also kann nach der Lage des Dermatoms mit einer Ulnaris-Läsion verwechselt werden. Aber auch die 8. Zervikalwurzel hat wesentliche Einflüsse im Bereich des M. triceps brachii und auch in der unteren Portion des M. pectoralis

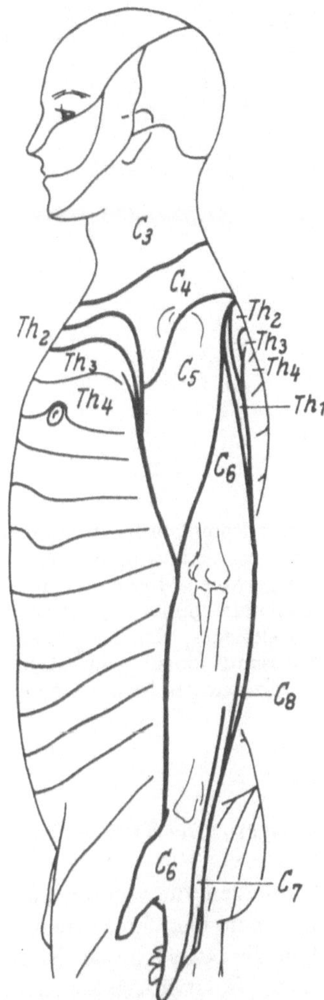

Abb. 1c. Seitenansicht.
Radikuläre Innervation

 1 N. ilioinguinalis
 2 N. iliohypogastricus
 3 N. genitofemoralis (R. femoralis)
 4 N. cutaneus femoris lateralis
 5 N. dorsalis penis (n. pudendus)
 6 N. trigeminus/1
 7 N. trigeminus/3
 8 N. occipitalis minor
 9 N. trigeminus/2
10 N. occipitalis major
11 Rr. dorsales nn. cervicalium
12 N. auricularis magnus
13 N. transversus colli
15 Nn. supraclaviculares
16 N. cutaneus brachii lateralis superior

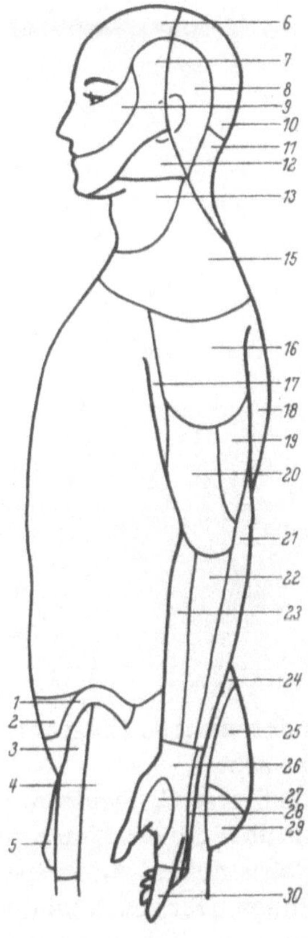

Abb. 1d. Seitenansicht. Periphere Innervation

17 Nn. intercostobrachiales (nn. intercostalium)
18 Rr. dorsales nn. thoracicorum
19 N. cutaneus brachii posterior
20 N. cutaneus brachii lateralis
21 N. cutaneus antebrachii posterior
    (n. radialis)
22 N. cutaneus antebrachii lateralis
23 N. cutaneus antebrachii medialis
24 R. cutaneus lateralis n. iliohypogastrici
25 Nn. clunium superiores
26 R. superficialis n. radialis
27 Autonomes Gebiet des R. superficialis n.
    radialis
28 R. dorsalis n. ulnaris
29 Nn. clunium inferiores
30 N. digitalis palmaris communis n. mediani

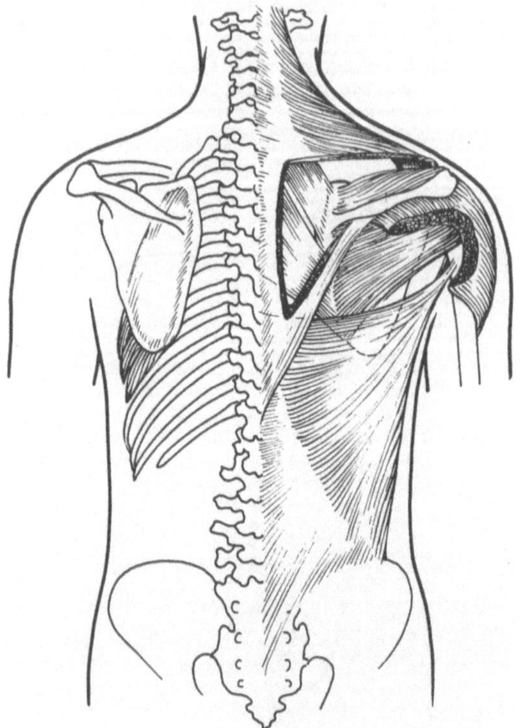

Abb. 2. Der Rumpfmuskulatur kommt zum Teil zervikale Innervation zu. Alle hier gezeigten Muskeln (Trapezius, Rhomboidei, Supra- und Infraspinatus, Deltoideus, Serratus anterior und Latissimus dorsi) gehören ausschließlich zervikalen Myotomen an

major, außerdem in den ulnaren Fingerstreckern und -beugern. Der Triceps-Reflex ist auch hier abgeschwächt.

Das wesentlich häufigere C_6-Syndrom verursacht Schmerzen, die von der Lateralseite des Oberarms über die des Unterarms bis zum Daumen, manchmal auch bis zum Zeigefinger abwärts ziehen. An Paresen ist vor allem die Schwäche des M. biceps brachii zu erwähnen. Der gleichnamige Reflex fällt aus. Innervationsstörungen findet man elektromyographisch darüber hinaus im M. deltoideus und in anderen Schultermuskeln. Diese Tatsache und die Sensibilitätsstörung in Daumen und Zeigefinger schützt vor der Verwechslung mit der recht seltenen isolierten Lähmung des N. musculocutaneus und der (häufigeren) Läsion des lateralen Faszikels des Plexus brachialis (Abb. 3).

Das Dermatom C_5 erstreckt sich über die Lateralseite des Oberarmes bis etwa zum Ellenbogen hin. Zum C_5-Defekt gehören auch Innervationsstörungen im M. biceps und in den Schulterblattmuskeln (Störung der Außenrotation des Armes).

Das C_4-Syndrom bewirkt Schulterschmerzen, evtl. Sensibilitätsstörungen im 4. Zervikaldermatom (Abb. 4), Innervationsstörungen auch in der Schulterblattmuskulatur und vor allem im Zwerchfell. Um diese zu erfassen, muß man die Atemfunktion gezielt in der Röntgendurchleuchtung beobachten.

Wenige Worte zur Differentialdiagnose:

Als wichtigstes, weil häufigstes Krankheitsbild, ist hier das Karpaltunnelsyndrom zu erwähnen, Frauen sehr viel häufiger betreffend als Männer, meist gutartig und passager nach Schwangerschaften, meist chronisch im oder nach dem Klimakterium. Es manifestiert sich im allgemeinen zunächst mit nächtlichen schmerzhaft brennenden Paraesthesien in der Hand (im 1.–3. Finger). später gehen die Sensibilitätsstörungen auch tagsüber nicht zurück, und es entsteht eindrucksvoll sichtbar eine Daumenballenatrophie, die funktionell eine gewisse Abduktionsschwäche des Daumens bewirkt (sogenanntes positives Flaschenzeichen). Weiter proximal sind keinerlei Störungen erkennbar, wenngleich die Schmerzen oft bis zur Schulter projeziert werden können. Aufgrund dieser Daten läßt sich das Karpaltunnelsyndrom fast schon telefonisch diagnostizieren. Es muß als schwerwiegende ärztliche Fehlleistung bezeichnet werden, wenn man ein Karpaltunnelsyndrom erst nach einer Myelographie oder monatelangen physikalischen Behandlungsversuchen im Bereich der Halswirbelsäule als solches erkennt.

Viel seltener, dennoch praktisch wichtig, ist die sogenannte neuralgische Schultermyatrophie. Sie betrifft vorwiegend junge Männer gelegentlich auch ältere, Frauen recht selten. Es beginnt akut mit heftigen Schmerzen in einer Schulterregion, und es kommt einige Tage später zu Lähmungen, die den M. serratus (scapula alata) weite Teile der Schultermuskulatur, M. deltoideus und M. biceps betreffen sehr viel seltener weitere Armmuskeln. Wahrscheinlich beruht diese Erkrankung auf einer Kompression lateraler Plexus brachialis-Anteile durch eine Lymphadenitis supra-

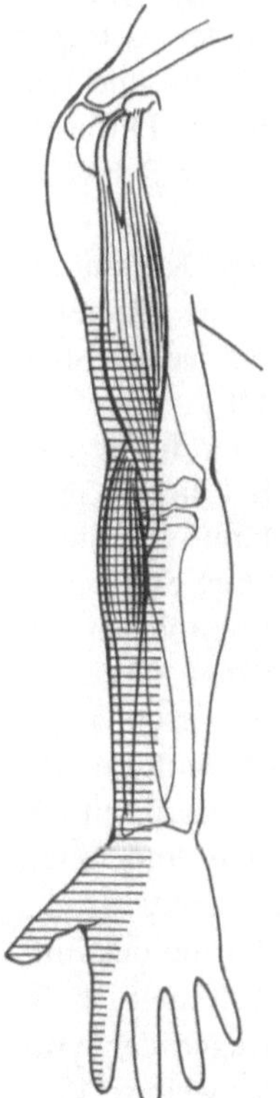

Abb. 3. C$_6$-Syndrom. Dermatom C$_6$ schraffiert. Kennmuskeln: M. biceps brachii und M. brachioradialis

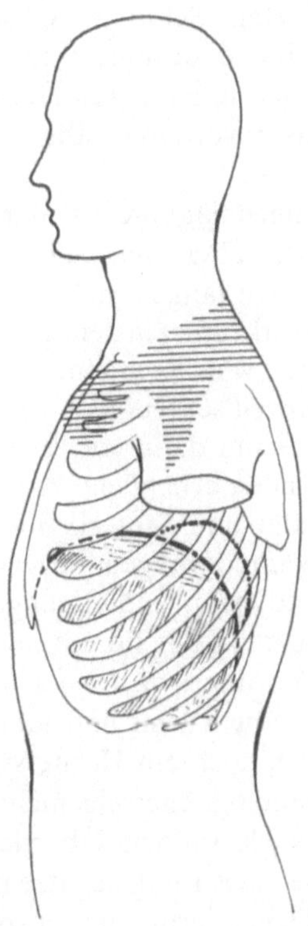

Abb. 4. C$_3$/C$_4$-Syndrom. Dermatom C$_4$ schraffiert. Kennmuskel: Zwerchfell

claviculärer Lymphknoten. Der Verlauf ist im allgemeinen gutartig. Gelegentlich bleiben geringe Restparesen zurück, vor allem im M. serratus.

Zur weiteren Differentialdiagnose erwähne ich kurz das Scalenus-Syndrom (junge asthenische Menschen bevorzugt betreffend, manchmal durch einseitige Belastung provoziert: Flöten- oder Geigenspieler) und den sehr seltenen Glomus-Tumor, der bevorzugt, aber nicht ausschließlich unter Fingernägeln sich entwickelt und zu ganz erheblichen, jeweils durch Druck und Berührung provozierbarer Schmerzen führt, die durch den ganzen Arm hindurchschießen. Diese Patienten werden fast immer als Hysteriker verkannt.

Praktisch wichtiger, weil häufiger, und klinisch äußerst bedeutsam ist das Pancoast-Syndrom, meist verursacht durch Ausbruch eines Lungenspitzen-Karzinoms über die Pleurakuppel hinaus, wobei dann der untere Primärstrang vom Plexus brachialis und das Ganglion stellatum in Mitleidenschaft gezogen werden.

Klinisch beginnt diese Erkrankung mit Schmerzen im Arm, und zwar fast immer in der Ulnarseite, bis zum Kleinfinger hinziehend. So liegt die Verwechslung mit einer Ulnarislähmung oder einem C_8-Syndrom nahe.

Das differentialdiagnostisch entscheidende Symptom – meist sogar Frühsymptom – sind Ausfälle im Bereich des vegetativen Systems. Wir finden als Folge der Zerstörung des Ganglion stellatum frühzeitig ein Horner-Syndrom und einen Ausfall der Schweißsekretion im gesamten sogenannten oberen Quadranten: im Gesicht, Kopf, Hals, Schulter, Achsel und Arm der entsprechenden Seite. Es folgen dann Sensibilitätsstörungen und motorische Ausfälle vorwiegend an Hand und Unterarm, die den unteren Primärstrang des Plexus brachialis entsprechen. Differentialdiagnostisch vordergründig ist sicher die beschriebene Störung der Schweißsekretion.

Die Röntgendiagnose ist manchmal schwierig, weil sich derartige Karzinome auf dem Boden alter tuberkulöser Spitzenveränderungen entwickeln, die röntgenologisch dann seit langem bekannt sein können und zunächst keine eindrucksvollen Änderungen erkennen lassen. Hier hilft dann oft nur die Biopsie weiter.

Vor Jahren wurde ich einmal gebeten, einen Vortrag zu halten über die Bedeutung von Schweißsekretionsstörungen in der periphere Neurologie. Bei dieser Gelegenheit wurde mir dann vor versammeltem Auditorium noch ein Mann vorgestellt, der seit Monaten erhebliche Armschmerzen hatte, der auch eindeutige Störungen der Sensibilität und Motorik im Arm aufwies und bei dem myelographisch beträchtliche Veränderungen im zervikalen Wirbelkanal dargestellt worden waren mit Randwulstbildungen und Einengungen der Foramina. Aufgrund all dieser Daten war die Indikation zur Foraminotomie gestellt worden. Nun fiel aber wohl anläßlich meines Vortrages doch noch auf, daß die betroffene Hand im Gegensatz zur gesunden Seite überwärmt und total trocken war. Bei näherem Zusehen entdeckten wir dann auch noch ein Hornersyndrom. Das Vorliegen eines Pancoast-Syndroms wurde röntgenologischerseits nicht bestätigt, weil über eine alte, seit Jahren bekannte Pleuraschwiele auf dem Übersichtsbild nichts zu sehen war. Dennoch hielt ich an der Diagnose eines Lungenspitzenkarzinoms fest, und zwar einfach wegen der sympathischen Denervierung im entsprechenden oberen Quadranten. Der weitere Verlauf bestätigte dann rasch die Diagnose (s. Abb. 5).

Zur Klärung kurz ein Hinweis auf die Anatomie dieser sympathischen Efferenzen: die absteigende sympathische Bahn liegt im Rückenmark zwischen Pyramiden-

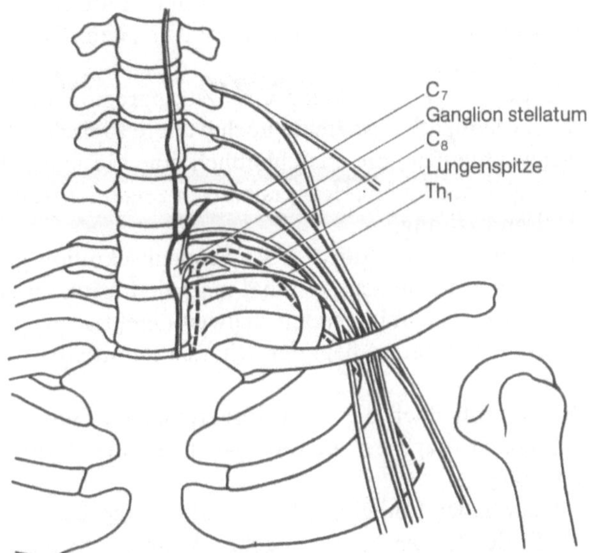

Abb. 5. Topographie der Lungenspitzen, des Ganglion stellatum und des medialen Stranges des Plexus brachialis

bahn und Vorderseitenstrang. Das vorletzte Neuron, im Seitenhorn beginnend, verläßt das Rückenmark über die vorderen Wurzeln, gelangt zum Grenzstrang und wird hier auf das letzte Neuron umgeschaltet. Im Sympathicus findet noch eine gewisse Verteilerfunktion statt, deswegen kommt es nicht zu Schweißsekretionsstörungen bei isolierten Wurzelläsionen. Das letzte sympathische Neuron begleitet dann die sensiblen Fasern zur Haut hin, und so entsprechen in der Peripherie Schweißsekretionsstörungen den Sensibilitätsausfällen peripherer Nerven. Bei isoliertem Grenzstrangläsionen – am häufigsten in der Gegend des Ganglion stellatum – oder kurz darunter oder im Lumbalbereich können Defekte der Schweißsekretion bei in-

Abb. 6. Schematische Darstellung der Schweißdrüseninnervation. Die Endverzweigung erfolgt mit den sensiblen Nervenfasern

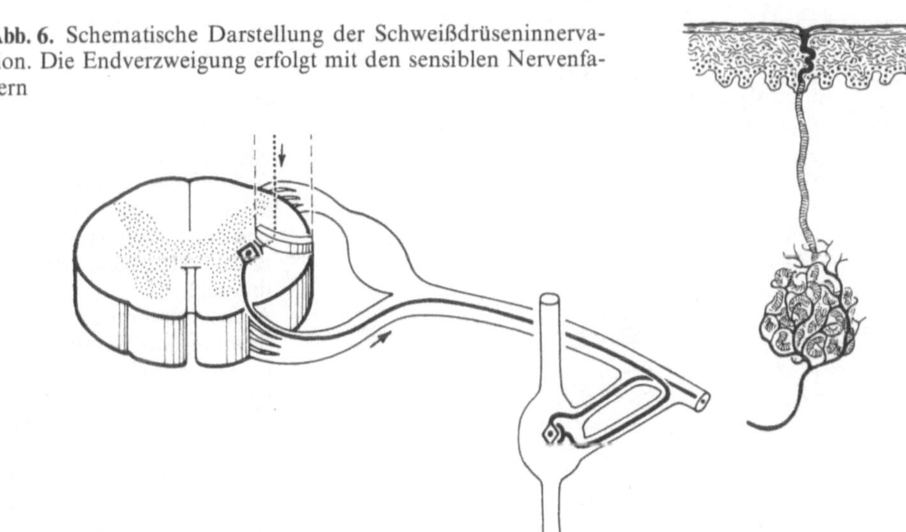

takter Sensibilität an Händen oder Füßen auftreten. Solche Läsionen entstehen fast
ausschließlich bei malignen Tumorinvasionen. Deswegen sind solche Befunde von
großer Bedeutung.

In der zervikothorakalen Grenzstrangregion kann man durch subtile Beobachtung der Sympathicusdefekte noch weitere topische Differenzierungen festlegen:

1. Schweißdefekte, die ausschließlich eine Gesichts-, Kopf- und Halsseite betreffen
   und gleichzeitig ein Hornersyndrom zeigen, werden verursacht durch Defekte im
   Halsgrenzstrang.
2. Erstreckt sich die Störung der Schweißsekretion gleichzeitig auch über den ganzen Arm und die Axilla, so hat man die Läsion im Ganglion stellatum zu suchen.
3. Fehlt bei gleichbleibenden Schweißdefekten im ganzen oberen Quadranten ein
   Hornersyndrom, so liegt der Schaden unmittelbar unterhalb vom Ganglion stellatum.
4. Bleibt schließlich die Schweißsekretion im Gesichtsbereich intakt, im Arm-Ach-
   selbereich dagegen gestört, so liegt die Grenzstrangunterbrechung bei T_5
   (Abb. 7).

Abschließend möchte ich noch auf einige Beobachtungen eingehen, die wir innerhalb des letzten Jahres machen konnten, nachdem ich schon vor mehr als 30
Jahren 2 ähnliche Fälle gesehen und beschrieben habe. Ich gehe deshalb auf diese
zugegeben relativ seltenen Fälle noch ein, weil sie hinsichtlich der Indikation zu orthopädischen Behandlungen von größter Bedeutung sein können. Allen diesen Fällen ist gemeinsam, daß sie mit Nacken-Hinterkopfschmerzen – zunächst meist einseitig – beginnen. Neurologisch sieht man zunächst kaum etwas, röntgenologisch

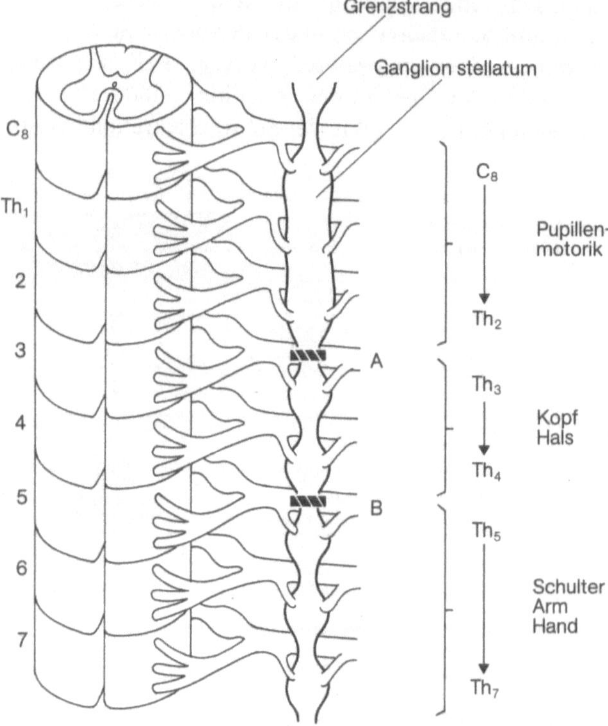

Abb. 7. Schematische Darstellung der oberen thorakalen Grenzstrangregion
und ihre wichtigsten kli-
nisch relevanten Projek-
tionsfelder.

A: Schnittführung zur Ausschaltung des Sympathikus
für Gesicht, Hals, Arm und
für die obere Thoraxregion
unter Schonung der Pupil-
lenmotorik.

B: Schnittführung zur Ausschaltung des Sympathikus
allein für den Arm

meist ebenso wenig. Irgendwann fielen die Kranken dann allerdings einem aufmerksamen Untersucher dadurch auf, daß auf der Seite der Schmerzen eine periphere Hypoglossuslähmung entstand mit fortschreitender Atrophie der entsprechenden Zungenseite. Alle diese Kranken hatten Behandlungen hinter sich, die retrospektiv doch erhebliches Unbehagen hervorrufen mußten: tiefe Infiltrationen und manualtherapeutische Maßnahmen.

Bei den Übersichtsaufnahmen der occipito-zervikalen Region waren in 2 Fällen sehr diskrete Aufhellungen im Bereich der Massa lateralis des Atlas erkennbar, in einem Fall ein auffälliger bogenförmiger Weichteilschatten vor der Wirbelsäule im Epipharynxbereich. In weiteren 3 Fällen konnte die Übersichtsaufnahme nichts Besonderes ergeben.

Wegen der hartnäckigen Nacken-Hinterkopfschmerzen und der Hypoglossuslähmungen insistierten wir aber auf weiteren detaillierten Röntgenuntersuchungen und fanden schließlich auf frontalen und sagittalen Schichtungen eindeutige Destruktionen, die den Condylus die Massa lateralis vom Atlas und den Clivus betrafen. Dreimal diagnostizierten wir auf diese Weise ein malignes Clivus-Chordom, einmal einen vom Condylus ausgehenden Riesenzelltumor und dreimal Metastasen im Condylus occipitalis. In einem weiteren Fall konnten wir eine Fraktur des occipitalen Condylus nachweisen bei einem jungen Mann, bei dem nach einem schweren Schädelhirntrauma Nacken-Hinterkopfschmerzen sowie eine gleichseitige Hypoglossuslähmung aufgetreten waren.

Ich hoffe, mit diesen Ausführungen gezeigt zu haben, daß die einfache klinisch-neurologische Untersuchung, zu der ich ausdrücklich die sorgfältige Anamnese hinzurechnen will, entscheidende Hinweise für das weitere diagnostische und therapeutische Vorgehen zu geben vermag. Sie führt praktisch in jedem Falle zu klaren Vorstellungen über ganz gezielte und damit möglichst schonende weitere Maßnahmen. Diese sind dann in jedem Fall nur bis zu dem Punkt weiterzuführen, der noch therapeutische Konsequenzen verspricht. Der zervikale wie der lumbale Bandscheibenvorfall läßt sich fast immer aufgrund der einfachen klinischen Untersuchung diagnostizieren. Nicht jeder Vorfall muß operiert werden. Entschließt man sich zur konservativen Therapie oder lehnt der Patient einen operativen Eingriff ab, so ist eine Myelographie nicht vonnöten. Wir sollten uns immer wieder an die Worte des großen englischen Klinikers Sir Hutchinson erinnern, der einmal sagte: „Gott bewahre uns davor, in Kranken nur Fälle zu sehen und sie an unserer Behandlung (und ich darf hier ergänzen: an unsere Diagnostik) schwerer tragen zu lassen als an ihrer Krankheit."

Literatur

1. Bischoff A, Schliack H (1975) Die Erkrankungen der peripheren Nerven in: Klinik der Gegenwart Bd 7, Urban & Schwarzenberg, München – Berlin – Wien
2. Mumenthaler M, Schliack H (1982) Läsionen peripherer Nerven 4. Auflage, Georg Thieme Verlag, Stuttgart – New York
3. Schliack H (1976) Zur Frage der Einflußzonen des oberen thorakalen Grenzstranges Aktuelle Neurologie 3:203

Herkunft der Abbildungen:
Die Abbildungen 1, 2, 3, 4 und 6 sind dem unter 2. angegebenem Werk entnommen,
die Abbildung 5 dem unter 1. angegebenen und
die Abbildung 7 der unter 3. angegebenen Arbeit

Neuroradiologische Untersuchungsmethoden: Indikationen und Risiken in Klinik und Praxis

W. Huk und St. Kunze

Die Halswirbelsäule ist ein in besonderer Weise in die Beweglichkeit eines Individuums eingeschaltetes Organ [19]. Das Schicksal dieses vielgliedrigen, durch ineinandergreifende statische und dynamische Funktionskreise gesteuerten Wirbelsäulenabschnittes wird von zahlreichen konstitutionellen und exogenen Faktoren gelenkt. Sie bestimmen einerseits den zeitlichen Ablauf und das Ausmaß degenerativer Veränderungen, zum anderen die Auswirkungen äußerer Belastungen und deren Folgen.

Der modernen Neuroradiologie stehen derzeit für die spinale Diagnostik folgende Untersuchungsmethoden zur Verfügung:

A. Nicht invasive Untersuchungsverfahren
Röntgen-Nativuntersuchung (einschließlich Spezial- und Schichtuntersuchungen)
Computer-Tomographie, mit intravenöser und intrathekaler Kontrastmittelgabe
Magnetische Kernspinresonanz-Tomographie (englisch: NMR = Nuclear Magnetic Resonance)

B. Invasive Untersuchungsverfahren
Ossovenographie
Diskographie
Zervikale Myelographie
Metrizamid-CT-Myelographie (s. S. 159)
Spinale Angiographie

Röntgen-Nativuntersuchung

Die Nativdiagnostik der Wirbelsäule stellt den ersten Schritt in der Röntgenuntersuchung der Halswirbelsäulenerkrankungen dar. Standardisierte Aufnahmen und individuell gewählte Einstellungen können sehr weitreichende Erkenntnisse nicht nur über Gestaltänderungen der knöchernen Bauteile, sondern auch über Störungen im Zusammenspiel der Bewegungssegmente vermitteln [3, 15, 23]. Zu nennen sind Aufnahmen in vier Ebenen mit Darstellung der Foramina intervertebralia, seitliche Funktionsaufnahmen in Inklination und Reklination, eventuell auch mit Seitwärtsneigen des Kopfes [9, 11, 14, 17, 23]. Besondere Einstellungen kann die Beurteilung der Kopfgelenke erfordern, z. B. bei Übergangsanomalien, Traumen, rheumatischen Erkrankungen [4, 6, 12, 20, 26]. Hier kann unter Ausschaltung störender Überlagerungen mit Hilfe der Schichtaufnahmetechnik weiter ins Detail vorgedrungen werden. Wackenheim [35] hat 1974 dieser Region eine umfassende Monographie gewidmet.

In gleicher Weise gilt dies für den zerviko-dorsalen Übergang, der sich hinter dem strahlendichten Schultergürtel oft dem Einblick entzieht; das Übersehen einer in dieser Region relativ häufigen Wirbelfraktur kann fatale Folgen haben. Schrägaufnahmen in Kraulstellung der Arme oder Schichtaufnahmen können die Situation klären helfen [6, 22].

Weitere technische Neuerungen ermöglichen die Videoaufzeichnung des Bewegungsablaufes der Halswirbelsäule zur anschließenden Analyse, die stufenlose Schichtdurchleuchtung (Tomoskopie) und schließlich die steroskopische Darstellung der Wirbelsäule, was vor allem das Verständnis von Deformitäten und Frakturen fördern dürfte.

Ossovenographie [32]

Die Ossovenographie wurde von Fischgold (1952), Smith et al. (1957) und Cloward (1958) eingeführt, bzw. zur Routinemethode ausgearbeitet. 1969 hat sich in Deutschland Vogelsang [32] in seiner Monographie mit dieser Methode auseinandergesetzt.

Bei der Ossovenographie wird wasserlösliches Kontrastmittel in den Markraum der Dornfortsätze oder von ventro-lateral in den Wirbelkörper injiziert, wodurch es zur Darstellung der epiduralen Venenplexus im Spinalkanal kommt. Pathologische Befunde bei spinalen Raumforderungen sind Aussparungen oder Unterbrechungen dieser epiduralen Venen.

Diese Methode, deren Komplikationsrate als sehr gering angegeben wird [1, 32], hat wenig Verbreitung gefunden und sie wird heute durch die hohe Detailerkennbarkeit der Myelographie mit wasserlöslichen Kontrastmitteln abgelöst.

Diskographie [18, 30, 33]

Die Diskographie wurde 1948 von Lindblom für die Diagnostik des lumbalen, 1957 von Smith et al. und 1958 von Cloward für die des zervikalen Bandscheibenvorfalles eingeführt [33]. Bei leicht retroflektiertem Kopf wird perkutan von ventrolateral in Lokal- oder Allgemeinnarkose und seitlicher Durchleuchtung mit einer Nadel bis in das Zentrum der Bandscheibe vorgedrungen. Bei exakter Nadellage wird dann ein wasserlösliches Kontrastmittel injiziert und Aufnahmen in zwei Ebenen durchgeführt.

Während in die gesunde Bandscheibe kein oder nur unter starkem Druck eine geringe Menge Kontrastmittel von etwa 0,2–0,3 ml injiziert werden kann, wo es als linsen- oder kirschgroße Ansammlung erscheint [33], gelingt dies bei degenerativ veränderten Bandscheiben leicht; dabei reichen nach Vogelsang [33] 1–1,5 ml Kontrastmittel für die Beurteilung aus. Das Kontrastmittel breitet sich im Zwischenwirbelraum aus und kann hinter das hintere Längsband austreten. Eine Anhebung des Längsbandes im Falle einer Protrusion oder eines Prolapses stellt dann einen wichtigen Hinweis für die Operationsindikation dar. Als entscheidendes Kriterium für

die Höhenlokalisation gilt jedoch der durch die Kontrastmittelinjektion ausgelöste
Schmerz, der dem durch die erkrankte Bandscheibe erzeugten Spontanschmerz
gleicht. Eine Operationsindikation kann jedoch auch ohne die Auslösung des typischen Schmerzes bestehen.

Indikation. Die Diskographie ist dann injiziert, wenn bei degenerativen oder
traumatischen Bandscheibenläsionen vor der in Erwägung gezogenen Operation die
das Beschwerdebild verursachende Bandscheibe identifiziert werden soll. Hier sind
hartnäckige Zervikalsyndrome, zervikale Myelopathien und Beschwerden nach
Schleudertraumen der HWS zu nennen. Diskographiert wird zunächst diejenige
Bandscheibe, welche nach dem Schmerzbild des Patienten, dem klinisch-neurologischen Befund und den radiologischen Veränderungen in Frage kommt.

In der Mehrzahl der Fälle finden sich krankhafte Veränderungen in mehreren
Segmenten vorwiegend im Bereich der unteren HWS. Bei traumatischen Läsionen
der HWS sollten die beiden benachbarten Bandscheiben des verletzten Segmentes
untersucht werden [33]. Zur Abklärung von Bandscheibenschäden nach Schleudertraumen der HWS gilt die Diskographie als allen anderen Methoden überlegen
[24, 33].

Risiken. Eine ernstzunehmende Komplikation stellt die nach Vogelsang [33] in
unter 0,2% der Fälle vorkommende Discitis intervertebralis dar; jedoch auch ein
Querschnitt ist nicht ausgeschlossen.

Die Diskographie wird als für den Patienten unangenehme, technisch und zeitlich aufwendige Methode bezeichnet. Fehlbefunde sind vor allem bei exzentrisch
liegender Nadelspitze möglich. In manchen Abteilungen wurde sie inzwischen von
der Myelographie mit wasserlöslichen Kontrastmitteln verdrängt.

In Erlangen wird die Diskographie in der Orthopädischen Universitätsklinik
(Direktor: Prof. Dr. Hohmann) aus den genannten Gründen vor der Operation in
Allgemeinnarkose durchgeführt, wobei dann die Figur des Kontrastmittels für die
diagnostische Aussage entscheidend ist. Ambulante Diskographien sollten nach
Meinung dieser Klinik nicht vorgenommen werden.

Zervikale Myelographie

1. Gas-Myelographie

1925 hat Dandy erstmals den zervikalen Spinalkanal mit gasförmigen, das heißt negativen Kontrastmitteln dargestellt; Lindgren hat 1939 dieses Verfahren zur Routinemethode ausgebaut [7].

Zur Gasmyelographie wird unter Durchleuchtung Luft oder Gas (O_2, Stickstoff)
lumbal in einer Menge von 10–20 ml injiziert, wobei sich der Patient in Rückenlage
mit schräg angehobenem Oberkörper befindet mit maximal reklinierter Halswirbelsäule.

Die Röntgenuntersuchung erfolgt im seitlichen Strahlengang mit Schichtaufnahmen; diese sind entscheidend für eine ausreichende Bildqualität.

Die Luftmyelographie gibt nur eine statische Phase im Bewegungsablauf der
HWS wieder; sie erlaubt keine Funktionsaufnahmen und keine Beurteilung des
hinteren Subarachnoidalraumes. Auch der laterale Prolaps ist schwer zu erfassen.

Risiken. Die Risiken dieser Methode sind gering, sie entsprechen denen einer Pneumenzephalographie und bestehen in subjektiven Beschwerden, wie Kopfschmerzen, Übelkeit, sowie vegetativen Symptomen.

2. Myelographie mit positiven Kontrastmitteln

a) Ölige Kontrastmittel. Die ersten positiven Kontrastmittel waren die Jodöle. Erste Untersuchungen führten damit Siccard und Forestier 1922 durch [30]. Das heute gebräuchlichste ölige Kontrastmittel ist das Duroliopaque (Äthyl-monojod-stearat), das jedoch von den wasserlöslichen KM zunehmend zurückgedrängt wird.

Zur zervikalen Myelographie wird das KM lumbal oder zisternal in einer Menge von 8–10 ml eingebracht. Bei lumbaler Applikation wird der auf einem Kipptisch in Bauchlage fixierte Patient langsam in Kopftieflage gebracht, sodaß eine möglichst zusammenhängende Kontrastmittelsäule nach zervikal gelangt.

Röntgenaufnahmen werden dann in den beiden Standartprojektionen sowie zur Darstellung der Wurzeltaschen seitlich in Schräglage des Patienten (ca. 30°) durchgeführt. Anschließend folgen Funktionsaufnahmen in seitlicher Projektion.

Ölige Kontrastmittel sind sehr gut steuerbar. Ihr hoher Kontrast ist von Vorteil bei ausgedehnten Prozessen, während feinere Details weniger gut zur Darstellung kommen.

Da Duroliopaque praktisch nicht resorbiert wird, entfernen wir es nach der Untersuchung nach Möglichkeit wieder vollständig durch die eingangs im Endsack plazierte Nadel.

Risiken. Nebenwirkungen der öligen Kontrastmittel sind sehr selten. Es werden jedoch Spätfolgen in Form arachnitischer Verwachsungen im Einzelfall dem Kontrastmittel zugeschrieben. Zurückbleibende Kontrastmittelreste stören heute Kontrolluntersuchungen mit der spinalen und cranialen Computertomographie (CT).

b) Wasserlösliche Kontrastmittel [8, 13, 16, 21, 33, 34]. Die Entwicklung wasserlöslicher Kontrastmittel für die Darstellung des Liquorraumes hat in den letzten Jahren den Stellenwert der bisher genannten invasiven Verfahren deutlich verringert.

Vom mit schweren nervösen Reizerscheinungen einhergehenden Abrodil (Monojod-metan-sulfonsäure) ging der Weg über Conray (Jothalaminsäure) und Dimer-X (Jocarminsäure), die sich für die Untersuchung des lumbalen Spinalkanals eigneten, zum Amipaque (Metrizamid), das aufgrund seiner geringen Neurotoxizität im gesamten Liquorraum eingesetzt werden kann. Eine weitere Verbesserung soll das seit kurzem eingeführte Solutrast (Iopamidol) bringen.

Zur zervikalen Myelographie injizieren wir 10–15 ml Amipaque in einer Konzentration von 170–230 mgJ/ml in den Endsack des auf dem Bauch liegenden Patienten. In Kopftieflage sammelt sich das KM lamellär in dem maximal reklinierten Zervikalkanal. Aufnahmen folgen nun in den üblichen zwei Ebenen, in den schrägen Projektionen zur Darstellung der Wurzeltaschen und der Ligamenta flava, sowie in den verschiedenen Funktionsstellungen im seitlichen Strahlengang. Bei diesem Vorgehen kann in der Regel ein für die Beurteilung ausreichender Kontrast erzielt werden.

Wegen der schlechten Steuerbarkeit und der flüchtigen Konzentration dieser Kontrastmittel wird häufig die der perkutanen Chordotomie entlehnte laterale

Punktion zwischen den Bögen des ersten und zweiten Halswirbels empfohlen. Orrison und Mitarbeiter [22] haben 1981 aus Anlaß einer folgenschweren intramedullären Fehlinjektion von Amipaque nach Versuchen an Tieren und Leichen zu einer weiter dorsalen Punktion geraten. Wegen dieser potentiellen Gefährdung des Halsmarkes haben wir bisher diese Technik für die Routine nicht eingeführt und wollen sie für Ausnahmefälle vorbehalten.

Indikation. Wegen der guten Verträglichkeit moderner wasserlöslicher Kontrastmittel ist die Indikation zur Myelographie heute weiter zu stellen als noch vor wenigen Jahren. Sie sollte daher vor allen anderen invasiven Methoden zur Klärung differentialdiagnostischer Probleme im Halswirbelsäulenbereich herangezogen werden, wie z. B. bei der Verdachtsdiagnose einer Enzephalomyelitis disseminata, zervikalen Myelopathie oder Amyotrophen Lateralsklerose.

Risiken. Die Risiken der Myelographie mit wasserlöslichen Kontrastmitteln bestehen in erster Linie in der noch vorhandenen Unverträglichkeit dieser Substanzen.

Zwar fehlen Reizerscheinungen vonseiten des Markes und der Nervenwurzeln, doch werden relativ häufig postmyelographische Beschwerden geklagt in Form von Kopfschmerzen, Übelkeit und Erbrechen. Bei Kontakt mit der Hirnoberfläche kann auch Amipaque in unter 1% der Fälle Krampfanfälle auslösen; auch arachnitische Verwachsungen sind nicht sicher ausgeschlossen.

Die von einigen Autoren erwähnten psychischen Veränderungen nach Metrizamid-Myelographien haben wir psychopathometrisch untersucht und konnten in praktisch allen Fällen lumbaler und zervikaler Myelographien eine über Stunden anhaltende psychische Beeinträchtigung verzeichnen, die eine Abhängigkeit von der Kontrastmittelkonzentration erkennen ließ.

Nach der Untersuchung lassen wir die Patienten 4–6 Stunden mit erhöhtem Oberkörper liegen, viel trinken und über 24 Stunden nicht aufstehen. Wird die Untersuchung gegen Abend vorgenommen, erhalten die Patienten für die Nacht Bettbretter, um einem Sturz aus dem Bett vorzubeugen. Von ambulanten Myelographien mit wasserlöslichen Kontrastmitteln wurde auf der Jahrestagung der Deutschen Gesellschaft für Neuroradiologie 1981 dringend abgeraten.

Spinale Computer-Tomographie [2, 27, 29]

Das verbesserte Auflösungsvermögen moderner Ganzkörpergeräte hat die Aussagekraft dieser Methode im Bereich des Spinalkanals deutlich erhöht. Mit der axialen Schnittführung bringt die Computer-Tomographie (CT) eine neue Dimension in die Betrachtung der Wirbelsäule ein. Topogramm, kippbare Gantry, dünne Schichten und die einfache Handhabung von Bildrekonstruktionen in beliebigen Ebenen haben zudem die topographische Orientierung im Bereich der Wirbelsäule erleichtert.

Im Nativ-CT können in erster Linie die Wirbel und Zwischenwirbelscheiben mit ihren krankhaften Veränderungen und deren Auswirkungen auf das paravertebrale Weichteilgewebe und den in den Spinalkanal gerichteten Raumforderungen abgebildet werden. Als Beispiele seien Bandscheibendegenerationen, Tumoren und Traumen genannt; die Beurteilung des Dens epistrophei kann jedoch die Ergänzung durch konventionelle Röntgenaufnahmen erfordern [29].

Größenbestimmungen wie die Messung des sagittalen Durchmessers des Spinalkanals bei zervikaler Myelopathie lassen derzeit noch die gewünschte Genauigkeit vermissen, da sie veränderlich sind mit der Lage und Größe des Fensters und der Wahl des Faltungskerns. Nach Erfahrungen von Verbiest [31] mit einem nichthochauflösenden Gerät lagen die CT-Werte des sagittalen Durchmessers bis zu drei Millimeter über den intraoperativ gewonnenen Werten.

Wenn die intraspinalen Weichteile des ZNS in ihrer räumlichen Beziehung zum Spinalkanal zur Diskussion stehen, ist die intrathekale Applikation von Metrizamid zur CT-Myelographie zu erwägen. Dadurch werden insbesondere auch für konventionelle Myelographie kritische Regionen wie der cranio-cervikale und der cervikodorsale Übergang besser einsehbar. Strukturen des Markes selbst sind noch nicht sicher zu unterscheiden, wenn man von Raumforderungen deutlich unterschiedlicher Dichte, wie Lipomen, Syringomyelien, oder auch Markatrophien absieht. In Problemfällen können sich Röntgen- und CT-Myelographie ergänzen.

Für die CT-Untersuchung ist es sinnvoll, die Halswirbelsäule in symmetrischer Lage möglichst gestreckt zu halten, um die Meßebene parallel zu den Deckplatten der Wirbel einstellen zu können. Der zu untersuchende Bereich kann mit Hilfe eines Topogramms eng eingegrenzt werden.

Indikation. Im Gegensatz zur cranialen CT ist die spinale Computer-Tomographie nicht als Screening-Methode geeignet. Sie sollte in erster Linie gezielt für Zusatzinformationen bei denjenigen Fällen eingesetzt werden, die mit der konventionellen nichtinvasiven Technik nicht ausreichend zu klären sind.

Bei eindeutiger topographischer Zuordnung von Symptomen kann die spinale CT allerdings auch als Erstuntersuchung indiziert sein und bei positivem Befund die Myelographie erübrigen. Dies beinhaltet eine Aufforderung an die Neurologen zu möglichst exakter Ortsdiagnostik. In Zweifelsfällen freilich bleibt die Myelographie unumgänglich; wenn erforderlich sollte die einmalige Kontrastmittelgabe für die konventionelle und die CT-Myelographie gleichzeitig genutzt werden.

Risiken. Ernste Gefährdungen sind nur beim Einsatz von Kontrastmitteln in Form allergischer Reaktionen zu befürchten.

Die Strahlenbelastung der CT sollte zu strahlenbewußtem Vorgehen veranlassen. Vor der Gefahr falsch negativer oder positiver Befunde ist bei der noch relativ geringen Erfahrung mit der jungen Methode zu warnen, insbesondere, wenn wegen ungenauer klinischer und apparativer Voruntersuchungen am falschen Ort gefahndet wird. Als Beispiel sei ein myelographisch nachgewiesenes Meningeom des cranio-cervikalen Überganges erwähnt, bei dem ein unter der Verdachtsdiagnose „cervikale Myelopathie" andernorts durchgeführtes CT keinen krankhaften Befund aufwies.

Spinale Angiographie [5, 10, 27, 28]

Die Abklärung spinaler Gefäßverhältnisse hat mit der Einführung der Katheterangiographie eine wesentliche Verbesserung erfahren. Im Bereich der Halswirbelsäule kann damit das Risiko der Direktpunktion der Aa. vertebrales vermieden werden und oft eine bessere Kontrastgebung als mit der retrograden Brachialisangiographie erzielt werden. Die Füllung einzelner Gefäße (z.B. von Ästen der A. subclavia und der A. carotis externa) kann selektiv erfolgen und schließlich eröffnet sich die Möglichkeit der Embolisation von Gefäßmißbildungen oder gefäßreichen Tumoren.

Die Spinalarterien erhalten im Halsbereich Zufluß über radikulomedulläre Äste aus den extracraniellen Vertebralarterien und über die Aa. cervicales profundae und ascendentes.

Zur Vermeidung von Mehrfachinjektionen sollten Aufnahmen gleichzeitig in zwei Ebenen erfolgen. Nach unseren Erfahrungen ist für die Darstellung der genannten Gefäße eine Kontrastmittelmenge von 3–6 ml ausreichend. Es sollte stets beidseits angiographiert werden,
– um alle Zuflüsse zu einer Gefäßmißbildung zu erfassen,
– um sich bei einem intraoperativ eventuell erforderlichen Verschluß der einen A. vertebralis über die Funktionstüchtigkeit der Gegenseite zu vergewissern, und
– um bei degenerativ, traumatisch oder arteriosklerotisch bedingten Lumeneinengungen die Hämodynamik im Vertebralis-Basilariskreislauf besser beurteilen zu können.

Indikation. Eine Indikation zur spinalen Gefäßdarstellung ist gegeben
– bei allen extra- und intraspinalen Gefäßmißbildungen am Hals,
– bei Tumoren mit extra- und intraspinalem Wachstum, und
– bei Verdacht auf eine Vertebralisinsuffizienz infolge degenerativer Veränderungen der HWS, entsprechenden Traumafolgen oder durch arteriosklerotische Lumeneinengungen der Gefäße.

Risiken. Unter den Risiken der spinalen Angiographie sind neben der Kontrastmittelunverträglichkeit in erster Linie Durchblutungsstörungen mit passageren, selten bleibenden neurologischen Ausfällen zu nennen; bei der Vertebralisangiographie ist hier vor allem die Amaurose hervorzuheben.

Zur Vermeidung derartiger Komplikationen sollte nach unseren Erfahrungen bei selektivem Vorgehen darauf geachtet werden,
– daß der Katheter nur kurzzeitig im Gefäßlumen liegt und nach der Injektion sofort wieder zurückgezogen wird,
– daß der Katheter nicht zu weit in das Gefäß vorgeschoben wird oder gar das Gefäßlumen verschließt,
– daß der Führungsdraht nie aus dem Katheter in das Gefäß gelangt und zu Spasmen führt,
– daß sich keine Gerinnsel im Kathetersystem befinden,
– daß möglichst wenig Kontrastmittel verwendet wird, und
– daß vor wiederholten Injektionen eine Pause eingelegt wird.

Bei älteren Patienten und bei arteriosklerotisch veränderten Gefäßen sollte auf eine selektive Katheterisierung der A. vertebralis verzichtet und das Kontrastmittel in die A. subclavia injiziert werden; in derartigen Fällen sollte die Untersuchung nach Möglichkeit nur von erfahrenen Untersuchern durchgeführt werden.

Magnetische Kernspinresonanz-Tomographie

Mit der magnetischen Kernresonanz-Tomographie (englisch: NMR = Nuclear Magnetic Resonance) wurde in den letzten Jahren ein neuartiges bildgebendes Verfahren für die medizinische Diagnostik entwickelt. Bei dieser Methode wird der Eigen-

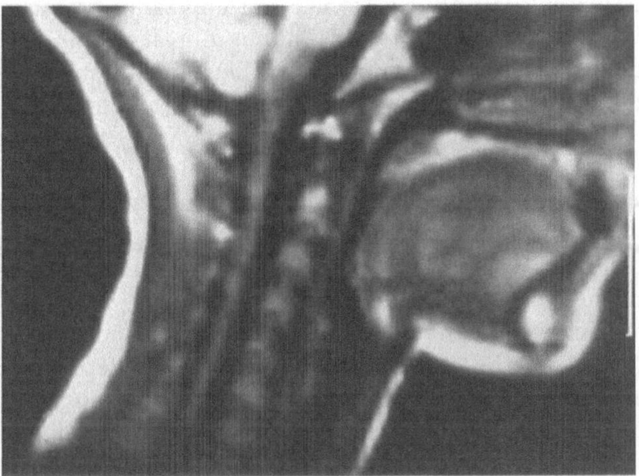

Abb. 1. Kernspin-Tomogramm des cranio-cervikalen Überganges und der Halswirbelsäule in mediosagittaler Schnittführung. Normalbefund

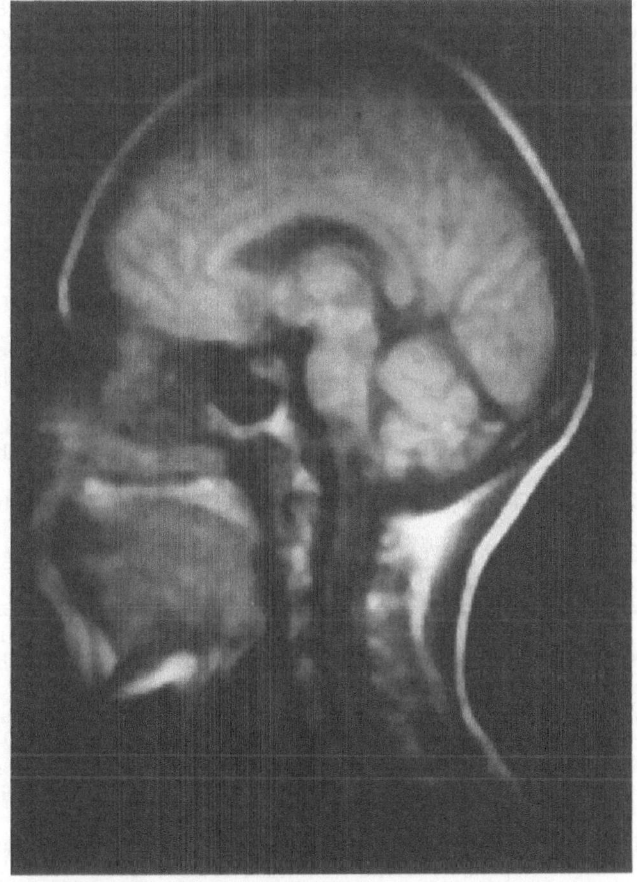

Abb. 2. Mediosagittaler Schnitt durch Kopf und Hals bei Syringomyelie: Verbreiterung des Halsmarkquerschnittes und Darstellung der Syrinx als dunkles Band

drehimpuls (Spin) von Atomen mit ungerader Protonen- oder Neutronenzahl und das dank einer elektrischen Ladung mit dem Spin verbundene magnetische Moment durch Anregung mit langwelligen elektromagnetischen Feldern zur Gewinnung eines Signals benutzt, welches die Erstellung eines Bildes ermöglicht.

Der einfachste Atomkern mit einem Spin, der im menschlichen Organismus in genügender Zahl für ein meßbares Signal zur Verfügung steht, ist das Proton. Andere Atome, z. B. Phosphor, können wegen ihres vergleichsweise wesentlich geringeren Vorkommens noch nicht zur Bilddarstellung dienen. Im Gegensatz zur Röntgen-Computer-Tomographie ist die NMR in der Lage, durch entsprechende Einstellung magnetischer Gradientenfelder in die x, y und z-Richtung, eine direkte Darstellung von Schichtbildern in der axialen, coronaren und sagittalen Ebene zu erreichen.

Da die NMR zur Zeit noch keine praktische Bedeutung in der Routinediagnostik erlangt hat, soll nicht näher auf sie eingegangen werden. Die Abbildungen 1 und 2 demonstrieren den derzeitigen Stand der Bildqualität. Sie zeigen direkt gemessene sagittale Schnittbilder mit Darstellung des Wirbelkanals und des Rückenmarkes ohne die Anwendung von Kontrastmitteln.

Die Kompliziertheit des Aufbaues und der Funktion der Halswirbelsäule sollten stets zu einer Gesamtschau der Befunde aller Fachrichtungen auffordern, um insbesondere die invasiven Verfahren möglichst gezielt einzusetzen und ihren Informationsgehalt voll auszuschöpfen. Die zunehmende Bildqualität der spinalen CT und der Kernspinresonanz-Tomographie und die wachsende Erfahrung in ihrer Anwendung werden die risikoreicheren Methoden in der Zukunft weiter zurückdrängen.

Literatur

1. Agnoli AL, Laun A (1977) Komplikationen bei Ossovenographie und Diskographie im Halsbereich. Röntgenbl 30:616–620
2. Baleriaux-Waha D, Babin E, Dupont M, Wackenheim A, Jeanmart L (1978) Computer Tomography in Lesions of the Cervical Spine Canal. J Belge Radiol-Belgisch Tijdschr 61:287–290
3. Bargon G (1980) Röntgenologische Meßmethoden der Wirbelsäule. Röntgenbl 33:2–10
4. Bohlmann HH (1979) Acute Fractures and Dislocations of the Cervical Spine. J Bone Jt Surg, 61 A:1119–1142
5. Bradac GM, Simon RS, Schramm J (1977) Cervical Epidural AVM. Neuroradiology 14:97–100
6. Braun JP (1978) Traumatische und posttraumatische Schädigungen des cranio-cervikalen Überganges. Radiologe 18:58–61
7. Ciba K, Kühne A (1976) Die Diagnostik zervikaler Bandscheibenprozesse. I. Die Wertigkeit von Luftmyelographie und Diskographie. Nervenarzt 47:160–164
8. Dahlstrom K (1977) Einige physikalisch-chemische Eigenschaften von Metrizamid. Act Neurol 4:171–177
9. Distelmaier P (1977) Zur Bedeutung der Funktionsaufnahmen der Halswirbelsäule bei der Diagnostik zervikaler Syndrome. Fortschr Röntgenstr 126:160–165
10. Djindjian R, Merland J-J, Djindjian M, Stoeber P (1981) Angiography of Spinal Column and Spinal Cord Tumors. Ed. by M. Nadjmi, U. Piepgras, H. Vogelsang. Thieme, Stuttgart, New York
11. Eickhoff U, Voigt K (1973) Funktionsdiagnostik der chronischen zervikalen, vertebragenen Myelopathie. Fortschr Röntgenstr 119:230–234
12. Gehweiler JA, Clark WM, Schaaf RE, Powers B, Miller MD (1979) Cervical Spine Trauma: The Common Combined Conditions. Radiology 130:77–86

13. Gonsette RE (1976) Cervical Myelography with a New Resorbable Contrast Medium: Amipaque. Acta Neurol Belg 76:283–285
14. Hillemacher A, Kügelgen B (1978) Zum Wert der seitlichen HWS-Aufnahme bei der Diagnose der chronischen zervikalen Myelopathie. Fortschr Röntgenstr 129:44–46
15. Hohmann D (1978) Orthopädische Gesichtspunkte zum Bandscheibenvorfall. Therapiewoche 28:4859–4864
16. Huber P (1977) Die Kontrastmittelwahl in der Myelographie. Act Neurol 4:167–170
17. Junghanns H (1979) Die Wirbelsäule in Forschung und Praxis; Diagnostik der Wirbelsäulenerkrankungen. In: Meinecke F-W (Hrsg) Hippokrates Verlag, Stuttgart
18. Klafta LA, Collins JS (1969) An Analysis of Cervical Discography with Surgical Verification. J Neurosurg 30:38–41
19. Kuhlendahl H, Kunert W (1956) Röntgenologisch-klinische Studien zur Pathologie der Halswirbelsäule. Med Wochenschr 45:1596–1601
20. Kühner A, Ciba K (1976) Die Diagnostik zervikaler Bandscheibenprozesse. II. Radiologische Aspekte zervikaler Myelopathien. Nervenarzt 47:165–168
21. Leo JS, Bergeron RT, Kricheff II, Benjamin MV (1978) Metrizamide Myelography for Cervical Spinal Cord Injuries. Radiology 129:707–711
22. Orrison WW, Eldevik OP, Torvik A, Sackett JF, Amundsen P (1981) Lateral C_{1-2} Puncture for Myelography: Historical, Anatomical and Technical Considerations. Vortrag auf dem RSNA, 15.–20. Nov. 1981, in Chicago, USA
23. Paakkala T, Keski-Nisula L, Lehtinen E (1980) Fehlbefundung in der Röntgendiagnostik der Halswirbelsäulenverletzungen. Fortschr Röntgenstr 128:550–558
24. Penning L (1978) Normal Movements of the Cervical Spine. AJR 130:317–326
25. Pia HW (1978) Halswirbelsäulenschäden und ihre operative Behandlung. Fortschr Med 91:39–82
26. Pöschl M, Keller HL (1977) Röntgendiagnostik der Verletzungen der Wirbelsäule. Chirurg 48:506–512
27. Post MJD (ed) (1980) Radiographic Evaluation of the Spine. Masson Publishing Inc., USA
28. Sartor K (1977) Die selektive Spinalarteriographie und ihre Bedeutung für Diagnostik und Therapie spinaler Prozesse, insbesondere arteriovenöser Mißbildungen. Röntgenbl 30:607–615
29. Sartor K, Richert S (1979) Computertomographie des zervikalen Spinalkanals nach intrathekalem Enhancement: Zervikale CT-Myelographie. Fortschr Röntgenstr 130:261–269
30. Schmidt RC (1978) Neuroradiologische Diagnostik der Bandscheibenerkrankung. Deutsches Ärzteblatt S 117–122
31. Verbiest H (1980) The Value of CT of the Spine to the Neurosurgeon. In: Post MJD (ed) Radiographic Evaluation of the Spine, pp 139–185. Masson Publ. Inc., USA
32. Vogelsang H (1969) Die spinale Ossovenographie. W. de Gruyter u. Co., Berlin
33. Vogelsang H (1975) Die zervikale Diskographie. Nervenarzt 46:337–342
34. Vogelsang H, Busse O, Schmidt R (1976) Die zervikale Myelographie mit wasserlöslichem Kontrastmittel (Metrizamide). Fortschr Röntgenstr 125:225–228
35. Vogelsang H, Schmidt R, Grunwald F (1978) Die thorakale Myelographie mit wasserlöslichem Kontrastmittel (Metrizamide). Fortschr Röntgenstr 128:342–345
36. Wackenheim A (1974) Röntgendiagnosis of the Craniovertebral Region. Springer, Berlin Heidelberg New York

Neurophysiologische Untersuchungsmethoden: Indikation und Risiken in Klinik und Praxis

TH. GROBE und K. A. FLÜGEL

Die neurophysiologischen Untersuchungen sind unter die nichteingreifenden Untersuchungsverfahren einzureihen und somit ohne Risiko, sofern eine Antikoagulantientherapie als Kontraindikation zur Nadel-Elektromyographie nicht übersehen wird. Nicht ganz ungefährlich ist dagegen die Überbewertung der elektrophysiologischen Untersuchungsergebnisse. Fehlbewertungen lassen sich vermeiden, wenn der Untersucher eine vollständige Kenntnis des klinisch-neurologischen Befundes besitzt, wenn an die elektrophysiologische Untersuchung eine gezielte Fragestellung gerichtet wird und wenn der Untersucher über ausreichende Erfahrungen in der Elektrophysiologie verfügt.

Als Untersuchungsverfahren, die bei einer Beteiligung des Nervensystems infolge Halswirbelsäulenerkrankungen zur Anwendung kommen können, sind das Elektroenzephalogramm, das Elektronystagmogramm, die Ultraschall-Doppler-Sonographie der A. vertebralis, die Elektromyographie sowie die evozierten kortikalen und spinalen Reizantwortpotentiale zu nennen.

Das Elektroenzephalogramm kann Hinweise auf den aktuellen Funktionszustand des Gehirns geben. Hier sind vor allem Zirkulationsstörungen des Vertebralis-Kreislaufes von Interesse. Dabei können EEG-Veränderungen Funktionsstörungen des Hirnstammes anzeigen. Regelrechte EEG-Befunde schließen aber selbst ausgeprägte Durchblutungsstörungen im Vertebralis-Basilaris-System nicht aus. Auch die Beobachtung abnormer Befunde im Elektroenzephalogramm nach Verletzungen der Halswirbelsäule ist erwähnenswert, vor allem dysrhythmische Veränderungen lassen sich feststellen [4]. Weder die Pathogenese dieser Dysrhythmien noch die diagnostische Wertigkeit ist bisher befriedigend geklärt. Die Tatsache dysrhythmischer EEG-Veränderungen auch nach Verletzungen, die ausschließlich die Weichteile betreffen, unterstreicht aber die Bedeutung dieser Verletzungen.

Das Elektronystagmogramm ist hilfreich bei der Objektivierung von Schwindelerscheinungen. Vor allem ist die Abgrenzung zentraler und peripherer Gleichgewichtsstörungen möglich.

Als neues Untersuchungsverfahren hat sich die Ultraschall-Doppler-Sonographie ihren Platz in der neurologischen Diagnostik erobert, vor allem für die Untersuchung der Halsschlagader [3]. Die Untersuchung der A. vertebralis bereitet aber Schwierigkeiten. Überwiegend wird die A. vertebralis in Höhe der Atlasschlinge hinter dem Mastoid und am Abgang untersucht [3]. Insgesamt erscheint die Aussagekraft der Ultraschall-Doppler-Sonographie im Hinblick auf Durchblutungsstörungen der A. vertebralis aber noch begrenzt, weitere Erfahrungen werden hier abzuwarten sein.

Das wesentliche neurophysiologische Untersuchungsverfahren ist die Elektromyographie [7]. Dabei umfaßt die Elektromyographie im üblichen Sprachgebrauch sowohl die Nadel-Elektromyographie zur direkten Untersuchung der Muskelaktivität als auch die Neurographie zur Bestimmung der Nervenleitgeschwindigkeit.

Bei der Nadelelektromyographie werden vor allem beurteilt:

1. das Auftreten von Spontanaktivität im vollkommen entspannten Muskel,
2. die Potentialform im leicht angespannten Muskel und
3. die Potentialdichte bei maximaler Willkürinnervation.

Dabei ist das vermehrte Auftreten von Spontanaktivität mit Fibrillationspotentialen und positiven Wellen ein sehr hartes Kriterium.

Die Beurteilung der Potentialdichte dagegen ist von der Mitarbeit des Patienten abhängig, außerdem erfordert die Abschätzung der Potentialdichte umfangreiche Erfahrung des Untersuchers.

Die Nadelelektromyographie erlaubt die Beantwortung der für das Thema wichtigen Frage, ob in einem Muskel eine periphere neurogene Schädigung vorliegt, welches Verteilungsmuster die Läsion besitzt und auch in welchem Ausmaß einzelne Muskeln betroffen sind.

Dabei ist in der Praxis meist die Beschränkung auf die sogenannte Kurz-Elektromyographie mit Auswahl einiger weniger Muskeln möglich, da die Elektromyographie, selbst wenn sie ungefährlich ist, doch vom Patienten meist als unangenehm empfunden wird. Wesentlich zur Auswahl der untersuchten Muskeln ist die genaue Kenntnis des klinisch-neurologischen Befundes und die klinische Fragestellung.

Zunehmende Bedeutung hat die Neurographie zur Bestimmung der motorischen und der sensiblen Nervenleitgeschwindigkeit erlangt [1, 7]. Dabei kann dank der modernen, leistungsfähigen Verstärker mit der Möglichkeit der Aufsummierung zunehmend auf die Ableitung mit Nadelelektroden verzichtet werden. Vor allem in der Praxis hat sich die Ableitung mit Oberflächenelektroden bewährt.

Zur Bestimmung der motorischen Nervenleitgeschwindigkeit wird die proximale und die distale Latenz ermittelt, d. h. die Zeit vom elektrischen Reiz des Nervenstammes bis zum Beginn des Muskelantwortpotentiales. Dieses wird mit Oberflächenelektroden über dem Muskel abgeleitet. Die Nervenleitgeschwindigkeit läßt sich aus der Zeitdifferenz der proximalen und distalen Nervenstammreizung und aus der Entfernung der beiden Reizpunkte errechnen.

Sehr aussagekräftig ist die sensible Nervenleitgeschwindigkeit. Dabei hat sich die orthodrome Reiztechnik als praxisfreundliche Methode bewährt. Hier wird beispielsweise zur Bestimmung der Nervenleitgeschwindigkeit des N. medianus am Zeigefinger oder am Mittelfinger mittels Ringelektroden gereizt. Das sehr spannungsniedrige Nervenaktionspotential wird mittels Oberflächenelektrode am Handgelenk oder auch im Sulcus bicipitalis medialis abgeleitet und mit einem Averager aufsummiert. Die Bestimmung der Nervenleitgeschwindigkeit des N. medianus gelingt bei entsprechender Erfahrung zumindest am Handgelenk so zuverlässig, daß eine Aufhebung des Nervenaktionspotentiales als pathologisch gewertet werden kann.

Dabei gestattet die Bestimmung der sensiblen Nervenleitgeschwindigkeit eine Differenzierung zwischen sensiblen Wurzelläsionen und Läsionen der peripheren Nervenabschnitte, da die spinalen Ganglien bei zervikalen Wurzelschädigungen nicht beteiligt sind. Eine Faserdegeneration tritt somit nicht ein. Bei Wurzelläsionen bleibt daher die sensible Nervenleitgeschwindigkeit im Normbereich, während periphere Nervenschädigungen, beispielsweise das Carpal-Tunnel-Syndrom oder das

Sulcus-Ulnaris-Syndrom, bereits frühzeitig zu einer Verzögerung der sensiblen Nervenleitgeschwindigkeit und auch zu einer Amplitudenreduktion des Nervenaktionspotentials führen können.

Es soll aber ausdrücklich darauf hingewiesen werden, daß der klinische Befund immer mit einbezogen werden muß. Grenzwerte oder leicht pathologische Befunde sind selbstverständlich auch bei generalisierten Erkrankungen, so bei einer leichten diabetischen Polyneuropathie, möglich. Die Kontrolle der Gegenseite oder eine Kontrolle nicht betroffener Nerven empfiehlt sich unbedingt.

Die Bestimmung evozierter Potentiale hat die neurophysiologische Diagnostik nicht nur in der Klinik, sondern auch in der Praxis erheblich erweitert [9]. Zu nennen sind die visuell evozierten Potentiale, die akustisch evozierten Potentiale und die für das Thema wichtigen somatosensorisch oder sensibel evozierten Potentiale.

Für die Bestimmung der visuell evozierten Potentiale hat sich die Reizung durch Schachbrettmuster-Umkehr auf einem Monitor bewährt. Dabei ist die Untersuchung mit fovealer Reizung rasch und ohne Belastung für den Patienten durchzuführen. Besonders für die Diagnostik der Encephalomyelitis disseminata ist die Ableitung visuell evozierter Potentiale als Standarduntersuchung anzusehen [5].

Die Bestimmung akustisch evozierter Potentiale ist dagegen aufwendiger. Ob die Diagnostik von Hirnstammprozessen hierdurch wesentlich erweitert werden kann, bleibt abzuwarten.

Die Bestimmung somatosensorisch evozierter Potentiale ist vor allem durch die ausführlichen Untersuchungen von Baust, Jörg und Mitarbeitern [2, 6] zu einem wesentlichen diagnostischen Hilfsmittel bei der Erkennung spinaler Erkrankungen geworden.

Durch wiederholte sensible elektrische Reizung einzelner Hautsegmente läßt sich durch Aufsummierung der hirnelektrischen Aktivität über der entsprechenden postzentralen Hirnregion ein sehr spannungsniedriges kortikales Antwortpotential aus der spontanen hirnelektrischen Aktivität aufsummieren. Dabei konnte Jörg zeigen, daß bei spinalen Prozessen, vor allem auch bei der zervikalen Myelopathie, die Höhenlokalisation mittels der somatosensorisch kortikalen Reizantwortpotentiale der klinisch-sensiblen Höhenlokalisation überlegen ist [6]. Bereits bei leichten Schädigungen kann eine Amplitudenminderung oder ein Verlust vor allem der frühen Potentiale beobachtet werden.

Dieses durchaus als elegant zu bezeichnende Untersuchungsverfahren hat nach der von Jörg angegebenen Methode für die praktische Anwendung jedoch Nachteile: Der zeitliche und der apparative Aufwand sind sehr hoch.

So ist neben der Notwendigkeit von Nadel-Ableitelektroden eine Aufsummierung von 1024 Potentialen mit einer Reizfrequenz von 1,5/sec. pro Segment notwendig. Außerdem ist neben der manuellen Auswertung der Antwortpotentiale auch eine Kurvenanalyse mit Hilfe eines Großrechners durchgeführt worden. Dieser hohe Aufwand ist daher nur in einigen wenigen neurophysiologischen Abteilungen möglich, bei Einsatz der entsprechenden Technik kann aber auch mit Ergebnissen gerechnet werden, die die bisherige klinische und radiologische Diagnostik wesentlich erweitern.

Da die von Jörg angegebenen Methode für die Routinediagnostik aber kaum anwendbar ist, haben wir versuchsweise das Untersuchungsverfahren vereinfacht:

Tabelle 1. Segmental somatosensorisch evozierte kortikale Reizantwortpotentiale (N = 30; 15 m : 15 w; 48,6 J.; 18 J. bis 71 J.): Latenz und Standardabweichung für N_1 und P_1

	N_1	P_1
C_6	22,61	29,16
	1,57	2,31
C_7	22,43	29,31
	1,78	2,93
C_8	22,43	28,54
	1,55	2,44

Die Ableitung erfolgte mittels sorgfältig aufgesetzter Oberflächenelektroden. Es wurden lediglich etwa 100–200 Reize aufsummiert. Die Segmente C_6, C_7 und C_8 wurden mittels Ringelektroden am Daumen, am Mittelfinger und am Kleinfinger gereizt. Die Untersuchung erfolgte dabei mit einem EMG 2000 und einem MG 812 (Gruber). Bei einer Serie von 30 Normalpersonen konnte bei allen Patienten in allen 3 Segmenten jeweils gut ablesbare kortikale Antwortpotentiale abgeleitet werden (Tabelle 1). Das segmental abnorme kortikale Reizantwortpotential kann nach den vorliegenden Erfahrungen als pathologisch gewertet werden [1, 6]. In Abbildung 1 und 2 sind zwei Beispiele wiedergegeben.

Zusammenfassend kann die Bestimmung somatosensorisch evozierter Potentiale vermutlich auch bei Anwendung vereinfachter Verfahren eine wesentliche Erweiterung der neurophysiologischen Diagnostik bei spinalen Erkrankungen und bei zervikalen Wurzelschädigungen mit sich bringen.

Zu erwähnen sind aber noch neue Untersuchungen spinaler Reizantwortpotentiale mit Ableitung über den Dornfortsätzen oder auch über dem Hinterhaupt. Die bereits mitgeteilten ersten Ergebnisse sind erfolgversprechend, weitere Erfahrungen müssen jedoch noch abgewartet werden, um den Stellenwert dieser Untersuchungsverfahren ausreichend abschätzen zu können.

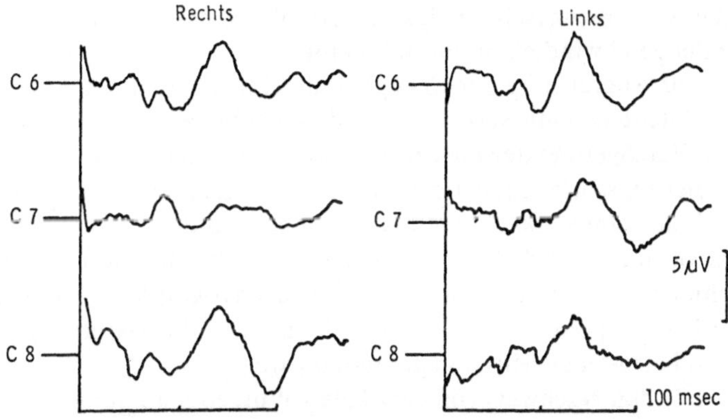

Abb. 1. 50jähriger Patient mit ausgeprägter Wurzelschädigung C_8 rechts (Hyperästhesie und -algesie des 4. und 5. Fingers rechts, hochgradige atrophische Paresen der Fingerspreizer, sensible NLG des N. ulnaris normal): Aufhebung des segmentalen S_5 EP C_8 rechts

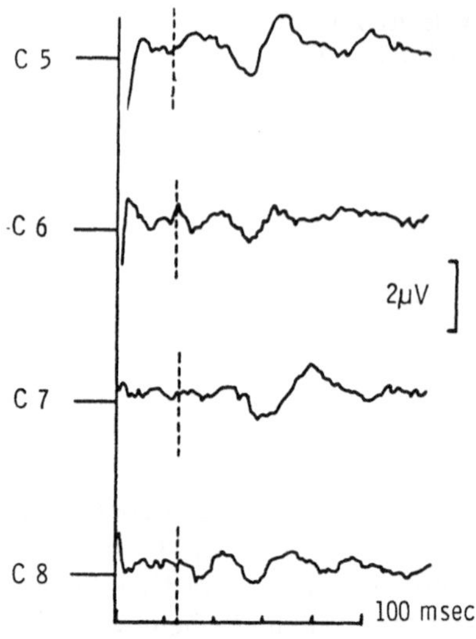

Abb. 2. 49jähriger Patient mit Zustand nach Operation eines weichen Bandscheibenprolaps C_3/C_4 bei Tetraspastik und Sensibilitätsstörungen beider Hände und Füße mit postoperativ rückläufiger Symptomatik: Aufhebung der ersten SSEP-Anteile C_5 bis C_8 links.

Abschließend seien die Indikationen zur neurophysiologischen Diagnostik – ohne Anspruch auf Vollständigkeit – kurz zusammengefaßt.

Bei der Frage von Durchblutungsstörungen der A. vertebralis mit Beteiligung des Hirnstammes können das Elektroenzephalogramm, das Elektronystagmogramm, möglicherweise auch die Ultraschall-Doppler-Sonographie der A. vertebralis Hinweise geben. Für die akustisch evozierten und somatosensorisch evozierten Potentiale bei Hirnstammerkrankungen werden noch weitere Erfahrungen abzuwarten sein.

Bei umschriebenen Läsionen des Halsmarks findet vor allem die Elektromyographie Anwendung mit der Frage des Ausbreitungsmusters peripherer neurogener Schädigung infolge Beteiligung der motorischen Vorderhornzellen. Die Ermittlung somatosensorisch evozierter Potentiale kann zur Höhenlokalisation der sensiblen Schädigung beitragen. Für die Differentialdiagnose ist die Bestimmung der sensiblen Nervenleitgeschwindigkeit wertvoll, da bei Halsmarkläsionen die sensible Nervenleitgeschwindigkeit normal bleibt.

Zur Abgrenzung der Encephalomyelitis disseminata können die visuell evozierten Potentiale eingesetzt werden, da auch bei Patienten ohne Neuritis retrobulbaris eine Verzögerung der Latenzen gefunden werden kann.

Bei umschriebenen Halsmarkläsionen stellt sich differentialdiagnostisch immer auch die Frage von Systemerkrankungen, so daß die neurophysiologische Diagnostik oft unentbehrlich ist. So ist eine amyotrophische Lateral-Sklerose dann anzunehmen, wenn mittels der Nadelelektromyographie an den unteren Extremitäten eindeutig Spontanaktivität, vor allem auch Faszikulationspotentiale, in klinisch nicht betroffenen Muskeln gefunden wird.

Für den Nachweis von cervikalen Wurzelschädigungen ist ebenfalls in erster Linie das Elektromyogramm zu nennen, hier ist vor allem das Verteilungsmuster der peripheren neurogenen Schädigung wesentlich. Nötigenfalls kann die Untersuchung der paarig angeordneten Mm. interspinales hilfreich sein, hier kann aber nur das Auftreten von Spontanaktivität als Beweis einer Wurzelschädigung gewertet werden, fehlende Spontanaktivität schließt eine Wurzelschädigung nicht aus [8].

Wurzelschädigungen können auch zu segmentalen Abnormitäten der somatosensorisch evozierten Potentiale führen. Da die sensible Nervenleitgeschwindigkeit bei Wurzelschädigungen unbeeinträchtig bleibt, wird die Differentialdiagnose zu Schädigungen des Plexus und der Nervenstämme durch die Bestimmung der sensiblen Nervenleitgeschwindigkeit wesentlich erleichtert, so daß auf die Nadelelektromyographie sogar häufig verzichtet werden kann.

Zusammenfassend sind neurophysiologische Untersuchungsverfahren als ungefährlich anzusehen. Sie können zur Diagnose von Halsmark- oder Halswurzelschädigungen beitragen. Vor allem für die differentialdiagnostischen Erwägungen sind neurophysiologische Untersuchungsverfahren oft unentbehrlich.

Danksagung:
Für die Mithilfe bei der Ableitung der somatosensorisch evozierten Potentiale sind wir Herrn cand. med. N. Skiba zu Dank verpflichtet, für die Überlassung von Fall 2 Herrn Dr. B. Kügelgen und Herrn Dr. K. Liebig.

Literatur

1. Assmus H (1978) Elektroneurographie peripherer Nervenläsionen. Thieme, Stuttgart
2. Baust W, Ilsen HW, Jörg J, Wambach G (1972) Höhenlokalisation von Rückenmarksquerschnittssyndromen mittcls corticaler Reizantwortpotentiale. Nervenarzt 43:292–304
3. Büdingen HJ, von Reutern G-M, Freund H-J (1982) Doppler-Sonographie der extrakraniellen Hirnarterien. Thieme, Stuttgart
4. Courjon J (ed) (1972) Traumatic disorders. In: Handbook of Electroencephalography and Clinical Neurophysiology. Vol 14, Part B. Elsevier, Amsterdam
5. Diener HC (1980) Methodik und klinische Anwendung visuell evozierter Potentiale in der Neurologie. Nervenarzt 51:159–167
6. Jörg J (1977) Die elektrosensible Diagnostik in der Neurologie. Springer, Berlin Heidelberg New York
7. Ludin H-P (1981) Praktische Elektromyographie. Enke, Stuttgart
8. Ruprecht EO, Struppler A (1973) Läsionen der unteren Zervikalwurzeln. Z EEG-EMG 4:60–67
9. Vogel P (1981) Die Bedeutung evozierter Hirnpotentiale für die neurologische Diagnostik. Nervenarzt 52:565–573

Wie gefährlich sind sogenannte „ungefährliche" Zusatzuntersuchungen?

A. HILLEMACHER

Selbstverständliches Bestreben in allen medizinischen Disziplinen ist es, eingreifende und den Patienten belastende Untersuchungsverfahren durch ungefährliche, nicht-invasive Verfahren zu ersetzen. Jeder Schritt auf diesem Weg ist zu begrüßen – hat jedoch auch seine viel zu wenig beachteten ganz spezifischen Gefahren. Diese sind zum einen darin begründet, daß die „Ungefährlichkeit" eines diagnostischen Verfahrens zu veränderten Anwendungsgewohnheiten des Arztes führt, zum anderen in methodenspezifischen Fehlermöglichkeiten.

Fallbeispiele könnten dies leicht belegen, jedoch überzeugen sie selten, da sie immer den Einwand erlauben, daß sich genügend Gegenbeispiele aufzeigen ließen.

Die folgenden Überlegungen sind deshalb im Wesentlichen theoretischer Art. Sie gelten im Prinzip für *alle* Untersuchungsverfahren, seien es Laboruntersuchungen, Röntgen-Aufnahmen oder etwa psychologische Eignungstests.

Üblicherweise ist der Weg der Diagnosefindung folgender (s. Abb. 1).

Aus Anamnese und Untersuchungsbefund ergibt sich die Verdachtsdiagnose. Die klinische Diagnose ist in der weit überwiegenden Zahl der Fälle eine Verdachtsdiagnose, die durch apparative Verfahren bestätigt oder widerlegt wird. Nun kann man zu diesem Zweck einmal gleich die schweren Geschütze invasiver oder teurer Methoden anwenden oder sogenannte einfache und ungefährliche Methoden benutzen.

Bei letzterem Vorgehen ergibt sich die Frage: Sind diese Methoden in der Lage, die Indikation zu invasiven und teueren Verfahren einzuengen, haben sie also eine Screening-Funktion? Oder zweitens: Sind sie evtl. sogar in der Lage, die invasiven und teueren Verfahren zu ersetzen und direkt die endgültige Diagnose zu sichern?

Um es vorweg zu nehmen: Von vielen heute in der Praxis weit verbreiteten Verfahren ist sehr zu befürchten, daß sie weder das eine noch das andere befriedigend leisten.

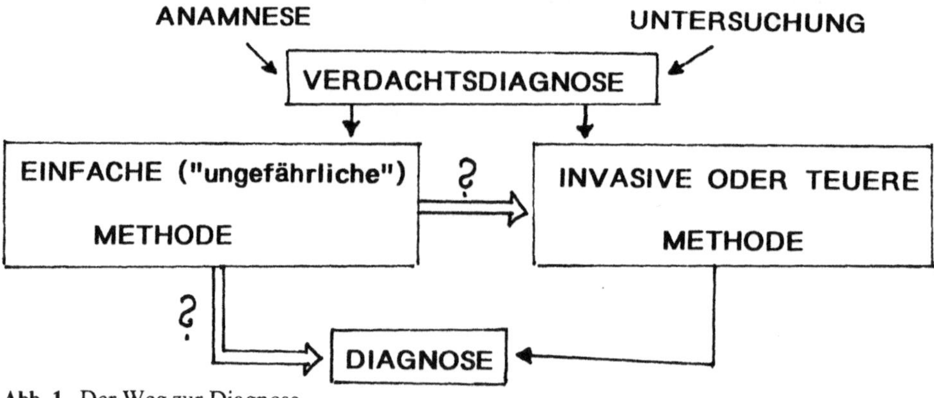

Abb. 1. Der Weg zur Diagnose

Zunächst ist eine Begriffserklärung nötig (Tabelle 1), was unter „einfach" und „aufwendig" zu verstehen ist.

Für den Bereich der Neurologie wären auf der einen Seite etwa zu nennen: Echo-Enzephalographie, EEG, Röntgen-Aufnahmen des Schädels, Szintigramm und Doppler-Sonographie. Für den orthopädischen Bereich ergibt sich in ähnlicher Form etwa bei Wurzelsyndromen die Gegenüberstellung von Übersichtsaufnahmen der Lendenwirbelsäule mit der lumbalen Myelographie oder bei der Frage nach einem spinalen raumfordernden Prozeß die Gegenüberstellung von Queckenstedtschem Versuch im Vergleich zur hohen Myelographie.

Ein Beispiel aus der Neurologie soll die sehr unterschiedliche Wertigkeit der Verfahren verdeutlichen (Tabelle 2).

Dabei ist festzuhalten, daß die vier ersten Verfahren insgesamt zu vergleichbaren Kosten führen, die Computer-Tomographie jedoch im Hinblick auf so wesentliche Punkte wie Lokalisation, Größe und Artdiagnose des Tumors unvergleichlich aussagefähiger ist.

Ein weiteres Beispiel (Tabelle 3).

Bei cerebralen Gefäßprozessen beschränkt sich der Natur des Verfahrens nach die doppler-sonographische Untersuchung weitgehend auf die Erfassung extrakranieller Stenosen. Auch hier ist die Diskrepanz gegenüber der Angiographie deutlich.

Tabelle 1. Gegenüberstellung „einfacher" und „aufwendiger" Verfahren in der Neurologie

„Einfache Untersuchung"	„Aufwendige Untersuchung"
Ungefährlich	Komplikationen
Preiswert	Teuer
Leicht erlernbar	Spezialist
Schnell durchführbar	Zeitlich aufwendig (z. T. nur im Krankenhaus)
Echo-EG, EEG Rö.-Schädel, Szintigramm Doppler-Sonographie	CCT, Angiographie

Tabelle 2. Intrakranieller Tumor?

Echo-EG	51%	gemeinsam durchgeführt: ~ 80% pathologische Befunde in wenigstens *einem* Verfahren
EEG	66%	
Rö.-Schädel	14%	
Szintigramm	72%	
CCT	*99%!*	

Tabelle 3. Cerebraler Gefäßprozeß?

Doppler-Sonographie (extrakranielle Stenose)	85 – 95%
Angiographie	~ 98%

Welche *potentiellen* Gefahren ergeben sich nun aus den ungefährlichen Methoden?

Während jedermann es als selbstverständlich ansieht und z. B. auch die KV strenge Maßstäbe an die Zulassung zur Durchführung teurer und invasiver Methoden stellt, sind entsprechende Anforderungen für ungefährliche Untersuchungsverfahren durchwegs wesentlich niedriger gehalten. Dies verleitet einfach dazu, daß die *Ausbildung* auf diesem Gebiet *oft mangelhaft* ist. Zu einem Teil sind die Verfahren auch *unbefriedigend dokumentierbar* und kontrollierbar. *Der wichtigste Gefahrenpunkt ist jedoch die mögliche Verzögerung oder gar bedauerliche Verhinderung eines rechtzeitigen Eingriffes, da das Untersuchungsverfahren selbst in seiner Aussage insuffizient ist, ja einfach seiner ganzen Art nach sein muß, weil man es in der Fragestellung überfordert* (Tabelle 4).

Zur Verdeutlichung der beiden ersten Punkte seien Beispiele angeführt, die sich auf die Fragestellung „Raumfordernder intrakranieller Prozeß?" beim Echo-Enzephalogramm und der Frage „Extrakranielle Carotis-Stenose?" in der Doppler-Sonographie beziehen (Tabelle 5).

Tabelle 4. Methodische Grenzen und Fehlerquellen

1. Unbefriedigende Empfindlichkeit   (falsch negative)
2. Unbefriedigende Spezifität   (falsch positive Ergebnisse)
3. Unzulässige Ausdehnung der Indikationsstellung

Tabelle 5. Empfindlichkeit und Spezifität von Echo-Enzephalogramm und Doppler-Sonographie

Empfindlichkeit		Spezifität
(Nachweis der Krankheit bei Kranken)		(Ausschluß der Krankheit bei Gesunden)
Echo-EG	ca. 50 – 70% (Literatur bis 98%)	falsch positiv 2 (–5)%
Doppler	85 – 95%	ca. 5%

Tabelle 6. Gefahr der Indikationsarmen „screening"-Anwendung. „Verdünnungseffekt" = Verminderung der Praevalenz

„Eichung"	(Praevalenz = 50%)	„krank"	„gesund"
(n = 200)	n = 100 Kranke	95% = 95	5% = 5
	n = 100 Gesunde	5% = 5	95% = 95
		n = 100	n = 100
„Praxis"	(Praevalenz = 5%)		
(n = 2000)	n = 100 Kranke	95% = 95	5% = 5
	n = 1900 Gesunde	5% = 95	95% = 1805
		n = 190	n = 1900

Bei den angegebenen Werten ist zudem zu berücksichtigen, daß die „Eichung" des Verfahrens unter klinischen Bedingungen üblicherweise an einem ausgesuchten, besonders kranken Patienten-Kollektiv geschieht.

Sind also ohnehin die Werte hinsichtlich Empfindlichkeit und Spezifität nicht besonders gut bis zum Teil sicher ungenügend, so kommt der weitere wichtige Faktor hinzu, daß die Indikationsstellung zur Anwendung des Verfahrens in der Praxis erheblich ausgedehnt wird (Tabelle 6).

Die wesentliche Gefahr der kritiklosen Anwendung als screening-Methode ist der dabei notwendigerweise auftretende „Verdünnungseffekt".

Wenn z.B. die Eichung an 100 Kranken und 100 Gesunden durchgeführt wird, sehen die Ergebnisse durchaus gut aus. In der Praxis wird jedoch der Prozentsatz der Kranken ja naturgemäß immer geringer, je häufiger man die Untersuchungsmethode einsetzt. Es ist leicht ersichtlich, daß bei der Verminderung der Praevalenz von 50% auf 5% bereits ebensoviele Gesunde wie wirklich Kranke durch das Verfahren als „krank" identifiziert werden.

Dieser Verdünnungseffekt der Kranken im großen Heer der Gesunden führt also zwangsläufig zu einer erheblichen Verminderung der Treffsicherheit der Methode.

Die eventuellen Folgen einer ausgedehnten und kritikarmen Anwendung ungefährlicher Untersuchungsmethoden können sein:

1. Für den kranken Patienten das falsch-negative Resultat, also das Übersehen der Krankheit. Oder für den gesunden Patienten die Stellung einer Verdachtsdiagnose mit den Folgen weiterer eingreifender, unnötiger Verfahren.
2. Für den Arzt die Gefahr der Vermehrung von Fehldiagnosen.
3. Das Entstehen unnötiger Kosten, da eine Untersuchungsmethode, die weder in der Lage ist, eine teuere invasive Diagnostik hinreichend sicher zu ersetzen noch eine befriedigende screening-Funktion hat, überflüssig und damit *maximal teuer* ist.

Mit diesen Ausführungen ist keineswegs gemeint, daß wir nicht fortfahren sollten auf dem Weg, risikoreiche und teure Verfahren durch risikoarme und preiswerte Methoden zu ersetzen, die zudem leichter erlernbar sind.

Jedoch ist unbedingt zu fordern, daß

1. Die Anforderungen an die Ausbildung des Untersuchers und die selbstkritische Bewertung seiner Untersuchungen vergleichbar hoch sein muß (jede Untersuchung ist nur so gut wie der Untersucher).
2. Die Sensibilität und Spezifität der Verfahren sollten annähernd so hoch sein, wie bei vergleichbaren invasiven Methoden.
3. Es sollte die Indikationsstellung gleich streng gestellt werden wie bei den „gefährlichen" Verfahren, um dem unausweichlichen Verdünnungseffekt und dem Aufdecken symptomloser Veränderungen in sicher gut gemeinter, aber unnötiger Vorsorge für den Patienten zu entgehen.

Umgekehrt gesagt: In der Hand von Ungeübten, mit zu geringer Treffsicherheit zum Nachweis oder Ausschluß einer Erkrankung versehen und vor allem in der ungezielten Ausdehnung der Anwendung sind „ungefährliche Methoden" durchaus *nicht* ungefährlich.

Literatur

a) Zum methodischen Inhalt

Bochnik HJ, Pittrich W, Richtberg W (1977) Herausgetestet! Deutsches Ärzteblatt
  20:1360–1365
Oellerich M, Haeckel R (1978) Diagnostischer Wert klinisch-chemischer Untersuchungen.
  Med Welt 29:866–872
Sachs L (1977) Statistische Methoden in der Medizin: In Unterricht, Beratung und Forschung.
  Klin Wschr 55:767–775
Sisson JC et al. (1976) Clinical decision analysis: the hazard of using additional dats. J Amer
  Med Ass 236:1259
Werner M (1977) Ein dreischichtiges Modell zur Bewertung der Wirksamkeit von Analysen
  und Befunden. Med Welt 28:1254–1257

b) Zu den Anwendungsmethoden

Friedli P (1977) Die Bedeutung der Hirnscintigraphie für den Verlauf der Abklärung eines
  neurologisch-neurochirurgischen Patientengutes. Schweiz Rach Neurol Neurochir Psychiatr
  120:11–25
Hillemacher A (1981) Hat CCT das EEG abgelöst? Moderne Medizin 9:766–767
Hillemacher A (1982) Der Wert anamnestischer und klinischer Daten sowie apparativer Un-
  tersuchungsbefunde bei der Diagnose von Hirntumoren. Fortschr Neurol Psychiat
  50:93–112
Hillemacher A, Sturm U (1978) Zum Wert der Echo-Enzephalographie. Nervenarzt
  49:303–307
Hüttner J et al. (1974) Untersuchung zur Treffsicherheit der Mammographie. Fortschr Röntgenstr 120:5 S 588–593

Pseudoradikuläre Syndrome der Halswirbelsäule

H. Trost

Aktualität und Problematik

Die Häufigkeit von Nacken-, Schulter- und Armschmerzen, auch Brachialgien genannt, ist in der täglichen Praxis groß. Die Untersuchung bei einer Landbevölke-
rung in der Schweiz [1] ergab eine epidemiologische Häufigkeit von Nackenschmerzen in 23%. Die Häufigkeit der klinisch feststellbaren pathologischen Befunde betrug im Bereiche der cervicalen Halswirbelsäule sogar 35%. Diese epidemiologi-
schen Zahlen beweisen die klinische Erfahrung, daß nicht alle pathologischen Wir-
belsäulenveränderungen für den Träger klinisch manifest werden müssen, was bei
der Interpretation von Röntgenbefunden zeitweilig vergessen wird. Die Häufigkeit
ist jedoch quantitativ schwer exakt zu erfassen, da sich die Patienten einerseits in
verschiedenen Fachgebiete begeben und andererseits unter verschiedenen Dia-
gnosen registriert werden.

Definition und Pathogenese

Unter dem Begriff des pseudoradikulären bzw. spondylogenen Syndromes der
Halswirbelsäule (HWS) verstehen wir das klinische Beschwerdebild der Brachialgie,
das subjektiv den echten Kompressionssyndromen sehr ähnlich sein kann, bei der
klinischen Untersuchung jedoch objektive neurologische Ausfallserscheinungen
fehlen.

Ein Großteil der Brachialgien, die in der ambulanten Praxis gesehen werden,
selbst wenn sie zunächst an Wurzelerscheinungen erinnern, sind nicht durch ein radikuläres Kompressionssyndrom bedingt. Die Diagnose wird durch eine genaue klinische Untersuchung gestellt, welche insbesondere eine sorgfältige Palpation – auch
der tiefen Strukturen – voraussetzt.

Unter der von Brügger [2] eingeführten Bezeichnung „pseudoradikulär" werden
Krankheitsbilder mit verschiedener pathogenetischer Ursache zusammengefaßt. Es
handelt sich dabei um subjektive Beschwerden und objektive Befunde im Bereiche
der Haut, der Muskeln und des Gelenkapparates, welche meistens ein gleichartiges
klinisches Erscheinungsbild besitzen. Dieser ungünstige Begriff „pseudoradikulär"
bezieht sich also nicht auf ein einzelnes, sondern auf zahlreiche verschiedene Syndrome, die im Gegensatz zum radikulären Syndrom pathogenetisch nicht von einer
Nervenwurzel ausgehen. Das Präfix „pseudoradikulär" schafft keinen affirmativen
Begriff, es verneint lediglich die radikuläre Genese eines klinischen Substrates, da
radikuläre Paresen und Sensibilitätsstörungen fehlen.

An der Zürcher-Universitäts-Rheumaklinik werden die von Brügger bezeichneten pseudoradikulären Syndrome den spondylogenen Syndromen gleichgestellt und von diversen anderen Krankheitsbildern mit verschiedener pathogenetischer Ursache, die ein pseudoradikuläres Syndrom immitieren können (wie arthrogene oder weichteilrheumatische Erkrankungen) unterschieden. Zahlreiche Autoren (Lewis und Kellgren, Travell, Taillard) beschrieben solche pseudoradikuläre Ausstrahlungen [3].

Als Ursprungsort konnten Irritationen interspinaler Bänder, der paravertebralen Muskulatur, aber auch des Discus intervertebralis, der Gelenkkapsel und Wirbelbogengelenke erkannt werden. Diese in die Extremitäten ausstrahlenden Schmerzen halten sich an die Segmentgrenzen der Dermatome und werden als „referred pain" bezeichnet [4].

Die pathologisch-anatomischen Veränderungen der Wirbelsäule sind durch die strukturellen morphologischen und funktionellen Besonderheiten des Achsenorganes bedingt. Das hoch differenzierte Bewegungssystem der Wirbelsäule zeigt einen gegliederten Aufbau aus baulichen und funktionellen Einheiten, für die Junghans [5] die Bezeichnung „Bewegungssegment" geprägt hat.

Ein Bewegungssegment (Abb. 1) besteht aus dem Gesamtbewegungsraum zwischen zwei Wirbelkörpern, welche die knöcherne Grundlage des Segmentes bilden und funktionell durch die Zwischenwirbelscheibe, sowie die kleinen Wirbelgelenke miteinander verbunden sind. Zum Bewegungssegment rechnet man auch die zugehörigen Bänder und Muskelanteile, sowie alle Organelemente, die es in seinem Raumanteil umschließt; insbesondere das Nerven- und Gefäß-System. Pathologische Veränderungen jeglicher Art in diesem Bereich verursachen deshalb unweigerlich entsprechend lokalisierte Störungen, welche klinisch erfaßbar aber nicht aetiopathogenetisch spezifisch sind. Die Bänder und Gelenkkapseln des cervicalen Bewegungssegmentes und die Lamellen des Anulus fibrosus enthalten zahlreiche Nervenenden, die zum großen Teil Nociceptoren und Mechanorezeptoren darstellen. Die Nociceptoren in den Bauelementen der vertebralen Bewegungssegmente werden hauptsächlich von unmyelisierten Nervenfasern versorgt, die im N. sinuverte-

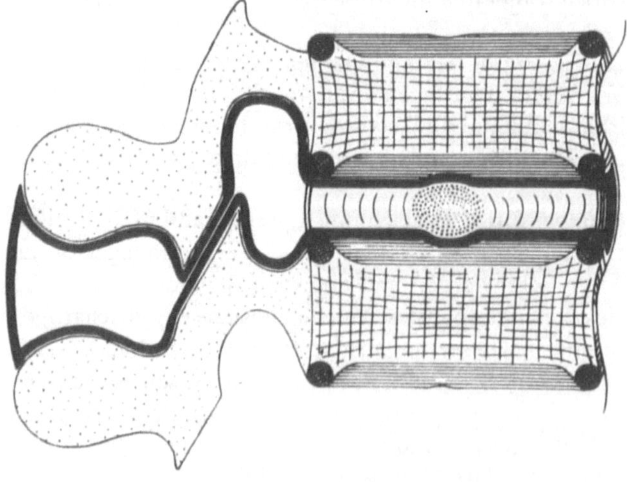

Abb. 1. Bewegungssegment (nach Junghans)

bralis verlaufen. Jede Störung innerhalb des Bewegungssegmentes (segmentale vertebrale Funktionsstörung), Schädigung oder abnorme Beanspruchung einzelner Bestandteile – wie zum Beispiel durch akute Traumen, haltungsbedingte Fehlbelastungen der HWS oder durch degenerative Veränderung – kann durch die Erregung von Nociceptoren im Versorgungsgebiet des N. sinuvertebralis zu Schmerzen führen, ohne daß durch die Dysfunktion des Bewegungssegmentes die Nervenwurzeln oder das Rückenmark irritiert werden.

Fasern des N. sinuvertebralis konvergieren mit anderen Hinterwurzelfasern auf gemeinsame sekundäre sensorische Neurone, wodurch ein übertragener Schmerz, z. B. in der Schulter, ausgelöst werden kann. Eine segmentale Funktionsstörung führt durch einen Reiz der myelinisierten, rasch leidenden Mechanorezeptoren in den Gelenkkapseln, Sehnen, Periost, Bändern und Gefäßen zur Afferenz im Hinterhorn. Da die knöchernen Anteile eines Wirbelbogengelenkes und die segmentale dazu gehörende autonome Rückenmuskulatur aus verschiedenen Segmenten innerviert werden und da auch intersegmentale Anastomosen in der Innervation, z. B. des hinteren Längsbandes bekannt sind [3], gelangen bei Funktionsstörungen eines einzelnen Bewegungssegmentes Afferenzen aus verschiedenen Segmenten ins Hinterhorn.

Durch interneuronale Umschaltung werden Alpha-Motoneurone faszilitiert, welche in der Folge segmentale Efferenzen auslösen. So führen Afferenzen aus den verschiedensten Quellen der Bewegungssegmente nach intraspinaler Umschaltung auf das Vorderhorn anderer Segmente zu einer Tonusvermehrung der segmental innervierten peripheren Muskulatur. – Dadurch kommt es in Form von Kettentendomyosen zur Beteiligung von Muskeln, die den verschiedensten Segmenten angehören [3], dem sogenannten spondylogenen oder „pseudoradikulären" Syndrom.

In jenem Bereich, welcher der segmentalen vertebralen Störung zugeordnet ist, sind Veränderungen des motorischen Nervensystems eng mit jenem des sympathischen Nervensystems gekoppelt. Jedem Kliniker sind zudem die Veränderungen der Turgorvariabilität des Bindegewebes (Kiblersche Hautfalte), Konsistenzvermehrung, eventuell auch Feuchtigkeits- und Temperaturveränderungen (meist feuchter und kälter) der Haut bekannt. Dies sind einige wichtige Überlegungen über die Pathogenese des spondylogenen Reflexsyndromes, auf welche jedoch an dieser Stelle nicht weiter eingegangen werden kann.

Klinische Syndrome

Das Cervicalsyndrom ist der klinische Oberbegriff für Schmerzen und/oder Bewegungsstörungen im Bereich der Halswirbelsäule. Klinisch können wir das Cervicalsyndrom in drei Hauptgruppen zusammenfassen (Tabelle 1): Das vertebrale, das spondylogene (cephale oder brachiale) und das Kompressionssyndrom. Eine sorgfältige klinische Untersuchung erlaubt uns, diese frei Haupt-Syndrome voneinander zu unterscheiden. – Bei den spondylogenen Syndromen unterscheiden wir das Cervico-cephale Syndrom (welches den oberen cervicalen Segmenten C_0–C_3 entspricht) vom Cervico-brachialen Syndrom (welches den unteren cervicalen Segmenten C_4–C_7 entspricht). – Im folgenden wird die ganze Problematik der Cervico-cephalen Syndrome (welche insbesondere bei der Abklärung von unklaren Kopf-

Tabelle 1. Klinische Syndrome bei Erkrankungen der HWS

---

1. *Cervico-vertebrales Syndrom*

2. *Spondylogene bzw. pseudoradikuläre Syndrome*
   nerval (sensibel – motorisch – vegetativ)
   vasal
   tendomyogen (reflektorisch)

2.1 Cervico-cephales Syndrom (C_0-C_3)

2.2 Cervico-brachiales Syndrom (C_4-C_7)

3. *Kompressionssyndrome*
   radikulär
   medullär
   vaskulär

---

schmerzen eine große Bedeutung hat) vernachlässigt, da sie an anderer Stelle ausführlich besprochen wird. Von grundlegender Wichtigkeit zum Verständnis der Symptomatologie der cervicalen Syndrome ist die genaue Kenntnis der anatomischen Besonderheiten der HWS, wie sie bereits besprochen worden sind: Dazu gehören nebst der Kenntnis der topographischen Anatomie des Bewegungsapparates, auch dessen enge Beziehung zur Arteria vertebralis, dem N. sinuvertebralis und den Rückenmarksanteilen der cervicalen Wirbelsäule. Eine enge Beziehung zwischen den an anderer Stelle besprochenen radikulären Syndromen mit den spondylogenen Syndromen der HWS besteht darin, daß ein Kompressionssyndrom oft mit einem spondylogenen Syndrom vergesellschaftet ist.

Klinische Leitsymptome

Im folgenden soll näher auf die spondylogenen Syndrome der unteren HWS (C_4-C_7), auch Cervico-brachiale Syndrome genannt, eingegangen werden. Brügger widmete einen wesentlichen Teil seiner wissenschaftlichen Arbeiten dem Problemkreis dieser Erkrankungen. Es sind ihm dabei tendomyotische Ketten aufgefallen, welche mit Regelmäßigkeit bei Irritation eines bestimmten Bewegungssegmentes auftreten. Sutter [6] bezeichnete diese pathogenetische Einheit von vertebraler Störung als Reizort und tendomyotischer Reaktion als Erfolgsorgan mit dem Begriff „spondylogenes Reflexsyndrom". Die Diagnose eines spondylogenen Syndromes setzt den Befund eines mehr oder weniger ausgeprägten vertebralen Syndromes mit den eingangs erwähnten Leitsymptomen (Tabelle 2) voraus: dies sind eine umschriebene Haltungsveränderung, eine segmentale Funktionsstörung und reaktive paravertebrale Weichteilveränderungen [7]. Aber erst eine zusätzliche sorgfältige Untersuchung des Nerven-, Gefäß- und Muskelsystemes, bezwinglich eine internistische Organabklärung, führen zur diagnostischen Gewißheit, ob tatsächlich ein kausaler Zusammenhang der peripheren Beschwerden mit einem Wirbelsäulenleiden vorliegt, oder ob nicht eine andere Erkrankung den Symptomen zugrunde liegt. Aus diesem Grund muß nocheinmal betont werden, daß nur ein konsequenter Untersuchungsplan (Tabelle 3) zur sicheren Diagnose führen kann. Dieser muß eventuell auch internistische, chirurgisch-orthopädische und neurologische Abklärungen

Tabelle 2. Klinische Leitsymptome des vertebralen Syndroms

1. Umschriebene Haltungsveränderung
  – Skoliose
  – Streckhaltung
  – Kyphose
  – Lordose
  – Rotationsfehlstellung (Schiefhals)
2. Segmentale Funktionsstörungen
  – Bewegungseinschränkung (= Flexion, Blockierung)
  – Lockerung (Instabilität)
	3. Reaktive weichteilrheumatische Veränderungen
	  – Tendinosen
	  – Tendomyosen
	  – Myogelosen
	  – Periostosen
	  – Ligamentosen
	  – Irritationszonen
	  – Hautveränderungen

Tabelle 3. Untersuchungsgang

1. *Anamnese* 1.1 Allgemeine 1.2 Besondere 2. *Körperliche Untersuchung* 2.1 Allgemeine 2.2 Gezielte manuelle Untersuchung	3. *Röntgenuntersuchungen* 4. *Laboruntersuchungen* 5. *Besondere Untersuchungen* 5.1 Gelenkstatus 5.2 Muskelstatus 5.3 Kursorischer Neurostatus

Tabelle 4. Symptomatologie des Cervico-brachialen Syndroms

1. *Nackenschmerzen,* ausstrahlend in die Schulterregion, evtl. zwischen die Schulterblätter, Ellenbogengegend und Vorderarm, oft bis in die Fingerspitzen; ein- oder beidseitig (nichtsegmental) von „bohrend-ziehendem" Charakter, nächtliche Exazerbation im Liegen mit Schlafstörungen.

2. *Bewegungseinschränkung (evtl. Instabilität) der HWS*

3. *Diffuse Dysästhesien* (Kältegefühl, Kribbeln, Schmerz, Taubheitsgefühl) unabhängig vom Nervenverlauf.

4. *Diffuse Schwellungsgefühle* oder effektive Schwellungen und livide Hautveränderungen in der Peripherie (v. a. Hände).

umfassen. – Wegen der bekannten psycho-somatischen Wechselwirkungen, insbesondere im Rahmen des Weichteilrhythmus, muß in fraglichen Fällen sogar eine psychiatrische Abklärung in Betracht gezogen werden.

Im allgemeinen charakteristisch für das Cervico-brachiale Syndrom sind folgende häufigen klinischen Symptome (Tabelle 4):

1. Nackenschmerzen, welche entweder zwischen die Schulterblätter oder in die Schulterregion ausstrahlen. Oft jedoch werden die Beschwerden weiter in der Peripherie lokalisiert (Ellenbogengegend, Vorderarm bis in die Fingerspitzen). Der Schmerz ist ein- oder beidseitig (nicht segmental) oft von „bohrend-ziehendem" Charakter. Dazu oft nächtliche Exazerbationen im Liegen mit konsekutiven Schlafstörungen.

2. Bewegungseinschränkung der HWS, eventuell auch des Schultergelenkes.

3. Diffuse Dysästhesien (Kältegefühl, Kribbeln, Schmerz, Taubheitsgefühl) unabhängig vom Nervenverlauf.
4. Diffuse Schwellungsgefühle oder effektive Schwellungen und livide Hautverfärbungen in der Peripherie (vor allem der Hände).

Die klinisch-objektivierbaren Befunde bei spondylogenen Syndromen (Tabelle 5) sind Mischbilder von weichteilrheumatischen, vaskulären und neurogenen Syndromen [8]. Diagnostische Hilfe bietet die gezielte segmentale manuelle Untersuchung zum Aufsuchen der segmentalen Bewegungsstörung (Blockierung), der lokalen segmentalen Irritation (vor allem Verspannung der autonomen Muskulatur) und der peripheren segmentalen Irritationen (Tabelle 6). Die diesbezüglichen klinischen Befunde beim Cervico-brachialen Syndrom sind auf Tabelle 7 zusammengefaßt.Bei der gezielten manuellen Untersuchung ist palpatorisch meist eine funktio-

Tabelle 5. Klinische Befunde bei spondylogenen (pseudoradikulären) Syndromen

Klinische Mischbilder von

weichteilrheumatischen Syndromen (überwiegend):
  Multiple Tendomyosen (Kettentendomyosen), Tendinosen, Ligamentosen und Periostosen
vaskulären Syndromen:
  Funktionelle Durchblutungsstörungen, intermittierende Insuffizienz

neurogene Syndrome:
  teils periphere, teils spinal-radikuläre, teils vegetative (Sympathikus-) Störungen

Meist kombiniert mit
  Vertebralen Syndromen
  Artikulären Reizzuständen (Arthrose, Arthritis)
  Statisch-dynamischen Störungen (Fehl- und Überbelastungen)

Tabelle 6. Gezielte manuelle Untersuchung

1. Segmentale Bewegungsstörung (Blockierung)
2. Lokale segmentale Irritation
3. Periphere segmentale Irritation

Tabelle 7. Befunde beim Cervico-brachialen Syndrom

1. Bewegungseinschränkung (Blockierung)
   Rotationsfehlstellung (Schiefhals)
   evtl. Instabilität

2. Irritationszone

3. Druckdolenz im Bereiche des Sehnen- und Muskelapparates:
   Tendinose, Tendinosezone (Linea nuchae sup.), Tendomyose, Myose, Muskelhartspann,
   Kettentendinose, Insertionstendinose (Schultergürtel und Armmuskulatur)

4. Druckdolenz der Quer- und Dornfortsätze

5. Haut- und Unterhautzellgewebe-Veränderungen:
   Verminderte Verschieblichkeit, Konstistenzvermehrung im Rahmen des Weichteilrheumatismus (Orangenhaut, Kiblersche Hautfalte), Hyperhidrosis

nelle Blockierung einzelner, eventuell mehrerer Wirbelsegmente nachzuweisen. Die Motilität der HWS kann nur geringfügig, oft nur für einzelne Bewegungsexkursionen oder eine bestimmte Höhe eingeschränkt sein.

Afferenzquellen des spondylogenen Syndroms sind die Intervertebralgelenke. Bei Funktionsstörungen des Bewegungssegmentes lassen sich Zustandsänderungen der segmental umschriebenen Gewebe im Bereiche der Wirbelbogengelenke palpieren. Diese sind zeitlich und quantitativ mit der Funktionsstörung des Wirbels verbunden und dienen als zuverlässiger Lokalisator funktioneller Diagnostik am Achsenorgan. Diese Veränderungen entsprechen einer Störung des harmonischen Zusammenwirkens der verschiedenen Komponenten im Bewegungssystem und werden von Caviezel [9] als „Irritationszone" bezeichnet. Eine Funktionsstörung kann somit ohne radiologisch nachweisbare Veränderung festgestellt werden. Ursache einer funktionellen Wirbelblockierung ist häufig eine „muskuläre Dysbalance" mit nachfolgender schmerzhafter Muskelverspannung. Andere Ursachen können jedoch auch in einer mechanischen Überbelastung oder einer unkoordiniert geführten Wirbelbewegung liegen. Discogene Störungen als Ursache funktioneller Wirbelfehlstellungen werden häufig überbewertet. Andere krankhafte Zustände wie Entzündungen, arthrotische Reizzustände, degenerative-regressive Veränderungen, Verlagerungen von Nucleus-pulposus-Material und neoplastische Infiltrationen dürfen als Ursache pathologischer Afferenzen im Intervertebralgelenk nicht übersehen werden.

Eine funktionelle Wirbelfehlstellung kann auf reflektorischem Wege zu umschriebenen Gewebeveränderungen des Muskel- und Sehnenapparates führen. Dies meist in Form von Tendinosen und Myosen im Rahmen eines weichteilrheumatischen Syndromes. Diese Veränderungen sind häufig schon in Ruhe, sowie unter normaler Spannung und Bewegung, schmerzhaft. – Beim Hartspann zeigt das Muskelgewebe eine spontane oder auf Druck schmerzhafte umschriebene Konsistenzvermehrung im Sinne einer Myose, die sich häufig an freien Muskelrändern (wie Trapezius oder Pectoralis major) entwickeln.

Hier spielen wahrscheinlich auch die Muskelkontraktionen zurückführende ischämische Prozesse eine Rolle, wie auch chemische Irritationen durch lokale Häufung von Stoffwechsel-Metaboliten [10]. Eng umschriebene Insertionstendinosen am Ursprung und Ansatz der Muskeln sind durch Palpation exakt lokalisierbar. Am Übergang von der Muskelfaser in die Sehne oder aponeurotischen Insertionen finden sich gleichartige Gewebsveränderungen, welche als „Übergangstendinosen" bezeichnet werden können [11].

Für viele Wirbelsegmente gibt es ein regelmäßig exakt lokalisierbares Muster von Kettentendinosen (Sutter).

Somit läßt ein bestimmtes peripheres Beteiligungsmuster von spontan oder auf Druck schmerzhaften Sehnen und Muskeln auf die ursächliche segmentale vertebrale Störung schließen. Nur wenn der vertebrale pathologische Prozeß behoben wird, darf damit gerechnet werden, daß die spondylogenen Beschwerden ebenfalls verschwinden. Von Bedeutung sind auch lokalisierte Druckdolenzen an der Linea nuchae superior, welche den entsprechenden Tendinosezonen an der HWS entsprechen (Caviezel). Wir finden letztere auch an den Quer- und Dornfortsätzen der Halswirbelkörper. Oft sind auch druckdolente Insertionsstellen am Schultergürtel und an der Armmuskulatur festzustellen. Wie bereits erwähnt sind zudem jedem

Kliniker die Haut- und Unterhautzellgewebe-Veränderungen bekannt, welche ein gestörtes Wirbelsegment begleiten können. Man sieht die Einziehung der ödematösen, verbackenen und rauhen Haut (Orangenhaut), man palpiert die verdickte und unnachgiebige Cutis (Panniculose), wobei die Haut auch oft feuchter und kälter ist. Hierbei handelt es sich um eine vegetative Reizbeantwortung mit Turgorvariabilität des Bindegewebes, erkennbar am klinischen Phänomen der „Kiblerschen" Hautfalten und der Piloarrektion [12].

Die mit spondylogenen Syndromen vergesellschafteten Organ-Erkrankungen oder Veränderungen der HWS sind in der Tabelle 8 zusammengefaßt.

Differentialdiagnosen

Selbstverständlich sind niemals alle peripheren Extremitätenschmerzen spondylogenen Ursprungs. Hinter dem klinischen Sammelbegriff der „Brachialgie" können zahlreiche andere Krankheitsbilder versteckt sein (Tabelle 9). Subjektiv belastende Beschwerden treten insbesondere auch im Zusammenhang mit peripheren Einklemmungsneuropathien (z. B. Carpal-Tunnel-Syndrom) auf, halten sich aber nicht

Tabelle 8. Differentialdiagnose von Veränderungen an der Halswirbelsäule

1. degenerativ	Osteochondrose
(Zervikalarthrose)	Spondylose (reaktive Spondylophytose)
	Spondylarthrose
	Unkovertebralarthrose
	funktionelle segmentale Blockierung
Spondylosis hyperostotica	ventral die untere HWS überbrückende Verknöcherungen
2. entzündlich	
juvenile Arthritis	Hypoplasien an Wirbelkörpern und Bandscheiben vorwiegend obere HWS
Zervikalarthritis	entzündlich erworbene Blockwirbelbildung atlantoaxiale Dislokation
chronische Polyarthritis	Porose
	Diszitis (reaktionslose Bandscheibenzermürbung)
	Spondylodiszitis
	destruierende Intervertebralarthritis → Segmentlockerung → Dislokationen
	Kopfgelenkarthritis → atlantoaxiale Dislokation
	Zahnfortsatz-Osteolyse
	Proc. spinosus-C_7 → osteolytische Zuspitzung
Spondylitis ankylosans	Syndesmophytose C_2–C_7 ⎫
	Intervertebralankylose ⎬ Einsteifung
	atlantoaxiale Dislokation ⎭
	Proc. spinosus → deformierende Enthesopathie „Schaltossikel"
3. Infekte	Diszitis
	Spondylitis
4. Tumoren	
5. Fehlbildungen	Blockwirbel
	KLIPPEL-FEIL-Syndrom

Tabelle 9. Differentialdiagnose der Cervico-brachialen Syndrome

1. *Erkrankungen der Halswirbelsäule*
1.1 Spondylogenes Syndrom (= Cervico-brachiales Syndrom)
1.2 Kompressionssyndrome
 – radikulär
 – medullär
 – vaskulär

2. *Erkrankungen der Thorax- und Abdominalorgane*
 Viscerogene Brachialgien bei Affektionen von Herz, Lungen (Pancoast-Tumor, Lungenembolie), Pleuren, Mediastinum, Zwerchfell, Oesophagus, Magen, Gallenblase, Pankreas

3. *Neurologische Erkrankungen*
3.1 Affektionen des zentralen Nervensystems
 Cervicale Syringomyelie
 Sensible Jackson-Epilepsie
 Migraine accompagnee
 Tonische Hirnstammanfälle
 Hirntumoren (Akustikusneurinom)
3.2 Wurzelerkrankungen
 Wurzeltumoren (Neurinome)
 Arachnoiditiden
 Herpes Zooster
3.3 Affektionen des Armplexus
 Plexuskompression
 Tumoren
 Neurovaskuläre Kompressionssyndrome (= Engpass-Syndrome):
 Scalenussyndrom
 Halsrippensyndrom
 Kostoklavikularsyndrom
 Hyperabduktionssyndrom (= Pectoralis-minor-Syndrom)
 Schulteramyotrophie
3.4 Affektionen der peripheren Nervenstämme
 Periphere Kompressionssyndrome:
 N. ulnaris (Sulcus-Syndrom, Loge de Guyon-Syndrom)
 N. medianus (Pronator-teres-Syndrom, Carpal-Tunnel-Syndrom)
 N. radialis (Cheiralgia paraesthetica des Daumens)
 Kausalgie
 Neurom

3.5 Brachialgien mit starker Beteiligung des vegetativen Nervensystems
 Schulter-Hand-Syndrom
 Kausalgie
 Glomustumor

4. *Rheumatische Erkrankungen*
4.1 Weichteilrheumatische Syndrome
 Tendopathien, Tendomyosen, Myosen, Periostosen, Bursopathien, Tendovaginitiden, Panniculose, Periarthropathien, Über- und Fehlbelastungsbrachialgien
 – Acromio-clavicular Gelenk (C_3–C_4)
 – Epicondylopathia humeri radialis (C_6–C_7)
 – Epicondylopathia humeri ulnaris (C_7–C_8)
4.2 Arthritiden, Arthrosen
4.3 Kollagenosen, Myositiden
4.4 Paraneoplastisches Syndrom

5. *Durchblutung*
5.1 Arterielle Verschlußkrankheit
 akute Ischämie-Syndrome
 chronische arterielle Verschluß-Syndrome
5.2 Vasoplastische Syndrome
 Raynaud-Syndrom
 Ergotismus
 Erythromelalgie
5.3 Vaskuläre Kompressionssyndrome im Schulterbereich
 Neurovaskuläre Engpass-Syndrome (= Syndrome der oberen Thoraxapertur):
 Scalenussyndrom
 Halsrippensyndrom
 Kostoklavikularsyndrom
 Hyperabduktionssyndrom (= Pectoralis-minor-Syndrom)
5.4 Armvenenthrombose

6. *Knochenaffektionen*
6.1 Traumatisch (Frakturen und Luxationen)
6.2 Entzündliche Affektionen (Osteomyelitis u. a.)
6.3 Zysten und Tumoren (primäre und sekundäre)
6.4 Diffuse Knochenerkrankungen (Osteoporose, -malazie u. a.)
6.5 Spondylopathien (M. Forestier, M. Bechterew u. a.)

mehr an die segmentale Begrenzung. Auch bei Gelenkreizungen verschiedenster Ursache können an den Extremitäten solche nichtsegmental gebundenen, spondylogenen Beschwerden beobachtet werden. So führen insbesondere Funktionsstörungen des Ellenbogens, sowie des Schultergelenkes, zu cranial und caudal ausstrahlenden nichtsegmental gebundenen Schmerzen mit den entsprechenden Weichteilreaktionen, welche ein „pseudoradikuläres" bezwinglich spondylogenes Syndrom vortäuschen können.

Zusammenfassend soll noch einmal betont werden, daß sowohl subjektiv, als auch objektiv die peripheren Kompressionssyndrome (zum Beispiel Carpal-Tunnel-Syndrom) und arthrogenen Beschwerden die segmentalen Beziehungen nie überschreiten und deshalb differentialdiagnostisch von einem spondylogenen Syndrom der Halswirbelsäule unbedingt abgegrenzt werden müssen.

In der täglichen Praxis finden wir sehr häufig Schulter-Armschmerzen, welche auf eine intensive oder monotone körperliche Betätigung (z. B. am Arbeitsplatz oder bei verschiedenen Sportarten, wie Tennis oder Golf) zurückzuführen sind. Diese Beschwerden sind gegenüber den Tendomyosen oder spondylogenen Syndromen vom Beschwerdebild her oft schlecht abgrenzbar. Ihre pathogenetische Bedeutung muß jedoch erkannt und bei unseren therapeutischen Bemühungen mitberücksichtigt werden. Diese Krankheitsbilder werden oft als „Überbelastungs-Brachialgien" [11] bezeichnet und entsprechend umschriebenen Insertionstendinopathien, wie wir sie zum Beispiel bei der klassischen Epikondylopathia humeri radialis oder ulnaris finden. – Weitere Lieblings-Lokalisationen sind insbesondere die das Schultergelenk bewegenden Muskeln (speziell der M. deltoideus und der M. pectoralis major), sowie der M. supra- und M. infraspinatus. Eine weitere Lokalisation sind die das Schulterblatt bewegenden, bezwinglich fixierenden Muskeln. Eine chronische Überlastung der periskapulären Muskulatur bei gewissen Betätigungen der Arme, sowie eine habituelle kyphotische Haltung führen zum „Scapulo-costalen-Syndrom" [11], welches vor allem den M. levator scapulae und die Mm. rhomboidei betrifft (Abb. 2). Subjektiv klagen diese Patienten über Interscapularschmerzen mit Ausstrahlungen in die Schulter und den Arm, oder die Nackengegend, meist schon bei leichter Belastung des Schultergürtels. Bei der klinischen Untersuchung findet man meist schmerzhafte Triggerpunkte entlang dem medialen Scapularand.

Die weichteilrheumatischen Manifestationen im Rahmen eines spondylogenen Syndromes stehen bezüglich der subjektiven Beschwerden des Patienten meist im Vordergrund. Die diesbezüglichen bekannten psycho-somatischen Wechselwirkungen spielen eine derart große Rolle, daß sie bei der Planung der Therapie unbedingt mitberücksichtigt werden müssen (Abb. 3). Gerade bei multilokulären und generalisierten Prozessen spielen psychische, unter Umständen auch soziale Faktoren eine dominierende Rolle. Und nicht selten gelingt es nicht einmal festzustellen, ob die psychische Störung, insbesondere ein depressiver Zustand, als mitauslösendes Element fungiert hat, oder erst nach Manifestation der Erkrankung durch die dauernden Schmerzen aufgetreten ist.

Die somatische Komplexität der spondylogenen Syndrome soll am Ende noch kurz folgendermaßen zusammengefaßt werden: durch die unmittelbare Beziehung der Bewegungssegmente zum Nervensystem, sowie zu den Blutgefäßen, sind bei allen Wirbelsäulenerkrankungen zahlreiche sekundäre Irritationserscheinungen möglich, die wir mit dem Sammelbegriff spondylogene (oder auch „vertebragene" oder

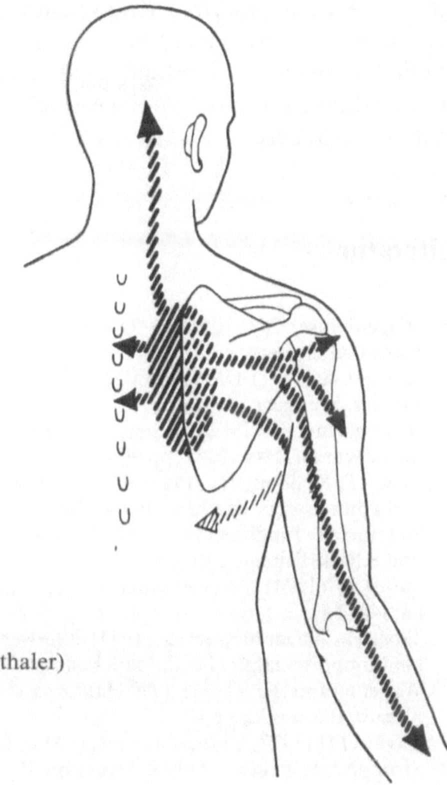

Abb. 2. Skapulo-Kostal-Syndrom (nach Mumenthaler)

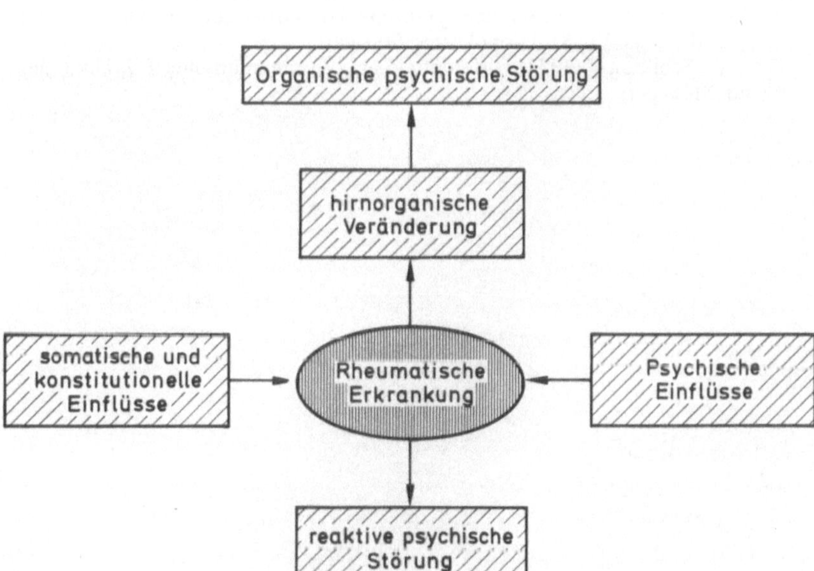

Abb. 3. Psychosomatische Faktoren und Weichteilrheumatismus (Müller)

auch „pseudoradikuläre") Krankheitsbilder bezeichnen. Die krankhaften Störungen im Bewegungssegment können auf nervalem oder vasalem Wege an die Peripherie fortgeleitet werden und dorthin Fernsymptome projizieren, die sich klinisch in einer bunten Vielfalt von sensiblen, motorischen, vaskulären oder vegetativen Störbildern äußert.

Literatur

1. Wagenhäuser EJ (1969) Die Rheumamorbitität. Klinisch-epidemiologische Untersuchung. Hans Huber, Bern
2. Brügger A (1977) Die Erkrankungen des Bewegungsapparates und seines Nervensystems Fischer, Stuttgart
3. Baumgartner H (1981) Das spondylogene (pseudoradikuläre) Syndrom, Fortbildk Rheumatol Karger, Basel Bd 6 pp 90–94
4. Lewis T, Kellgren JH (1939) Observations relating to referred pain, visceromotor reflexes and other associated phenomena. Clin Sci 4:47
5. Schmorl G, Junghans H (1968) Die gesunde und die kranke Wirbelsäule im Röntgenbild und Klinik Thieme, Stuttgart
6. Sutter M (1974) Versuch einer Wesensbestimmung pseudoradikulärer Syndrome. Praxis 63:842–845
7. Trost H, Wagenhäuser FJ (1973) Klinisch-körperliche Untersuchungen der Wirbelsäule bei Lumboischialgie. Fortbildk Rheumatol Karger, Basel Bd 6 pp 30–48
8. Wagenhäuser FJ (1973) Die Haltungsstörungen der Wirbelsäule Fortbildk Rheumatol Karger, Basel Bd 2 pp 37
9. Caviezel H (1977) Torticollis acutus. Man Med 15:67–73
10. Struppler A, Belav C (1980) Funktionell-anatomische Grundlagen des im Schulter-Arm-Bereich empfundenen Schmerzes. In: Kocher R, Gross D, Käser HE (Hrsg) Nacken-Schulter-Arm-Syndrom. Fischer, Stuttgart, pp 22–48
11. Mumenthaler M (1980) Der Schulter-Arm-Schmerz. Huber, Bern, pp 132–137
12. Eder M, Tilscher H (1978) Schmerzsyndrome der Wirbelsäule. In: Die Wirbelsäule in Forschung und Praxis. Vol 81. Hippokrates, Stuttgart
13. Müller W, Schilling F (1977) Differentialdiagnose rheumatischer Erkrankungen. Aesopus, Lugano, München

Indikationen und Erfolgsaussicht der Manualtherapie bei pseudoradikulären Syndromen im Bereich der Halswirbelsäule

H. Tilscher

Einleitung und Definition

Der Großteil von cervikogenen Beschwerden ist das Ergebnis einer Verarbeitung nozizeptiver Reize in Form von lang andauernden statischen und dynamischen Überbeanspruchungen, die ohne wesentliche pathomorphologische Veränderungen mit heftigen Beschwerden einhergehen können und deren diagnostische Aufklärung nach Ausschluß schwerer pathomorphologischer Veränderungen vorwiegend eine Aufgabe von der Anamnese und einer klinischen, d. h. manuellen Untersuchung darstellt. Voraussetzung für die Erfolgsaussicht der Manualtherapie bei pseudoradikulären Syndromen im Bereich der Halswirbelsäule ist eine genaue Indikation als Ergebnis einer exakten diagnostischen Abklärung eines Beschwerdebildes.

Diagnostik und Indikation

Die Diagnose hat wie bei anderen vertebragenen Beschwerden bei cervikogenen Störungen drei Aufgaben:

Die topische Diagnose

Aus der topischen Diagnose ergibt sich vorerst die schmerzhaft befallene Körperregion wie z. B. oberes und unteres Cervicalsyndrom in Abhängigkeit von der Schmerzausstrahlung, wobei diese Diagnose über den Schmerzort keine Aussage machen kann.

Die Strukturanalyse

Durch die Anamnese, durch die klinische, d. h. manuelle Untersuchung sowie durch entsprechende Hilfsbefunde im Sinne von röntgenmäßiger oder labormäßiger Untersuchungen soll der Ort und die Art der gestörten Funktion im Bereich der Halswirbelsäule eruiert werden. Aus der Strukturanalyse ergeben sich bereits wichtige therapeutische Hinweise, die einerseits differente Kausaltherapien verlangen, aber bereits auch symptomatische Behandlungen wie z. B. die Reflextherapie. So bedarf eine Spondylyitis einer anderen Kausaltherapie wie eine tumuröse Destruktion, wobei allerdings zusätzlich symptomatische, in diesem Fall stabilisierende Maßnahmen und letzten Endes auch wieder zur Schmerzbekämpfung reflextherapeutische Aktivitäten zum Einsatz kommen können.

Die Aktualitätsdiagnose

Die Aktualitätsdiagnose sucht die im Vordergrund stehenden, den Patienten am meisten störende Symptome zu eruieren und diese entsprechend zu beeinflussen. So hängen diese therapeutischen Konsequenzen einerseits davon ab, ob das Krankheitsbild akut, subakut oder chronisch ist, ob der Schmerz im Vordergrund steht und ob dabei Bewegungsschmerzen, Muskelschmerzen, Gelenkschmerzen, Nervenschmerzen etc. vorherrschen um hier wieder aus den Therapiemöglichkeiten die richtigen auszusuchen.

Die pseudoradikuläre Symptomatik

Wichtigster Ausdruck einer reflektorischen Störungsbeantwortung bei nozizeptiven Afferenzen aus verschiedenen Strukturen der Wirbelsäule ist die Weiterleitung der entsprechenden Reize über Zwischenneurone zu den großen motorischen Vorderhornzellen. Die Erregung dieser Zellen bedingt eine Verspannung primär der monosegmental innervierten autochthonen Muskulatur, die im tiefen Laminabereich zu tasten ist, führt aber auch zur Verspannung größerer muskulärer Strukturen entsprechend den sogenannten kinetischen Ketten, so daß auch die vom Plexus cervicobrachialis innervierten Muskeln der oberen Extremität in einen schmerzhaften Hartspann geraten können. Da diese Muskeln im Bereich der oberen Extremität längs angeordnet sind, entsteht dabei der Eindruck eines Ausstrahlungsschmerzes, der in deutlichem Gegensatz zu der Ausstrahlungssymptomatik bei radikulären Läsionen als „pseudoradikulär" bezeichnet wird. Somit kann unter pseudoradikulärer Symptomatik der schmerzhafte Verspannungszustand eines Muskels besonders aber auch die Schmerzhaftigkeit seines Ursprungs und seines Ansatzes bezeichnet werden. Die verspannte Muskulatur ist eine der wichtigsten Schmerzdonatoren des Bewegungsapparates, wobei der muskuläre Schmerz auch das Ergebnis extravertebraler Störungen sein kann. Die tonogene Dekompensation der Hals- und Nackenmuskulatur im Sinne der Plusvariante kann auch Ausdruck eines fehlerhaften Innervationsmusters sein, der auch bei gewissen Bewegungsabläufen durch seine Unökonomie zum Tragen kommt und damit krankheitsverursachend wirkt. So bedeutet die sogenannte pathologische Hochatmung durch die ständig dynamische Überbelastung der Musculi scaleni eine Schmerzursache, die außerdem zu einer Überbelastung der Halswirbelsäule führen kann. Die Armelevation mit zu frühem Aktivieren des M. trapecius ist, wie auch fehlerhafte Haltungsstereotypien des Kopfes eine weitere häufige Ursache für muskulogene Beschwerden.

Während Becken und Beine ihre höchste Aufgaben in der Lokomotion finden, dient das Muskelsystem der oberen Körperhälfte auch zur Signalisierung aktueller psychischer Verfassungen. Wichtigster psychischer Erfolgsmuskel ist dabei der Musculus trapezius, der ja psychische „Fehlhaltungen" durch das Kopfeinziehen, durch die Gebärden des Schauderns, des Kopfhängenlassens, durch starre Haltung etc. signalisiert. So muß bei Störungen der seelischen Balance ebenfalls mit muskulären Verspannungen besonders im Nacken-Schulterbereich gerechnet werden, die durch metabolische Vorgänge im Bereiche des Muskels echte somatische Schmerzen machen bzw. durch den Verlust der normalen muskulären Balance auf die Halswirbelsäule echt krankheitsverursachend einwirken.

Untersuchungstechniken bei pseudoradikulären Syndromen

Folgende manuelle Untersuchungstechniken dienen zur Aufdeckung von lokalen oder großflächigen und schmerzhaften muskulären Verspannungen.

Die Tastpalpation

Die geübte Hand des manualmedizinisch geschulten Klinikers vermag lokale oder großflächigere muskuläre Verspannungen jederzeit zu tasten. Hilfreich gestaltet sich dabei der vergleichsweise Palpationsbefund bei eutonischen Muskeln.

Die Schmerzpalpation

Ein wesentliches Merkmal von verspannten Muskeln ist deren Druckschmerzhaftigkeit. Besonders die schmerzhaften Ursprünge und Ansätze der verspannten Muskeln tragen sehr viel zur Schmerzentstehung bei und erweisen sich bei ihrer Palpation als ausgesprochen druckdolent. Hierbei müssen die Ursprünge dorsaler Anteile des Musculus sternocleidomastoideus aber auch Ursprünge des Musculus trapezius am Hinterhaupt genannt werden. Auch die kurzen Nackenstrecker im Bereiche des Processus spinosus von C_2 sowie im Bereiche dorsaler Anteile des Atlas sind so wie die autochthone Muskulatur im Bereiche der Laminae der übrigen Halswirbelsäule bei segmentalen Funktionsstörungen ausgeprägt druckschmerzhaft. Die Trennung der Halswirbelsäule von der Brustwirbelsäule ist eine anatomische Gegebenheit, die in der Funktion aber auch in der Pathophysiologie nicht berücksichtigt wird. So finden sich bei Störungen in der mittleren und unteren Halswirbelsäule, aber auch bei Blockierungen von C_2/C_3 schmerzhafte Ansätze des M. iliocostalis pars cervicalis etwa 7 cm weit lateral der Mediansagittalen im Bereiche der oberen Rippen dorsal.

Die Verkürzungsteste

Durch die Verkürzung der Muskulatur zeigen sich gewisse Bewegungsfunktionen der Halswirbelsäule meist seitendifferent eingeschränkt. So erweist sich das Vornikken des Kopfes bei einer verkürzten tiefen Nackenmuskulatur als eingeschränkt, die

Seitneigung des Kopfes bei gleichzeitiger Rotation zur Gegenrichtung ist bei einseitiger Trapeziusverkürzung (pars descendens) deutlich verkleinert. Entsprechend
den anatomischen Gegebenheiten können für die meisten Muskeln und durch entsprechende Untersuchungstechniken bei Fixation des Ursprungs (oder Ansatzes)
die Verringerung des Bewegungsausmaßes nachgewiesen werden.

Die Muskelprovokationsteste

Ein typisches Kennzeichen schmerzhafter Muskulatur ist deren Schmerzverstärkung
bei einer isometrischen Muskelanspannung. Dieser Muskelprovokationstest dient
auch zur deutlichen Differenzierung muskulärer Schmerzen gegenüber arthrogener
Störungen im Bereich der Halswirbelsäule. So kann bei einer schmerzhaft einge-
schränkten Bewegungsrichtung des Kopfes eine bereits starke Schmerzhaftigkeit bei
isometrischer Anspannung in die Gegenrichtung eine Läsion kleiner Muskeln und
bei Schmerzverstärkung im Rahmen von starken isometrischen Anspannungen eine
Läsion großer Muskelgruppen nachgewiesen werden.
   Wie immer in der Medizin wird die Diagnose „schmerzhafte muskuläre Verspannung" durch viele erhaltene positive Befunde auf der Basis der Anamnese und
der klinischen Untersuchung gestellt. Ein Symptom bzw. ein pathologischer Befund
ist dabei, wie meistens in der Medizin, zu wenig.

Die manuelle Therapie bei pseudoradikulären Syndromen im Bereiche der Halswirbelsäule

Die Zahl der Techniken zur manuellen Beeinflussung von Muskelfunktionsstörun-
gen ist groß. Die klassische Muskelmassage soll dabei sowohl den verspannten als
auch den schlaffen Muskel in Richtung der normalen Funktion beeinflussen. Die
wichtigen Indikationen wurden bereits erwähnt, wobei als Kontraindikation verständlicherweise alle pathomorphologischen Veränderungen gehören, die durch die
Aktualitätsdiagnose und durch die Strukturanalyse dem Arzt verständlicherweise
eine manuelle Therapie verbieten. Auch die Vermehrung von Schmerzen während
oder durch die manuelle Therapie ist dem Arzt ein weiteres Verbot manuell zu the-
rapieren.

Die Inhibition und die Friktion

Als Inhibition wird eine punktförmige Kompression einer umschriebenen Myogelo-
se verstanden, die etwa eine Minute lang mit zunehmenden und dann abnehmenden Druck des Therapeutenfingers dauern soll. Die ihr ähnliche Friktion versucht
durch tiefe Reibungen mit der vom anderen Finger unterstützten Fingerkuppe umschriebene Muskelverspannungen zu beeinflussen.

Die Weichteiltechnik der manuellen Medizin

Unter Weichteiltechnik werden Quermassagen einer schmerzhaft verspannten Muskelgruppe unter Vermeidung von Reibereizen an der Haut verstanden. Die Weichteiltechniken ähneln in ihren Prinzipien Techniken der klassischen Muskelmassage. Es sollte dabei postuliert werden, daß der Arzt, der Massagen verordnet, sie selbst beherrscht, um damit Indikationen und Anweisungen an das medizinische Hilfspersonal zu präzisieren.

Die postisometrische Relaxation

Die postisometrische Relaxation ist eine äußerst effiziente Methode, schmerzhafte Bewegungseinschränkungen durch muskuläre Verspannungen zu beeinflussen. Es wird dabei der schmerzhaft verkürzte Muskel durch 10 Sekunden geringgradig aktiv angespannt, wobei die Anspannung auch durch die Inspiration oder eine Blickwendung facilitiert werden kann. In der anschließenden Relaxationsphase wird der Muskel passiv in seinem Längsverlauf bis zum Auftreten von Schmerz und/oder Widerstand gedehnt und dieser Vorgang mehrmals wiederholt. Als Beispiel kann hier eine Behandlung tiefer Nackenstrecker zwischen Occiput C_1 geschildert werden. Der Pat. befindet sich in Rückenlage, der Therapeut steht cranial von ihm. Mit der einen Hand umfaßt der Therapeut gabelförmig den Atlas, mit der anderen Hand stirnnahe den Scheitel des Patienten und fordert den Patienten auf intensiv nach oben zu blicken. Dieser Blick nach oben bedingt bereits eine geringgradige Anspannung der tiefen Nackenstrecker und unter gleichzeitigem langsamen und tiefen Einatmen, was ebenfalls die Nackenstrecker vermehrt tonisiert, wird Widerstand über den Scheitel geleistet. Nach etwa 10 Sekunden soll nun der Blick des Patienten intensiv nach caudal gewendet werden und unter Ausatmung des Patienten wird nun unter Gegenhalt am Atlas der Kopf gegenüber C_1 in eine vermehrte Vornickstellung gebracht. Dieser Vorgang wird wiederholt, wobei nocheinmal unterstrichen werden soll, daß die Aktivierung der Muskulatur in der isometrischen Anspannung nur eine geringe sein soll, die allerdings mindestens 10 Sekunden zu dauern hat.

Diese vom Arzt durchzuführende Behandlung erweist sich in den meisten Fällen als äußerst effektiv und sollte bei Rezidivneigung auch in einem entsprechendem Übungsprogramm, welches der Patient selbständig zuhause durchführen soll, seinen Niederschlag finden.

Weitere Möglichkeiten der Manualtherapie bei pseudoradikulären Syndromen

Wie bereits anfangs erwähnt, sind muskuläre Verspannungen oft Ausdruck anderer gestörter Strukturen, wobei hier an erster Stelle das gestörte Wirbelbogengelenk zu nennen ist. Auch hier muß primär bei der manuellen Untersuchung eine Blockierung von der Hypermobilität unterschieden werden. Nur die Blockierung ist eine Indikation zur Mobilisation oder Manipulation des Gelenkes während die Hypermobilität letztlich Aufgabe eines Rehabilitationsprogrammes sein muß. Die Mobilisation und Manipulation, beides reflextherapeutische Maßnahmen die über die Rezeptoren der Gelenke wirken, können bei entsprechender Indikation und Ausschluß der Kontraindikationen eine weitere manualtherapeutische Möglichkeit sein, den nun symptomatischen Muskelhartspann zu beeinflussen.

Diskussion

Während die manuelle Diagnostik ein unverzichtbarer Teil des klinischen Untersuchungsganges wird, erhebt die manuelle Therapie keineswegs Anspruch auf ein Monopol. Bei entsprechender Indikation und bei der richtigen Aktualitätsdiagnose (Befunde an der Muskulatur) kann die manuelle Therapie bei pseudoradikulären Syndromen im Bereich der Halswirbelsäule durch ihre Ökonomie, den raschen Wirkungseintritt als kausale Therapie empfohlen werden. Voraussetzung ist allerdings das Erlernen der Technik in Kombination mit dem unbedingt notwendigen Basiswissen des Arztes, d. h. dem Wissen von Indikationen und Kontraindikationen.

Literatur

Eder M, Tilscher H (1982) Schmerzsyndrome der Wirbelsäule. Die Wirbelsäule in Forschung und Praxis 81. Hippokrates
Gerstenbrand F, Kotscher E, Tilscher H (1974) Das obere Cervikalsyndrom Orthopädie 112, Enke, Stuttgart
Lewit K (1977) Manuelle Medizin im Rahmen der medizinischen Rehabilitation, 2. Auflage, Urban u. Schwarzenberg
Lewit K (1980, 1981) Muskelfacilitations- und Inhibitationstechniken der manuellen Medizin. Manuelle Medizin 6 Fischer 1, 2, Springer, Berlin Heidelberg New York
Schlegel KF (1981) Die Halswirbelsäule und ihre krankhaften Veränderungen. Orthopädie Technik 32, Verl Orthop Technik
Stoddard A (1959) Lehrbuch der osteopathischen Technik an Wirbelsäule und Becken. Die Wirbelsäule in Forschung und Praxis 19
Struppler A (1975) Pathophysiologie der Schmerzsyndrome des Bewegungsapparates in Psyche und Rheuma: Psychosomatische Schmerzsyndrome des Bewegungsapparates, Basel
Tilscher H (1980) Halswirbelsäule und Kopfschmerz. Therapiewoche 30, Braun
Tilscher H (1981) Orthopädische und Manualmedizinische Untersuchungstechniken an der Halswirbelsäule. Z Orthopädie 119, Enke, Stuttgart
Tilscher H, Steinbrück K (1979) Funktionsdiagnostik bei vertebragenen Störungen. In: Morscher E (Hrsg) Funktionelle Diagnostik in der Orthopädie. Enke, Stuttgart
Tilscher H, Steinbrück K, Hieke P, Danielczyck T (1981) Neuroorthopädische Probleme des Ausstrahlungsschmerzes. Orthopädische Praxis 7

Die orthoptische Neutralhaltung der Halswirbelsäule als reproduzierbares Objekt der Röntgendiagnostik

Funktionsanalytische Kriterien, ihr Stellenwert für Haltung und Klinik

G. Gutmann

Die Haltung der Halswirbelsäule (HWS) ist Teilaspekt der Gesamthaltung des Menschen. Ihre isolierte Beurteilung setzt demnach die Vorstellung ihrer gesamtorganischen Bedingtheit voraus. Der röntgenologische Aspekt der menschlichen Haltung interessiert uns im wesentlichen als Ausdruck der statischen Funktion der Wirbelsäule (WS). Darunter verstehen wir ihre Rolle in der permanenten Auseinandersetzung mit der Schwerkraft der Erde, um die in jedem Augenblick erforderliche Gleichgewichts-Balance zu gewährleisten. Wir integrieren also den Faktor Zeit in unsere Überlegungen. Der Orthopäde Hofer (1955) unterscheidet zwischen einer ruhigen und einer bewegten Haltung. Für ihn ist die Haltung die primäre, elementare Grundeinheit, die jeder Bewegung zugrunde liegt und die jede Bewegung in den vorausgehenden Ruhezustand zurückverwandelt.

Nach von Baeyer (1940) sind Haltungen Anfang und Ende von Bewegungen, also Ruhezustände oder Momentbilder aus dem Bewegungsablauf.

Doch was ist eben dieser Ruhezustand?
Wodurch ist er gekennzeichnet?
Wie können wir ihn im statischen Röntgenbild als individuelles, unverkennbares Charakteristikum reproduzierbar und vergleichbar erfassen?
Ist dies bei einer so inkonstanten fließenden Größe überhaupt möglich?
Welchen Augenblick aus dem permanenten Bewegungsablauf können wir überhaupt als *den* individualtypischen und stets reproduzierbaren Ruhezustand, als den Prototyp der Haltung röntgenologisch festhalten?
Das ist das röntgentechnische Problem.

So sind es denn gerade namhafte Röntgenologen, welche die exakte Reproduzierbarkeit eines Objektes in Gewohnheitshaltung für unmöglich halten und daher vorschlagen, dieses Objekt den exakt bestimmbaren Zwängen der Röntgenapparatur zu unterwerfen, um zuverlässige Vergleichswerte zu erhalten.

Die Haltung ist zwar Objekt unseres röntgenologischen Interesses, jedoch niemals Ausdruck eines Objektes, sondern eines Subjektes mit all seinen individuellen Problemen des Erbes, der anatomischen Formgebung, des muskulären Engagements, der reflektorischen Automatik, der kortikalen Initiative, der seelischen Befindlichkeit und sozialen Bezogenheit. All diese und andere Faktoren prägen das Subjekt sinnfällig in seiner Haltung (Abb. 1). Wie können wir diese individualtypische Prägung der Haltung röntgenologisch festhalten, ohne auf der einen Seite „beliebige" (Erdmann 1964), d.h. von Augenblick zu Augenblick wechselnde, auf der anderen Seite zwangsweise konstruierte, d.h. den individuellen Ausdruck entstel-

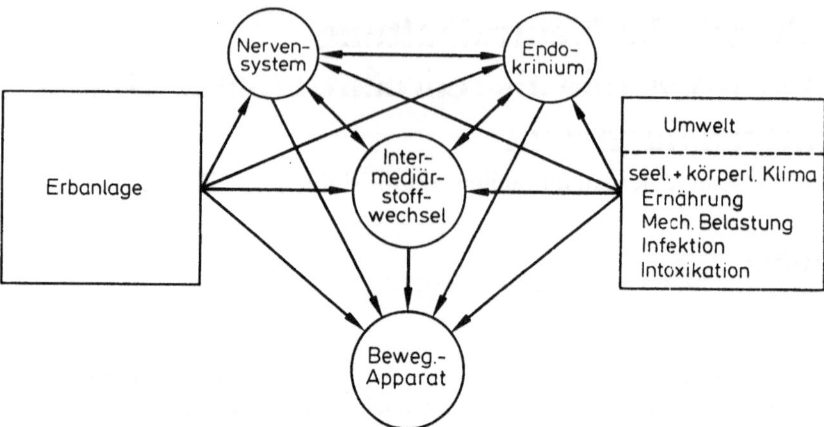

Abb. 1. Die multiplen pathogenetischen Faktoren. Nach O. Hepp und H. H. Matthiass

lende Röntgenbilder anzufertigen? Der selbstkritische Röntgenologe Gaizler (1969) hat die Frage aufgeworfen: „Sind nicht wir Röntgenologen es selbst, die manche „Haltungstypen" mit unserer unexakten Einstellungstechnik schaffen?" Nun hat gerade Gaizler (1965, 1973) gezeigt, wie unglaublich variabel die aufrechte Haltung der HWS von einem Augenblick zum anderen sich darstellt, wenn sie muskulär willkürlich beeinflußt wird. In der „Aufrichtungsprobe" demonstrierte er an jungen Sportlern die 3 Typen der „schlaffen, bequemen und straffen" Haltung.

Wollen wir also die Haltung im Röntgenbild als eine vergleichbare und dennoch individualtypisch geprägte Größe festhalten, so dürfen wir ihren Vollzug nicht der Willkür überlassen, weder der Willkür des Patienten, noch der der Röntgenassistentin, noch den Zwängen der Apparatur.

Wir müssen versuchen das, was die Haltung fundamental ist, nämlich eine wesentlich reflektorisch gesteuerte Größe, einem Vollzug zu unterwerfen, der unter gleichartigen physikalischen Bedingungen gleichartig gesteuert abläuft. Was bedeutet dies?: Das Subjekt der Haltung wird veranlaßt, unter gleichartigen physikalischen Bedingungen sich im Schwerefeld zu verhalten. Das Prinzip hierbei ist eigentlich sehr einfach:

Gleiche Ausgangsbasis, sinnesphysiologische Orientierung des Kopfes, minimale Willküraktion der posturalen Muskulatur.

Das röntgenologische Ergebnis ist ein Haltungsbild des Kopfes mit der HWS von wahrhaft verblüffender, das jeweilige Subjekt in typischer Weise charakterisierender Konstanz. In diesem Bilde ist die Haltung des Kopfes ein integrales, ja das bestimmende Element. Wir sollten daher von einer „Schädel-HWS"-Aufnahme sprechen, ganau wie wir heute nicht mehr die Lendenwirbelsäule, sondern die Lenden-Becken-Hüft-(LBH-)Region als eine Haltungseinheit röntgenologisch untersuchen (Gutmann 1970, 1979).

Es ist hier nicht meine Aufgabe, die Aufnahmetechnik, die wir seit 1953 anwenden und lehren (Abb. 2), im einzelnen zu demonstrieren (vgl. Gutmann 1970 in Orth. Praxis Nr. 6).

Es möge der Hinweis genügen, daß die Ausgangsbasis im Stehen, im Sitzen oder vor dem Hinlegen, stets die gleiche sein muß (auch in der Haltung und Stellung der Füße), daß der Orientierungsauftrag darin besteht, den Blick stets geradeaus zu richten – auch beim Hinlegen auf den Bucky-Tisch. Eine dezente Abstützung im Rücken bzw. an der Schulter ist erforderlich (Abb. 2). Unter diesen Bedingungen vollzieht sich nunmehr zwischen Ausgangsbasis und orthoptischer Orientierung des Kopfes die Haltung als ein im wesentlichen stereotyper reflektorischer Vorgang.

Die hierbei zu beobachtende Präzision ist mit keiner anderen Methodik erreichbar, es sei denn, man verzichtet bewußt auf die persönlichen Ausdruckskriterien der Haltung.

Welche Faktoren gewährleisten uns diese Präzision?

Es sind die Elemente der *Biomechanik* und der *Neurophysiologie* (Tabelle 1), dargestellt in den Faktoren des Materials, der Kraft und der Steuerung (Wolff 1967).

Tabelle 1.

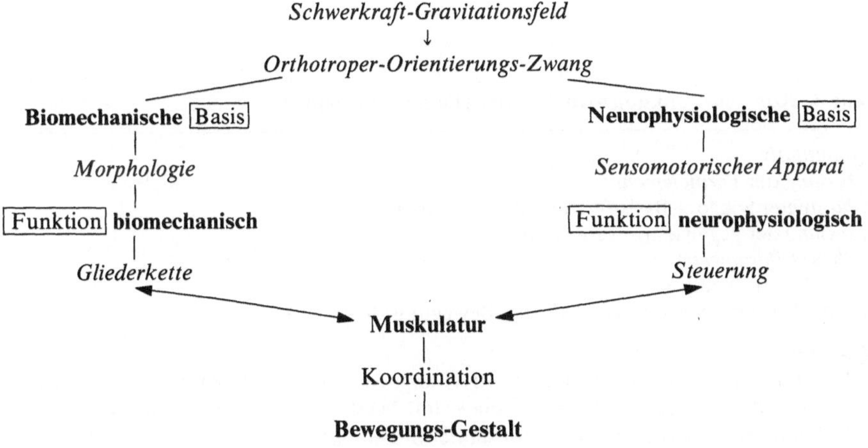

Tabelle 2. Schema der röntgenfunktions-analytischen Untersuchung der HWS im *Sitzen* (seitl. Rö.), im *Liegen* (a-p. Rö.)

I. *Stat. Bild*	A. Aktuelle Haltung des Kopfes
	B. Aktuelle Gesamthaltung der HWS
	C. Aktuelle intersegmentale Relationen
II. *Adapt. Muster*	A. *Morpholog. Komponente*
	1. primär. Anpassungszwang ⎫
	2. sekund. Anpassungsfolge ⎬ Anpassungs-Resultat
	Abb. 7 und 8 ⎭
	B. *Funktionelle (statisch-dynamische) Komponente*
	1. Physiologische ⎫
	2. Pseudo-physiologische ⎬ 3-dimensionale inter-
	3. Unphysiologische ⎪ segmentale Relation
	4. Pathologische ⎭

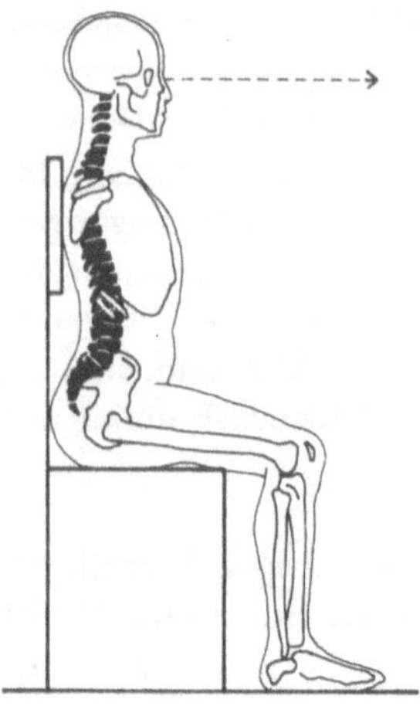

Abb. 2. Aufnahmetechnik der HWS seitlich. Die reproduzierbare Haltung des Kopfes erfolgt automatisch durch Fixierung eines Punktes in Augenhöhe: Die Bißebene senkt sich nach ventral bei Neutralhaltung des Kopfes („Blick geradeaus"). – Der harte Gaumen ist in etwa horizontal orientiert (aus G. Gutmann: Funktionelle Pathol. und Klinik der Wirbelsäule. Bd. I, 1. Teil, G. Fischer, Stuttgart New York, 1981)

Tabelle 3. Röntgen-Funktions-Analyse der HWS im Einzelnen

A. *Quantitativ*
  Messung der *Formelemente*
  (Parameter Schädel-Basis, Wirbel, Bandscheiben)
  Messung der gegenseitigen *Relationen*
  (*Winkel-Parameter*)
  A. in Neutralhaltung
  B. bei Haltungswechsel (Zielhaltung, Bewegungsdiagnostik)

B. *Qualitativ*
  I. *Art der HWS-Gestalt* (Kyphose, Streckung, Sublordose, Hyperlordose, Lordose, Lordo-Kyphose, Kypho-Lordose, Skoliose mit Maximum kranial, medial, kaudal etc.)

  II. *Normalhaltung* (Individueller konstanter Stereotyp),
   Entlastungshaltung (aktuelles Haltungsprovisorium, reversibel)

  III. *Anpassungs*verhalten
   an die *Kopf*haltung,
    die Schädelform (Schwerpunktlage?)
    Schädelbasis-Anomalien
   an die *Atlas*stellung (neutral, superior, inferior)
    die *Axis*stellung den Dens-Form
    die *BWS*-Form
    die *Basis-Asymmetrie* (Beinlängen, Sacrum, L5 und andere)

  IV. Definierung der │intersegmentalen Relationen│ in *3 Ebenen:*

      seitl.:   Ventral-, Dorsal-, Kippung
            Ventral-, Dorsal-Dislokation
            (Verschiebung)   ⎫⎫
            Seitwärtsrotation.   ⎬⎬ physiologisch?
      a-p.:   Lateralisation   ⎪⎪ pseudophysiologisch?
            Re-li-Neigung (Kippung)   ⎬⎬ unphysiologisch?
            Rotation   ⎭⎭ pathologisch?

Das Material

(Knochen, Knorpel, Bandscheiben, Gelenkkapseln, Ligamente) ist als passive Struktur primär genetisch und konstitutionell geprägt und schon dadurch einer bestimmten gegenseitigen Zuordnung und Eigenform unterworfen. In ihrer Zuordnung verfügen die morphologischen Elemente insofern über eine funktionelle Bedeutung, als von ihrer Formgebung und ihren sonstigen physikalischen Eigenschaften (Turgor der Bandscheibe, Elastizität der Bänder) nicht nur die Haltung, die Art der Bewegung und der Schutzfunktion beeinflußt wird, sondern auch Wirkungsweise und Wirkungsgrad der Muskulatur richtungweisend bestimmt werden. Hier wirken biomechanische Zwänge. „Wir haben diese Qualität des *Materials* als seine *funktionelle Potenz* bezeichnet." (Gutmann 1981)

Der Haltungsfaktor Kraft äußert sich in der dynamischen Balance zwischen der exogenen Schwerkraft und der endogenen Kraftkomponente der disco-ligamentären Eigenspannung der Wirbelsäule. Der Vollzug dieses dynamischen Gleichgewichts erfolgt durch die Muskulatur. „Ihr dynamischer Charakter in seiner individual-typischen Ausprägung ist das Ergebnis recht unterschiedlicher Einflüsse: unter anderem der funktionellen Potenz des Materials, und der von ihm ausgehenden biomechanischen Zwänge, gewisser ständig sich wiederholender gleichartiger Einwirkungen der Schwerkraft im Zuge stereotypen beruflichen Engagements, ob z. B. jemand lebenslänglich Lasten auf dem Kopf trägt oder aber den Kopf bei der Arbeit ständig vorzubeugen hat; ob er Rechtshänder ist oder Linkshänder (Jirout 1972, 1979), von reflektorischen Mechanismen und corticalen Steuerungsakten, die in dem Hang zur Gewohnheit und aus einer typischen charakterlichen Veranlagung des jeweiligen Individuums heraus schließlich ebenfalls der Stereotypie verfallen. Jirout (1979) hat eindrucksvoll gezeigt, daß die einseitige muskuläre Belastung des Schultergürtels eine Rotation der Halswirbel bewirkt. Sie läßt sich zunächst nur in aufrechter Haltung röntgenologisch erkennen, kann jedoch mit zunehmendem Alter auch in liegender Haltung bestehen bleiben, nicht nur als Resultat eines gebahnten muskulären Aktivitätsmusters, sondern auch infolge zunehmend asymmetrischer Transformation der Gelenke. Wir erkennen hier die formprägende, die *morphoplastische Potenz* der *Funktion* im *Gegensatz* zur *funktionellen Potenz des Materials."* (Gutmann 1981)

„Die neuralen Steuerungsmechanismen als dritte funktionelle Komponente der Haltung spielen sich auf mehreren Ebenen ab: auf der Ebene der spinalen Reflexautonomie, der Ebene der subcorticalen Steuerung und schließlich auf der Ebene der corticalen Einflußnahme. Der Kampf um „posturale Sicherheit" (Henatsch 1976) vollzieht sich in der Bildung geprägter und damit konstant unbedingt und bedingt reflektorischer Leistungen. – Jedes Individuum hat so die Fähigkeit auf der Basis seiner besonderen Bauelemente umweltkonforme dynamische Stereotype zu bilden. Sie erreichen bei jedem menschlichen Wesen die größtmögliche Ausdifferenzierung und Vollkommenheit, die sich u. a. in individualtypischer Prägung der Haltung und des Ganges, ja der Mimik darstellt. Die Fähigkeit des Individuums, reflektorische Vorgänge zu erlernen und die daraus erwachsene Plastizität motorischer Stereotype mit ihrer biomechanischen und reflektorischen Verankerung sind die Bausteine und Werkzeuge des somatischen Verhaltens, der Körperhaltung, der

„Bewegungsgestalt". Biomechanik und Steuerung sind also untrennbare Größen in gegenseitiger Abhängigkeit. Es ist daher unzulässig, die eine oder andere in ihrer pathogenetischen und klinischen Bedeutung einseitig zu bevorzugen.

Die *orthoptische Neutralhaltung von Kopf und HWS* kommt also der Ruhehaltung am nächsten. Die unter neurophysiologischen Bedingungen gewonnene Röntgenaufnahme ermittelt das Abbild der individuellen, zuverlässig reproduzierbaren und vergleichbaren Gestalt. Wir konnten dies in 30 Jahren an Tausenden von Wiederholungsaufnahmen beobachten (Abb. 3, 4, 5). Die Nachprüfung durch Ter-Steege und Decking (1975) hat diese Beobachtung statistisch bestätigt. Eine Umfrage bei 10 Fachärzten für Orthopädie sowie Röntgenologie ergab erhebliche Unterschiede in der Aufnahmetechnik. Die Haltung des Kopfes schwankte um 20 bis 35 Grad. Dagegen lag bei den nach unserer Röntgentechnik angefertigten Röntgenaufnahmen der seitlichen HWS die Streubreite des Winkels Palato-Occipitallinie (Abb. 6a, b) zur Horizontalen zwischen +2 Grad und −4 Grad. Die genannten Autoren fanden darüber hinaus, daß bei den mehrfachen Wiederholungsaufnahmen ein und derselben Person alle Parameter nahezu identisch waren.

Zu gleichartigen Ergebnissen sind andere Autoren gekommen, so Gaizler (1965, 1969), der, wie wir, von einer orthoptischen, „bequemen" Haltung ausgeht, ebenso Drexler (1962) für den allein die Aufforderung, den „Kopf bequem" zu halten, ausreicht, um „diejenige Haltung zu ermitteln, die bei möglichst vielen die größte Gemeinsamkeit aufzeigt".

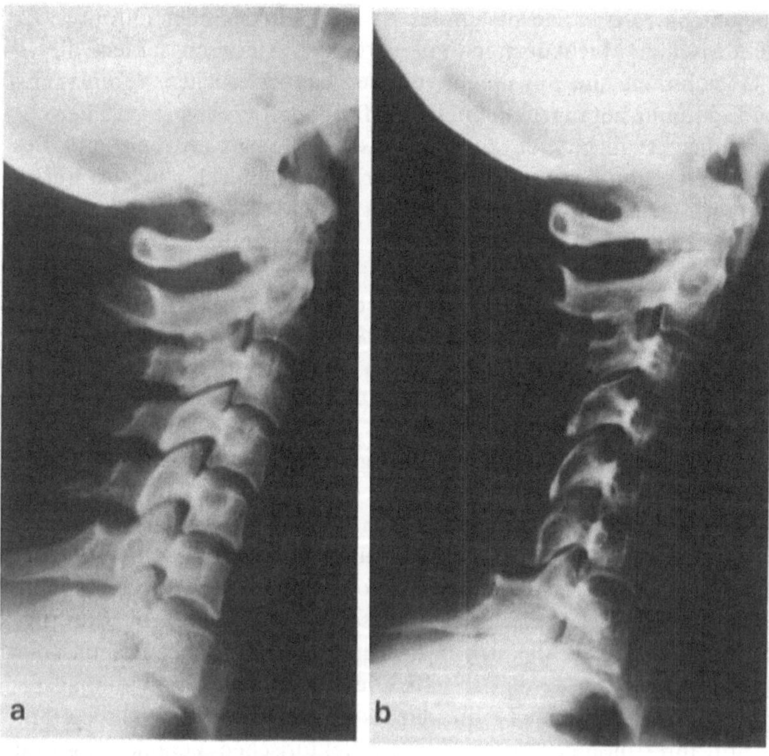

Abb. 3. Identische Haltung im Abstand von 11 Jahren

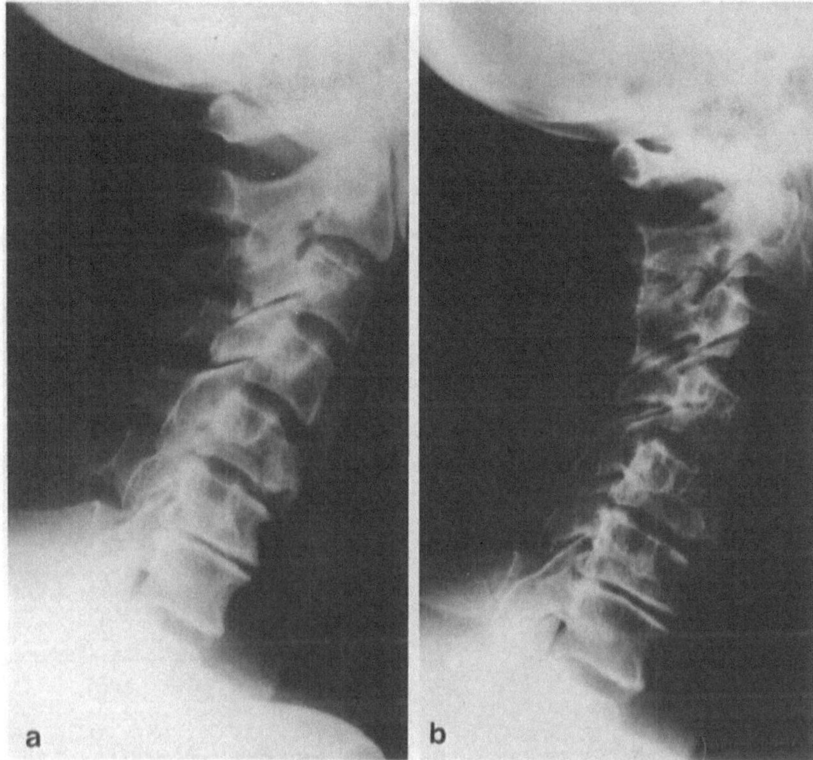

Abb. 4. **a** vor, **b** nach einem schweren Schädel-HWS-Trauma. **a** und **b** zeigen die gleiche Haltung des Kopfes. In **a** keine Rotationen der Halswirbel erkennbar. In **b** starke Rotation von C_3 und C_4, geringere Rotation von C_2 und C_5 traumatisch verursacht

Diese reproduzierbare Zuverlässigkeit gilt auch für die a-p-Röntgenaufnahme, wenn die biomechanischen und neurophysiologischen Aufnahmebedingungen exakt gleichartig eingehalten werden.

Die Patientin T. fiel uns wegen ihrer starken Neigung des Kopfes nach links auf. Die von unserem Röntgeninstitut angefertigte a-p-Aufnahme der HWS ließ jedoch diese Kopfneigung nicht erkennen. Die Röntgenassistentin gab auf Befragen zu, die „unwahrscheinlich starke" Abweichung des Kopfes nach links bei der Röntgenuntersuchung korrigiert zu haben.

Die zweite Röntgenaufnahme wurde unter strikter Beibehaltung der spontan eingenommenen Kopfhaltung angefertigt. Jetzt wurde die Schiefhaltung des Kopfes nach links auf der Rö.-Aufnahme sichtbar. Die durch diese zweite Aufnahme technisch vorgezeichnete einmalige Behandlung (C_2 von rechts) führte nicht nur zum Verschwinden der cervico-cephalen Symptomatik, sondern auch zu einer sofortigen Normalisierung der Haltung nicht nur des Kopfes, sondern der gesamten Person (Abb. in Gutmann, Bd. I/1 1981 S. 53).

Hiermit wären wir angelangt bei den

Funktionsanalytischen Kriterien und deren Stellenwert für Haltung und Klinik.

Die Röntgenaufnahme der orthoptischen Neutralhaltung der Halswirbelsäule liefert uns die unverzichtbare und zuverlässige Grundlage, die Matrix zur aktuellen

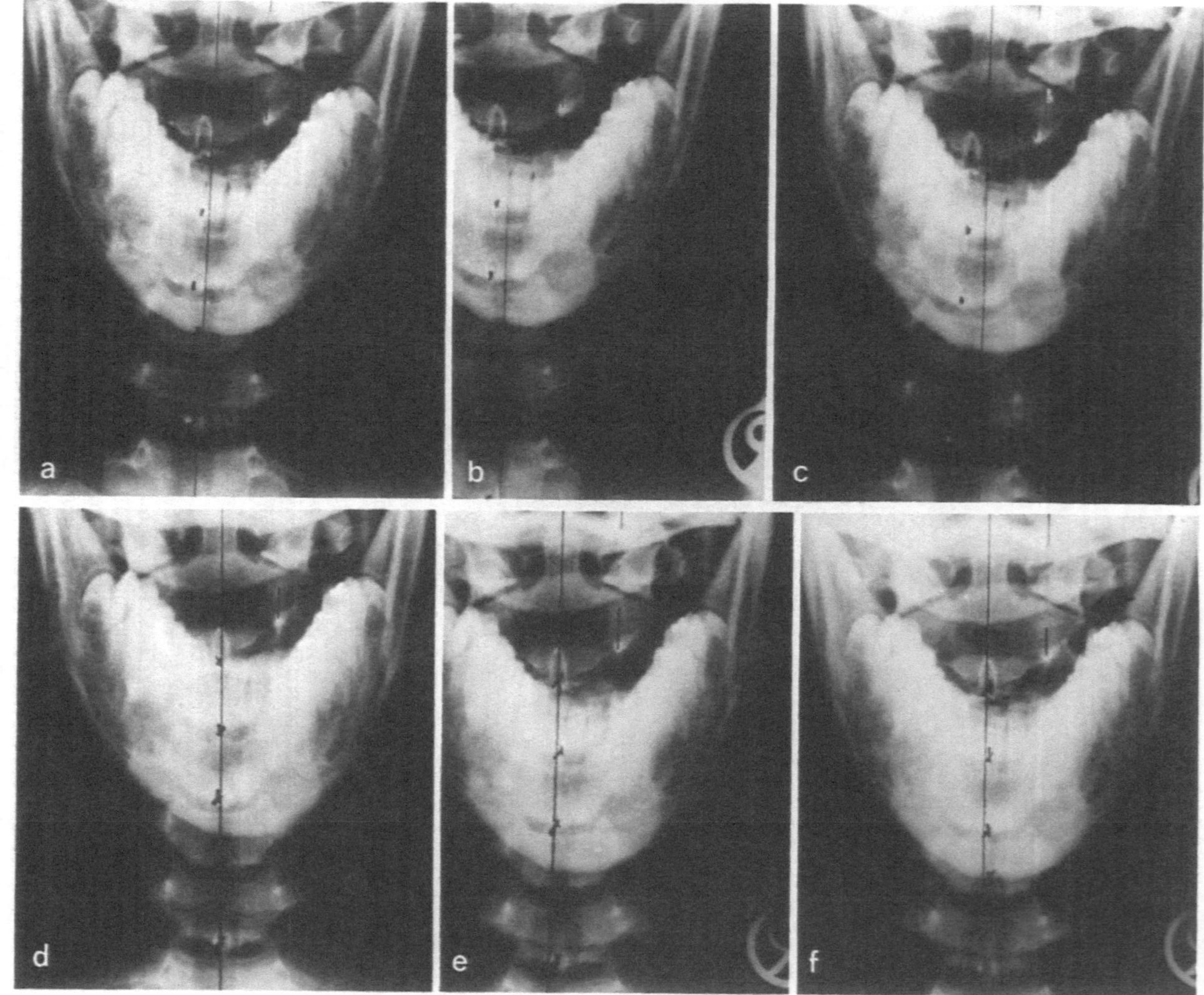

Abb. 5a–f. Aufnahmen der gleichen Patientin **a, b, c.** Die Patientin blieb nach der Aufnahme auf dem Buckytisch liegen. Zeitlicher Abstand zwischen den Aufnahmen etwa 60 bis 90 Sekunden **d, e, f.** Die Patientin stand nach jeder Aufnahme auf und mußte jeweils neu gelagert werden. Man beachte die jeweils identische Haltung des Kopfes mit leichter Rotation nach rechts

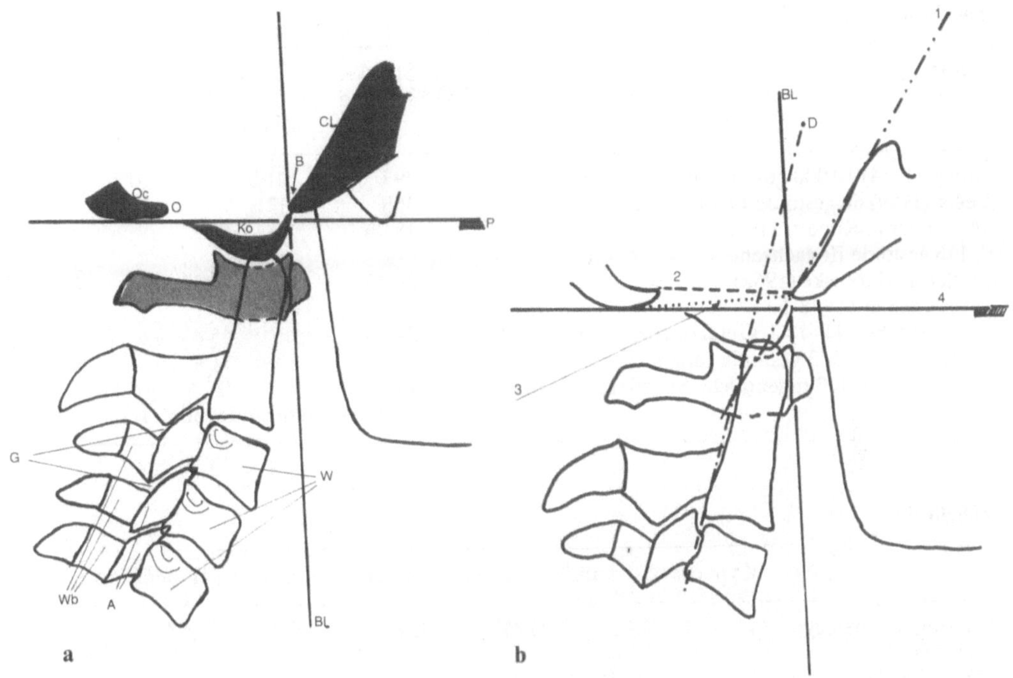

Abb. 6a. Der Schädel im seitlichen Röntgenbild der HWS.

B.	Basion	KO.	Okzipital-Kondyle
B.L.	Basion-Lot	W.	Wirbelkörper
Cl.	Clivus	A.	Interartikularportion
Oc.	Occiput	Wb.	Wirbelbogenstück
O.	Opisthion	G.	Gelenkspalt
P.	Palatum durum		

b. Die kranialen Parameter auf der seitlichen HWS-Aufnahme. Die Clivus-Ebene ist gelegentlich gekrümmt oder unscharf abgebildet; hier bietet sich als Behelfslinie die Verbindung zwischen dem Dorsum sellae und dem Basion an (1). Die Foramen-magnum-Ebene, direkt gemessen zwischen Basion und Opisthion; meist nicht genau bestimmbar (2) (nach McRae). Die Foramen-magnum-Ebene indirekt gemessen zwischen unterer Begrenzung des Occiput und Basion (nach Chamberlain) (3). Die Palato-okzipital-Linie (McGregor) zwischen unterstem Punkt des Occiput und hinterer Begrenzung des Os palatinum (4). Das Basion-Lot (BL): Senkrechte durch das Basion. Die dorsale Denstangente (D) (aus G. Gutmann Bd. I/1, G. Fischer Stuttgart, 1981)

morphologischen und statisch-dynamischen Analyse, zu vergleichenden Kontroll- und Entwicklungsuntersuchungen, für statistische Auswertungen. Sie dient zudem als Bemessungsgrundlage für bewegungsdynamische Untersuchungen, die stets von dieser Neutralhaltung ihren Ausgang nehmen müssen.

Dies gilt ganz besonders für die Analyse der unterschiedlichen Bewegungsmechanismen innerhalb der Kopfgelenke.

In den folgenden Tabellen werden die wesentlichen funktionsanalytischen Kriterien und ihr *möglicher* Stellenwert für Haltung und Klinik aufgezeigt.

Tabelle 4.

Autor	Kyphose	Streck-stellung	Lordose	
			leichtere	stärkere
Albers (1954) 10 000 gesunde Erwachsene		49%	41%	10%
Leger (1959) 66 gesunde Erwachsene	21%	35%	12%	32%
Jull-Miller u. Roberts (1962) 116 gesunde Erwachsene	21%	18,9%	60%	
Zeitler u. Markuske (1962) 48 Knaben 11–18 J.		29,2%	70,8%	
78 Mädchen 11–18 J. Geräteturnerinnen	15,4%	54,2%	45,8%	
Ishihara (1964) 143 gesunde Japaner	14%	15%	71%	
Gaizler (1965) 100 jugendliche Sportler	14%	14%		
		11 kyphotische Knickbild. L		

Tabelle 5.

	Kyphose	S-Form	Streckung	Sublordose	Lordose	Hyperlordose
Decking u. Tersteege (1975) 428 Patienten	11,7%	7,7%	26,4%	33,6%	19,2%	1,4%
					54,2%	

(aus G. Gutmann, Bd. I/1 G. Fischer Stgt. 1981)

Die führende röntgendiagnostische Frage lautet:

Wie hat sich wer an wen und warum angepaßt?

Das jeweilige Anpassungsverhalten untersuchen wir mit Hilfe der 2 Standardaufnahmen in 2 Ebenen und in 2 Haltungen.

Wir ermitteln auf diese Weise ein recht

Differenziertes Adaptierungs-Muster der cranio-cervicalen Einheit.

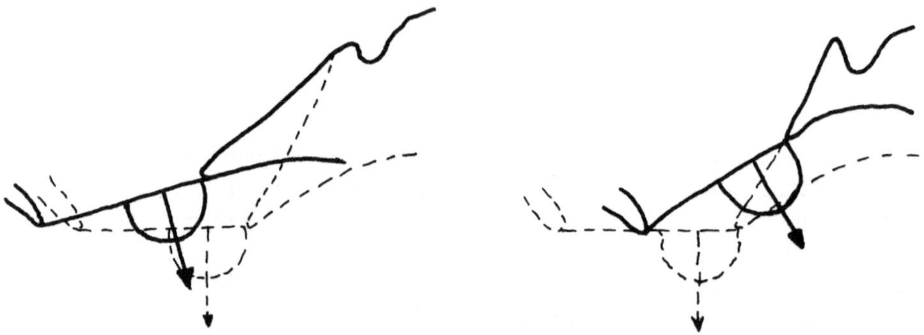

Abb. 7. Vordere basiläre Impression. Aufrichtung der Foramen-Magnum-Ebene mit Veränderung der Schubrichtung der Occipital-Kondylen (n. Schmidt u. Fischer)

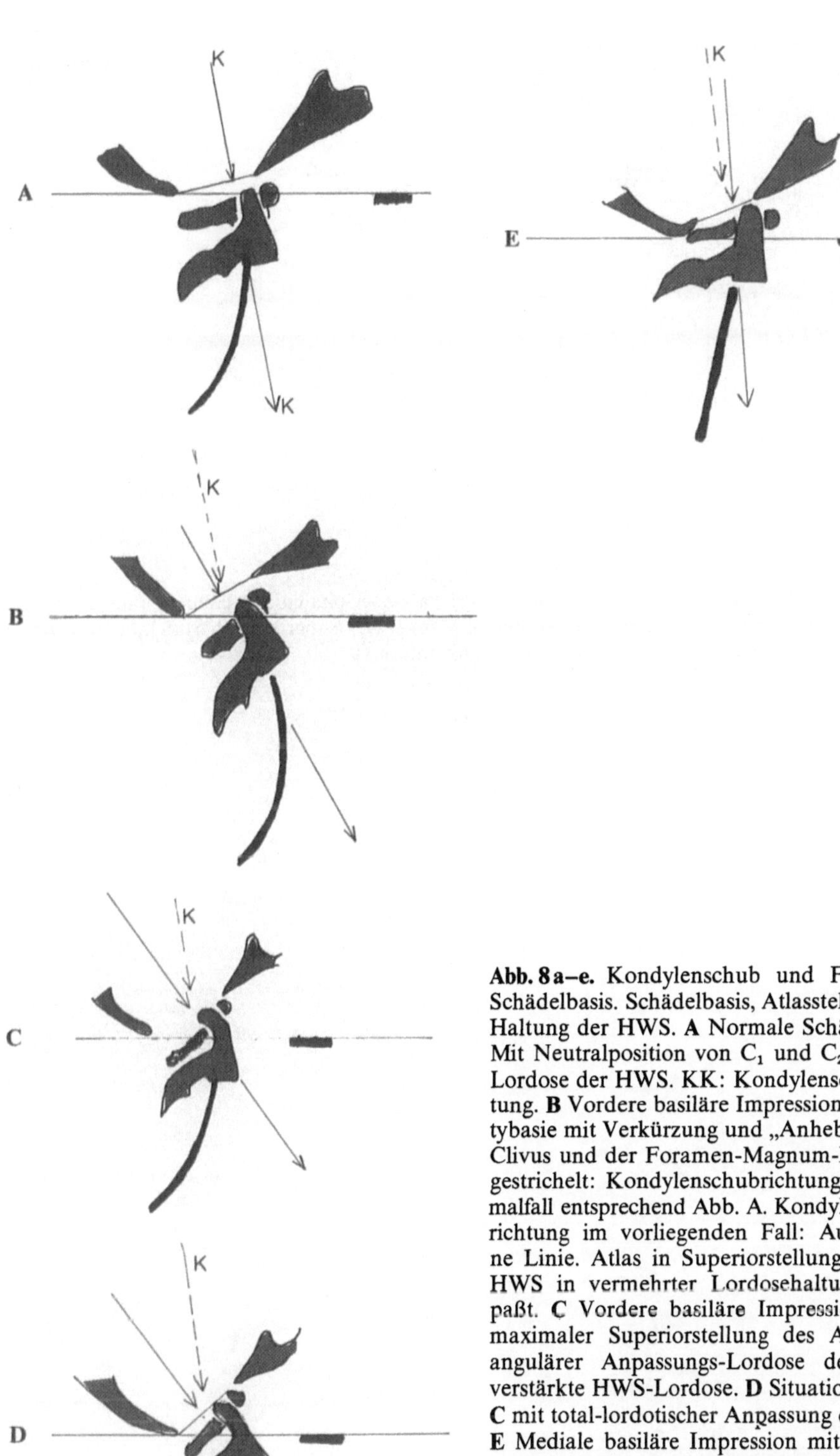

Abb. 8 a–e. Kondylenschub und Form der Schädelbasis. Schädelbasis, Atlasstellung und Haltung der HWS. **A** Normale Schädelbasis. Mit Neutralposition von C_1 und C_2, leichter Lordose der HWS. KK: Kondylenschubrichtung. **B** Vordere basiläre Impression und Platybasie mit Verkürzung und „Anhebung" des Clivus und der Foramen-Magnum-Ebene. K gestrichelt: Kondylenschubrichtung im Normalfall entsprechend Abb. A. Kondylenschubrichtung im vorliegenden Fall: Ausgezogene Linie. Atlas in Superiorstellung, C_2 und HWS in vermehrter Lordosehaltung angepaßt. **C** Vordere basiläre Impressionen mit maximaler Superiorstellung des Atlas und angulärer Anpassungs-Lordose des Dens; verstärkte HWS-Lordose. **D** Situation wie bei **C** mit total-lordotischer Anpassung des Dens. **E** Mediale basiläre Impression mit Inferior-Anpassungsposition des Atlas und angepaßter Streckhaltung der HWS. Kondylenschub richtung jetzt steiler als im Normalfall (aus G. Gutmann, Bd. I/1, G. Fischer Stuttgart, 1981)

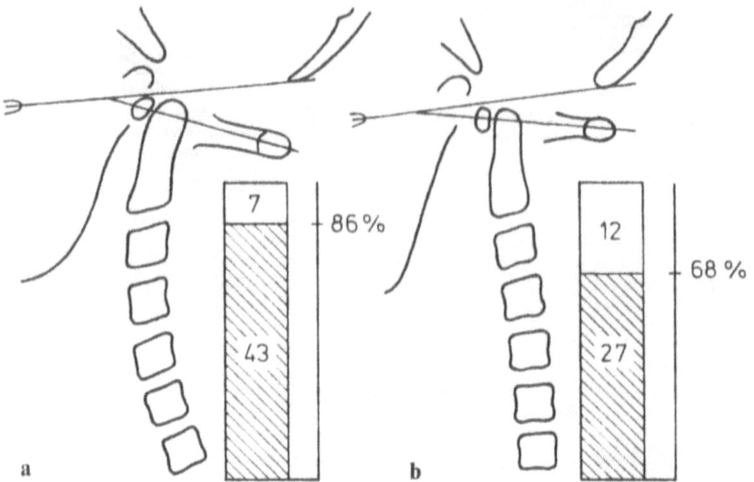

Abb. 9a, b. Korrelation Lordosegrad und Winkel Palatooccipitallinie/Atlasebene (aus Decking und Tersteege). a Lordose in 86% bei größerem Winkel (C_1 Superior). – b Streckung und Kyphose in 68% bei kleinerem Winkel (C_1 neutral bis Inferior)

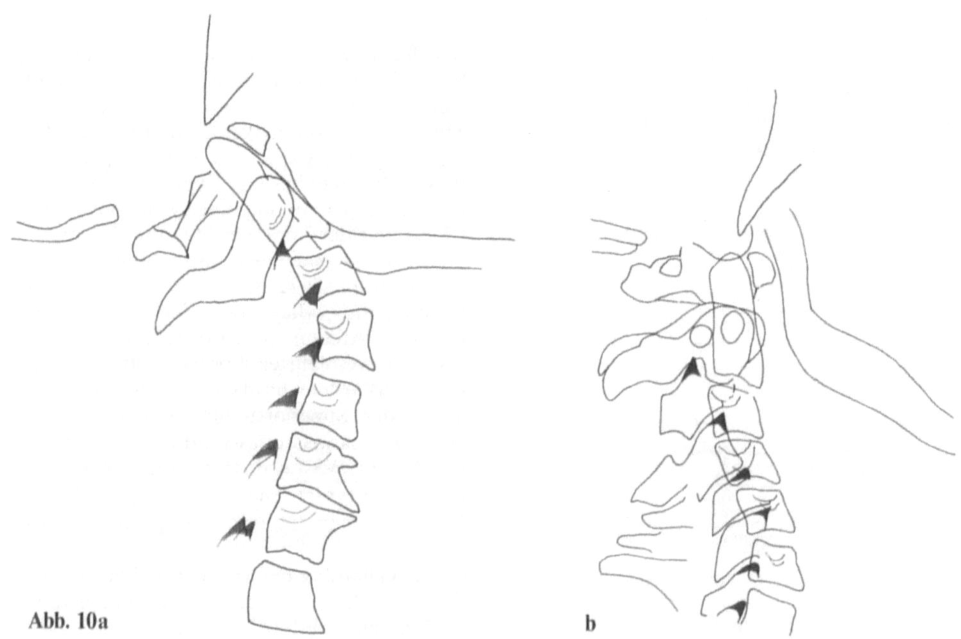

Abb. 10a

b

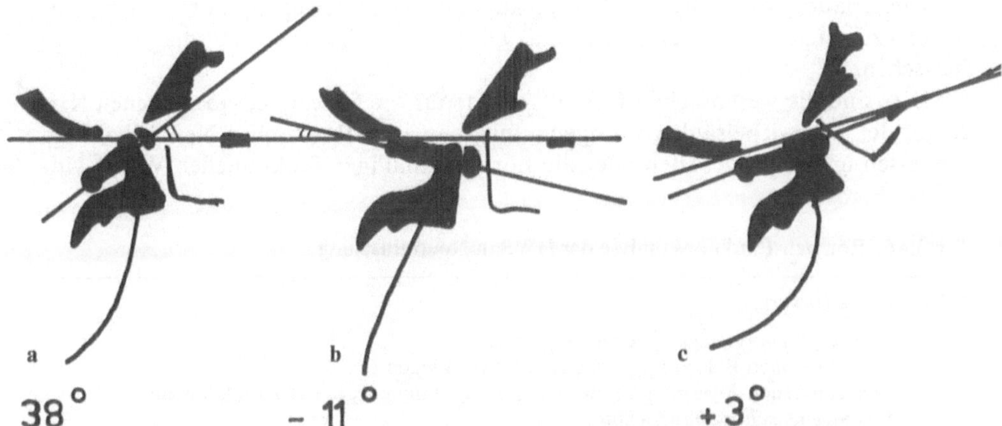

Abb. 11a–c. Irrtümer bei der Beurteilung der Atlas-Stellung. **a** Echte Superiorstellung. $\measuredangle$ C_1: P-O-Linie +38°. – **b** Echte Inferiorstellung. $\measuredangle$ C_1: P-O-Linie −11°. – **c** Scheinbare Inferiorstellung. $\measuredangle$ C_1: P-O-Linie +3°. Sie ist bedingt durch die Haltung des Kopfes in Retroflexion und hierbei völlig normal (aus G. Gutmann Bd. I/1, G. Fischer Stuttgart, 1981)

Abb. 10a, b. Lordo-Kyphose. Der lordotische Abschnitt ist der Gefährdete. Markierung der oberen Gelenkfortsätze (**b**). Beachte C_4. Kontraindikation für Fusion in den unteren Segmenten C_5, C_6, C_7 (aus G. Gutmann Bd. I/1, G. Fischer Stuttgart, 1981)

Dies erlaubt uns, im Routinebetrieb auf zusätzliche Bewegungsaufnahmen weitgehend zu verzichten, vorausgesetzt, daß wir die manuelle Bewegungsdiagnostik beherrschen.

Dies sind die wesentlichen Gesichtspunkte für die funktionell-analytischen Kriterien der Halswirbelsäulen-Röntgenaufnahmen in orthoptischer Neutralhaltung. Sie lassen uns zumindest den oder die störungsanfälligen funktionellen Wetterwin-

Tabelle 6. Röntgen-Funktionsanalyse der HWS in Neutralhaltung

Klinischer Stellenwert

A. *Grundmuster* für *vergleichende Untersuchungen*
   1. in verschiedenen Belastungen: Sitzen, Stehen, Liegen
   2. in verschiedenen *Bewegungsphasen* (in der Sagittalebene, in der Frontalebene)
   3. *der ontogenetischen Entwicklung*
   4. *vor und nach* äußerer Einwirkung:
      Chirotherapie, Trauma, konservative physikalische Therapie, chirurgische Therapie

B. *zusätzliche, oft entscheidende* **Basis**
   (morphologisch, biomechanisch, funktions-analytisch)
   für gezielte differenzierte **Therapie** *und deren* **Technik**
   (Chirotherapie, konservative Orthopädie, physikalische Therapie)
   therapeutische *Kontraindikationen,*
   Hinweis für *zusätzliche röntgen*diagnostische *Maßnahmen* im Zusammenhang mit klinischem Bild und Gesamtdiagnostik

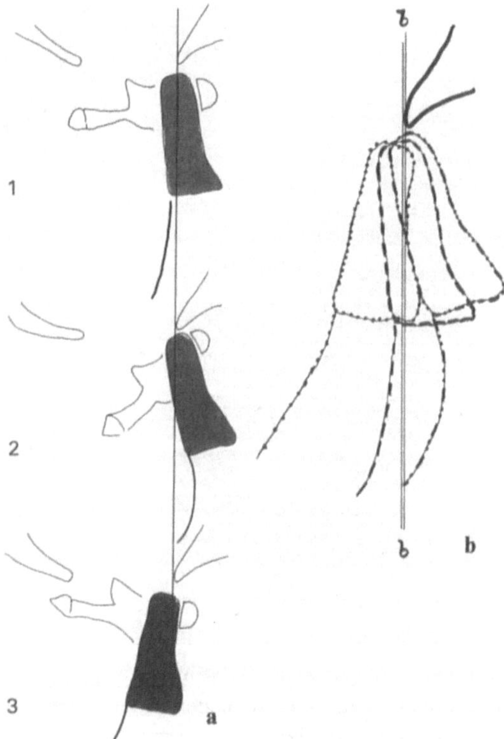

Abb. 12. a Die Stellung des 2. Halswirbels. *1* Neutral-Haltung, *2* Lordotische Haltung, *3* Kyphotische Haltung, Erläuterungen im Text. **b** *Lotrechte, neutrale Stellung:* Denstangente fast oder ganz parallel zum Basion-Lot. *Lordotische Stellung:* Denstangente schneidet das Basion-Lot kaudal des Apex Dentis. *Kyphotische Stellung:* Denstangente schneidet das Basion-Lot kranial des Apex Dentis. b.b. Basion-Lot (aus G. Gutmann, Bd. I/1, G. Fischer Stuttgart, 1981)

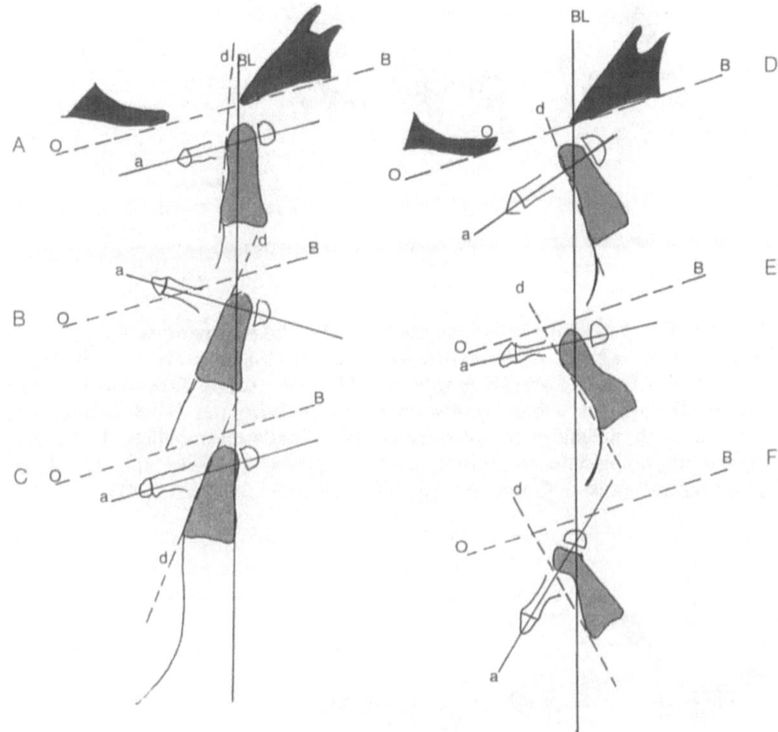

Abb. 13. Angepaßte und nichtangepaßte Relationen C_1/C_2 in der Sagittalebene. A C_1 neutral, C_2 angepaßt, Denstangente d-d etwa parallel zum Basion-Lot b-b. – B C_1 Inferior. C_2 angepaßt in Kyphosestellung. Denstangente schneidet Basion-Lot oberhalb Apex dentis. – C C_1 neutral (scheinbar Inferior), C_2 nicht angepaßt in Kyphostellung. Untere Kontaktschwäche Arcus ventralis. – D C_1 supierior, C_2 angepaßt in Lordosestellung, Denstangente schneidet Basion-Lot kaudal vom Apex dentis. – E C_1 Inferior, C_2 nicht angepaßt in Lordosestellung. Obere Kontaktschwäche des Arcus ventralis. – F C_1 extrem Superior, Dens unvollständig in Lordosestellung angepaßt. Volle Anpassung durch anguläre Dens-Lordose. Die Beurteilung dieser Bilder ist wichtig für die Art des chirotherapeutischen Eingriffes. Bei D und E ist meist der Atlas zu behandeln, bei B und C meist die Axis. Bei E und F sind allenfalls isometrische Mobilsationstechniken angebracht. Relativ häufig Indikation zur subforaminalen Entlastungsoperation (Gutmann, Gurtmann u. Rosner) (aus G. Gutmann, Bd. I/1, G. Fischer Stuttgart 1981)

kel erkennen. Sie umreißen den *klinischen Stellenwert* solcher Röntgenaufnahmen im Sinne einer *Erweiterung* der *rein morphotropen Diagnostik,* jedoch nicht im Sinne einer klinischen Diagnose, aber immerhin mit *Blickrichtung* auf ein mögliches vertebragenes *funktionelles Krankheitspotential* und die Möglichkeiten seiner *sinnvollsten Behandlung.*

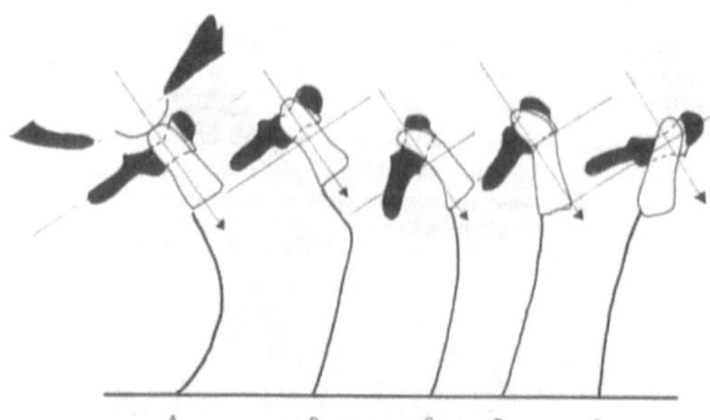

Abb. 14A–E. Anpassungsmöglichkeiten an die Atlas-Superiorstellung oder die Aufrichtung der For. Magn. Ebene. **A** Vermehrte Lordose im Ganzen = „Norm". **B** Anguläre Lordose im oberen HWS-Anteil: Lordo-Kyphose der HWS. **C** Totale Dens-Lordose mit leichter HWS-Lordose. **D** Anguläre Dens-Lordose mit Streckhaltung der HWS. Selbstverständlich sind bei c und d auch normale bis verstärkte HWS-Lordosen möglich. **E** C_2 Kyphosierungsstellung = unphysiologische bis pathologische Anpassung (Druck arc. dorsal von dorsal, Druck C_2 von ventral) (aus G. Gutmann, Bd. I/1, G. Fischer Stuttgart 1981)

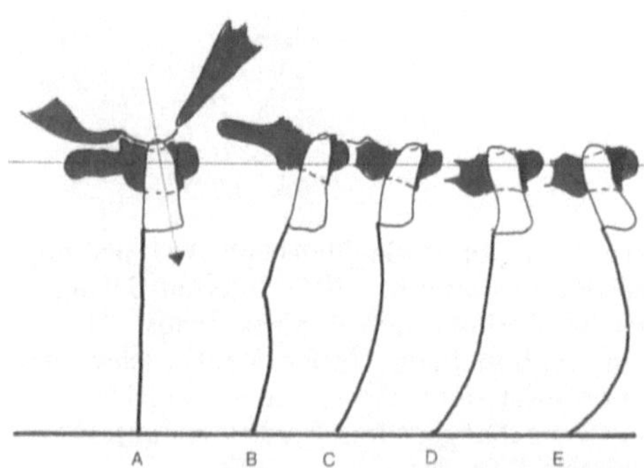

Abb. 15A–E. Anpassungsmöglichkeiten an die Atlas-Inferiorstellung. **A** Streckhaltung der HWS im Ganzen = „Norm". **B** Anguläre Kyphose im mittleren HWS-Anteil: Kypho-Lordose der HWS. **C** Kyphotische Verformung des Dens mit hoher Kypho-Lordose der HWS. **D** Lordotische Einstellung des Dens mit zwangsläufiger sekundärer Insuffizienz der Ligam. transvers. atlantis mit anschließender Lordose. **E** C_2-Hyperlordosestellung mit Hyperlordose der HWS = unphysiologische bis pathologische Anpassung. (Druck arcus dorsalis von dorsal, vermehrte Spannung zwischen den Wirbelbögen von C_1 und C_2. Verkleinerung Winkel Clivus-Dens, besonders bei Anteflexion.) Starke Insuffizienz des Ligamentum transversum (aus G. Gutmann, Bd. I/1, G. Fischer Stuttgart 1981)

Literatur

Baeyer v, H (1933) Die Synhapsis in der allgemeinen Gliedermechanik. Bericht 2. Intern Orth Kongreß, London
Baeyer v, H (1940) Über Bewegung des Menschen. Anat Entw-Gesch 110
Decking D, Ter-Stegge W (1975) Röntgenologische Parameter der Halswirbelsäule im seitlichen Strahlengang. WS, Bd 64

Drexler L (1962) Röntgenanatomische Untersuchungen über Form und Krümmung der HWS in den verschiedenen Altern. WS Bd 23

Erdmann H (1963) Möglichkeiten und Grenzen in der Röntgen-Diagnostik der Wirbelsäule. WS, 28:9–22. Ref WS 33, 147

Erdmann H (1965) Auf welche Frage kann das Röntgenbild der Wirbelsäule Antwort geben? Hippokrates 36:668–676. Ref WS 36, 101

Erdmann H (1967, 1968) Grundzüge einer funktionellen Wirbelsäulenbetrachtung. MM 5:55, 6:32, 78

Gaizler G (1965) Die Beurteilung der Ruhehaltung der Halswirbelsäule – eine erledigte Frage? Rö Fo 103:566–572, Ref WS 36:103

Gaizler G (1969) Neue Aspekte zu radiologischen Untersuchungen der Haltung und der Bewegung der Wirbelsäule. Rö Fo 111:280. Ref WS 49:79

Gaizler G (1973) Die Aufrichtungs- und Erschlaffungsprobe. Radiologie 13:6, 247–249

Gutmann G (1955) Lehrfilm über die funktionsanalytische Röntgenaufnahmetechnik von HWS und LBH-Region (zusammen mit Wolff HD). Archiv des Ärzteseminars Hamm der DGMM

Gutmann G (1956) Einführung in die statisch-funktionelle Röntgendiagnostik der Wirbelsäule unter besonderer Berücksichtigung der Kopfgelenke und Halswirbelsäule. WS 1:70–72

Gutmann G (1957) Die manuelle Wirbelsäulentherapie als rationelle ärztliche Behandlung. In: Karl-Heinz Heine (Hrsg) Zur funktionellen Pathologie und Therapie der Wirbelsäule, 1. Band. Verlag für praktische Medizin, Berlin, S 183–190

Gutmann G (1970) Spezielle Röntgen-Diagnostik zur Chiro-Therapie. Orthop Praxis 6:112–116

Gutmann G (1970) Statische Aspekte bei der Coxarthrose. MM 8 5:111–120

Gutmann G (1970) Klinisch-röntgenologische Untersuchungen zur Statik der Wirbelsäule. In: Wolff HD (Hrsg) Man Med und ihre wissenschaftl Grundlagen. Verlag für physik Medizin. Fischer, Heidelberg, S 109–126

Gutmann G (1975) Die pathogenetische Aktualitätsdiagnostik. In: Lewit K, Gutmann G (Hrsg), Bratislava. Ein Versuch zur Analyse der diagnostischen Leitlinien in der Manuellen Medizin. Rehabilitatica 10–11:15–24

Gutmann G (1979) Zur Biotypologie im Lenden-Becken-Hüft-(LBH-)Bereich und ihrer klinischen Bedeutung. In: Neumann HD (Hrsg) Theoretische Fortschritte und praktische Erfahrungen der Manuellen Medizin. 6. Kongr Feder intern Mediz Man. Baden-Baden, S 325–332

Gutmann G (1980) Manuelle Medizin und Röntgen-Diagnostik. MM 18:26–28

Gutmann G (1981) Die Halswirbelsäule Bd I/1 Funktionanalytische Röntgendiagnostik der Halswirbelsäule und der Kopfgelenke. In: Gutmann G (Hrsg) Funktion Pathol u Klinik der Wirbelsäule. Fischer, Stuttgart New York

Henatsch H-D (1976) Bauplan der peripheren und zentralen sensomotorischen Kontrollen. In: Gauer OH, Kramker K, Jung R (Hrsg) Sensomotorik. Physiologie des Menschen, Bd 14. Verlag Urban & Schwarzenberg, München

Henatsch H-D (1976) Zerebrale Regulation der Sensomotorik. In: Bauer OH, Kramker K, Jung R (Hrsg) Sensomotorik. Physiologie des Menschen, Bd 14. Verlag Urban & Schwarzenberg, München

Hofer H (1955) Die Grund- und Basiswissenschaften der Orthopädie. Beilageheft zur Z Orthopädie, 85

Jirout J (1972) The influence of Postural Factors on the Dynamics of the Cervical Spine. A Comparison of the Reaction of Vertebrae on Lateroflexion in Sitting and in Recumbency. Neuroradiol 4:239–244. Ref WS 59, S 31

Jirout J (1972) Motility of the Cervical Vertebrae in Lateral Flexion of the Head and Neck. Acta Radiologica 13:919–927

Jirout J (1979) Persistence of the Synkinetic Patterns of the Cervical Spine. Neuroradiology 17:167–171

Taillard W (1961) Le diagnostic radiologique fonctionnel en orthopedie vertebrale Radiologic clinica et biologicae 30:377–401

Wolff HD (1967) Bemerkungen zur Theorie der Manuellen Therapie. MM 1:13–20

Hör- und Gleichgewichtsstörungen im Rahmen der vertebrobasilären Insuffizienz und im Rahmen der funktionellen Kopfgelenksstörung

M. Hülse

Schwindelbeschwerden im Rahmen der funktionellen Kopfgelenksstörung (fKgS) sind noch heute für viele nicht vorstellbar, weshalb Theorie und Praxis der vertebragenen Hör- und Gleichgewichtsstörungen häufig weit auseinander klaffen. Im folgenden soll versucht werden, otoneurologisch die Gleichgewichtsstörungen im Rahmen der fKgS von denen im Rahmen der vertebrobasilären Insuffizienz (VBI) abzugrenzen.

Nylen (1926) und ein Jahr später de Kleyn und Nieuwenhuys untersuchten Patienten in Rückenlage mit seitlich nach hinten gebeugtem Kopf und konnten einen transitorischen Lagenystagmus nachweisen. Nach ihren Untersuchungen, die auch später vielfach bestätigt wurden, muß ein solchermaßen ausgelöster Nystagmus auf eine A. vertebralis-Kompression zurückgeführt werden. Voigt et al. [47] sprechen sogar von einem vollständigen Sistieren des Blutstromes in der A. vertebralis „in der überwiegenden Mehrzahl", sobald diese kombinierte Bewegung von Kopfretroflexion und gleichzeitiger -rotation durchgeführt wird. Die besondere Empfindlichkeit der vestibulären Kerngebiete auf Mangeldurchblutungen bzw. Hypoxydosen erklärt, daß der Schwindel zu den häufigsten Symptomen der VBI gehört [3, 5, 20, 36, 40, 47]. Wissenschaftlich besteht die Schwierigkeit darin, daß das Bild der VBI weder beim Kaninchen noch bei der Katze durch Unterbindung der Aa. vertebrales zu erzeugen ist, da eine ausgeprägte Anastomosierung mit dem Versorgungsgebiet der Carotis zu einer ausreichenden O_2-Versorgung der vestibulären Kerngebiete führt.

Eine Beobachtung von Nagashima et al. [39] bestätigt aber die Richtigkeit der vasculären Theorie beim Zervikalsyndrom: diese Autoren legten bei 25 Patienten im Alter von 19 bis 61 J. in Lokalanaesthesie eine A. vertebralis im Abschnitt zwischen A. subclavia und C_6 frei und komprimierten digital das Gefäß zwischen 30 und 120 s. Alle Patienten zeigten einen Nystagmus mit einer Latenz von 10–50 s, 14 Patienten gaben Schwindel oder Brechreiz an, 8 Patienten klagten über Verschwommensehen oder Doppelbilder.

Im Gegensatz zur vasculären Theorie kann im Tierexperiment unschwer die Bedeutung der Propriorezeptoren im Kopfgelenksbereich dargestellt werden, wenn diese Rezeptoren durch LA ausgeschaltet werden [1, 2, 7, 21, 23, 24, 25]. Diese meist mit Procain durchgeführte Anaesthesie führt zu Gleichgewichtsstörungen und Nystagmus. Die im gesamten Kopfgelenksbereich verteilten Rezeptoren lassen neben der LA eine Ausschaltung nur über die Durchtrennung der afferenten, dorsalen Spinalnervenwurzeln C_1–C_4 zu. Biemond et al. [2] lösten so erstmals beim Kaninchen das klinische Bild aus, das dem einer gleichseitigen Labyrinthectomie entsprach. Bei gleichzeitiger bilateraler Ausschaltung ist diese Symptomatik nicht zu beobachten.

Zahlreiche Untersucher [6, 14, 26, 28, 43] konnten durch Einzelzellableitungen in den vestibulären Kerngebieten deutliche Reaktionen auf somatosensible Reize registrieren. Die Arbeiten von ten Bruggencate et al. [6] lassen überdies erkennen, daß eine Reizung in Höhe von C_2 zu 10% monosynaptisch und zu 90% disynaptisch zu den Vestibulariskernen fortgeleitet wird.

Die klinische Relevanz dieser Tierexperimente und die Übertragbarkeit der Untersuchungsergebnisse auf den Menschen, die vielfach bestritten wurde, kann an einem eigenen Patienten demonstriert werden. Bei einem 48jährigen Patienten wurden in der Neurochirurgischen Klinik Mannheim (Dir. Prof. Dr. W. Piotrowski) wegen zweier Neurinome die dorsalen Wurzeln der Spinalnerven C_2 und C_3 rechts durchtrennt. Der subjektive und objektive präoperative Befund waren otologischerseits unauffällig. Sofort postoperativ wurden deutliche Drehschwindelbeschwerden und Unsicherheitsgefühl angegeben, die sich durch Lagerungswechsel verstärkten. Unsere Untersuchung 1 Woche postoperativ zeigte nach Lidschluß einen Spontannystagmus nach links. Die Prüfung des Blickrichtungsnystagmus und die Untersuchung der Pendelblickfolgebewegung und des optokinetischen Nystagmus zeigte keine Besonderheiten. Auffällig war jedoch der Zervikalnystagmus, der, obwohl eine Körperdrehung nur um 45° möglich war, beiderseit III° war und nach links stärker als nach rechts ausfiel.

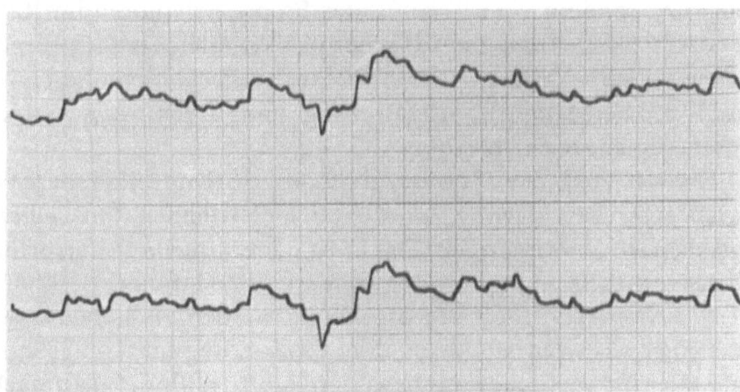

Abb. 1. Cervicalnystagmus III° nach rechts, 1 Woche nach Op.

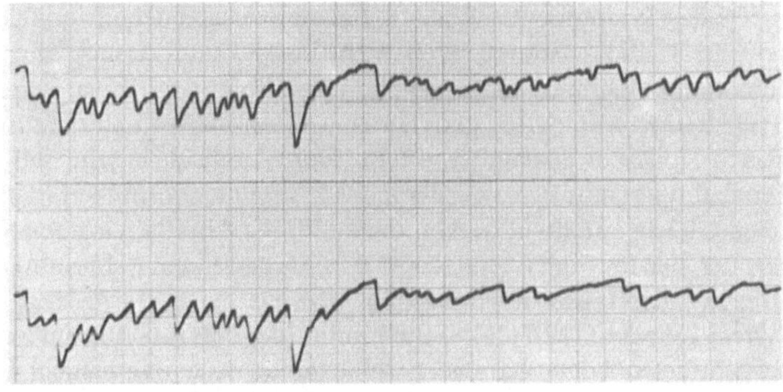

Abb. 2. Cervicalnystagmus III° nach links, 1 Woche nach Op.

Differentialdiagnostisch bedeutsam ist, daß dieser Zervikalnystagmus (CN) sofort und ohne Latenz einsetzt und einen deutlichen Decrescendocharakter besitzt. Bei einer Kontrolluntersuchung 4 Wochen später gab der Patient an, daß die Schwindelbeschwerden sich seit der letzten Untersuchung ständig zurückgebildet hätten, und daß er seit 1 Woche beschwerdefrei sei. Dies konnte elektronystagmographisch durch das Fehlen des Spontannystagmus und des CN bestätigt werden.

Das subjektive Beschwerdebild und der Spontannystagmus gleichen auch beim Menschen dem Krankheitsbild eines Labyrinthausfalles, wenn auch, ähnlich wie im Tierversuch, die Symptomatik sich nach Ausschaltung von C_2 und C_3 deutlich schneller zurückbildet.

Die calorische Gleichgewichtsprüfung ist bei diesem Patienten deshalb von Bedeutung, weil in einigen Fällen eine Neuronitis vestibularis auf eine cervicale Genese zurückgeführt wird [9, 13, 15, 17, 31, 33, 34]. Die unauffällige und seitengleiche Erregbarkeit der peripheren Labyrinthe bestätigt eigene tierexperimentelle Untersuchungen, daß der experimentelle Nystagmus (calorisch, rotatorisch, galvanisch) durch eine Ausschaltung der Propriorezeptoren im Kopfgelenksbereich nicht beeinflußt wird.

Die Schilderung des obengenannten Patienten ist für die Beschreibung des Krankheitsbildes einer Störung im Propriorezeptorensystem im Kopfgelenksbereich von grundsätzlicher Bedeutung, wenn auch in der täglichen Praxis nicht eine Ausschaltung sondern eine Reizung der Propriorezeptoren im Rahmen einer fKgS zu beobachten ist. Analog zu den peripheren Gleichgewichtsorganen bildet sich erst durch die Seitendifferenz der Afferenzen das klinische Beschwerdebild aus, so daß die Krankheitsbilder durch Reizung und durch Ausschaltung des Rezeptorensystems einander entsprechen.

Eine Reizung der Propriorezeptoren im Kopfgelenksbereich wird in der Regel durch eine „Blockierung" und einen begleitenden Muskelhartspann im Kopfgelenksbereich hervorgerufen. Daher ist der manuelle Untersuchungsbefund für diese Gleichgewichtsstörung von wegweisender Bedeutung.

Einschränkend muß hervorgehoben werden, daß ebensowenig wie ein Nystagmus einen Schwindel beweist, eine Blockierung im Kopfgelenksbereich eine zervikale Gleichgewichtsstörung beweisen kann. So findet man nach den Untersuchungen von Seifert [44] wie auch von Lewit [31] bei Säuglingen bzw. Schulkindern in über 15% eine HWS-Blockierung, ohne daß Gleichgewichtsstörungen geklagt werden.

Da das Symptom „Schwindel" bei den verschiedenen zervikalen Syndromen eine Unterscheidungsmöglichkeit nicht zuläßt, andererseits aber diese Unterscheidung durch den manuellen Behandlungserfolg möglich ist, wurde einer Patienten-Gruppe mit neurologisch gesicherter VBI ein manualtherapeutisch behandeltes Patienten-Kollektiv gegenübergestellt. Der Vergleich ergab, daß der Nachweis des Zervikalnystagmus (CN) das Kernstück aller diagnostischen Maßnahmen der zervikalen Gleichgewichtsstörungen darstellt [21]. Als CN wird der Nystagmus bezeichnet, der bei feststehendem Kopf, d.h. unbewegten Labyrinthen, allein durch die Drehung des Halses hervorgerufen wird. Da der CN sehr stark durch das optische System gehemmt wird [25], sollte er mit dem ENG in einem absolut dunklen Raum bei geöffneten Augen oder bei geschlossenen Augen untersucht werden. Bei der Untersuchung sitzt der Patient auf einem Pendelstuhl, der Untersucher hält den Kopf des Patienten mit beiden Händen fixiert. Eine Hilfsperson dreht nun den Pendelstuhl nach links bzw. rechts um jeweils 60°, woraus eine reine Rotation der HWS bei unbewegten Labyrinthen resultiert. In der Endstellung wird der Stuhl jeweils 20–30 s lang gehalten. Zunächst beträgt die Pendelperiode 20 s, tritt kein CN auf, so wird auf 5 s verringert. Aus diesem Untersuchungsgang resultiert die von Moser et al. [38] empfohlene Einteilung des CN:

CN I° : Nystagmus bei schneller Körperdrehung
CN II° : Nystagmus auch bei langsamer Körperdrehung
CN III°: Nystagmus bleibt bestehen, solange der Körper gegenüber dem Kopf in
maximal 60° Rotation gehalten wird.

Der *proprioceptive* CN wird reflektorisch durch die Rezeptoren im Kopfgelenksbereich ausgelöst. Er ist eine Conditio sine qua non der Gleichgewichtsstörung bei fKgS [21, 22]. Da es sich sicherlich zum Teil um kinaesthetische Rezeptoren handelt [2, 26, 42], ist der CN in der Regel beiderseits vorhanden, wenn auch in Abhängigkeit von der Irritation verschieden stark ausgeprägt. Reflektorisch bedeutet, daß dieser CN sofort auftritt, und, wahrscheinlich auf Grund von Adaptationsvorgängen, einen Decrescendocharakter aufweist.

Der *vasculäre* CN ist Ausdruck einer Minderdurchblutung des vertebrobasilären Versorgungsbereiches nach Kompression der A. vertebralis. Er tritt erst bei maximaler Halsrotation auf und beginnt mit einer Latenzzeit von bis zu 50 s. Dieser CN zeigt einen deutlichen Crescendocharakter. Er ist häufig nur in einer Richtung nachweisbar und schlägt eher zur Seite der Vertebralisstenose. Er stellt keine Conditio sine qua non bei der VBI dar.

Während der experimentelle Nystagmus (rotatorisch und calorisch) bei der fKgS unauffällig ist, zeigt er beim vasculären Zervikalsyndrom sehr häufig eine auffällig kleine Amplitude. Diese sog. kleine Nystagmusschrift tritt bei *allen* experimentellen Gleichgewichtsprüfungen auf. Die „petite écriture" ist für eine Mangeldurchblutung des Hirnstammes ein häufiges (für viele Autoren sogar ein pathognomonisches) Symptom [8, 16, 22, 35, 36, 37]. Vor allem die Untersuchungen von Moser [37] lassen erkennen, daß diese kleine Nystagmusschrift nicht für die VBI kennzeichnend sondern vielmehr Ausdruck einer zerebralen Hypoxie ist.

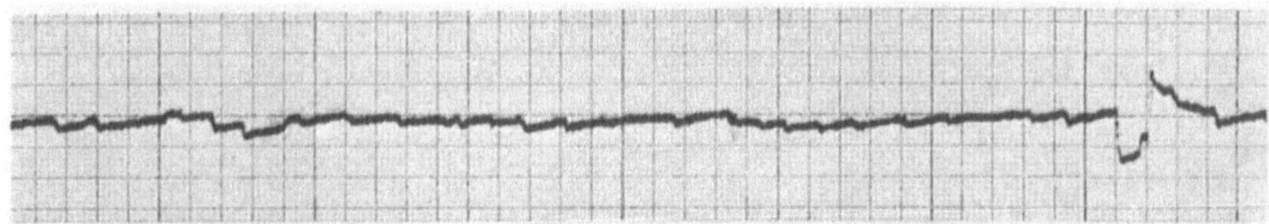

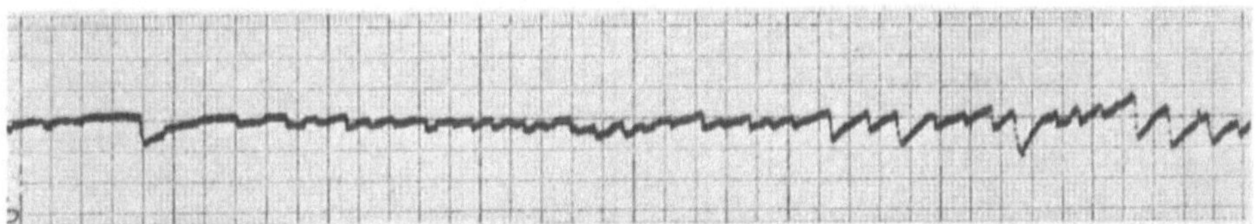

Abb. 3. Vasculärer Cervicalnystagmus

Tabelle 1. Unterscheidungsmerkmale zwischen proprioreceptivem und vasculärem Cervicalnystagmus

proprioceptiv	vasculär
1. immer vorhanden	fehlt in ca. ⅓ der Fälle (32%)
2. CN I°–III°	nur III°
3. setzt während der Körperdrehung ein	tritt in der Regel erst bei maximaler Halsrotation auf
4. keine Latenzzeit	Latenzzeit von wenigen Sekunden bis 50 sec.
5. CN zeigt deutlichen Decrescendocharakter	CN zeigt deutlichen Crescendocharakter
6a. immer in verschiedene Richtungen nachweisbar	schlägt häufig nur in einer Richtung (Vertebralisstenose in 90% auf gleicher Seite)
6b. wenn Vertikal-Ny., dann nach oben *und* unten	wenn Vertikal-Ny., dann nur nach unten

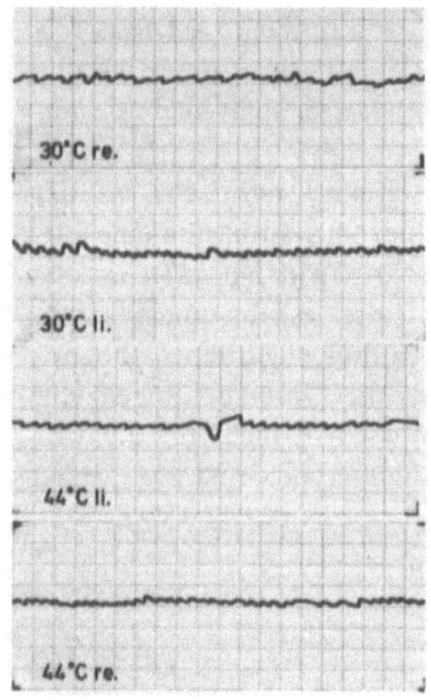

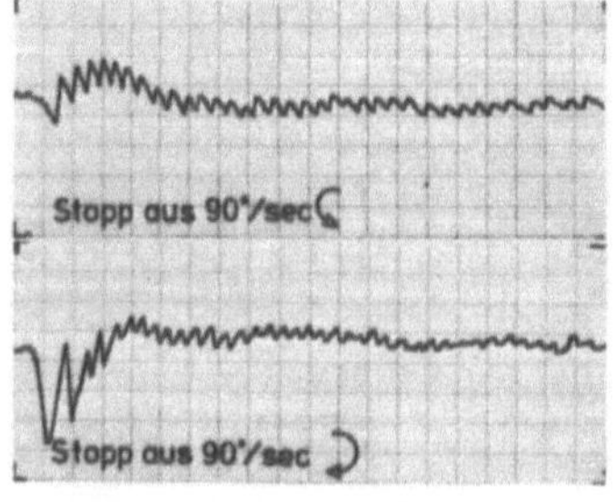

Abb. 4. „kleine Nystagmusschrift" beim experimentellen Nystagmus

Die Untersuchung auf wechselnden Blickrichtungsnystagmus (BRN), der langsamen Pendelblickfolgebewegung (PBlF) sowie des optokinetischen Nystagmus (OKN) sollte bei keiner Abklärung zervikaler Gleichgewichtsstörungen fehlen. Mit Ausnahme von Schädeltraumen konnte bei keinem Patienten mit fKgS ein BRN oder eine Störung der PBlF und des OKN beobachtet werden. Diese Untersuchungen stellen ein wichtiges Kriterium dar, da bei der VBI in 66% ein deutlicher und in weiteren 20% ein geringgradiger BRN aufgezeichnet werden kann. Eine Saccadierung der PBlF zeigte sich ausgeprägt in 74% und angedeutet in weiteren 8%. Greiner et al. [16] wiesen an Hand angiographisch gesicherter Fälle von VBI auf die Regelmäßigkeit des BRN als dem „wichtigsten" Nystagmussymptom bei der VBI hin. Eine Störung des OKN, vor allem in vertikaler Richtung, wurde von Decher [9] und Dufour et al. [10] erwähnt.

Die hier zusammenfassend aufgeführten Kriterien sollten eine Abgrenzung der Gleichgewichtsstörung bei fKgS von den Gleichgewichtsstörungen bei VBI ermöglichen. Eine solche differentialdiagnostische Abklärung ist für die weitere Therapie von entscheidender Bedeutung, sie weist aber auch erhebliche versicherungsrechtliche Konsequenzen auf. Daß es eine unfallbedingte Irritation und auch Obstruktion der A. vertebralis gibt, kann nicht bezweifelt werden. Hinz [18, 19] und Erdmann [11] haben jedoch wiederholt betont, daß die Beteiligung der A. vertebralis beim HWS-Schleudertrauma nur zu den selteneren und schwereren Vorkommnissen gezählt werden darf, so daß die Mehrzahl der Gleichgewichtsstörungen, die besonders nach leichten Traumen auftreten, nicht vasculär erklärt werden können. Wie unser eigenes Patientengut erkennen läßt, können Gleichgewichtsstörungen besonders nach „Bagatelltraumen" der HWS auf eine fKgS zurückgeführt werden. Diese Beschwerden müssen aber otoneurologisch objektiviert werden.

Eine Sonderform stellt die Gleichgewichtsstörung bei fKgS nach einem Schädeltrauma dar. Wie die Untersuchungen von Braakman et al. [4] zeigen, führt jedes Schädeltrauma zu einer erheblichen HWS-Traumatisierung, da die den Schädel treffende Gewalt auf die HWS weitergeleitet wird und zu einem erheblichen Teil von dieser aufgefangen wird. Laubichler [30] führt sogar einen erheblichen Teil der sog. postcommotionellen Beschwerden auf die HWS zurück. Dies bedeutet, daß die Gleichgewichtsstörungen nach einem Schädeltrauma einerseits auf eine fKgS zurückgeführt werden können, aber auch, daß ursächlich eine Störung im vestibulären Kerngebiet angeschuldigt werden kann. In diesen Fällen spräche für eine cerebrale Mitbeteiligung, daß neben dem proprioceptivem CN auch ein wechselnder BRN, eine Saccadierung der PBlF und weitere neurologische Symptome beobachtet werden können.

Während die Gleichgewichtsstörung zervikaler Genese durch eine Störung im Propriorezeptorenfeld des Kopfgelenkbereiches oder durch eine A. vertebralis-Insuffizienz, evtl. auch durch eine Irritation des N. vertebralis erklärt werden kann, erscheint die Hörstörung cervicaler Genese sehr problematisch. Schwindelbeschwerden können subjektiv und objektiv durch bestimmte Halsbewegungen und -stellungen ausgelöst werden. Trotz eines großen Patientengutes konnten dagegen von uns bei keinem Patienten Hörstörungen durch Kopfbewegungen subjektiv, vor allem aber auch nicht objektiv, beeinflußt werden. Eine kopfhaltungsabhängige Schwerhörigkeit ist auch in der Literatur nur in Einzelfällen beschrieben worden [9, 49]. So erklärt sich auch die Diskussionsbemerkung von Kornhuber [27], daß eine Hörstörung beim Zervikalsyndrom „unmöglich" sei.

Im Rahmen einer ausgeprägten, länger bestehenden VBI fanden wir in 10% eine einseitig betonte und in 42% eine beidseitige Innenohrschwerhörigkeit, die jedoch zu einer erheblichen Teil als ausgeprägte Altersschwerhörigkeit gewertet werden kann. Die Befunde von Marco et al. [32] und Labaeye [29] können bestätigt werden, daß in 80% das negative Recruitment auf eine retrocochleäre Schwerhörigkeit hinweist. Diese Hörstörung muß im Rahmen einer Durchblutungsstörung gesehen werden, wobei wir einschränken, daß die VBI nicht ursächlich angeschuldigt werden muß, sondern daß auch an eine intracerebrale Gefäßsclerose gedacht werden kann.

Die Hörstörung im Rahmen einer Sympathicusirritation wurde 1954 von Seymour [46] tierexperimentell nachgewiesen. Moritz [34] hat 1953 die Symptomatik bei der Irritation des Ggl. cervicale craniale beschrieben. Er schildert die Hörstörung als Tieftonschwerhörigkeit mit den Zeichen einer Haarzellschädigung (positives Recruitment) oder auch als plötzliche, einseitige Ertaubung. Daß bei der Sympathicusirritation nicht nur eine Tieftonschwerhörigkeit oder pancochleäre Schwerhörigkeit anzutreffen ist, zeigt das Audiogramm eines 45jährigen Patienten der seit 5 J. über eine langsam zunehmende Hyperaemie der linken Ohrmuschel mit objektivierbarer Hyperthermie, zeitweiligem Ohrrauschen links sowie sekundenlange Drehschwindelanfälle klagt. Es besteht eine Bewegungseinschränkung der HWS nach links und ein proprioceptiver CN III° nach rechts.

Bei der elektroakustischen Hörprüfung zeigt sich links ein Absinken der Hörschwelle im Frequenzbereich von 8000 Hz um 70 dB.

Bei einem eigenen Patientengut von annähernd 150 Patienten mit fKgS konnte nicht ein Mal eine Hörstörung auf eine Störung im Propriorezeptorenbereich zurückgeführt werden. Dies entspricht auch den bekannten Gegebenheiten, nach denen eine direkte Verbindung von den Kopfgelenken zum Hörorgan bisher nicht

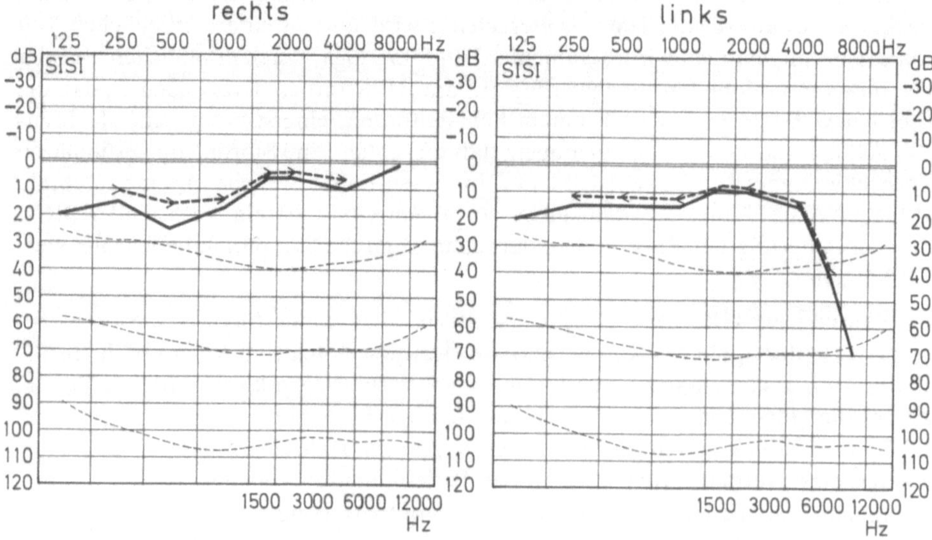

Abb. 5. Audiogramm beim Sympathicus-Irritationssyndrom

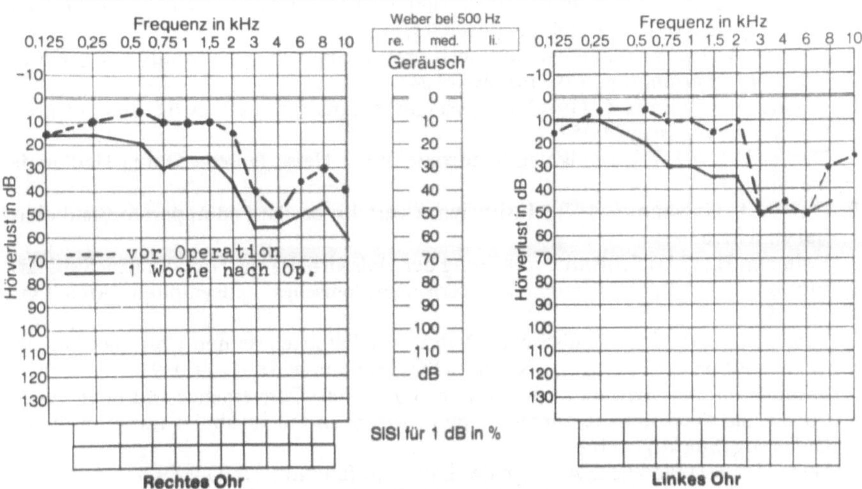

Abb. 6. Hörschwellenaudiogramm vor und 1 Woche nach Op. (Durchtrennung der dorsalen Wurzeln von C_2 und C_3)

dargestellt werden konnte. Nach einer Mitteilung von Seifert [45] sei aber eine objektivierbare Hörminderung bei akuten Kopfgelenksblockierungen möglich. Hierfür würde auch der Hörbefund des geschilderten Patienten mit operativer Durchtrennung der dorsalen Wurzeln von C_2 und C_3 rechts sprechen.

Sofort nach der Operation klagte der Patient über ein Druckgefühl in beiden Ohren bei unauffälligem Mittelohrdruck. Es zeigte sich im Audiogramm eine beiderseitige Innenohr-Hörschwellenabwanderung im gesamten Frequenzbereich. Subjektiv wie objektiv hatte sich dieser Befund ebenso wie die Gleichgewichtsstörungen nach weiteren 4 Wochen normalisiert.

Die vertebragene Hörstörung muß zum jetzigen Zeitpunkt noch sehr kritisch betrachtet werden. Im Gegensatz hierzu sind die Hörstörungen nach stumpfen Schädeltraumen vielfach beschrieben und bekannt. Diese Schwerhörigkeiten ähneln häufig reinen Lärmschwerhörigkeiten mit einer umschriebenen Hochtonsenke, es können aber auch mehr pancochleäre Schwerhörigkeiten beobachtet werden. Diese Schwerhörigkeiten sind in der Regel labyrinthär, in seltenen Fällen zentral bedingt.

Literatur

1. Abrahams VC (1972) Neck muscle proprioceptors and the role of the cerebral cortex in postural reflexes in subprimates. Rev Can Biol 31:115
2. Biemond A, de Jong JMBV (1969) On cervical nystagmus and related disorders. Brain 92:437
3. Bosch J (1970) Étude électronystagmographique de l'insuffisance vertébrobasilaire. Acta Otolaryngol Berlg 24:418
4. Braakman R, Penning L (1971) Injuries of the cervical spine. Excerpta Medica, Amsterdam
5. Broser F (1970) Leitsymptom: Schwindel aus der Sicht des Nervenarztes. Münch Med Wschr 112:1985

6. ten Bruggencate G, Teichmann R, Weller E (1972) Neuronal activity in the lateral vestibular nucleus of the cat. Pflügers Arch 337:119
7. Cohen LA (1961) Role of eye and neck proprioceptive mechanismus in body orientation and motor coordination. J Neurophysiol 24:1
8. Collard M, Conraux C (1970) Le nystagmus dans les atteintes du tronc cérébral. Acta Otorhinolaryng Belg 24:357
9. Decher H (1969) Die zervikalen Syndrome in der Hals-, Nasen-, Ohren-Heilkunde. Thieme, Stuttgart
10. Dufour A, Galvano V (1970) Insifficienza vertebrobasilare ed apparato vestibolare. Arch Ital Otol 81:67
11. Erdmann H (1973) Schleuderverletzung der Halswirbelsäule. Hippokrates, Stuttgart
12. Erbslöh F (1969) Schwindel als intern-neurologisches Leitsymptom. Arch Ohr Heilk 194:151
13. Falkenau HA (1976) Kasuistischer Beitrag zur Pathogenese und Chirotherapie des cervicalen Syndromes in der Hals-, Nasen-, Ohrenheilkunde. HNO 24:339
14. Fredrickson JM, Schwarz D, Kornhuber HH (1966) Convergence and interaction of vestibular and deep somatic afferents upon neurons in the vestibular nuclei of the cat. Acta Otolaryng (Stockh) 61:168
15. Ganz H (1961) Plötzliche Ausfälle der Labyrinthfunktion. HNO 9:89
16. Greiner GF, Conraux C, Collard M (1975) Die zentralvestibulären Syndrome. Acta Otolaryng [Suppl] 330:38
17. Haas E, Becker W (1958) Die vestibuläre Neuronopathie (Neuronitis) und ihre Differentialdiagnose. Z Laryngol Rhinol 37:174
18. Hinz P, Coermann RR, Lange W (1969) Das Verhalten der Halswirbelsäule bei der Simulation von Auffahrunfällen. Mschr Unfallheilk 72:321
19. Hinz P, Tamaska L (1968) A. vertebralis und Schleuderverletzung der HWS. Arch Orthop Unfallchir 64:268
20. Hirschmann J (1972) Paroxysmaler Schwindel. Therapiewoche 22:193
21. Hülse M (1982) Die differentialdiagnostische Auswertung des Zervikalnystagmus. HNO (im Druck)
22. Hülse M (1982) Differentialdiagnose der Schwindelbeschwerden bei funktionellen Kopfgelenksstörungen und bei vertebrobasilärer Insuffizienz. HNO (im Druck)
23. Igarashi M, Miyata H, Alford BR, Wright WK (1972) Nystagmus nach experimentellen cervicalen Läsionen Laryngoscope 82:1609
24. de Jong JMVB zit bei Jongkees LBW (1974) Pathology of vestibular sensation. In: Kornhuber HH (Hrsg) Handbook of sensory physiology. Vol VI. Springer, Berlin Heidelberg New York
25. Jongkees LBW (1969) Physiologie und Pathophysiologie des Vestibularorganes. Arch Nasen-Ohren-Kehlkopfheilkunde 194:1
26. Kasper J, Thoden U (1981) Effects of natural neck afferent stimulation on vestibulo-spinal neurons in the decerebrate Cat. Exp Brain Res 44:401
27. Kornhuber HH (1976) Diskussionsbemerkung. Arch Oto-Rhino-Laryng 212:374
28. Kornhuber HH, Fredrickson JM (1970) Gegenwärtige klinische und experimentelle Ergebnisse der vestibulären und okulomotorischen Mechanismen. Int J Neurol 8:23
29. Labaeye P (1973) Die vertebrobasiläre Insuffizienz und ihre HNO-Symptomatik: cochleovestibuläre Befunde bei vertebrobasilärer Insuffizienz. J Franc ORL 22:217
30. Laubichler W (1973) Cerebrale Störungen nach Schleudertraumen der HWS; elektroencephalographische Untersuchungen. Beitr gerichtl Med 30:264
31. Lewit K (1977) Menuelle Medizin Urban & Schwarzenberg, München
32. Marco J, Morote F (1973) Die Elektronystagmographie bei der vertebrobasilären Insuffizienz. Acta Oto-Rino-Laring Ib-Amer 24:655
33. Mehmke S (1963) Zur Klinik der Neuronitis vestibularis. Z Laryng Rhinol 42:679
34. Moritz W (1953) Das cervicale Sympathicussyndrom und seine praktische Bedeutung. Z Laryng Rhinol 32:270
35. Moser M (1972) Mb. Menière im Nystagmogramm der Pendelprüfung. Menière – Symposium. Mschr Ohrenheilk 106:15
36. Moser M (1974) Zervikalnystagmus und seine diagnostische Bedeutung. HNO 22:350

37. Moser M (1978) Tierexperimentelle Untersuchungen zur Mangeldurchblutung der vestibulären Zentren. Laryng Rhinol 57:544
38. Moser M, Conraux C, Greiner GF (1972) Der Nystagmus cervicalen Ursprungs und seine statistische Bedeutung. Mschr Ohrenheilk 106:259
39. Nagashima C, Iwama K, Sakata E, Mici Y (1970) Effects of temporary occlusion of a vertebral artery on the human vestibular system. J Neurosurg 33:388
40. Pfaltz CR, Richter R (1958) Die cochleo-vestibuläre Symptomatologie des Cervicalsyndromes. Arch Ohr Heilk 172:519
41. Philipszoon AJ (1970) Vertige d'origine cervicale. Acta Otorhinolaryngol Belg 24:370
42. Rau H (1970) Zur Klinik und Therapie der intermittierenden vertebrobasilären Insuffizienz. Schweiz Med Wschr 100:1369
43. Rubin AM, Youne JH, Milne A, Schwarz D, Fredrickson JM (1975) Vestibular-neck integration in the vestibular nuclei. Brain Res 96:99
44. Seifert J (1974) Kopfgelenksblockierungen bei Neugeborenen. 4. Kongreß d Intern Ges f Man Med, Prag
45. Seifert K (1981) persönliche Mitteilung
46. Seymour JC (1954) Observations on the circulation in the coclea. J Laryngol 68:689
47. Thiébaut F, Wackenheim A, Collard M, Thiébaut S (1969) Vertiges de positions et malformation du rachis cervical avec pertubations des fonctions articulaires cervico-occipitales. Rev Otoneuroophthalmol 41:49
48. Voigt K, Chrást B (1971) Möglichkeiten und Kriterien zur unblutigen Diagnose der zerebrovaskulären Insuffizienz durch extrakranielle Arterienveränderungen. Fortschr Neurol Psychiat 39:525
49. Zukschwerdt L, Emminger E, Biedermann F, Zettel H (1960) Wirbelgelenk und Bandscheibe Hippokrates, Stuttgart

Anatomie, Pathologie und Chirurgie des zervikalen Intertransversalraumes

H. Verbiest

Zwischen den Foramina intervertebralia bzw. dem Verlauf der Spinalnervenwurzeln oberhalb und unterhalb des 1. Thorakalwirbels bestehen erhebliche Unterschiede. Zwischen dem 1. Brustwirbel und dem Kreuzbein liegen die Bogenwurzeln und die Wirbelgelenke ziemlich genau hinter den Wirbelkörpern, es besteht daher kein Kontakt zwischen den Querfortsätzen und den Processus articulares posteriores. Zwischen 2. Hals- und 1. Brustwirbel projezieren sich die Bogenwurzeln nach hinten und außen, die Processus articulares posteriores grenzen seitlich und hinten an die Wirbelkörper an. Ein großer Teil dieser Processus geht sogar gleichmäßig aus den Querfortsätzen hervor. Der zervikale intervertebrale Kanal ist deutlich größer als das Foramen intervertebrale. Für röntgenologische Zwecke unterschied Pichler (1955) am zervikalen intervertebralen Kanal zwei Teile, ohne allerdings deren exakte Grenzen zu beschreiben: Der Winkel zwischen beiden Teilen erfordert unterschiedliche Lagerung des Patienten bei Schichtaufnahmen der einzelnen Abschnitte.

Jung führte 1972 den Begriff der „unco-arteriell-radiculären Kreuzung" ein, womit der Schnittpunkt der Arteria vertebralis mit der Spinalnervenwurzel im Bereich des zervikalen intervertebralen Kanals gemeint ist; das Foramen intervertebrale ist ein Teil dieses Kanals. In Übereinstimmung mit der herrschenden Lehrmeinung postulierte Jung, daß das zervikale Foramen intervertebrale hinten vom eigentlichen Processus articularis begrenzt wird, während die Bogenwurzeln seine obere und untere, das Uncovertebralgelenk die vordere Begrenzung darstellen. Der restliche Teil der „Kreuzung" wird oben und unten durch die Processus transversi mit ihren Foramina transversaria umgeben, vorne und hinten aber durch die intertransversalen Muskeln.

Die Arteria vertebralis verläuft vor dem zentralen vorderen Anteil des oberen Gelenkfortsatzes, wobei sich letzterer sogar lateral neben die Arteria vertebralis projeziert. Da die Arteria vertebralis nicht zum Inhalt des Foramen intervertebrale gehört, gibt es keinen Grund, diesen Teil des oberen Gelenkfortsatzes hinter und lateral der Arteria vertebralis in die hintere Begrenzung des zervikalen Foramen intervertebrale einzubeziehen. Deshalb wird die Begrenzung des zervikalen Foramen intervertebrale gebildet durch die mediale Portion eines oberen Gelenkfortsatzes und den korrespondierenden Gelenkspalt. Die Grenzlinie mit dem extraforaminalen Anteil des oberen Gelenkfortsatzes und des Gelenkspaltes ergibt sich, wenn eine Ebene durch das Zentrum der lateralen Oberfläche der Wirbelbogenwurzeln und parallel deren Achsen gelegt wird. Dementsprechend wird das zervikale Foramen intervertebrale hinten durch den medialen Anteil des oberen Gelenkfortsatzes und den entsprechenden Gelenkspalt begrenzt; oberhalb und unterhalb erfolgt eine Begrenzung durch die Einkerbung der Wirbelbogenwurzeln und vorne durch Teile der beiden anliegenden Wirbelkörper, wobei das Uncovertebralgelenk eingeschlossen ist.

Der zervikale Intertransversalraum ist die laterale Fortsetzung des Foramen intervertebrale, wobei beide den sogenannten zervikalen intervertebralen Kanal formen. Der zervikale Intertransversalraum zwischen 2. und 6. Halswirbel wird begrenzt oben und unten durch die Querfortsätze und deren Formina, hinten etwa durch zwei Drittel der vorderen Gelenkflächen der oberen Gelenkfortsätze, die korrespondierenden Gelenkspalten und die hinteren intertransversalen Muskeln. Die vordere Wand des zervikalen Intertransversalraumes wird von den vorderen Intertransversalmuskeln gebildet, die vom Musculus longus capitis und Musculus longus colli verstärkt werden.

Unter dieser Vorstellung gibt es keine oder nur eine geringe Winkelbildung zwischen dem Intertransversalraum und dem Foramen intervertebrale, wobei sich deren Achse in eine anterolateralen Richtung projeziert. Die Inhaltsgebilde dieses Intertransversalraumes sind Segmente der Arteria vertebralis, der vertebralen Venen und des Nervus vertebralis, die Spinalnervenwurzeln und die radikulären Blutgefäße (vgl. Abb. 36). Die Rami posteriores der Spinalnervenwurzeln verlassen den Intertransversalraum zwischen dem oberen Gelenkfortsatz und den hinteren intertransversalen Muskeln. Die Rami anteriores dagegen verlassen den Intertransversalraum durch einen Auslaß ganz lateral. Zwischen 1. und 2. Halswirbel gibt es keinen geschlossenen Intertransversalraum, zwischen 6. und 7. Halswirbel verläßt die Arteria vertebralis den Intertransversalraum und die vorderen intertransversalen Muskeln fehlen hier meistens.

Chirurgische Pathologie

Reserveräume innerhalb des Intertransversalraumes gibt es kaum, seine Wände sind fest. Raumfordernde Störungen in den Wänden des Intertransversalraumes oder in ihm selbst können die Blutgefäße und die vorderen und hinteren Äste der Spinalnervenwurzeln komprimieren. Ein Druck auf diese Nerven kann Symptome hervorrufen, wie sie bei einer Kompression im Foramen intervertebrale gesehen werden. Spezifische diagnostische Maßnahmen sind die laterale pluridirektionale Tomographie des Intertransversalraumes, wobei die Wirbelsäule in schräger Aufnahmeposition geschichtet wird, die Computertomographie der Wirbelsäule und die Vertebralisangiographie. Der Wert der Vertebralisangiographie bei raumfordernden Prozessen im Bereich des Intertransversalraumes kann einerseits verglichen werden mit der Myelographie des Spinalkanales. Andererseits können Anomalien oder pathologische Veränderungen an der Arterie selbst und eventuell eine Tumorgefäßanfärbung erkannt werden; schließlich ist der Verlauf und der Zustand der Arterie notwendige Voraussetzung für das chirurgische Vorgehen.

Chirurgische Technik

Alle Arten von Störungen im Bereich des zervikalen Intertransversalraumes können mit Hilfe des anterolateralen Zuganges operativ angegangen werden, wobei der

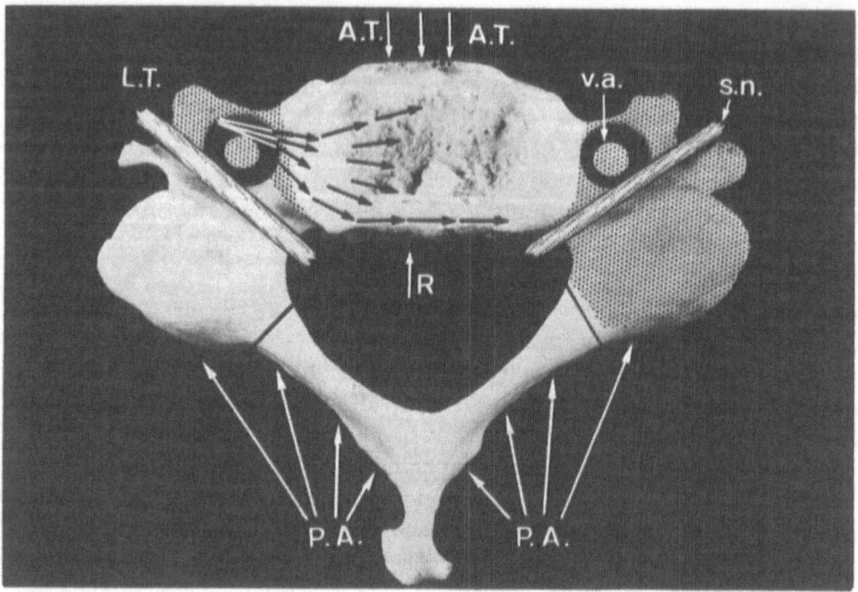

Abb. 1. Die zervikale Bandscheibe kann operativ von dorsal (P. A.) durch Laminektomie oder Facettektomie freigelegt werden, von ventral (A. T.) oder lateral (L. T.) als transdiskaler Zugang. Die dunkle Fläche rechts zeigt das Foramen intervertebrale und den paraspinalen Intertransversalraum erhalten. Die dunkle Fläche links zeigt diejenigen Knochenstrukturen, die reseziert werden müssen, um die Spinalnervenwurzel (s. n.), die Arteria vertebralis (v. a.), das Foramen intervertebrale und den Processus uncinatus freizulegen. Die schwarzen Pfeile geben die Richtung der Curettage des Bandscheibenraumes von lateral an, Pfeil R weist auf die Resektionsebene diskaler Veränderungen parallel zur Dura mater hin

Musculus longus capitis und der Musculus longus colli nach medial retrahiert werden müssen. Der vordere Höcker des Querfortsatzes wird reseziert, um zunächst den vorderen Ast der zervikalen Nervenwurzeln freizulegen. Als nächstes wird die Arteria vertebralis präpariert, die nicht mobilisiert werden darf, um nicht die radikulären Arterien zu schädigen: Eine Schädigung dieser Arterien kann zu schweren krampfartigen Schmerzen in den Armen führen. Das weitere chirurgische Vorgehen hängt von der Art der Läsion ab, wobei in jedem Falle die Arteria vertebralis durch einen dünnen Spatel geschützt wird.

Die vollständige Darstellung des Intertransversalraumes macht die Benutzung des Operationsmikroskopes erforderlich. So können nach unseren Erfahrungen Anomalitäten im Bereich des Intertransversalraumes und des Foramen intervertebrale nicht übersehen werden. Die Entfernung von intraforaminal gelegenen Uncarthrosen sollte das Absetzen des gesamten Uncus und der entsprechenden Bandscheibe durch den entstehenden Zugang umfassen (Abb. 1). Läßt man die Bandscheibe intakt, können sich auf der Gegenseite vermehrt Osteophyten bilden.

Die chirurgische Pathologie des Intertransversalraumes kann eingeteilt werden in die Pathologie seiner Wände und die Pathologie seines Inhalts.

Die chirurgische Pathologie des Inhalts des zervikalen Intertransversalraumes schließt ein:

1. Tumoren der Nerven,
2. Aneurysmen oder arteriovenöse Fisteln der Arteria vertebralis,
3. Bandscheibensequester, die von hinten her über das Foramen intervertebrale in den Intertransversalraum gelangt sind,
4. primäre laterale Bandscheibenvorfälle, die transuncal ausgetreten sind und üblicherweise Traumafolge sind.

Die chirurgische Pathologie der Wände des Intertransversalraumes schließt ein:

1. Tumoren: cartilaginäre Exostosen, Chondrome, Osteome, Osteoidosteome, benigne Osteoblastome, aneurysmatische Knochenzysten, Fibromatose und Synovialome.
2. Traumatische Veränderungen: Frakturdislokation und Veränderungen an den Gelenkfortsätzen können eine Kompression der zervikalen Spinalnervenwurzeln im Foramen intervertebrale ebenso wie im Intertransversalraum verursachen. Dadurch können radikuläre Symptome ausgelöst werden.
Die chirurgische Freilegung des zervikalen Intertransversalraumes gestattet die Lösung einseitiger Blockierungen der Gelenkfazetten, wenn diese durch vorangehende Operationen an der zervikalen Wirbelsäule nicht gelungen ist. In derartigen Fällen wird der Intertransversalraum auf der Seite der Blockierung während der gleichen Operation eröffnet und die Basis der oberen Gelenkfazette in anteroposteriore Richtung durch Abschlagen mit einem Meißel reseziert. Auf diese Weise wurden Wirbelkörpersubluxationen in 6 Fällen von uns behoben. Gleichzeitig kann eine Knickbildung oder Verlegung der Arteria vertebralis als Folge der Wirbelluxation gelöst werden.
3. Osteophyten, die vom oberen Gelenkfortsatz oder vom Uncus ausgehen, können die Arteria vertebralis komprimieren, sie können mit Leichtigkeit nach Eröffnung des Intertransversalraumes entfernt werden, wobei laterale vom Uncus ausgehende Osteophyten zunächst vom Uncus entfernt werden, bevor die Arteria vertebralis freigelegt wird. Ein umgekehrtes Vorgehen trägt das Risiko einer Verletzung der Arterienwand in sich.

Die bisher beschriebenen Läsionen sowohl des Intertransversalraumes als auch des Foramen intervertebrale hatten als Ziel des chirurgischen Eingriffes den Intertransversalraum. Der Intertransversalraum kann jedoch auch als Durchgangsweg für chirurgische Maßnahmen an den Wirbelkörpern benutzt werden (Abb. 1). Dorsale Osteophyten, die zur zervikalen Myelopathie geführt haben, können entfernt werden, wenn der Zwischenwirbelraum lateral transuncal eröffnet wurde. Das erlaubt nicht nur die Entfernung der Osteophyten von lateral her sondern auch parallel zur Dura und unter direktem Einblick auf die Dura. Diese Methode erscheint uns sicherer als die ventrale transdiskale Entfernung von dorsalen Osteophyten, zumal bei letzterer die Gefahr der Übertragung chirurgischer Energie direkt auf das Rückenmark besteht.

In den ersten Jahren unserer transuncalen Diskektomien haben wir den Intervertebralraum mit autogenem Knochenmaterial aufgefüllt, was wir später verlassen haben, ohne daß es zu einer Ausbildung einer Kyphose kam.

Die Vorteile der Bandscheibenchirurgie über den Intertransversalraum gegenüber dem dorsalen Zugang sind, daß keine Strukturen verletzt werden müssen, die

die Stabilität der Wirbelsäule erhalten können oder gar Teile der Gelenkfortsätze und daß die Nackenmuskulatur unbeschädigt bleibt. Die Vorteile gegenüber dem vorderen transdiskalen Zugang sind, daß das Vorgehen weniger Risiko bezüglich einer Beschädigung des Rückenmarkes in sich birgt und daß eine bessere Übersicht über die Bandscheibe innerhalb des Foramen intervertebrale und des Intertransversalraumes gewährleistet ist. Dazu kann die Bandscheibenchirurgie über den Intertransversalraum das Ligamentum longitudinale anterius intakt lassen, womit wesentlich der Stabilität gedient ist.

Eine primäre Bandscheibenprotrusion in den Intertransversalraum kann sowohl bei dorsalen als bei Operationen über den ventralen Zugang übersehen werden. Solche lateralen Protrusionen müssen in Betracht gezogen werden, wenn radikuläre Symptome gleichzeitig mit einer Obliteration oder deutlichen Verlagerung der Arteria vertebralis im entsprechenden Segment beobachtet werden.

Der Zugang über den Intertransversalraum erlaubt darüber hinaus die Freilegung der Spinalnervenwurzeln von der Dura bis zum Plexus brachialis. So kann z. B. auch die Entfernung einer Halsrippe vor sich gehen.

Schließlich ist die Freilegung von Wirbelkörpern über den Intertransversalraum von lateral her ein entscheidender Beitrag zur Chirurgie von Wirbelkörperläsionen, die in Verbindung mit der Freilegung der Vorderfläche des Wirbelkörpers eine vollständige Corporectomie erleichtert.

Traumatische kyphosierende Blockwirbel können eine Kompression oder auch Zugerscheinungen am Rückenmark bewirken. In verschiedenen Fällen kann durch diese Deformierung auch eine Stenose des Spinalkanals entstehen. Ein Zugang zur lateralen Oberfläche eines solchen kyphotischen Blockwirbels über den Intertransversalraumes erlaubt die Entfernung des hinteren Anteiles mit dem Vorteil einer Dekompression des Rückenmarkes und gleichzeitiger Erweiterung des Wirbelkanals. Da bei derartigen Blockwirbeln der vordere Anteil intakt bleibt, können die Patienten sofort nach der Operation wieder belastet werden.

Indikation und Risiken
zervikaler Bandscheibenoperationen

W. J. Bock

Es ist eine dankenswerte und notwendige Aufgabe, gemeinsam die Grenzprobleme zwischen Neurochirurgie und Orthopädie anzusprechen. Es gibt nur wenige Gebiete wie die Wirbelsäule, die zwei Fachgebiete so miteinander in Berührung bringt, wobei sich verschiedene Wege der Behandlung, je nach Standpunkt des Therapeuten, herauskristallisiert haben. Um so notwendiger ist es, daß die Experten beider Fachgebiete enger zueinander rücken und noch intensiver als in der Vergangenheit ihre Erfahrungen austauschen, um so eine Verbesserung der therapeutischen Möglichkeiten zu erreichen.

Nicht immer muß es sich beim zervikalen Bandscheibenschaden nur um degenerativ ablaufende Prozesse handeln. Durch die größere Beweglichkeit der Halswirbelsäule kann es auch zu akut auftretenden Beschwerden kommen, z. B. auch nach Verletzungen. Erinnert sei nur an die sog. Peitschenschlagverletzung. Das klinische Bild des zervikalen Bandscheibenschadens ist sehr viel bunter und weniger einheitlich als beim lumbalen, was durch die Beteiligung mehrerer Wurzeln, d. h. mehrerer Bewegungssegmente, erklärbar ist. In diesem Zusammenhang darf ich auf die anatomischen Beziehungen im Beitrag von Herrn Professor Lang verweisen (s. S. 1–109).

Entsprechend vielfältig sind auch die Bezeichnungen, wie Zervikalsyndrom, Schulter-Arm-Syndrom, Nacken-Hinterkopf-Beschwerden, Migraine cervicale, bis hin zur zervikalen Myelopathie, wenn die langen Bahnen mitbetroffen sind, im ausgeprägtesten Falle bis zum Querschnittsbild. Um diese klinische Vielfalt richtig einzuordnen, bedarf es einer genauen neurologischen Kenntnis, einer subtilen neurologischen Untersuchung, um Fehldiagnosen zu vermeiden.

So kann die Symptomatik des Nacken-Hinterkopf-Schmerzes sehr wechselnd sein, plötzlich auftretend bei einer raschen Bewegung oder auch traumatisch bedingt. Es kommt zur Muskelverspannung. Die Schmerzen nehmen von der oberen Halswirbelsäule ihren Ausgang und ziehen über den Hinterkopf – einseitig oder beidseitig – häufig bis zur Stirn. Es kann zu Flimmern vor den Augen und Schwindelerscheinungen kommen.

Die Brachialgien dagegen sind charakterisiert durch ausstrahlende Schmerzen über die Schultern in die Arme. Die Beschwerden können dauernd vorhanden sein oder intermittierend auftreten. Kopfbewegungen führen häufig zur Verstärkung der Schmerzen, ebenso Husten und Pressen. In den betroffenen Segmenten, die in der Regel der Schmerzausstrahlung entsprechen, treten Taubheitsgefühle auf. Die zugehörigen Reflexe sind abgeschwächt oder aufgehoben. Die motorischen Funktionen können ebenfalls betroffen sein, was bis zu Muskelatrophien und kompletten Paresen führen kann.

Über die zervikale Myelopathie haben wir von Herrn Verbiest schon erschöpfend gehört. Bei dieser Form der Schädigung handelt es sich in der Regel um chronisch progrediente Leiden. Das Schmerzsyndrom tritt in den Hintergrund. Die spastischen Paresen der unteren Extremitäten sind dagegen vordergründig. Je nach Höhe der Schädigung kommt es zu schlaffen Lähmungen an den Armen. Häufigste Ursache sind osteochondrotische Veränderungen oder chronische Discopathien. Blasen- und Mastdarmstörungen werden nicht selten beobachtet. Häufigste Fehldiagnose ist die Multiple Sklerose, vor allem, wenn das Krankheitsbild der zervikalen Myelopathie schubweise verläuft.

Die rein klinisch neurologische Symptomatologie bezüglich Höhenlokalisation ist nicht, wie im Lumbalbereich, ausreichend für eine Operationsindikation. Hierfür sind Zusatzuntersuchungen unerläßlich. An erster Stelle zu nennen sind die Rönt-

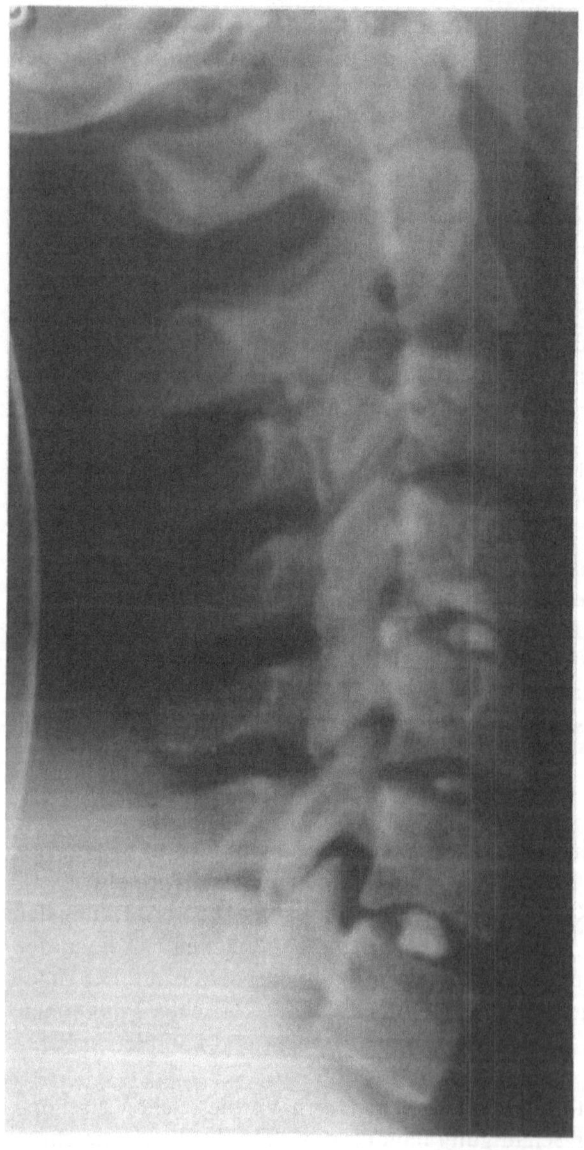

Abb. 1. Normales Diskogramm, Darstellung zwischen den Wirbelkörpern HWK 4/5, HWK 5/6 und HWK 6/7

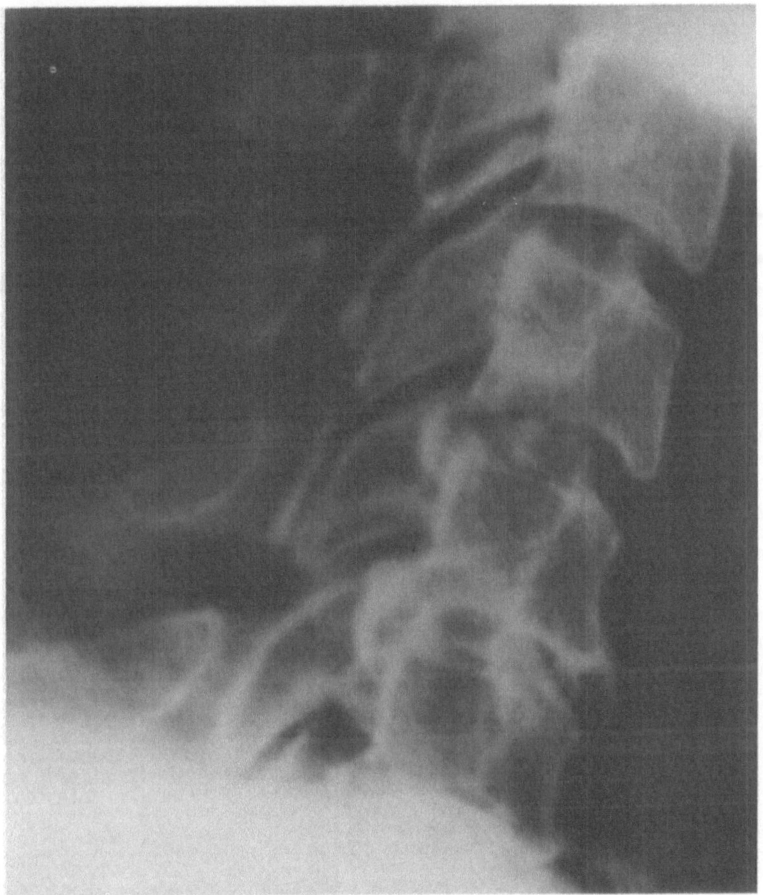

Abb. 2. Diskogramm bei zerstörten Bandscheiben und Austritt des Kontrastmittels nach dorsal in Höhe HWK 4/5 und HWK 5/6

genuntersuchungen. In letzter Zeit sind darüber hinaus die neurophysiologischen Untersuchungen immer aussagekräftiger geworden. So konnten wir nachweisen, daß die Schädigung nicht immer dem klinischen Bild in der Segmenthöhe folgt, sondern sie kann bis 2 Bewegungssegmente höher gelegen sein. Will man mehr Information über die Beteiligung des Rückenmarkes, bzw. der langen Bahnen haben, möchte man genau sehen, wieviele Bandscheiben evtl. betroffen sein könnten, so wird eine Myelographie notwendig sein. Diese kann in Form der positiven (Kontrastmittel-) Myelographie erfolgen, ebenso auch als Luftmyelographie durchgeführt werden. Diese Untersuchungstechnik bedarf eines ausreichenden Schichtgerätes. Es ist die Beherrschung sowohl der lumbalen Myelographie mit Aufschaukeln des Kontrastmittels wie auch der suboccipitalen Eingabe des Kontrastmittels erforderlich. Wir wenden in letzter Zeit meist die seitliche zervikale Punktion an, da hierbei sofort noch während der liegenden Nadel im seitlichen Strahlengang untersucht werden kann. Wichtig ist, daß der Patient in Bauchlage untersucht werden kann. Leider bekommen wir immer wieder Patienten mit schon durchgeführten Myelo-

graphien zugewiesen, die jedoch so unzureichend sind, daß die Untersuchungen
wiederholt werden müssen. Da es sich bei der Myelographie um eine invasive Untersuchungstechnik handelt, sollte man mit Rücksicht auf die nicht zu unterschät-
zenden Komplikationen den Patienten vor Durchführung der Myelographie in die
operative Klinik verlegen oder mit dem Operateur gemeinsam die Untersuchung
durchführen.

Ossovenographie und spinale Isotopenuntersuchungen haben dagegen keine
ausreichende Informationen liefern können, während die spinale Computertomographie für diese Fragestellungen inzwischen eine wertvolle Ergänzung darstellt.

Einen hohen Stellenwert dagegen für die Indikation zur Operation hat zweifellos
die Discographie. Entscheidend bei dieser Untersuchung ist die Schmerzlokalisation
bzw. -projektion bei Einspritzen des Kontrastmittels in die Bandscheibe. Der Patient muß hierbei den für ihn typischen Schmerz angeben. In der Regel genügt die
Discographie von 2, seltener von 3 Bandscheiben. Man wird bei der Discographie
geschädigte Bandscheiben meist in mehr als einer Segmenthöhe finden. Um jedoch

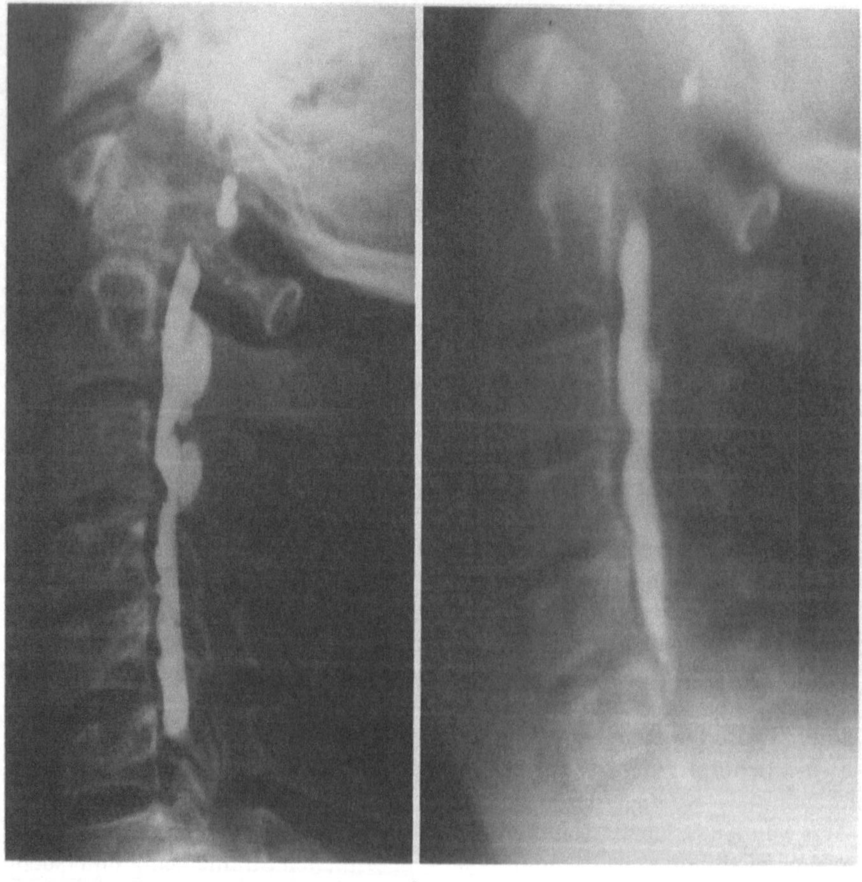

a   b

Abb. 3a, b. Zervikales Myelogramm bei Bandscheibenvorfall in Höhe HWK 3/4. **a** Nativaufnahme bei hängendem Kopf. **b** Tomogramm mit der gleichen Aufnahmetechnik

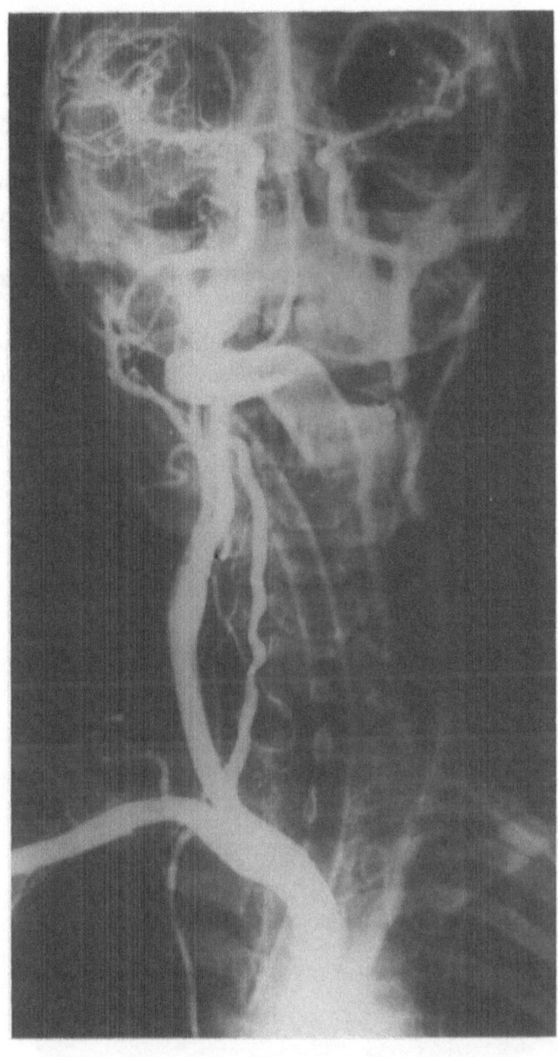

Abb. 4. Vertebralisangiographie rechts bei schwerer osteochondrotischer Veränderung der HWS und gleichzeitiger Bandscheibenschädigung (zervikale Myelopathie)

die für die Beschwerden verantwortliche Bandscheibenprotrusion herauszufinden, ist die typische Schmerzangabe entscheidend. Bei intakter Bandscheibe findet sich die Kontrastmittelansammlung streng innerhalb der Grenzen des Discus, oder es läßt sich überhaupt kein Kontrastmittel injizieren (Abb. 1). Bei degenerativ veränderten Bandscheiben wird man ohne wesentlichen Kraftaufwand das Kontrastmittel injizieren können. Unter Röntgensichtkontrolle wird dann die Verteilung beobachtet (Abb. 2). Stehen Schmerzsyndrome, wie Schulter-Arm-Syndrom, Nacken-Hinterkopf-Schmerzen oder das Zervikalsyndrom im Vordergrund, wird der Erfolg der Therapie von einer sauber durchgeführten Discographie wesentlich beeinflußt. Viele schlechte Ergebnisse sind nicht auf mangelhafte Operationstechniken zurückzuführen, sondern auf eine nicht exakte Höhenlokalisation. Häufig hat sich der Operateur auch nur allein an der Myelographie orientiert (Abb. 3). Die vielfach empfohlene Vertebralisangiographie bei entsprechenden Symptomen wird in den meisten Fällen enttäuschen (Abb. 4). Nur selten findet man echte Mangeldurchblutungen, die durch Strombahneinengungen hervorgerufen werden.

Differentialdiagnostisch sind alle übrigen Mangeldurchblutungen des Vertebraliskreislaufes oder Basilarisinsuffizienzen zu nennen, andere Cephalgien, die echte Migräne, Gesichtsneuralgien und auch intrakranielle Raumforderungen. Bei der zervikalen Myelopathie hatte ich die Multiple Sklerose schon genannt. Darüber hinaus sind differentialdiagnostisch die Syringomyelie, die funikuläre Myelose und die amyotrophe Lateralsklerose zu nennen. Auch spinale Tumoren können ähnliche Symptome hervorrufen.

In der Regel wird der Neurochirurg erst aufgesucht, wenn alle anderen Maßnahmen keinen Erfolg mehr zeigen. Die konservativen Behandlungen zielen immer darauf ab, sowohl Schmerz wie Muskelverspannungen zu unterbrechen bzw. zu beseitigen. Einfachste Form dürfte eine Entspannung mit feuchter Wärme sein, z. B. in

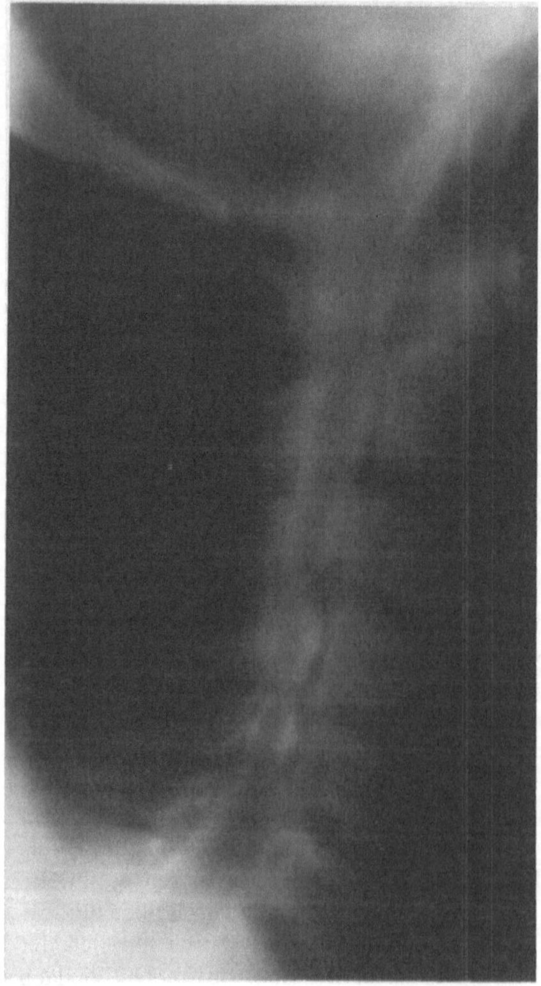

Abb. 5. Sog. Kneifzangenphänomen bei zervikaler Myelopathie – Einengung des Rückenmarks von dorsal und ventral (Aufnahmetechnik nach Seibert – Neurochirurgische Univ. Klinik Düsseldorf)

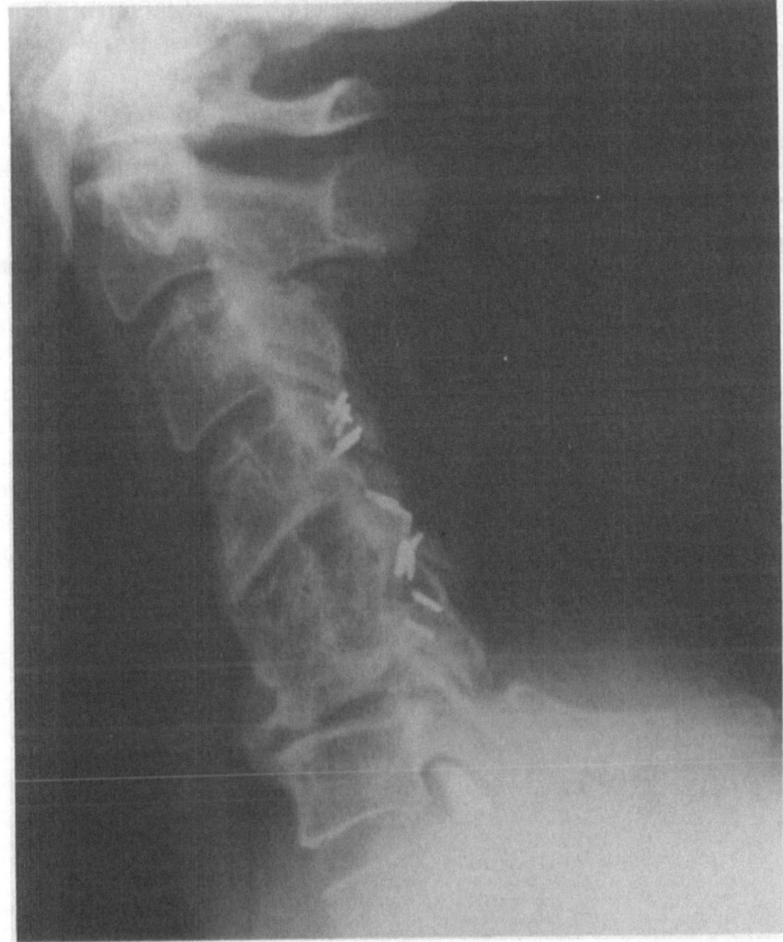

Abb. 6. Operationsergebnis mittels Technik nach Cloward (1½ Jahre nach Operation. Patient mit schwerster zervicaler Myelopathie und Fortschreiten des Krankheitsbildes – deshalb später zusätzlich Entlastungslaminektomie

Form von Moor-Paraffin-Packungen, Enelbin-Packungen oder Fango. Darüber hinaus kann man anaesthesierende Medikamente in Form von paravertebralen Injektionen verabreichen oder Schmerzmittel benutzen, oft kombiniert mit Antiphlogistika. Unsinnig ist die Verabreichung von Vitamin-B-Komplexen, entweder in reiner Form oder in Kombination mit einem Analgetikum.

Extensionsbehandlungen und chiropraktische Manipulationen, die die Biomechanik wieder normalisieren sollen, gehören in die Hand des geübten und erfahrenen Orthopäden. Mit dieser oft segensreichen Therapie ist jedoch manchmal auch großer Schaden angerichtet worden, der bis zum Querschnittsbild reicht. Immer mehr nicht ausreichend Ausgebildete, zum Teil auch Nicht-Ärzte, versuchen sich auf diesem Gebiet. Es muß deshalb an dieser Stelle eindringlich vor solchen Manipulationen gewarnt werden, insbesondere, wenn derjenige nicht in der Lage ist, eine

exakte Diagnose und damit Indikationsstellung durchzuführen. Ohne diese unabdingbare Voraussetzung hat Grote solche chiropraktischen Maßnahmen als ver-
hängnisvollen Betrug am kranken Menschen bezeichnet.

Welche operativen Methoden stehen uns nun zur Verfügung? Grundsätzlich
gibt es 4 Wege: von dorsal, von ventral, von ventrolateral und von dorsolateral. Die
letztere von Jackson und Frykholm inaugurierte Methode dekomprimiert die Nervenwurzel. Wir führen diese Operation erst dann durch, wenn mit allen übrigen Behandlungen kein Erfolg erzielt werden konnte. Wesentlich eingreifender ist dagegen
der dorsale Zugang. Diesen wählt man z.B. bei zu engem Spinalkanal (Abb. 5).
Faustregel ist, daß dieser nicht enger als 12 mm sein sollte, wobei die Röntgenaufnahme standardisiert mit 1,80 Meter Abstand angefertigt sein sollte. Bei dieser Situation ist eine Laminektomie in ausreichendem Maße notwendig. Diesen Weg
wird man auch beschreiten, wenn die Untersuchungen eine Abgrenzung zwischen
der Diagnose ‚Bandscheibe‘ oder ‚Tumor‘ nicht ermöglichen. Die zusätzliche Schädigung des Halsmarkes oder der Nervenwurzeln durch den Eingriff ist dabei nicht
zu unterschätzen, noch dazu das Rückenmark beiseite geschoben werden muß oder
ein transdurales Vorgehen notwendig wird. Leider sind hierdurch früher eine nicht
unerhebliche Anzahl von Querschnittslähmungen erzeugt worden. Diese Risiken
führten zur Entwicklung des ventralen Zuganges, den Dereymaeker und Mulier so-

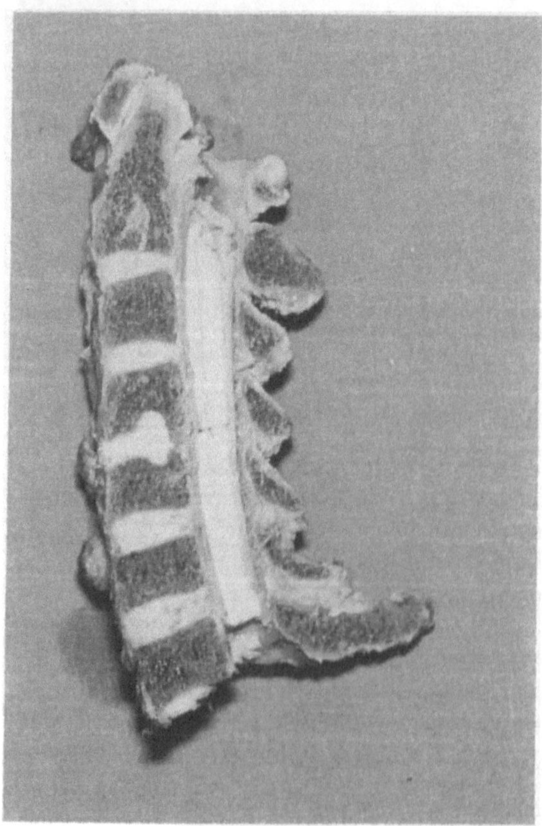

Abb. 7. Prinzip der Operationstechnik
mit Palacos nach Grote am Modell

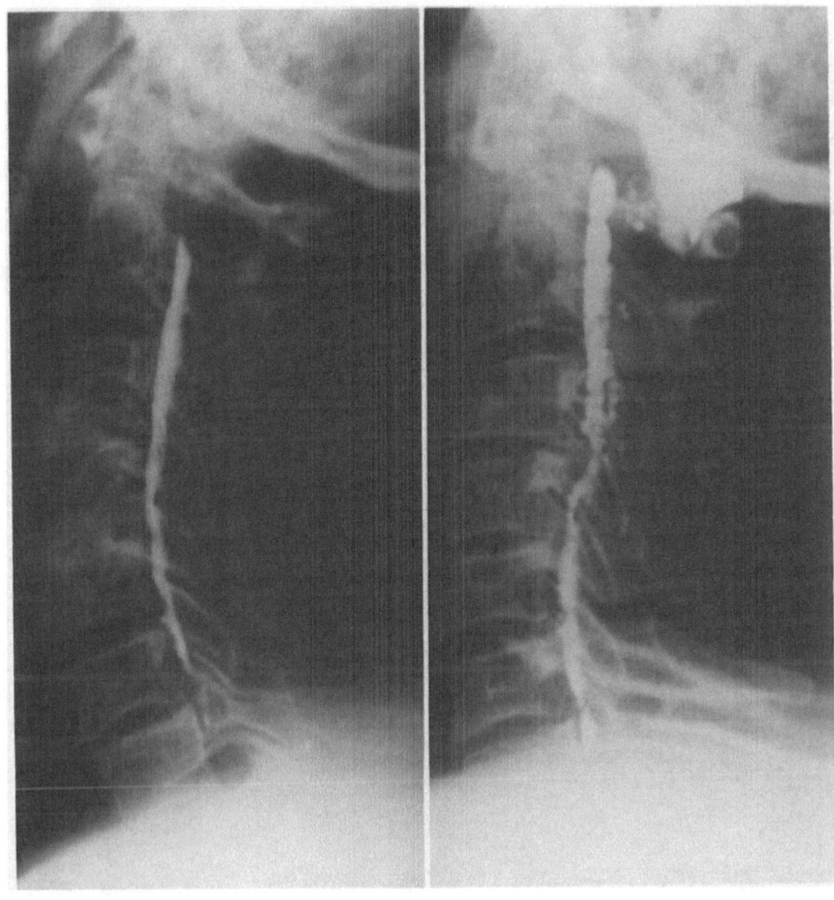

Abb. 8a, b. Operationsergebnis mit Palacosdübel – Darstellung mittels Myelographie. a nach Operation, b vor Operation

wie Cloward inaugurierten. So hat Cloward diese Methode zu einer Perfektionierung und Standardisierung geführt, die nach wie vor noch volle Gültigkeit hat (Abb. 6). Abgewandelt wurde diese durch Robinson, denn er verzichtet auf das Ausbohren des gesunden Knochens, fräst lediglich die Deckplatten an und fusioniert mit einem aus dem Beckenkamm entnommenen Knochenstück. Eine andere Abwandlung dieser Methode ist durch Röttgen und Grote durchgeführt worden, die den Bandscheibenraum mit Palacos ausgießen und so eine sofort belastungsfähige Fusion erreichen (Abb. 7, Abb. 8, Abb. 9, Abb. 10, Abb. 11). Alle 4 geschilderten Methoden haben nebeneinander ihre Berechtigung und Indikation. Roosen hat in letzter Zeit durch aufwendige Tierversuche alle 4 Methoden gegeneinander getestet und ausgezeichnete Ergebnisse für alle 4 Techniken aufzeigen können.

Um die Operationsergebnisse aufzuzeigen, sei es gestattet, die zervikale Myelopathie herauszugreifen. So geben Roosen und Grote bei akut und subakut verlaufenden Fällen gute bis exzellente Ergebnisse an, während bei den chronischen Ver-

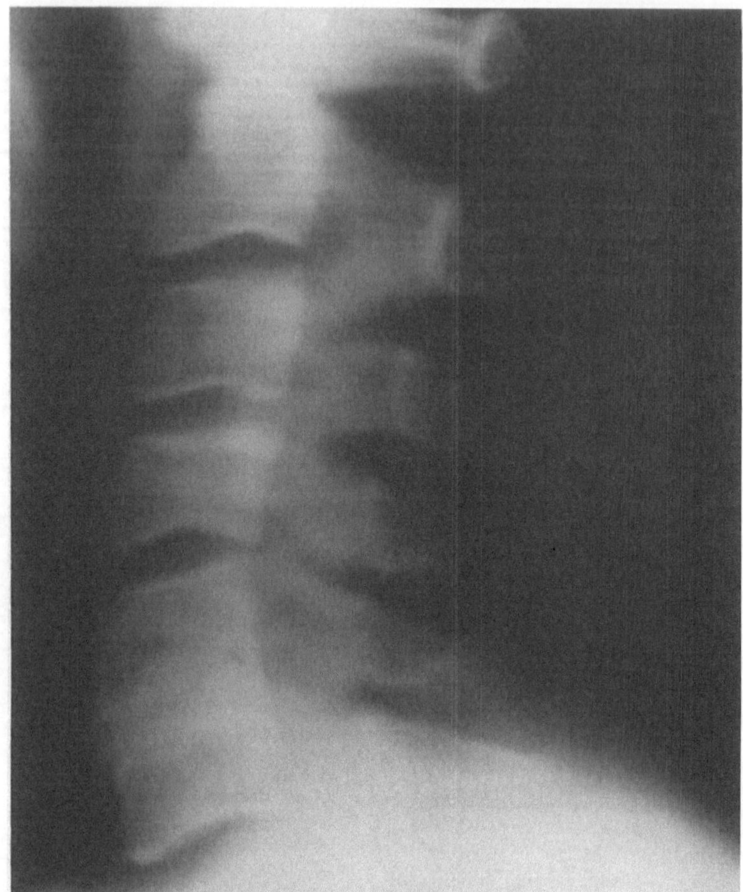

Abb. 9. Schichtaufnahmen – 3 Jahre nach Palacosimplantation – gute knöcherne Überbauung

Tabelle 1. Komplikationen bei und nach Fusionsoperationen an der Halswirbelsäule

A. intraoperativ
   1. Läsion von Hypopharynx- oder Ösophagusschleimhaut
   2. Periphere Nervenschädigung (Plexus cervicobrachialis, N. recurrens, N. hypoglossus)
   3. Grenzstrangläsionen

B. postoperativ
   1. mechanisch bedingte Dübelausbrüche
      a) durch Traumen
      b) durch extreme Halswirbelsäulenbewegungen
      c) durch Materialfehler
   2. Entzündungen
      a) Osteomyelitis
      b) Retropharyngealabscess
      c) Weichteilentzündungen

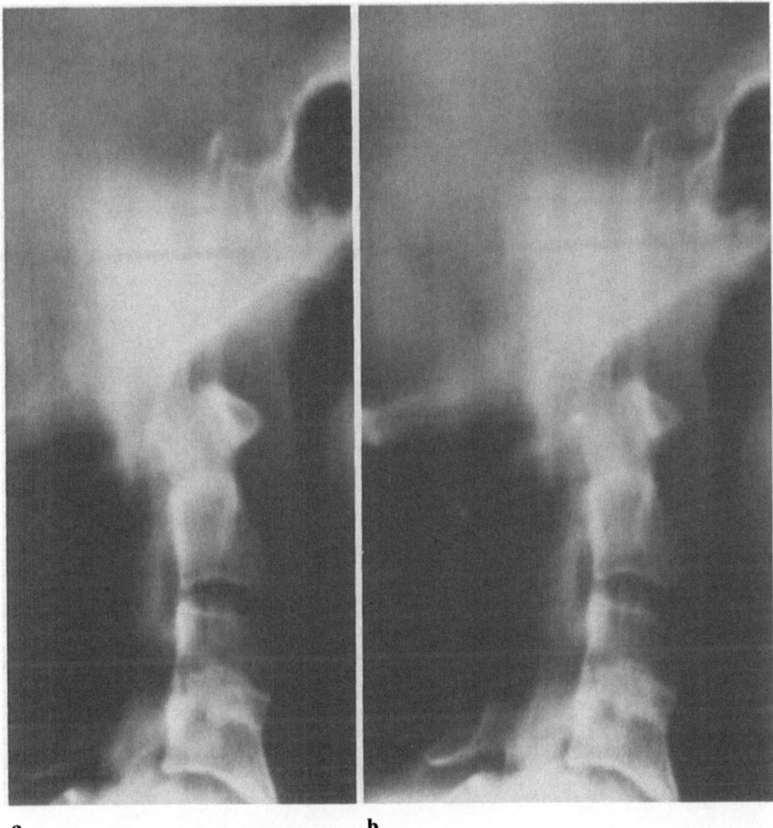

a   b

Abb. 10. Schichtaufnahmen – 5 Jahre nach Palacosimplantation

läufen ein ungünstigerer postoperativer Verlauf zu erwarten ist. Darüber hinaus spielt zweifellos das Alter eine entscheidende Rolle.

Es sei gestattet, abschließend noch auf die Komplikationen einzugehen. In der Essener Klinik, in der wir die Untersuchungen damals durchführten, wurden bei 360 Fusionsoperationen 15 intra- oder postoperative Probleme gefunden (Tabelle 1). So kam es zweimal zur Eröffnung des Hypopharynx in Höhe HWK 2/3 und HWK 3/4, was ohne Komplikationen bei sofortiger Naht abheilte. Fünfmal wurden Nervenschädigungen gesehen, einmal der Nervus hypoglossus, einmal der Nervus recurrens betroffen, dreimal trat ein Horner-Syndrom auf. Alle 5 Schädigungen waren jedoch nur vorübergehender Natur. Fünfmal wurde ein Ausbrechen des Kunststoffdübels beobachtet, allerdings nur einmal bei nichttraumatischer Indikationsstellung. Bei einem Patienten wurde ein retropharyngealer Abscess 4 Wochen nach Operation gefunden.

Nicht als Komplikation zu werten sind die resorptiven Umbauprozesse, die um den Palacosdübel herum manchmal so intensiv ablaufen, daß man röntgenologisch den Verdacht auf Impression der angrenzenden Deckplatten haben kann. Die lang-

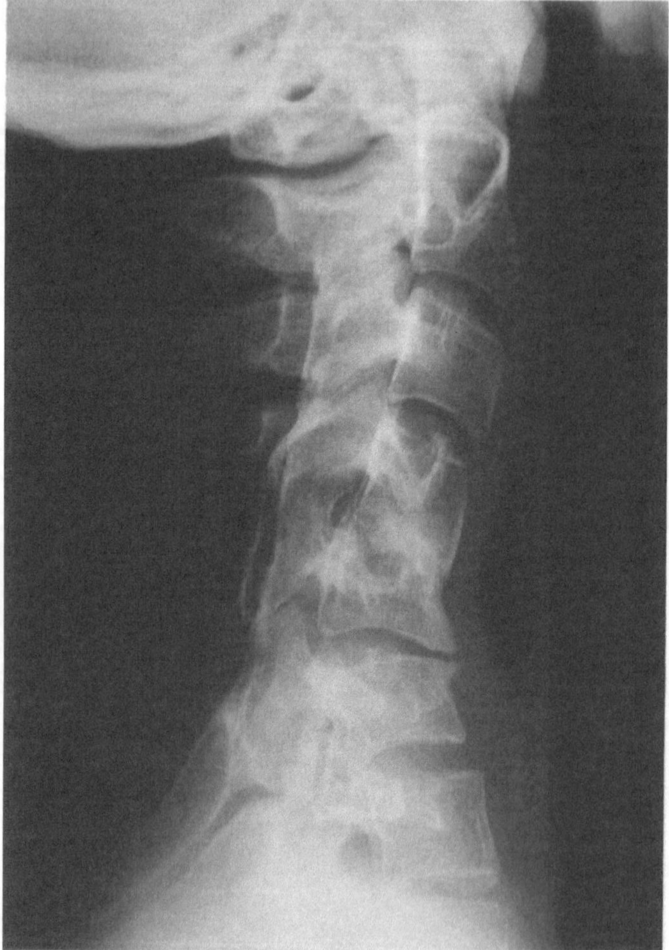

Abb. 11. Nativaufnahme – 2 Jahre nach Palacosimplantation. Gleichzeitig häufig zu beobachtende Überbeanspruchung des benachbarten Bewegungssegmentes

fristigen klinischen und röntgenologischen Kontrolluntersuchungen haben jedoch gezeigt, daß es sich hierbei nur um Verlaufsvarianten handelt. Diese Ergebnisse entsprechen denen der letzten 3 Jahre in Düsseldorf.

Auf die Operationstechnik wollte ich jetzt nicht näher eingehen, da sie in diesem Kreise Allgemeingut sein dürfte. Es sei nur angemerkt, daß das Operationsmikroskop häufig eine große Hilfe darstellt, da es eine leichtere Übersicht, besseres Licht und ein sauberes Arbeiten in Duranähe und an den Wurzeln erlaubt.

Damit gehören die sowohl dorsalen wie ventralen Operationsmethoden in die Hand des die mikroskopische Technik beherrschenden Operateurs, der darüber hinaus ausreichend neurologisch versiert ist.

Ich hoffe, Ihnen mit diesen Ausführungen einige Probleme aufgezeigt zu haben. Ich sehe es nicht als meine Aufgabe an, Ihnen die Sonnenseite, auf der wir möglichst immer stehen mögen, aufzuzeigen. Es geht vielmehr darum, eine segensreiche Operationsmethode nicht durch unzureichende oder fehlerhafte Indikationsstellungen in Mißkredit zu bringen.

Die zervikale Myelopathie
Krankheitsbild und Operationsindikation

B. KÜGELGEN

„Zervikale Myelopathie" wird als Begriff nicht einheitlich verwendet. Es ist nicht korrekt, „zervikale Myelopathie" für ein Krankheitsbild festzuschreiben, wie es im Schrifttum sehr häufig geschieht, bei dem es durch degenerative Veränderungen der Halswirbelsäule zu einer Rückenmarksschädigung im Halsbereich kommt. Zusätzlich verwirrend wirkt sich aus, wenn Verlaufseigentümlichkeiten zu pathogenetischen Aussagen verleiten; dies ist zudem auch sachlich falsch. „Akute zervikale Myelopathie" ist nicht identisch mit einer durch Bandscheiben – Protrusion und – Prolaps verursachten zervikalen Rückenmarksschädigung, und „chronische zervikale Myelopathie" nicht identisch mit spondylarthrotisch verursachter Halsmarkläsion.

Der Begriff „zervikale Myelopathie" bezeichnet ein Syndrom, nämlich eine Rückenmarksbeeinträchtigung im Halsbereich; so wie auch andere Organe der Nachbarschaft miterfaßt sein können von dem zugrunde liegenden Prozeß, so können auch die vom Rückenmark abgehenden Wurzeln durchaus mitbetroffen sein, dies ist aber keinesfalls obligat bei einer zervikalen Myelopathie.

Einem Syndrom „zervikale Myelopathie" können vielfältige Ursachen zugrunde liegen. Beispielhaft seien die spinale Form einer Encephalomyelitis disseminata, ein Neoplasma im Zervikalbereich, eine Strahlenmyelopathie, ein sogenanntes Schleudertrauma angeführt.

Der akute mediane zervikale Bandscheibenvorfall

Diese Erkrankung ist unter den Ursachen einer zervikalen Myelopathie am übersichtlichsten. Die Anamnese ist kurz, d.h. allenfalls mehrere Stunden bis wenige Tage, die Entwicklung kann, braucht aber nicht notwendigerweise schlagartig zu verlaufen. Betroffen sind überwiegend jüngere Patienten, die deutliche Beschwerden beklagen und erhebliche neurologische Ausfälle im Befund erkennen lassen, meist sowohl vonseiten des Rückenmarkes als auch der abgehenden Wurzeln. – Differentialdiagnostisch sind durch Beschwerdebild und neurologischen Befund sowie das Liquorsyndrom abzugrenzen akute, idiopathische Polyneuritiden sowie akute Myelitiden. – Die Fälle von akutem medialem zervikalem Bandscheibenvorfall, die wir untersuchen konnten, zeigten günstige Ergebnisse. Es wurde frühzeitig operiert, der neurologische Befund erbrachte Ausfälle im Sinne eines Querschnittssyndroms. – (Die *traumatisch* bedingten akuten zervikalen Myelopathien sind anders zu beurteilen, hier werden selbst bei gleicher klinischer Ausgangsposition ganz unterschiedliche postoperative Verläufe beobachtet.)

Wir kennen allerdings auch einen Patienten mit einem nachgewiesenen akuten zervikalen medialen Bandscheibenvorfall, der nicht in die dringend angeratene Operation einwilligte. Die Nachuntersuchungen dieses Patienten erbrachten in 8 Wochen eine nahezu vollständige Rückbildung sowohl der erheblichen medullären wie auch radikulären Symptome, ohne daß über eine Halsmanschette hinausgehende therapeutische Maßnahmen ergriffen worden waren.

Die sogenannte chronische zervikale Myelopathie

Die Diagnose dieses Syndroms ist weitaus schwieriger. Es sei zunächst nochmals klargestellt, daß hierunter wirbelsäulenbedingte Läsionen des Halsmarkes gemeint sind. Für die Diagnose einer solchen vertebragenen Myelopathie fordern wir 4 Kriterien (siehe Tabelle 1):

Tabelle 1. Kriterien zur Diagnose einer (vertebragenen) chronischen zervikalen Myelopathie

1. Hinweise aus Anamnese und Beschwerdebild
2. auf das Halsmark weisender neurologischer Befund
3. positive Hinweise im Myelogramm
4. Ausschluß anderer Erkrankungen

Positive Hinweise aus Anamnese und Beschwerdebild

Die sogenannte chronische zervikale Myelopathie (infolge degenerativer Wirbelsäulenveränderung) kann sich unterschiedlich schnell entwickeln, die meisten Patienten berichten über eine Erkrankungsdauer von mehreren Monaten bis zu 2 Jahren, jedoch sind auch weitaus längere Krankheitsverläufe zu beobachten (siehe Tabelle 2).

Die Patienten sind überwiegend männlichen Geschlechts und im mittleren bis höheren Lebensalter. Ein schubweiser Verlauf, insbesondere wenn Remissionen zu beobachten sind, oder gar deutliche Hirnnervenstörungen, etwa in Form von Schluckstörungen, sind ungewöhnlich für eine solche vertebragene zervikale Myelopathie. Die bei unseren Patienten gefundenen Beschwerden zeigt Tabelle 3.

Tabelle 2. Geschlechtsverteilung (n = 112)

Männer	81%
Frauen	19%

Tabelle 3. Beschwerden

Miktionsstörungen	27%
Gehstörungen	77%
Armschwäche	46%
diffuse Schmerzen und Mißempfindungen	68%
radikuläre Armschmerzen	39%
Lhermittesches Zeichen	5%

Auf das Halsmark weisender neurologischer Befund

Die bei unseren Patienten gefundenen neurologischen Auffälligkeiten zeigt Tabelle 4.

Tabelle 4. Neurologische Symptome

Paraspastik	21%
Tetraspastik	66%
zentrale Paresen	
nur an den Armen	9%
nur an den Beinen	21%
an Armen und Beinen	18%
radikuläre Paresen am Arm	18%
Sensibilitätsstörungen	
uncharakteristisch	39%
Lagesinn (nie allein)	9%
radikulär	23%
querschnittsähnlich	16%
dissoziiert	4%
keine	27%

Hervorzuheben ist, daß in 27% keine sicheren Sensibilitätsstörungen gefunden wurden, auch nur querschnittsähnliche Sensibilitätsstörungen fanden wir lediglich in 16%. In 39% lagen sogenannte uncharakteristische Sensibilitätsstörungen vor, darunter verstehen wir inselförmige oder strumpfförmige Veränderungen an den Beinen oder gürtelförmige Beeinträchtigungen im Bereich des Unterbauches, jedoch nicht durchgehend.

Positive Hinweise im Myelogramm

Besonders von Kuhlendahl ist immer wieder betont worden, welch großes Gewicht dem sogenannten konstitutionellen engen Spinalkanal zukommt. Für den Spinalkanal eine absolute Weite angeben zu wollen, scheint etwas schwer einsichtig. Meßtechnische und konstitutionelle Faktoren werden wenig berücksichtigt. Die Weite des Spinalkanals zu messen, indem man sich in Beziehung zur Tiefe des Wirbelkörpers setzt, scheint eher einsehbar. In gemeinsamen Untersuchungen mit Hillemacher konnte gezeigt werden, daß dem engen Spinalkanal eine gewisse Bedeutung beizumessen ist insofern, als bei diesen Patienten häufiger eine vertebragene zervikale Myelopathie vorkommt, im Einzelfall läßt sich hieraus jedoch keine diagnostische Hilfe ableiten, allenfalls statistische Wahrscheinlichkeiten können angegeben werden. Es zeigte sich ferner, daß der von Ritter et al. angegebene Quotient vom Durchmesser des Spinalkanals zu Durchmesser des Wirbelkörpers von 1,0 zu hoch liegt, der Quotient von 0,8 besitzt eine bessere Trennschärfe. Martin publizierte sogar 21 Fälle mit spondylarthrotischer zervikaler Myelopathie, von denen 8 einen ungewöhnlich weiten Spinalkanal aufwiesen. Die oft zitierte Arbeit von Kessler über den angeborenen engen zervikalen Spinalkanal enthält klinische und Laborbefunde über 6 Patienten, von denen nur bei zweien ein eindeutig pathologischer neurologischer Befund beschrieben wird. Diese Untersuchung kann keinesfalls als schlüssiger Beweis für einen Kausalzusammenhang zwischen einem angeborenen engen zervikalen Spinalkanal und einer zervikalen Myelopathie angesehen werden. (Dagegen sprechen auch die Zahlenverhältnisse, ein enger zervikaler Spinalkanal wird wesentlich häufiger beobachtet, ohne daß es zu neurologischen Ausfällen kommt, als daß es zu einer zervikalen Myelopathie kommt. Darüber hinaus gehen Weite des Spinalkanals und neurologische Störungen keinesfalls parallel.)

Typische Befunde im Myelogramm sind die Eindellungen der Kontrastmittelsäule, wie sie zumal in Funktionsstellungen erkennbar sind. In Retroflexion des Kopfes kann auch ein Stop des Kontrastmittels erkennbar werden. Dieser Stop ist bei Inklination des Kopfes in der Regel wieder aufgehoben, lediglich bei weitfortgeschrittenen Fällen liegt ein kompletter Stop der Kontrastmittelsäule vor. Die Bedeutung der Funktionsaufnahmen nicht nur im Myelogramm, sondern auch bei den Übersichtsröntgenaufnahmen wurde von Distelmaier, zusätzlich beim Queckenstedt-Versuch und bei der Myelographie von Eickhoff und Voigt betont.

Ausschluß andersartiger Erkrankungen

Wir haben gelernt, daß es pathognomonische Befunde für die vertebragene zervikale Myelographie nicht gibt. Hochgradig und auf die spondylarthrotisch bedingte zervikale Myelopathie hinweisende Veränderungen im Myelogramm haben wir auch bei 3 Patienten gesehen, bei denen wir später eine myatrophische Lateralsklerose diagnostizieren mußten (siehe Abb. 1). Die Abgrenzung einer zervikalen Myelopathie von der myatrophischen Lateralsklerose ist besonders schwierig, wenn keine Sensibilitätsstörungen vorliegen, da in etwa 10% der Fälle die myatrophische Lateralsklerose mit spastischen Symptomen beginnen kann. Gelingt es, an den Beinen im Elektromyogramm Spontanaktivität aus einem Muskel abzuleiten, kann die Diagnose einer zervikalen Myelopathie nicht aufrecht erhalten werden. An den Armen kann – wie wir das bei einigen Patienten mit gesicherter zervikaler Myelopathie beobachten konnten – durchaus in einem Muskel, über den sogar ein gesteigerter Reflex läuft, Spontanaktivität nachgewiesen werden. Dies ist ein etwas ungewöhnlicher Befund!

Ähnliche Schwierigkeiten wie bei der myatrophischen Lateralsklerose gibt es bei der spinalen Form der Encephalomyelitis disseminata. Ein klinischer Befund, der eindeutig auf eine multilokuläre Läsion des zentralen Nervensystems hinweist, schließt eine zervikale Myelopathie aus und spricht für eine Encephalomyelitis disseminata, zumal wenn auch ein für die E. d. typischer schubweiser Verlauf und ein typisches Liquor-Syndrom hinzukommen. Auch die Ableitung von visuell evozierten Potentialen kann die Diagnose einer Encephalomyelitis disseminata stützen. Dagegen spricht eine leichte Eiweißerhöhung, wie sie auch bei vielen klinisch unauffälligen älteren Menschen vorkommt, nicht gegen eine zervikale Myelopathie. Der Verlauf der Erkrankung ist schwierig zu beurteilen. Ein schubweiser Verlauf spricht mehr für eine Encephalomyelitis disseminata, eine rasche Progredienz für eine myatrophische Lateralsklerose. Die vertebragene chronische zervikale Myelopa-

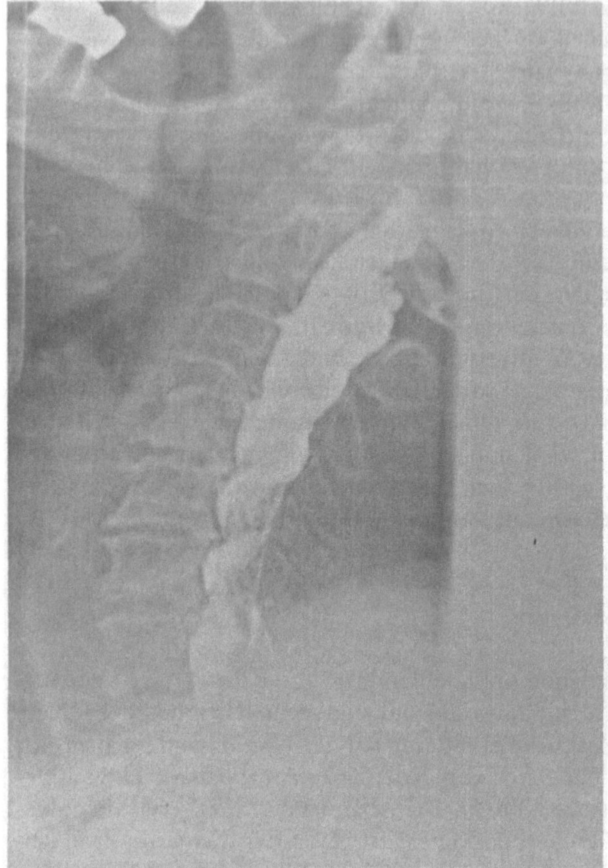

Abb. 1. Scheinbar für eine spondylarthrotisch bedingte zervikale Myelopathie typisches Myelogramm Pat. verstarb an einer autoptisch gesicherten myatrophischen Lateralsklerose

thie hat durchaus nicht einen langsam progredienten Verlauf, auch hier kann es zu einer raschen Verschlechterung über einige Wochen bis Monate kommen, anschließend kann die Erkrankung auch über viele Jahre keine neuerlichen Verschlechterungen des neurologischen Befundes zeitigen. So beobachten wir mehrere Patienten seit 1975, die nicht in eine Operation einwilligten, bei denen der neurologische Befund bei gesicherter vertebragener zervikaler Myelopathie seither unverändert ist.

Zusatzdiagnostik

Wegen der recht schwierigen Differentialdiagnose fordern wir bei allen Patienten, bevor die Diagnose einer vertebragenen chronischen zervikalen Myelopathie gestellt werden kann, eine craniale Computer-Tomographie sowie eine Röntgenuntersuchung des zervico-occipitalen Überganges, weiterhin ist von dem bei der hohen Myelographie gewonnenen Liquor eine Elektrophorese zu untersuchen. Lediglich

Tabelle 5. Zusatzdiagnostik

obligat:	kraniales CT Rö kranio – zervikaler Übergang Liquorelektrophorese
fakultativ:	B_{12}-Spiegel EMG von Beinmuskeln

die Zellzahl und quantitativ das Eiweiß zu bestimmen, ist unzureichend. Bei entsprechendem Verdacht aufgrund anamnestischer Hinweise und des klinischen Befundes ist auch der Ausschluß einer funikulären Spinalerkrankung zu erwägen (siehe Tabelle 5).

Der Neurologe soll bei der Frage einer vertebragenen chronischen zervikalen Myelopathie aber nicht nur die Wahrscheinlichkeit der richtigen Diagnose angeben, der Operateur erwartet von ihm auch einen Beitrag zur *Höhenlokalisation,* wenn dies aus dem Myelogramm entweder nicht eindeutig hervorgeht oder aber mehrere Etagen verändert sind. Unter den neurophysiologischen Untersuchungen sind die corticalen Reizantwortpotentiale zuverlässiger als die einfache klinische Sensibilitäts-Untersuchung (Baust et al. 1972). Bei akuten radikulären zervikalen Syndromen infolge Bandscheibenerkrankungen sind neurologische Befunde und elektrodiagnostische Untersuchung wesentlich aussagekräftiger (Huffmann 1977). Jedoch ist auch hier zu bedenken, daß etwa ein C_5-Syndrom sowohl auf einer Erkrankung des Segmentes HWK 4/5, aber auch HWK 3/4 beruhen kann, je nachdem ob die Wurzel durch eine Bandscheibenprotrusion oder einen Prolaps oder mehr im Foramen intervertebrale beeinträchtigt wird. Eine den Bizeps-Sehnenreflex einschließende Tetraspastik kann jedenfalls nicht auf eine Läsion des unteren Zervikalmarkes alleine zurückgeführt werden. –

In vielen Fällen bleibt die Höhendiagnostik aufgrund des klinischen neurologischen Befundes unsicher. Die sicherste Methode zur Höhenlokalisation ist die Diskographie (Ciba, Kühner 1976). Diese Untersuchung ermöglicht auch die Unterscheidung zwischen diskogener und spondylarthrotischer zervikaler Myelopathie. Wie bereits Hamel et al. 1980 mitteilten, kann nämlich auch eine diskogene zervikale Myelopathie, also eine zervikale Myelopathie infolge eines sogenannten weichen zervikalen Bandscheibenprolaps oder einer Bandscheibenprotrusion, ohne ein vertebrales Syndrom verlaufen, d.h. ohne eine Fixierung der Halswirbelsäule und ohne Nackenschmerzen, auch die Entwicklung der neurologischen Störungen braucht keinesfalls akut oder subakut zu sein, sondern kann sich über viele Monate erstrecken. Von der Verlaufsdynamik her ist also eine Differenzierung zwischen einer diskogenen zervikalen Myelopathie und einer spondylarthrotischen zervikalen Myelopathie nicht sicher möglich. Auch wir fanden bei mindestens 19 unserer Patienten mittels Diskographie heraus, daß sie trotz einer mehrmonatigen Anamnese und ohne deutliches vertebrales Syndrom eine *diskogene* zervikale Myelopathie hatten. Diese Unterscheidung zwischen diskogener und spondylathrotischer zervikaler Myelopathie ist von großer Bedeutung, da nach diskogen bedingten zervikalen Myelopathien durch die Operation deutliche Besserungen zumindest möglich sind. Diese Unterscheidung wäre gerade für die Operationsindikation wesentlich.

Leider wird der Einsatz dieser gut differenzierenden Untersuchung durch widersprüchliche Indikationsstellungen eingeengt. An der Erlanger Orthopädischen Universitätsklinik wird die Diskographie ausschließlich präoperativ durchgeführt, wenn also die Entscheidung über die Operationsindikation bereits gefällt ist. Wir haben daher versucht, retrospektiv Eigenschaften der Patienten, die an einer diskogenen zervikalen Myelopathie litten, zu analysieren und sie anhand anderer Kriterien von Patienten mit einer spondylarthrotisch bedingten zervikalen Myelopathie zu trennen. Die Analyse der beiden Patientengruppen erbrachte aber lediglich, daß einige der Patienten jünger waren, die einen sogenannten weichen Prolaps erlitten hatten, eine obere Altersgrenze ließ sich aber nicht angeben, es waren auch Patienten in höherem Lebensalter betroffen. Deutliche Unterschiede in der klinischen Symptomatik lassen sich ebenfalls nicht eruieren. Es ist also höchstens erlaubt, bei einer jungen Frau eine spondylarthrotisch bedingte chronische zervikale Myelopathie für weniger wahrscheinlich als eine diskogene chronische zervikale Myelopathie zu halten.

Wie sollte man nun den Operateur bezüglich der *Operationsindikation* als Neurologe beraten? (Die Operationsindikation im juristischen Sinne stellt natürlich letztlich der Operateur.) Wünschenswert wäre eine sichere Unterscheidung zwischen diskogener und spondylarthrotischer chronischer zervikaler Myelopathie, und nicht erst präoperativ, dann ist die Operationsindikation entschieden. – Wie sind die Operationsaussichten? Nach unseren Untersuchungen ist bei der spondylarthrotisch bedingten zervikalen Myelopathie nur ein *Aufhalten des Krankheitsfortschrittes* zu erwarten. Eine eindeutige Operationsindikation würden wir daher nur bei erwiesenem Progreß stellen (Kügelgen et al. 1980). Bei der Mehrheit der Patienten konnte eine günstige Beeinflussung der *Beschwerden* beobachtet werden (Liebig et al. 1980), so daß bei hartnäckigen Beschwerden auch ohne wesentliche neurologische Ausfälle mit den Kranken die Operationsindikation besprochen werden sollte.

Bei der diskogenen chronischen zervikalen Myelopathie sind die Verhältnisse offensichtlich vielfältiger. Nach der Literatur und auch nach unseren bisherigen Erfahrungen sind hier eindeutig Besserungen möglich, diese hängen ganz offensichtlich mit der Dauer der Anamnese bis zur Operation zusammen (Hamel et al. 1980). Besonders diese Patienten sollte man eigentlich möglichst früh diagnostizieren und dann wohl auch operieren, wobei neben Anamnesendauer natürlich Ausmaß der Beschwerden und besonders der neurologischen Ausfälle zu bewerten wären. Diese Unterscheidung ist nun leider mit klinischen und auch apparativen Methoden derzeit nicht möglich, von neurologischer Seite aus verfolgen wir daher mit großem Interesse die Diskussion über die Indikation der Diskographie. Stellt man diese Indikation eng, d. h. diskographiert man nur präoperativ, so kann die Operationsindikation nur bei offensichtlich progredienten Krankheitsverlauf gestellt werden. Bei einem derartigen Vorgehen verzichtet man auf die Operation all derjenigen chronischen zervikalen Myelopathien ohne Progreß, die diskogen bedingt sind, also auf einem Bandscheibenvorfall oder einer Bandscheibenprotrusion beruhen. Da aber auch bei diesen chronischen *diskogenen* zervikalen Myelopathien ein Stillstand in der Krankheitsdynamik, ja sogar spontane Besserungen zu beobachten sind, wie wir an dem eingangs geschilderten Fall lernen konnten, scheinen die Nachteile einer derartig restriktiv gestellten Operationsindikation vertretbar. Andererseits erscheint es nicht gerechtfertigt, allen Patienten mit einer chronischen zervikalen Myelopathie die Operation anzuraten, auch wenn das Krankheitsbild sich nicht verschlechtert, nur um bei einem bestimmten Prozentsatz mit *diskogener* Ursache eine eventuelle Verbesserung der Symptomatik nicht zu versäumen. – Diese Operationsindikation wird man sicher wieder erweitern, wenn die erfolgsträchtige Gruppe, also die diskogen bedingten chronischen zervikalen Myelopathien, präoperativ klar diagnostiziert werden können.

Wenn für die Operationsindikation die Änderung des neurologischen Befundes von derartiger Bedeutung ist, so muß aber auch zugestanden werden, daß dies durchaus nicht unproblematisch ist. So genau sich Kraftentfaltung, Sensibilität und Reflexbefund beschreiben lassen, so schwierig sind Bewegungsstörungen wie eine Spastik zu erfassen. In einer vielzitierten Arbeit versuchte Nurick, den neurologischen Befund in einer Bewertungsziffer zu erfassen. Dies erscheint uns nicht sinnvoll, da einmal die einzelnen Symptome den Patienten unterschiedlich stark behindern und sie zum anderen auch eine unterschiedliche Dynamik zeigen. Diese Bewertungsziffer täuscht eine Pseudo-Genauigkeit vor. Den Verlauf anhand von sozialen Fertigkeiten wie Arbeitsfähigkeit oder -unfähigkeit abschätzen zu wollen, ist noch unsinniger, da vielfältige, nicht erfaßte Einflüsse dies mitbeeinflussen. Dies kann durch eine noch so große Zahl von Fällen nicht ausgeglichen werden. (González-Feria und Peraita-Peraita berichten über 521 Fälle von chronisch spondylotischer Myelopathie aus 22 Kliniken in Spanien und Portugal, 1975.) Es bleibt alleine die genaue klinische Untersuchung und zunächst die verbale Beschreibung des Befundes. Die von der Arbeitsgruppe um Brussatis, Mainz, durchgeführten Untersuchungen zur quantitativen Erfassung der Spastik sind wohl noch nicht für die klinische Routine geeignet. – Allerdings erscheint die ausschließlich klinische Untersuchung von vielen Patienten, zumal über längere Zeiträume, auch für einen erfahrenen Untersucher nicht leicht. Wenn die Untersucher aber wechseln, wie sich das in einer Klinikambulanz nur selten vermeiden lassen wird, so ist eine sichere Abschätzung des Verlaufes bei diesen Patienten mit ihren Bewegungsstörungen noch weiter erschwert. Es kommt noch hinzu, daß die Symptomatik nicht nur von der Dynamik des zugrundeliegenden Krankheitsprozesses bestimmt wird, sondern auch durch therapeutische Maßnahmen wie intensive Krankengymnastik oder möglicherweise sogar noch medikamentöse antispastische Behandlungen verändert wird. Daher haben wir bei einzelnen Kranken kurze *Videoaufnahmen* der Koordinationsuntersuchungen, also der Diadochokinese und des Gangbildes, durchgeführt, wir haben gelernt, daß dies eine ganz wertvolle Hilfe darstellt. Wenn man auf eine aufwendige Geräteausstattung verzichtet und sich nur auf einfache Geschicklichkeitsuntersuchungen wie die Diadochokinese und Gangprüfungen beschränkt, ist der Aufwand vertretbar, die Bandkosten liegen nur bei ca. 14 Pfennig pro Minute.

Konservative Therapie

Bei einer Veränderung des Muskeltonus beklagen viele Patienten neben Bewegungsstörungen und Schmerzen Mißempfindungen, hierdurch wird auch häufig Schlaflosigkeit verursacht. Bei der Therapie dieser Muskeltonusveränderungen muß zunächst sichergestellt sein, daß es sich um spastische Tonussteigerungen handelt. Bei einer solchen Muskelspastik ist neben einer regelmäßigen physikalischen Therapie die medikamentöse Behandlung mit Baclofen (Lioresal®) möglich, einem Derivat der GABA. Baclofen ist gut wirksam, ist aber bei manchen Patienten etwas magenunverträglich, zudem können während der Zeit der Behandlung in Einzelfällen periphere Paresen vorübergehend zunehmen, wodurch der Behandlungserfolg wieder etwas aufgehoben wird. Daher ist eine Kombination mit einem Benzodiazepin-Derivat günstig, dessen muskelrelaxierender Effekt ebenfalls auf Veränderungen des GABA-Systems beruht. Die Benzodiazepin-Präparate sind sehr gut verträglich, bei längerer Behandlungsdauer muß auf die Gefahr einer Abhängigkeit geachtet werden. Durch geringfügige Änderungen am Benzodiazepin-Molekül sind Veränderungen des Wirkungsprofils erreicht worden, so daß heute Benzodiazepin-Derivate zur Verfügung stehen, die in erster Linie muskelrelaxierend wirken und nur wenig sedieren, eine mäßig anxiolytische und kaum eine antikonvulsive Wirkung zeigen, z.B. Tetrazepam (Musaril®). In vielen Fällen haben wir günstige Beeinflussungen auf Schmerzen und Mißempfindungen beobachten können, auch die Baclofen-Dosis konnte etwas reduziert werden, ohne daß die Spastik wieder zunahm. Durch eine abendliche Dosiserhöhung können gerade nächtliche Mißempfindungen und Einschlafstörungen gut durch Tetrazepam behandelt werden.

[Der muskelrelaxierende Effekt des Tetrazepams kann ebenfalls sehr gut bei den meist auch besonders schmerzhaften peripher bedingten Muskelverspannungen (z.B. bei der lumbalen Bandscheibenerkrankung) ausgenutzt werden.]

Schlußfolgerungen

Das Syndrom der zervikalen Myelopathie mit chronischem Verlauf bietet noch sehr viele Probleme. Der Neurologe sollte dem Operateur bei der schwierigen Differentialdiagnose helfen, darüber hinaus muß er die Beschwerden und Befunde dieser Kranken besonders genau untersuchen, um eine Verschlechterung trotz aller aufgeführten methodischen Schwierigkeiten erfassen zu können. Kaum glaubliche Operationserfolge anhand von Skalen nachweisen zu wollen, erscheint nicht sehr hilfreich. Für die weitere Zukunft wäre eine Einigung über die Indikation der Diskographie sehr wünschenswert, um die Kranken mit einer zervikalen Myelopathie chronischen Verlaufs besser unterscheiden zu können nach *diskogenem* und *spondylarthrotischem* Ursprung. Dies würde auch die Operationsindikation verändern. Auch wissenschaftliche Fragestellungen, insbesondere Untersuchungen über die Pathogenese der vertebragenen chronischen zervikalen Myelopathie, bedürfen dringend dieser Klärung.

Literatur

1. Baleriaux-Waha D, Babin E, Dupont M, Wackenheim A, Jeanmart L (1978) Computer tomography in lesions of the cervical spinal canal. J Belge Radiol 61:287–290
2. Baust W, Ilsen HW, Jörg J, Wambach G (1972) Höhenlokalisation von Rückenmarksquerschnittssyndromen mittels corticaler Reizantwortpotentiale. Nervenarzt 43:292–304
3. Ciba K, Kühner A (1976) Die Diagnostik zervikaler Bandscheibenprozesse. Nervenarzt 47:160–164

4. Dieckmann H (1966) Zervikale Myelopathie. Internist 7:94–105
5. Distelmaier P (1977) Zur Bedeutung der Funktionsaufnahmen der Halswirbelsäule bei der Diagnostik zervikaler Syndrome. Fortschr Röntgenstr 126:160–165
6. Eickhoff U, Voigt K (1973) Funktionsdiagnostik der chronischen zervikalen, vertebragenen Myelopathie. Fortschr Röntgenstr 119, 2:230–234
7. Frykholm R (1969) Die zervikalen Bandscheibenschäden. In: Olivecrona H, Tönnis W (Hrsg) Handbuch der Neurochirurgie, Bd 1, Springer, Berlin Heidelberg New York
8. González-Feria L, Peraita-Peraita P (1975) Cervical spondylotic myelopathy: a cooperative study. Clin Neurol Neurosurg 19–33
9. Grote W, Brock M, Clar H-E, Klinger M, Nau H-E (Hrsg) (1980) Surgery of cervical myelopathy. Springer, Berlin Heidelberg New York
10. Grüninger W (1977) Die chronische Myelopathie im höheren Lebensalter. Habilitationsschrift Würzburg
11. Hamel E, Frowein RA, Karimi-Nejad A (1980) Classification and prognosis of cervical myelopathy. In: Grote W et al. (Hrsg) Surgery of cervical myelopathy. Springer, Berlin Heidelberg New York, S 115–119
12. Hillemacher A, Kügelgen B (1978) Zum Wert der seitlichen HWS-Aufnahme bei der Diagnose der chronisch zervikalen Myelopathie. Fortschr Röntgenstr 129, 1:44–46
13. Huffmann G (1977) Höhenlokalisation zervikaler Bandscheibenschäden mit neurologischen und elektrodiagnostischen Befunden. Med Klinik 72:1987–1990
14. Jung A, Kehr P, Nuss M (1974) Das zerviko-encephale Syndrom bei Arthrosen und Traumen der Halswirbelsäule. Z Orthop 112:729–736
15. Kazner E, Kollmannsberger A (1978) Differenzierte neurochirurgische Behandlung des zervikalen Bandscheibenvorfalls. In: Flügel KA (Hrsg) Neurologische und psychiatrische Therapie. Perimed Erlangen, S 102–107
16. Kessler JT (1975) Congenital narrowing of the cervical spinal canal. Acta Neurol Neurosurg Psychiat 38:1218–1224
17. Krumbholz S, Willenberg E, Barthel G (1977) Die chronische zervikale Myelopathie. Psychiat Neurol Med Psychol 29:321–329
18. Kügelgen B, Liebig K, Huk W (1980) Neurological approach to differential diagnosis and indication for surgery in chronic cervical myelopathy. In: Grote W et al. (Hrsg) Surgery of cervical myelopathy. Springer, Berlin Heidelberg New York, S 41–46
19. Kuhlendahl H, Felten H (1956) Die chronische Rückenmarksschädigung spinalen Ursprungs. Langenbecks Arch und Dtsch Z Chir 283:96–128
20. Liebig K, Kügelgen B, Hohmann D, Huk W (1980) Results of the treatment of patients affected by chronic cervica myelopathy by surgical decompression and ventral fusion according to Cloward. In: Grote W et al. (Hrsg) Surgery of cervical myelopathy. Springer, Berlin Heidelberg New York, S 100–103
21. Lurati M, Mertens HG (1971) Anlagebedingte Enge des Zervikalkanals und zervikale Myelopathie. Z Neurol 199:46–66
22. Martin G (1977) Cervical spondylotic myelopathy in wide canals. NZ Med J 85:475–476
23. Nurick S (1976) The pathogenesis of cervical spondylotic myelopathy. Acta Neurol Belg 76:274–275
24. Peserico L, Uihlein A, Baker GS (1962) Surgical treatment of cervical myelopathy associated with cervical spondylosis. Acta Neurochir 10:214–275
25. Ritter G, Hopf HC (1967) Die zervikale Myelopathie. Akt Neurologie 3:79–89
26. Ritter G, Rittmeyer K, Hopf HC (1977) Konstitutionelle Enge des zervikalen Spinalkanals. Dtsch Med Wschr 100:358–361
27. Sartor K, Richert S (1979) Computertomographie des Spinalkanals nach intrathekalem Enhancement: zervikale CT-Myelopgraphie. Fortschr Röntgenstr 130:261–269
28. Stöhr M, Dichgans J, Diener HC, Buettner UW (1982) Evozierte Potentiale. Springer, Berlin Heidelberg New York

Operationsergebnisse bei zervikalen Myelopathien

K. Liebig

Die Pathophysiologie und Biomechanik der chronischen zervikalen Myelopathie ist teilweise noch ungeklärt. So ist auch die Therapie des Krankheitsbildes noch uneinheitlich. Nach der Literatur sollen sich bei 30% der betroffenen Patienten die Beschwerden und der neurologische Befund stabilisieren und bedürfen somit keiner Behandlung. Die operative Therapie der zervikalen Myelopathie mit der Entlastungslaminektomie führte zu wenigen befriedigenden Ergebnissen. Durchschnittlich weisen 25% der operierten Patienten eine Verringerung der Beschwerdesymptomatik auf, bei über 50% besteht eine unveränderte Ausprägung des neurologischen Defizites. Nuri zeigt in einer Sammelstatistik, daß Patienten nach Laminektomie nicht statistisch signifikant besser waren als konservativ behandelte. Die insgesamt schlechten Ergebnisse nach Laminektomie ließen ein Operationsverfahren aufgreifen, wie es insbesondere von Smith-Robinson und Cloward beschrieben und von Verbiest weit verbreitet wurde. Da bei der zervikalen Myelopathie die Kompression des Rückenmarkes überwiegend von Randosteophyten ausgeht, muß unseres Erachtens auch die operative Intervention und die Entlastung von ventral und nicht von dorsal erfolgen. Schwer vergleichbar sind die postoperativen Ergebnisse, da im wesentlichen die klinischen Befunde und neurologischen Defizite in leicht, mittel und schwer eingeteilt wurden und eine Differenzierung unterblieb. So lassen sich zum augenblicklichen Zeitpunkt nur wenige Operationsergebnisse miteinander vergleichen. Eine differenzierte Operationsindikation kann jedoch nur nach sorgfältiger Analyse der Behandlungsergebnisse aufgebaut werden.

Seit 1975 erfolgt die Untersuchung der Patienten, die mit der Frage einer chronischen zervikalen Myelopathie vorgestellt werden, gemeinsam durch die Neurologische, Orthopädische und Neurochirurgische Universitätsklinik. Auch die Kontrolluntersuchungen nach operativen Eingriffen werden vom gleichen Untersucherteam ausgeführt. Seit 1972 wurden an der Orthopädischen Universitätsklinik Erlangen 77 Patienten wegen einer chronischen zervikalen Myelopathie in dem von Cloward angegebenen vorderen Zugang operiert. Sie konnten in einem Zeitraum bis zu 5 Jahren regelmäßig vom gleichen Team nachuntersucht werden. Der jüngste Patient war 30, der älteste 78 Jahre alt. Der Altersgipfel lag zwischen 50. bis 65. Lebensjahr. Männer waren fünfmal häufiger betroffen als Frauen. Praeoperativ standen spastisch ataktische Gangstörungen und Schwäche der unteren Extremitäten im Vordergrund, gefolgt von mehr diffuseren Extremitätenschwächen und eher radikulär zuordenbaren Schmerzausstrahlungen. Ein Drittel der Patienten litt unter Miktionsstörungen. Die der Halswirbelsäule zuordenbaren Beschwerden fehlten fast völlig. Lediglich zweimal konnte das Lhermittesche Zeichen ausgelöst werden. Die Segmentbestimmung erfolgte praeoperativ durch das Myelogramm, eine intraoperative Diskographie bestätigte dann die Segmenthöhe. Eine eindrucksvolle ap-Einengung des knöchernen Spinalkanales unter 14 mm war nicht die Regel, wie dies auch Martin in der Beschreibung zervikaler Myelopathien bei weitem Spinalkanal angegeben hat. Es muß davon ausgegangen werden, daß in höherem Maße als bisher angenommen nicht nur knöcherne Einengungen des Spinalkanales, sondern weiche Prolapse Ursache der mechanischen Raumnot sein kann. Trotz der an sich schonsamen Technik nach Cloward verstärkten sich postoperativ zunächst bei 70% der Patienten die vorbestehende Spastik und die zentrale Lähmung, Symptome, die wir als Zeichen einer passageren Hypoxidose mit reaktivem Ödem ansahen. Eine Rückbildung trat regelmäßig innerhalb von 2 Wochen ein. Nur bei 2 Patienten bestand sie weiter. Die Gehbehinderung, Arm- und Beinbeschwerden verringerten sich bei mehr als ⅔ der operierten Patienten. Auch die diffusen Mißempfindungen und Schmerzausstrahlungen ließen bei 80% der Patienten nach, das Lhermitte-Zeichen konnte nicht mehr ausgelöst werden. Miktionsstörungen bestanden lediglich bei 2 Patienten weiter. Diesen günstigen funktionellen und subjektiven Beurteilungen gegenüber bestanden postoperativ para- und tetraspastische Tonusveränderungen unvermindert weiter. Die zentralen Lähmungen an Armen und Beinen blieben ebenfalls im wesentlichen unbeeinflußt. Zweimal kam es zu einer Verschlechterung der zentralen Armparese. Radikuläre Paresen der oberen Extremitäten besserten sich demgegenüber generell gut. Keinmal blieben sie unbeeinflußt und keinmal verschlechterten sie sich. Praeoperative Sensibilitätsstörungen besserten sich bei einem Drittel der operierten Patienten. Wenn man unterstellt, daß die chronische zervikale Myelopathie ein Krankheitsbild mit wechselnder Dynamik der Progression ist, so muß bereits ein Stillstand der neurologischen Symptomatik über mehrere Jahre und eine anhaltende Besserung der subjektiven Beschwerden und ein Rückgang der Miktionsstörungen als merklicher Erfolg der Operation gewertet werden.

Bei der Fusion von einem oder zwei Segmenten wird die Bewegungseinschränkung der Halswirbelsäule von keinem der Patienten als unangenehm oder störend empfunden. 75 Patienten wiesen eine komplikationslose Spaneinheilung auf. Ein manifester oder schleichender Infekt des fusionierten Segmentes verzögerte zweimal den Heilungsverlauf. Unter konsequenter Ruhigstellung kam es jedoch zu einer sicheren Verblockung. Eine Pseudarthrose der Spondylodese konnten wir nicht beobachten. Wir führen dies auf eine 6wöchige konsequente Ruhigstellung in einer breiten Gipskrawatte zurück.

Eine gewisse Problematik stellt immer die funktionelle Mehrbelastung der Nachbarsegmente im Bereich der Spondylodese dar. 23mal waren postoperativ ober- und unterhalb der Fusion instabile Bewegungssegmente zu beobachten, die zehnmal schon zum Zeitpunkt der Operation bestanden.

Neben dorsalen osteochondrotischen Randwülsten, Bandscheibenprotrusionen und Prolapsen sieht Kuhlendahl im Kneifzangenmechanismus der aufgefälteten Ligamenta flava einen wesentlichen rückenmarkkomprimierenden Faktor. Distelmeier konnte nachweisen, daß in ⅔ seiner Fälle nicht die stark spondylotischen Bewegungssegmente mit verminderter Beweglichkeit, sondern meist die darübergelegenen hypermobilen Intervertebralsegmente dafür verantwortlich zu machen seien. Arthrotische Veränderungen der Wirbelbogengelenke führen zusammen mit der Höhenminderung des Bandscheibenzwischenraumes zu einer Veränderung des Bewegungsablaufes. Erdmann und Saternus wiesen darauf hin, daß die physiologische Kippbewegung in den Bewegungssegmenten eingeengt und unphysiologische transversale Kippverschiebungen verstärkt werden. Diese Abänderung des Bewegungsmusters könnte eine Erklärung für die Einengung des Spinalkanales bei Dorsalflektion in den unteren Bewegungssegmenten geben, da sich hier bei der Reklination die größten Bewegungsausschläge abspielen. Dieser Pathomechanismus kann durch die ventrale Dekompression, Fusion und Distraktion sicher behoben werden.

Die laufende Kontrolle von 77 operierten Patienten mit chronischer zervikaler Myelopathie zeigte, daß nach ventraler Dekompression und Fusion eine nachhaltige Beschwerdebesserung erreichbar ist. Medulläre neurologische Störungen besserten sich nach der Dekompression in der Regel nicht. Eine Operation ist deshalb dann angeraten, wenn eine deutliche erkennbare Progredienz neurologischer Ausfallserscheinungen vorliegt. Bei jahrelangen stationären medullären Ausfällen ist der operative Eingriff wenig erfolgversprechend – eine Beobachtung, die Karzner und Kollmannsberger bestätigen.

Zusammenfassend kann festgestellt werden, daß in dem berichteten Patientengut gravierende Komplikationen mit nachhaltiger Verschlechterung des Befundes nicht aufgetreten sind. Den nicht beeinflußbaren medullären Ausfällen stehen etwa in ¾ der Fälle eindrucksvolle funktionelle Leistungssteigerungen und subjektive Beschwerdereduktion gegenüber.

Literatur

Distelmaier P (1977) Zur Bedeutung der Funktionsaufnahmen der Halswirbelsäule bei der Diagnostik zervikaler Syndrome. Fortschr Röntgenstr 126, 2:160–165

Erdmann H (1968) Grundzüge der funktionellen Wirbelsäulenbetrachtung. Manuelle Medizin 5, 55, 6 (1967); 32, 78

Hillemacher A, Kügelgen B (1978) Zum Wert der seitlichen HWS-Aufnahme bei der Diagnose der chronisch zervikalen Myelopathie. Fortschr Röntgenstr 129, 1:44–46

Krayenbühl H, Weber G (1967) Zervikale Diskushernien und in den Wirbelkanal vorspringende knöcherne Randwülste. Erfahrungen mit der ventralen Operationsmethode nach Cloward. Münchner Med Wschr 109, 34:1717–1722

Kügelgen B, Liebig K, Huk W (1980) Neurological approach to differential diagnosis and indication for surgery in chronic cervical myelopathy. In: Grote W et al (Hrsg) Surgery of cervical myelopathy, Springer, Berlin Heidelberg New York, S 41–46

Kuhlendahl H (1969) Pathogenese der sog. zervikalen Myelopathie. Biomechanische und vasozirkulatorische Faktoren. Münch Med Wschr 111:1137–1140

Kyselka R, Sauder H-W (1977) Erfahrungen mit der ventralen Spondylodese nach Cloward. Beitr Orthop und Traumatolog 24, 2:97–104

Liebig K, Kügelgen B, Hohmann D, Huk W (1980) Results of the treatment of patients affected by chronic cervical myelopathy by surgical decompression and ventral fusion according to Cloward. In: Grote W et al (Hrsg) Surgery of cervical myelopathy. Springer, Berlin Heidelberg New York, S 100–103

Martin G (1977) Cervical spondylotic myelopathy in canals. New Zealand, Med Journ 85:475–476

Peserico L, Uihlein A, Baker GS (1962) Surgical treatment of cervical myelopathy associated with cervical spondylosis. Acta Neurochir 10:214–275

Thomalske G, Wild K v, Lammert E (1972) Zur chirurgischen Behandlung der cervikalen Myelopathie. Nervenarzt 43, 520–524

Vertebragene Insuffizienz der Arteria vertebralis

G. LANG und P. KEHR

Über die vertebragene Insuffizienz der Arteria vertebralis ist schon viel veröffentlicht worden; besonders im deutschen Sprachraum, u.a. von Junghanns [16], Kunert [26], Hinz [10], Gutmann [8, 9]. Mit Jung haben wir uns in dieses Kapitel der Pathologie seit 1962 eingeschalten [11, 12, 13, 14, 15].

Die vertebragene Insuffizienz der Arteria vertebralis prägt sich in klinischer Hinsicht als ein zerviko-enzephales Syndrom aus. So werden wir sie beschreiben und diskutieren.

Wir wollen darauf hinweisen, daß jeder pathologische Zustand oder jedes Trauma der HWS sich auf 4 Arten auswirken kann, und zwar:
a) durch ein lokales zervikales Syndrom mit Schmerzen und Beweglichkeitseinschränkungen,
b) durch eine sich topographisch nach unten verlagernde Symptomatik, wobei es sich vor allem um das sogenannte zervikobrachiale Syndrom mit seinen schmerzhaften radikulären Ausstrahlungen bis in die Finger handelt,
c) durch ein Rückenmarksyndrom, das sich in den unteren oder auch allen 4 Extremitäten bemerkbar macht,
d) durch sich topographisch nach oben verlagerndes enzephales Syndrom das sogenannte zerviko-enzephale Syndrom oder auch vertebragene Insuffizienz der Arteria vertebralis genannt.

Die genannten Syndrome können isoliert oder in Assoziation auftreten. Wichtig ist zu bemerken, daß das zerviko-enzephale Syndrom einen breiten Rahmen darstellt; darin finden Platz:
1. das von Barré und Liéou beschriebene „hintere zervikale Sympathikussyndrom" [3]
2. die von Brown beschriebene vertebro-basiläre Insuffizienz [7]
3. das von Gutmann beschriebene zerviko-dienzephale Syndrom mit synkopaler Tendenz [8, 9]
4. das traumatische oder post-traumatische zervikale Syndrom [13, 14].

Vereinfachung werden wir dem Ausdruck „vertebragene Insuffizienz des Arteria vertebralis" den Ausdruck „zerviko-enzephalen Syndrom" vorziehen und weiterhin benutzen.

Klinische Beschreibung des zerviko-enzephalen Syndrom

A) 1925 beschrieb Barré [3] das „Syndrome sympathique cervical postérieur" bei Kranken mit HWS-Arthrose, „wenn sie den Kopf drehen". Die in der Dissertation [28] aufgezeichneten Symptome sind Zervikalschmerzen, Kopfschmerzen, Schwindelanfälle, Ohrensausen, Sehbeschwerden, Augenschmerzen und beiläufig Schmerzen sowie vasomotorische Anfälle im Bereich des Gesichts, pharyngeale und laryngeale Störungen. Für Barré und Liéou ist dieses Syndrom auf Schädigung oder Irritation des hinteren Halssympathikus, d. h. des N. vertebralis (François-Franck) zurückzuführen. Der N. vertebralis ist der vasomotorische Nerv der Aa. vertebrales, die die Blutzirkulation der Hirnbasis (pedunculus cerebralis, medulla oblongata, pons), des Kleinhirns des Lobus occipitalis und der unteren und inneren Anteile des Lobus temporalis sichern. Die Irritation des N. vertebralis und der Rami commicantes grisei würde durch die Arthrose und besonders durch die Uncarthrose hervorgerufen. Dies ist wohl nicht möglich, denn die anatomische Lage des Nervus ist doch so, daß eine direkte Irritation durch Osteophyten nicht anzunehmen ist; dazu kommt noch, daß die Innervation der Arteria segmentär ist und nicht über das Foramen occipitale magnum hinausgeht (Lazorthes [27]). In Wirklichkeit ist es die A. vertebralis selbst, die zusammengedrückt, abgelenkt oder gereizt wird, sei es kontinuierlich oder intermittierend, besonders bei gewissen Bewegungen des Kopfes (Drehung und Extension), das Barré-Liéou-Syndrom läßt sich also nicht durch die sympathische Theorie, sondern durch die vaskuläre Theorie erklären.

B) Hier zeigt sich nun die Analogie des Syndroms mit der von Brown [7] beschriebenen „vertebro-basilären Insuffizienz". Sie zeigt sich auf zwei Arten: einerseits durch ein intermittierendes Syndrom ohne definitive anatomische Läsionen; es wird hervorgerufen durch intermittierenden Druck oder Irritation der A. vertebralis durch die Exostosen (es handelt sich also um eine intermittierende Claudicatio des vertebro-basilären Systems durch vorübergehende Ischämie), und andererseits durch ein irreversibles Syndrom, hervorgerufen durch eine definitive Ischämie der Hirnbasis durch Arteriitis, Thrombose oder Embolie. Hier beschäftigt uns jedoch nur das erstere Syndrom, das intermittierend, speziell durch die unkovertebrale Arthrose hervorgerufen wird. Nun ist seine Symptomatologie dieselbe wie die des vorher beschriebenen „Barré-Liéou". Wir müssen hier nur speziell auf die „Drop-attacks" oder Pareseanfälle der unteren Extremitäten mit „in die Knie-sinken" hinweisen, die bei Drehen oder Extension der HWS auftreten. Sie können mit oder ohne kurzen Bewußtseinsverlust verbunden sein, je nachdem die Decussatio pyramidum allein oder auch die Nuclei reticulates betroffen sind. Die Drop-attacks sollten ein entscheidendes oder trennendes Symptom zum „Barré-Liéou" sein, da Barré und Liéou nicht davon gesprochen haben. Andere Autoren (Schott) führen jedoch auch beim typischen „Barré-Liéou" eine Hypotonie der unteren Extremitäten mit Hinfallen an, so daß das Vorhandensein dieses Symptoms keinesfalls gegen den „Barré-Liéou" sprechen kann.

Als objektive Zeichen des zerviko-enzephalen Syndroms führen wir an:
a) die Radiographie mit ihrer Uncodiscarthrose
b) die chochleo-vestibulären Symptome, besonders die Elektronystagmographie, welche die Existenz eines zervikalbedingten Nystagmus beweisen kann,
c) die Arteriographie, welche die verschiedenen und möglichen Formen des A. vertebralis-Läsion zeigen kann; darauf werden wir später zurückkommen.

C) Wie schon angedeutet, gehört das „zervikale traumatische oder posttraumatische Syndrom" mit in den Rahmen des zerviko-enzephalen Syndroms. Das post-traumatische zervikale Syndrom entsteht nach Kontusion oder Verrenkung (Stauchung) der HWS, speziell auch nach dem sogenannten Peitschenschlagtrauma (whiplash), das eine Pendelbewegung der HWS auslösen soll, wobei die schädliche Bewegung hauptsächlich die über das normale Maß hinausgehende Extension ist.

Seine subjektiven Symptome: Zervikalschmerzen, einseitige oder beidseitige Kopfschmerzen, cochleovestibulare Störungen (Hypakusis, Ohrensausen, Schwindel), sensitive oder motorische Störungen in den Extremitäten. Drop-attacks und schließlich psychische Störungen (Asthenie, Depression, Sinistrose) sind dieselben wie die des zerviko-enzephalen Syndroms und sind auch ohne Zweifel mit Blutkreislaufstörungen im Bereich der A. vertebralis verbunden.

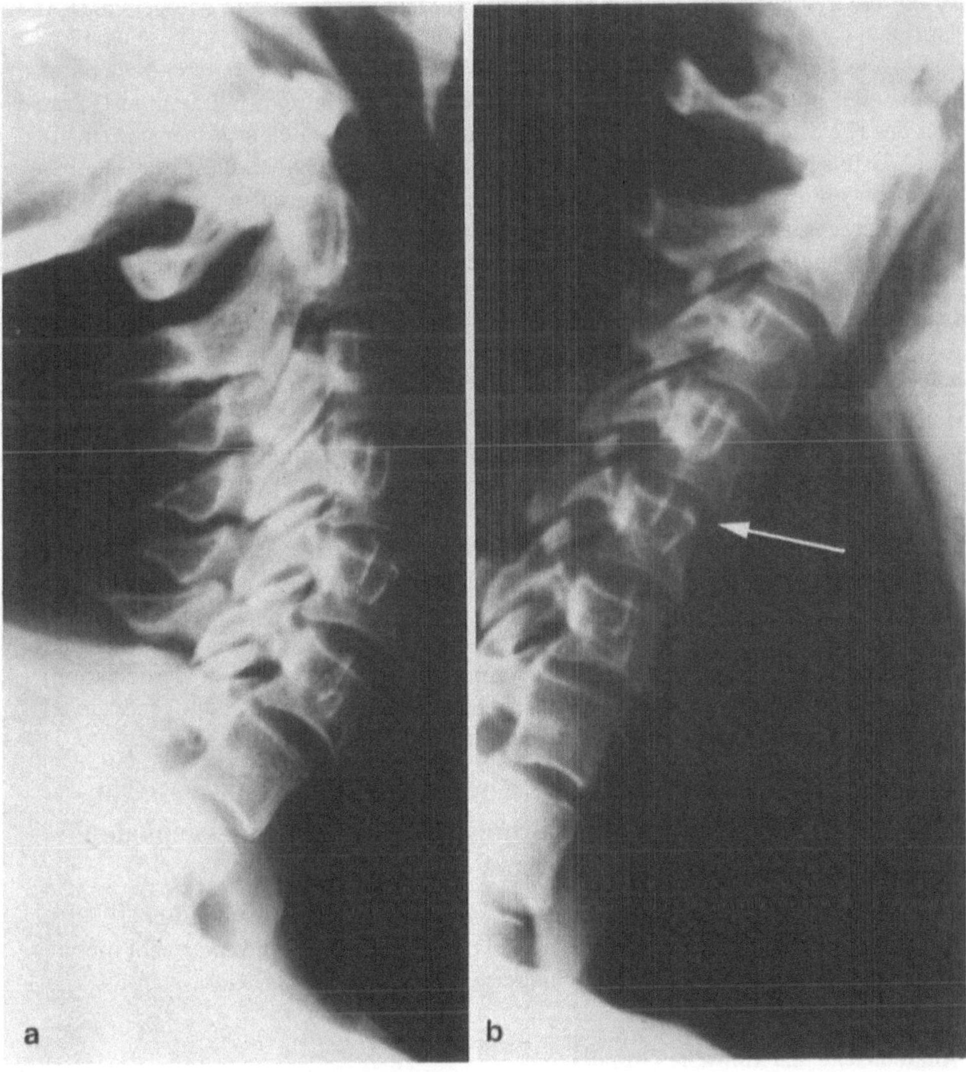

Abb. 1 a, b. Dynamische Seitenaufnahmen nach Schleudertrauma. Auf der Flexionsstellung (rechte Seite des Bildes) ist eine Stufenbildung C_4/C_5 zu sehen

Unter den objektiven Zeichen des posttraumatischen zervikalen Syndroms haben wir anzuführen:

a) Die röntgenologischen Symptome. Es bestehen minimale traumatische Läsionen, wie z. B. Fissuren oder Verschiebung oder auch eine leichte Rotation eines Wirbelkörpers, wie sie von Gutmann als Fehlrotation bezeichnet wurde. Eventuell können hier die dynamischen Bilder eine Hyperlaxität oder auch segmentäre Kontrakturen zeigen (Abb. 1). Die HWS kann durch ante- oder post-traumatischen Arthrose betroffen sein. Man steht dann vor einer durch Arthrose hervorgerufenen vertebro-basilären Insuffizienz, die durch das Trauma offenbargemacht oder ausgelöst worden ist.

b) die nystagmographischen Symptome können dieselben sein wie bei einer Arthrose.

c) Die Angiographie der A. vertebralis. Es erscheint uns angebracht, das traumatische oder posttraumatische zervikale Syndrom in den Gesamtrahmen des „Trauma des HWS mit Blutgefäßläsionen" einzuordnen. Es handelt sich hier um ein Kapitel das bis jetzt kaum bearbeitet wurde. Jung und Kehr haben dieses Problem angegangen und erforscht in einer Veröffentlichung im „Journal de Chirurgie 1972" [14]. Hierzu folgendes:

In der Unfallchirurgie der HWS werden tatsächlich im allgemeinen nur zwei Hauptthemen, nämlich Frakturenluxationen ohne oder mit Nervenläsionen behandelt: ein Kapitel für HWS mit A. vertebralis-Verletzungen findet sich nirgends. Es sieht so aus, als ob diese Kombination nicht existierte. In Wirklichkeit tritt sie oft auf. Sie ist jedoch sehr unterschiedlich und auch manchmal paradoxal in ihren Erscheinungsformen. Hervorzuheben ist tatsächlich, daß:
– kein Parallelismus zwischen der Schwere der osteoartikulären Läsionen und der Intensität der Gefäßmanifestationen besteht;
– die beiden, d.h. die osteoartikulären und die vaskulären Symptome oft in gegensätzlicher Beziehung stehen;
– das Gefäßsyndrom sofort oder erst allmählich nach einer gewissen Latenzzeit auftreten kann;
– die vaskuläre (arterio-vertebrale) Pathogenese oft nicht sofort sichtbar sein mag und die Symptomatologie mit einer Commotio cerebri verwechselt werden kann;
– psychische Störungen (Psychasthenie, Depression, Sinistrose) häufige Begleiterscheinungen sind und dem Syndrom ein trügerisches Bild geben können.

Die Arteria vertebralis in der Pathogenese des zerviko-enzephalen Syndroms bei Arthrose und Trauma

Die A. vertebralis spielt bei diesem Syndrom die Hauptrolle, und zwar geht dies aus folgenden Tatsachen und Erwägungen hervor.

Anatomische und klinische Grundlage

1. Die respektiven Durchmesser der Foramina transversaria und der A. vertebralis liegen sich sehr nahe. Die Durchmesser der Foramina auf trockenen anatomi-

schen Wirbeln sind im Durchschnitt 5 mm, bei anderen Autoren 4,6 mm. Dazu kommt der hier nicht berücksichtigte Periostbelag, der den Durchmesser verkleinert. Der mittlere Durchmesser der A. vertebralis liegt auf unseren Angiographien um 4,9 mm. Er entspricht dem inneren Durchmesser der Arterie, wobei also die Arterienwand nicht berücksichtigt ist. Es ergibt sich daraus, daß die Arterie im Foramen eingeengt ist, denn schließlich ist sie noch von 1 oder 2 Venen begleitet. Tatsächlich fällt bei der operativen Freilegung der Arterie auf, wie sie sich sozusagen aus dem eröffneten Foramen hervordrängt und herausquillt. Die Arterie steht zweifellos immer an der Schwelle der Irritation oder Kompression [17].

2. Die Adventitia der Arterie ist gewöhnlich eng mit dem Periost des Foramen verwachsen, und zwar immer dann, wenn eine Uncarthrose besteht (Abb. 2).

3. Es ist erwiesen (Brown u. Tissington Tatlow u.a.), daß die Extension mit Rotation der HWS in der Mehrzahl der Fälle eine Okklusion der gegenseitigen A. vertebralis hervorruft.

4. Als klinischer Beweis muß angeführt werden, daß das Syndrom besonders bei Kopfbewegung, Hyperextension und Rotation auftritt.

5. Die Einwendung, daß es zwei Aa. Vertebrales gibt und daß die Hauptäste für das Enzephalon hauptsächlich aus der A. basilaris kommen, die nicht nur die zwei Aa. vertebrales erhält, sondern auch noch die Communicantes posteriores aus der Karotiszirkulation und evtl. noch Anastomosen aus der A. occipitalis und der A. cervicalis ascendens, ist nicht stichhaltig. Es steht fest, daß alle diese Anastomosen nicht immer funktionell wirksam sind, um einer Anoxie bei Obstruktion oder Spasmus auch nur einer Arterie entgegenzutreten. In der Tat sind diese Anastomosen beim Menschen nicht angiographisch sichtbar, während sie beim Hund deutlich in Erscheinung treten.

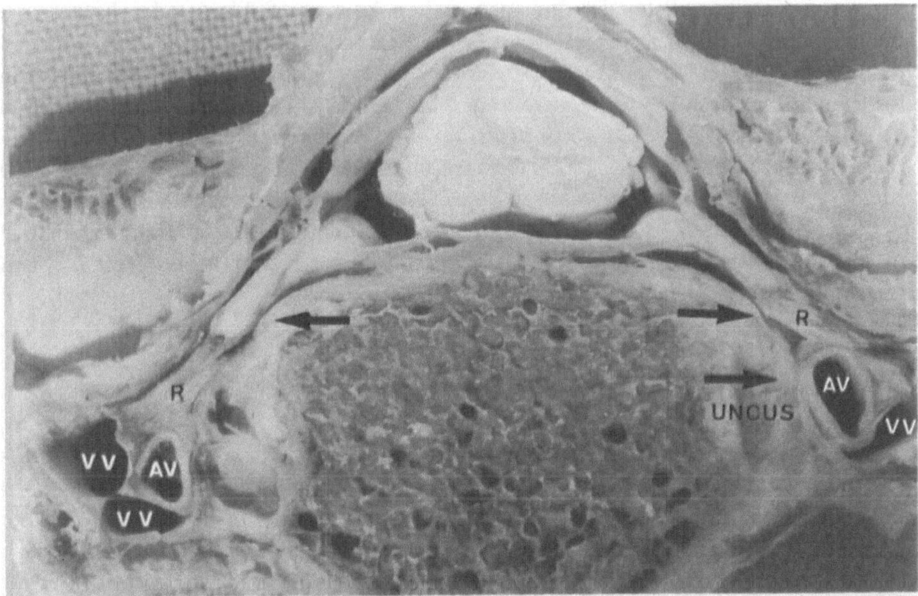

Abb. 2. Anatomisches Querschnittspräparat beweist den engen Kontakt zwischen den Unci, der Arteria vertebralis (AV) und der Nervenwurzel (R)

6. Das Ausfallsyndrom ist oft einseitig. Die Erklärung dazu ist nicht eindeutig. Der Blutstrom in der A. basilaris scheint tatsächlich lateralisiert zu sein. Wenn dies bei der Angiographie nicht in Erscheinung tritt, so ist dies darauf zurückzuführen, daß das Kontrastmittel unter Druck eingeführt wird. Wenn eine einseitige Symptomatologie besteht und die zwei Aa. vertebrales nicht denselben Durchmesser haben, zeigt sich das Syndrom gewöhnlich auf der Seite der stärkeren Arterie, deren Kompression die physiopathologisch wirksamere ist.

Radiographie und Angiographie

Als verantwortlich für die äußeren Druck- und Reizläsionen der A. vertebralis kommen wesentlich die Uncarthrosen C_4 bis C_7 in Betracht. Die Läsion ist knöchern und sichtbar auf den Röntgenaufnahmen. Auf dem Frontalbild sieht man den Uncus im oberen seitlichen Winkel des Vertebralkörpers. Der Uncus ist verbreitert und höckerig. Seine gewöhnlich spitze Endung ist durch eine breite knöcherne Masse ersetzt. Auf den ¾ Aufnahmen zeigt sich die Uncarthrose im Foramen conjugale, das dadurch in seinem vorderen Anteil eingeengt ist. Unsere Messungen auf den Röntgenbildern zeigen als normale Dimensionen der Foramina C_4 bis C_7 eine Höhe von 8 bis 11 mm und eine Breite von 6 bis 8 mm; bei Uncarthrose ist die Breite auf 3 oder 2 oder sogar auf 1 mm vermindert.

Die Exostosen der apophysären Artikulationen sind seltener, zeigen sich im hinteren Anteil der Foramina und engen dieselben von hinten nach vorne ein.

Diese Bilder, besonders diejenigen der Uncarthrose, lassen auf eine starke Aktion auf die A. vertebralis schließen.

Die Arteriographie der A. vertebralis gibt hier verschiedene Aspekte zu erkennen. Am ausdrucksvollsten ist die nach außen konvexe Schleife oder Kurve, die zwischen zwei Foramina transversaria besteht (Abb. 3). Diese Schleife können an einem einzigen oder an mehreren Vertebralsegmenten auftreten. Die Arterie kann eine Einengung ihres Durchmessers von 1 bis 3 mm zeigen. Ausnahmsweise kann die Arterie auch im Foramen transversarium selbst eingeengt sein.

Eine weitere Bearbeitung der Arteriographien durch Subtraktion, Vergrößerung und Abzug auf Papier verschiedener Sensibilität kann eine starke Verlangsamung des Blutkreislaufes auf Höhe der Schleifen und Einengung erkennen lassen, die auf den gewöhnlichen Abzügen infolge der Saturation der Kontrastflüssigkeit nicht in Erscheinung treten.

Sensibilität der A. vertebralis

1. Spastische Drosselung der Arterie. Gutmann gebührt das Verdienst, die Aufmerksamkeit seit 1959 auf das Problem der Irritation der A. vertebralis gelenkt zu haben. Er hat die Existenz von Spasmen der A. vertebralis in Höhe des Atlas bei Einspritzung des Kontrastmittels in Höhe von C_6 angegeben. Hier war die Arterienwand durch die Nadel selbst betroffen worden; bei neuen Injektionen mit besserer Lage der Nadel trat dieser Spasmus nicht mehr auf. Auch wir haben Fälle dieser Art beobachtet.

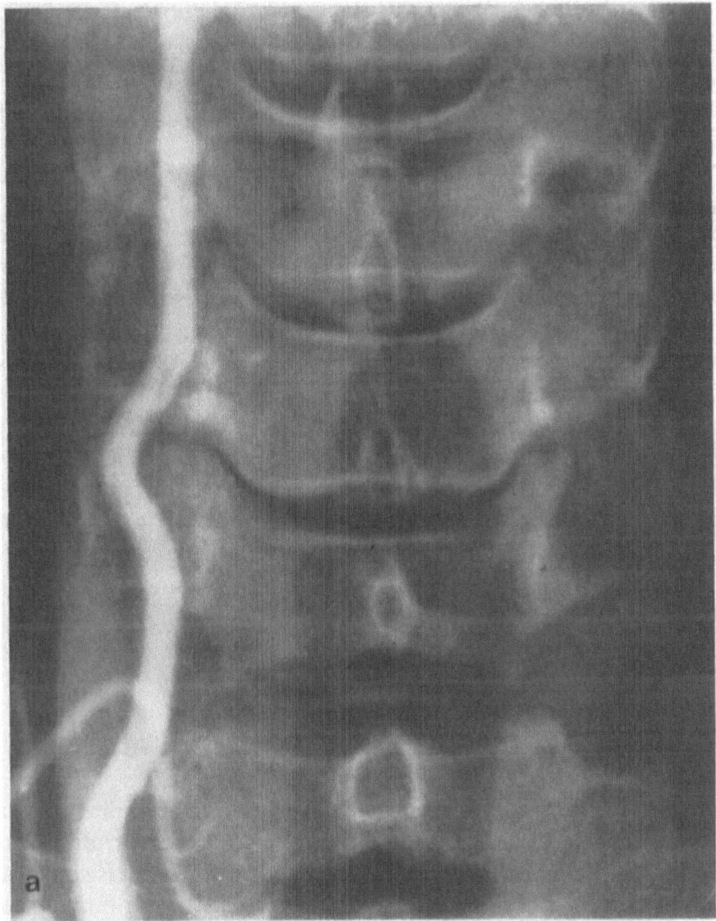

Abb. 3. Angiographie der rechten Arteria vertebralis bei einer 42jährigen Patientin mit uncarthrotisch bedingtem zervikalencephalen Syndrom: Einengung und Schleifbildung im Niveau der Uncarthrose C_5/C_6

2. Die extreme Sensibilität der A. vertebralis und die große Auswirkung der spastischen Drosselung ist bewiesen. Vollständiger Ausfall einer A. vertebralis bei einer technisch gut gelungenen Arteriographie wurde von uns beobachtet. Während alle Kollateralen der A. subclavia normal in Erscheinung getreten sind, trat die A. vertebralis nur als ein kleiner Stumpf von mehreren Millimetern Länge an ihrem Ursprung in Erscheinung; trotzdem war die Arterie bei der nachfolgenden Operation normal durchblutet.

3. Die Folgen einer Irritation des Arterienstammes können sich auf weite Distanz, d.h. im Kapillarsystem, zeigen.

Es ist unter diesen Bedingungen nicht erstaunlich, zerebelläre und bulbopontine Ausfallserscheinungen auftreten zu sehen, sobald die A. vertebralis gequetscht oder gereizt wird.

Ohne Zweifel sind nicht alle Autoren mit dieser Auffassung einverstanden; unter dem Vorwand, daß keine feststellbaren anatomischen Läsionen bestehen, verneinen sie die Existenz der arteriellen Irritation und damit auch die vaskulären Pathogenese des Syndroms. So hat Hinz [10] in einer kürzlich erschienenen Monographie die Autopsieresultate bei 45 Leichen – Verkehrsopfer mit indirekten Halswirbelverletzungen – untersucht. Er führte arteriovertebrale Angiographien mit nachfolgender anatomischer Kontrolle der Gefäße durch und fand folgendes: Die äußerste Drehung des Kopfes kann eine Kompression der gegenseitigen A. vertebralis an der Atlasschleife hervorrufen. Im unteren Anteil der HWS rufen die extremen Drehungen eine Kompression jedoch nur bei gleichzeitig bestehender Zervikalarthrose hervor. Anatomische Läsionen (Risse und Zerreißungen) konnte nur bei fast vollständiger Trennung des Kopfes vom Rumpf festgestellt werden. Nur in einem einzigen Falle sah er eine Umblutung der Arterie in Höhe des Durchtritts durch die Dura. Hinz verneint die Möglichkeit einer traumatischen Irritation der A. vertebralis. Für ihn ist die Arterie weitgehend gegenüber Kompression bei extremen Drehungen des Kopfes geschützt. Er warnt vor Benutzung der Arteriographie, die nicht ohne Risiko sei. Wir widersprechen diesen Ausführungen von Hinz, wir können sie nicht annehmen. Die Gesetze der arteriellen Physiopathologie können nicht deshalb verworfen werden, weil es an objektiven anatomischen Läsionen fehlt. Und wenn sich Hinz gegen die Arteriographie verwahrt, so anerkennt er damit die Gefahr der Anoxie während auch nur weniger Sekunden in den sehr sensiblen nervösen Zentren.

Besonderheiten der Hämodynamik des vertebro-basilären Systems

Die beiden Aa. vertebrales bilden eine funktionelle Einheit, so daß jede Störung in der einen eine Kompensation in der anderen hervorruft (Schott [32]). Aber die Kompensation kann dann in Frage gestellt werden oder ganz ausfallen, sobald eine A. vertebralis schon von vornherein defizient oder funktionell ungenügend ist. Wenn dann die Hauptarterie lädiert ist, kann keine Kompensation mehr erfolgen. Wir müssen weiterhin die wichtige Tatsache des Druckgradienten im vertebralen System (im Gegensatz zum Karotissystem) erwähnen, auf die Sammartino [in 32] u. a. hingewiesen haben und wonach schon ein Druckabfall von nur 10% im A. vertebralis-Stamm eine Stauung oder sogar einen antidromischen Rückfluß im gegensätzlichen A. vertebralis-Stamm hervorrufen kann.

Literatur

1. Argenson C, Francke JP, Sylla B, Dintimille H, Papasian S, Di Marino V (1980) The vertebral arteries. Anatomica Clinica 1:29–41
2. Barolin GC (1976) Über das Zusammenspiel psychischer und somatischer Faktoren beim Kopfschmerz. Fortschr Neurol Psychiat 44:597–614
3. Barre JA (1926) Le syndrome sympathique cervical postérieur Rev ONO 4:65
4. Bärtschi-Rochaix W (1957) Le syndrome de migraine cervicale en pathologie cervicale. Méd Hyg 15:606–607
5. Brown BSt, Tissington Tatlow WF (1961, 1964) Etude anatomoradiologique de l'artère vertébrale. Radiology 81:80–88, in Press Med 1036

6. Brugger A (1961, 1962) Les syndromes vertébraux, radiculaires et pseudoradiculaires. Acta Rheumatologica Geigy 18 et 19
7. Denny Brown D (1963) Basilar artery syndromes. Bull New Engl Med Cent 15:1417
8. Gutmann G, Tiwisana (1959) Zum Problem der Irritation der Arteria vertebralis. Hippokrates (Stuttgart) 30:15
9. Gutmann G (1963) Das zerviko-dienzephale Syndrom mit synkopaler Tendenz und seine Behandlung. Die Wirbelsäule in Forsch u Praxis. Hippokrates (Stuttgart) 26:112–132
10. Hinz P (1970) Die Verletzung der Halswirbelsäule durch Schleuderung und durch Abknickung. Die HWS in Forsch u Praxis. Hippokrates (Stuttgart) 47
11. Jung A (1963) Résection de l'articulation uncovertébrale et ouverture du trou de conjugaison par voie antérieure dans le traitement de la névralgie cervicobrachiale. Technique opératoire. Mém Acad Chir 89:11, 12, 13, 361–367
12. Jung A, Kehr P (1972) Pathologie de l'artère vertébrale et des racines nerveuses. Masson, Paris
13. Jung A, Kehr P, Oonishi H (1968) Syndrome cervical traumatique traité par libération de l'artère vertébrale et uncusectomie. Mém Acad Chir 94:18–19; 20:529–538
14. Jung A, Kehr P (1970) Les traumatismes du rachis cervical avec lésions vasculaires. J Chir (Paris) 99:127
15. Jung A, Kehr P, Magerl F, Weber BG (1974) The cervical spine. Vol 1. Huber, Bern
16. Junghanns H (1963) Das pathologisch-anatomische Bild beim Zervikalsyndrom. Verhandlung der Deutschen Orthop Ges 50 Kongreß Sept 1962, Enke, Stuttgart
17. Kehr P (1974) Recherches anatomiques sur l'artère vertébrale en V2. Ann Chir Thorac Cardio-Vasc 12:1, 63–71
18. Kehr P (1981) Les syndromes cervicocéphaliques et cervicobrachialgiques. Therap Umschau/Rev Thérap 38:7, 622–632
19. Kehr P (1981) Les traitements chirurgicaux des syndromes cervico-céphaliques et des syndromes cervico-brachialgiques. Thérap Umschau/Rev Thérap 38:7, 660–667
20. Kehr P, Lang G, Jung F (1976) Unkusektomie und Uncoforaminektomie nach Jung. Technik, Indikationen. Resultate. Langenbecks Arch Chir 341:111–126
21. Kehr P, Jung FM (1977) Pathologie et chirurgie de l'artère vertébrale. Monographies des annales de chirurgie. Expansion scientifique. Paris
22. Kehr P, Lang G, Mathevon H, Mandelbaum A (1979) Unkusektomie und Unkoforaminektomie. 10 Jahres-Resultate. Orthopäde 8:215–217
23. Kehr P, Lang G, Paternotte H, Issa JB, Mandelbaum A (1979) L'uncoforaminectomie de Jung dans le traitement de l'arthrose cervicale post-traumatique. Int Orthop (SICOT) 3:111–120
24. Kehr P, Lang G, Paternotte H, Simeoni U (1980) Post-traumatische cervicale Syndrome – Analyse von 80 operierten Fällen. Langenbecks Arch Chir (Kongreßbericht) 352:435–443
25. Krämer J (1978) Bandscheibenbedingte Erkrankungen. Thieme, Stuttgart
26. Kunert W (1962) Arteria vertebralis und Halswirbelsäule. Die WS in Forsch u Praxis. Hippokrates (Stuttgart) 20
27. Lazorthes MG (1952) Le plexus vertébrobasilaire. Rev ONO 1:11–17
28. Liéou YC (1928) Syndrome sympathique cervical postérieur et arthrite chronique de la colonne vertébrale cervicale. Etude clinique et radiologique. Thèse de Strasbourg
29. Neri V (1924) Syndrome del simpatico cervicale. Boll Soc Med Bologna 96:382–388
30. Roche L, Colling M, Rougemont de J, Vedrinne Ch, Tommasi M (1963) Lésions traumatiques de la colonne cervicale et atteintes de l'artère vertébrale. Ann Med Lég 43:3, 232–235
31. Schott B, Bourrat Ch, Trillet M, Goutelle A (1965) Pathologie artérielle du système vertébro-basilaire. Rapport de neurol, Congrès de psychiatrie et de Neurol de Langue Française. Lausanne 13–18 sept 1965, Vol 1 Masson, Paris
32. Wackenheim A (1975) Une méthode de notation de l'épreuve radiodynamique de flexion-extension cervicale. J Méd (Strasbourg) 6:25–29

Früh- und Spätsymptome spinaler Raumforderungen im Zervikalbereich und deren Prognose

E. R. SCHÄFER

Jede Raumforderung im Spinalkanal führt früher oder später zu einer Kompression des Rückenmarks. Das Ergebnis der Rückenmarkskompression ist schließlich eine mehr oder weniger stark ausgeprägte Myelopathie. Dabei ist es für den Arzt wichtig, das Prozeßhafte dieser Entwicklung so früh wie möglich zu erkennen, damit ihr Ablauf zugunsten des Patienten so früh wie nur immer möglich gewendet werden kann. Für die hier anzustellenden Betrachtungen ist es daher wichtiger, nicht so sehr das einzelne Symptom – die Momentaufnahme der Funktionsstörung – sei es nun ein Früh- oder Spätsyndrom, sondern seine Veränderungen in den Vordergrund zu stellen. Prinzipiell müßte man den Verlauf einer jeden einzelnen Raumforderung darstellen, da der Verlauf jeder Raumforderung und seine Dynamik sowie seine Projektion in die Zukunft – die Prognose – selbst bei gleicher Diagnose individuell völlig verschieden sein kann. Es soll aber versucht werden, hier zu systematisieren.

Zunächst muß differenziert werden: Welcher Art sind spinale Raumforderungen?

Prinzipiell lassen sich 3 Grundtypen unterscheiden:

A. Raumforderung durch nervales Gewebe und seine Neubildungen,
B. Raumforderungen durch intraspinales Hüllgewebe und seine Tumoren,
C. Raumforderungen durch Tumoren und degenerative Veränderungen der Wirbel.

Jede Raumforderung dieser 3 Grundtypen hat aufgrund ihrer Art und ihres Entwicklungsprozesses unterschiedliche Symptome. Es soll jedoch zum besseren Verständnis versucht werden, die Verschiedenheit der Raumforderungen und ihre differenzierten Abläufe in eine Formel zusammenzufassen.

Das Ausmaß der Myelopathie oder der funktionellen Markschädigung wird bestimmt von dem Verhältnis

$$\frac{\text{Druck oder Elastizität der Raumforderung}}{\text{Fläche der Raumforderung}} \times \frac{\text{Dauer der Einwirkung}}{\text{Tempo der Entwicklung}}$$

Symptome der Raumforderung

Spezifische Zeichen der Raumforderung sind nur sehr spärlich und eigentlich nur mit technischen Untersuchungen faß- und darstellbar. Die klinischen Methoden, Anamnese und neurologische Untersuchung, können im engeren Sinne nur Folgezustände einer Raumforderung erfassen, nämlich Funktionsstörungen des nervalen Gewebes. Nur die Röntgenuntersuchung ist in der Lage, spezielle Zeichen der Raumforderung darzustellen, und zwar

im Nativbild,
im Computertomogramm (Abb. 1–3) und
im Myelogramm mit positivem und negativem Kontrast.

Im Nativbild erkennen wir die Raumforderung direkt als Retrospondylose, osteoplastischen Knochentumor und indirekt als Atrophie oder Destruktion eines Knochens. Das Computertomogramm zeigt ebenfalls die Veränderungen am Knochen, und mit Glück stellt es die Raumforderung selbst dar. Das Myelogramm zeigt die Raumforderung als Aussparung im positiven oder negativen Kontrastmittelbild.

Frühsymptome im neurologischen Bild sind die Irritationszeichen der neurologischen Funktionen. Diese Symptome können vorhanden sein, sie müssen aber nicht obligatorisch auftreten. Es handelt sich um: Schmerzen, die örtlich, radikulär ausstrahlend oder dysästhetisch/parästhetische weitab in der Peripherie als Bahnzeichen auftreten. Es handelt sich also um Zeichen, die so unspezifisch sind, daß sie als Ausdruck der Raumforderung nur dann erkannt werden, wenn ständig an die Raumforderung gedacht wird.

Spätsymptome der intraspinalen Raumforderung sind die Ausfallserscheinungen der neurologischen Funktionen bis hin zum kompletten Querschnittsbild. Zeichen des Funktionsausfalles sind: Die Tonuserhöhung in der Muskulatur bis hin zur Spastik als Zeichen des Ausfalles in den corticospinalen Bahnen mit fehlender Hemmung des Gammasystems sowie die damit verbundene Steigerung der Reflexe

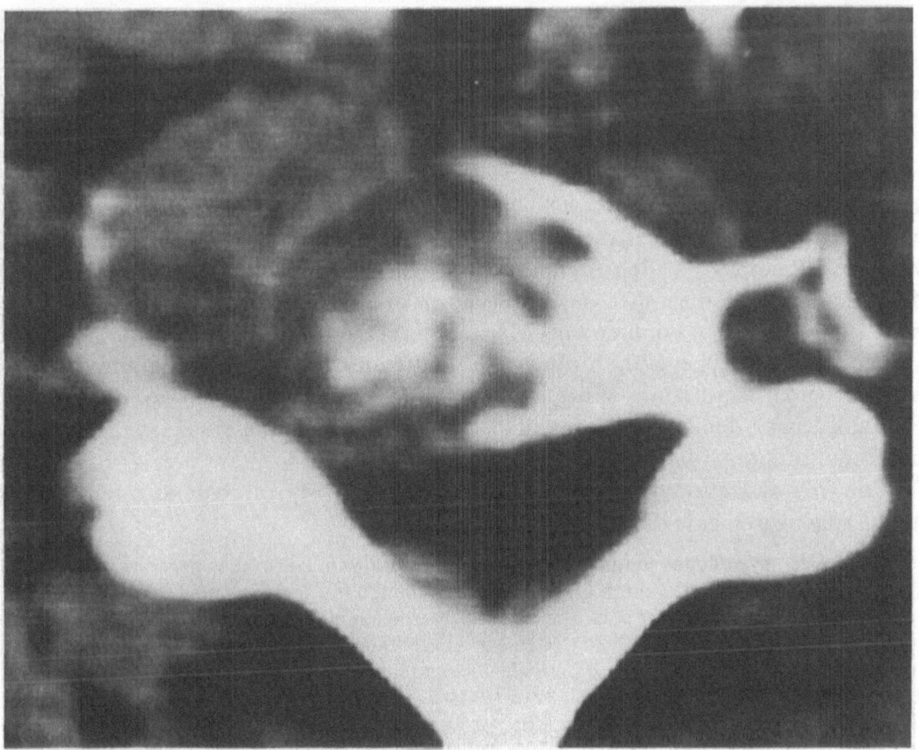

Abb. 1. Tumormetastase in einem Wirbelkörper

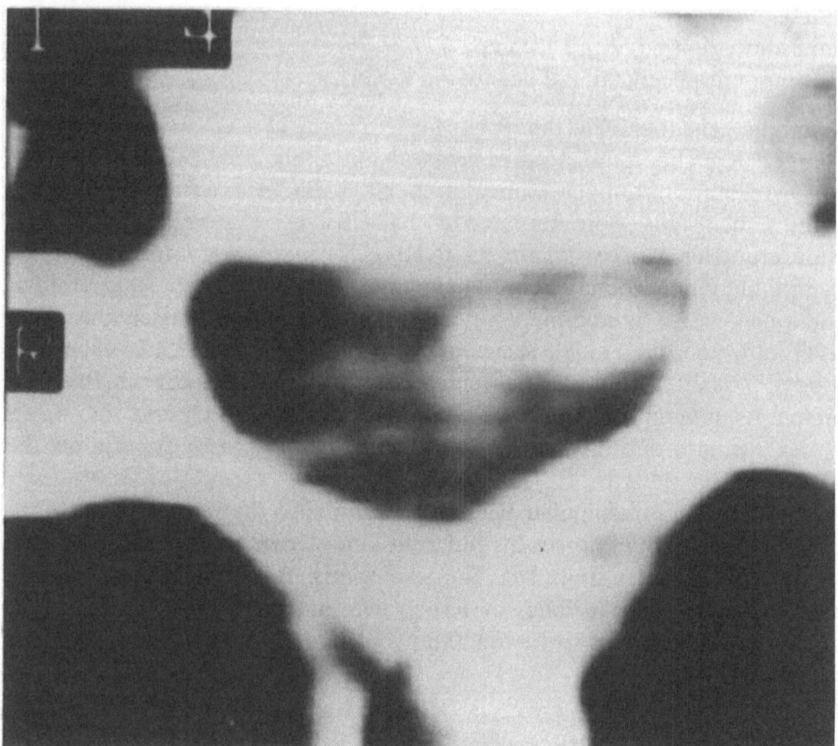

Abb. 2. Tumor im Rückenmark (Ependymom)

kaudal der Raumforderung. Auch dies sind völlig unspezifische Zeichen, ebenso
wie die pathologischen Reflexe der Babinski-Gruppe oder motorische, sensible und
vegetative Paresen. Vor den Bahnzeichen treten allerdings häufiger die Symptome
des Ausfalls von Zellgruppen der Vorderhorn- oder Hinterhornsäule auf. Umschriebene symmetrische Atrophien von Muskelgruppen an den Armen sowie das damit
verbundene Schwächegefühl bis hin zur schlaffen nucleären Lähmung und das dys-
ästhetische einschnürende Gürtelgefühl lassen den Erfahrenen an die spinale
Raumforderung denken und können als Spätsymptom häufig ein erstes Zeichen einer Raumforderung darstellen.

Zur Demonstration, daß dieses alles nicht obligat ist, soll folgendes Beispiel einer Krankengeschichte dienen:

42jähriger, männlicher Patient, von Beruf Zimmermann, der bisher noch nicht neurologisch erkrankt war. Vor 22 Jahren Unfall mit Oberschenkelfraktur, die genagelt wurde.

Er bemerkte erstmals vor 5 Jahren eine vorübergehende Schwäche im linken Arm, als er
auf einer Leiter stehend etwas nach oben hin anzeichnen wollte. Vor 3 Jahren ging er dann
erstmalig zum Arzt, weil er den 4. Finger der linken Hand nicht mehr so richtig strecken konnte. Gleichzeitig entwickelt sich auch eine gewisse Taubheit im 3. und 4. Finger der linken
Hand. Schmerzen im Genick oder im Arm waren nie aufgetreten. Der Hausarzt vermutete eine Erkrankung der Sehnen und behandelte ihn mit Medikamenten.

Seit 1½–2 Jahren hat er Schwierigkeiten, z.B. einen Balken hochzustemmen, und seit 1
Jahr könne er mit dem Hammer nicht mehr nach oben schlagen. Eine Streckschwäche der

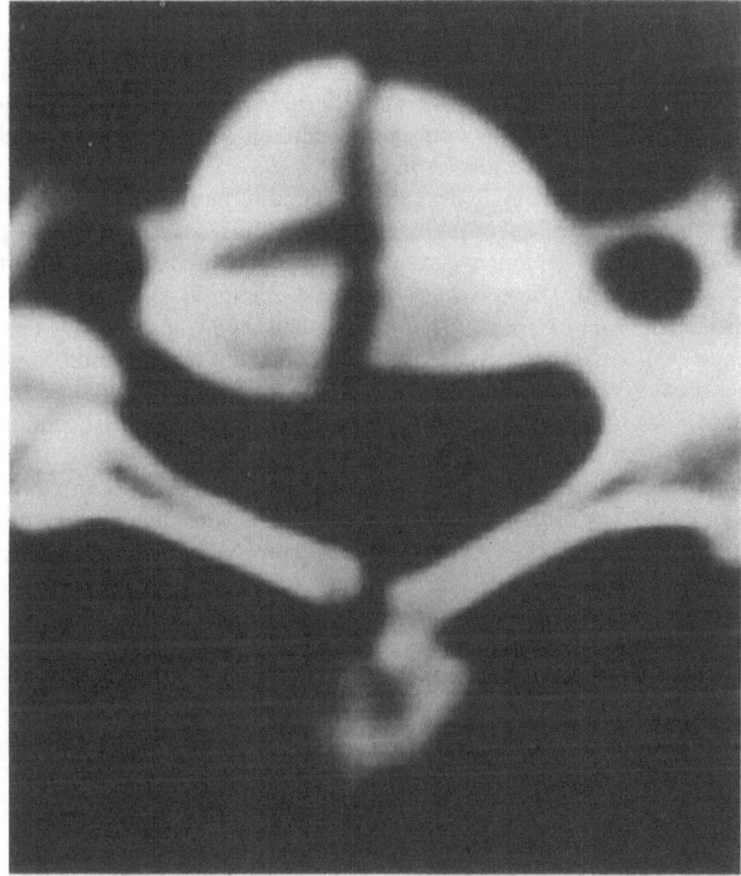

Abb. 3. Wirbelkörperfraktur im Computer-Tomogramm, die auf der Röntgen-Übersichtsaufnahme der Halswirbelsäule kaum zu erkennen war

Finger 3 und 4 der rechten Hand war in den letzten Wochen zusätzlich aufgetreten. Gleichzeitig verspürte er ein ganz leichtes Reißen vom linken Daumengrundgelenk bis etwa zur Mitte des Oberarmes.

Als Befund ergab sich eine deutliche Atrophie im Musc. pectoralis beiderseits, angedeutet im Musc. deltoideus links, in den Fingerstreckmuskeln und in den kleinen Handmuskeln mit Linksbetonung. Eine deutliche Streckschwäche bestand vor allen Dingen der Finger 3 und 4 beiderseits mit Linksbetonung. Der Muskeltonus war nur ganz dezent am rechten Bein erhöht. Die Beinreflexe waren lebhaft vorhanden. Pyramidenbahnzeichen bestanden nicht. Die Sensibilität war für alle Qualitäten am Rumpf und an den unteren Extremitäten intakt.

Diese Krankengeschichte zeigt also, wie lange eindeutige neurologische Befunde unerkannt bleiben, fehlen oder überhaupt nicht gedeutet werden können.

Spätsymptome einer Raumforderung sind aber auch eindeutige röntgenologisch erfaßbare Veränderungen an der Wirbelsäule, wie Atrophien an den Bogenwurzeln, Wirbelkörpern und Bögen im Sinne einer Erweiterung des Spinalkanals. Hier kann man u. U. mit Hilfe der Computer-Tomographie die Diagnose etwas frühzeitiger stellen, da eine abnorme Weite des Spinalkanals mit Hilfe absoluter Zahlen bei

Messungen besser erfaßt werden kann. Evtl. kann man den Tumor selbst gegen das Rückenmark abgrenzen, oder es können Verengerungen und Vorsprünge in das Lumen hinein, ausgehend von der Bandscheibe oder von reaktiven Verknöcherungen, dargestellt werden. Tumoröse Veränderungen am Wirbel stellen sich deutlicher als in Nativaufnahmen dar, und ebenso können Frakturen im Wirbelkörper teilweise deutlicher erkannt werden (Abb. 3).

Die beim neurologischen Patienten und besonders bei Verdacht auf spinale Raumforderungen unabdingbare Untersuchung des Liquors kann Hinweise auf das Vorliegen einer spinalen Raumforderung geben, wenn ein erhöhter Eiweißgehalt festgestellt wird. Diese Untersuchung ist ebenfalls völlig unspezifisch und eher als Spätzeichen denn als Frühsymptom anzusehen. Die Prüfung der Liquordynamik kann evtl. zuverlässiger Auskünfte in bezug auf eine Raumforderung geben, doch gehören Veränderungen in der Gestalt der Liquordruckkurve beim Anstieg und Abfall des Liquordruckes ebenso wie die komplette Unterbrechung des Liquorflusses schon zu den Spätzeichen einer spinalen Raumforderung. Dabei muß man bedenken, daß die Punktion des Liquorraumes und die dann provozierte Liquordruckschwankung u. U. zu einer dramatischen Verschlechterung des Zustandsbildes Anlaß geben können. Es sollte daher immer die Möglichkeit zur dringlichen Entlastungslaminektomie bei Durchführung dieser Untersuchung innerhalb kürzester Zeit zur Verfügung stehen.

Die Myelographie in ihren verschiedensten Spielarten vermittelt unbestreitbar die z.Z. sichersten Zeichen einer spinalen Raumforderung und gibt zudem noch Hinweise auf ihren Ausgangspunkt. Ob sie Früh- oder Spätzeichen einer Raumforderung vermittelt, hängt davon ab, ob sie zu einem frühen oder späten Zeitpunkt eingesetzt wird und natürlich auch von der Art der Raumforderung selbst.

Prognose

Hieraus ergibt sich die Frage: Erlauben einzelne und im Hinblick auf das Vorliegen einer Raumforderung unsichere Zeichen Aussagen zur Prognose? Diese Frage muß man verneinen. Die Prognose einer spinalen Raumforderung hängt in jeder Weise von vielen Faktoren ab. Wichtigster Faktor ist die Art der Raumforderung selbst und ihre Beziehung zum Rückenmark. Hierdurch wird die Dynamik des Krankheitsverlaufes und die Operabilität bestimmt. Eine extrem langsam zunehmende Raumforderung durch eine zervikale Retrospondylose hat natürlich eine völlig andere Prognose als eine Raumforderung durch einen akuten Discusprolaps an gleicher Stelle bei einem vergleichbaren Patienten. Wiederum anders ist die Prognose eines Wirbelzusammenbruchs bei einem sekundär malignen Tumor des Wirbelkörpers im Vergleich zu einem intramedullären Tumor. Daneben darf man auch nicht vergessen, daß die Prognose dieser Zustände ja ganz erheblich vom Gesamtzustand des Patienten und auch heute immer noch von den äußeren Umständen bestimmt wird. Zu diesen äußeren Umständen gehört auch, daß der Hausarzt ggf. an eine Raumforderung denkt und alles unternimmt, daß die Raumforderung rechtzeitig diagnostiziert werden kann. Danach hängt das Schicksal des Patienten mit spinaler Raumforderung weitgehend von der Erfahrung und dem Können des Chirurgen in der weiterbehandelnden Klinik ab.

Tabelle 1.

a) $M = \dfrac{E \times T_1}{F \times T_2}$

    M = Ausmaß der Myelopathie
    E = Elastizität der RF
    F = Fläche der RF
    T_1 = Dauer der Symptome
    T_2 = Entwicklungszeit der Symptome

c) MYELOPATHIE groß / PROGNOSE ungünstig

$= \dfrac{\text{RF hart} \times \text{Symptome langdauernd}}{\text{RF klein} \times \text{kurze Entwicklungszeit}}$

z. B. Knochensplitter bei Trauma
     akuter Bandscheibenvorfall

b) MYELOPATHIE klein / PROGNOSE günstiger

$= \dfrac{\text{RF weich} \times \text{Symptome kurzdauernd}}{\text{RF groß} \times \text{lange Entwicklungszeit}}$

z. B. epidurales Myelom
     intramed. Ependymom

Nach dieser Formel läßt sich das Ausmaß der Myelopathie und die Prognose der Erkrankung nach erfolgter Entlastungsoperation recht gut abschätzen, b und c stellen Extreme gegenüber.

Sicherlich hat die früh entdeckte und technisch operable Raumforderung eine relativ günstige Prognose, denn nach der in Tabelle 1 gezeigten Formel muß das Ausmaß der Markschädigung durch Verringerung des Faktors Zeit relativ gering bleiben. Wichtiger aber erscheint in diesem Zusammenhang die Frage, woran kann man erkennen, ob bei ausgeprägten Spätsymptomen – also beim vollständigen Querschnitt – noch der Versuch unternommen werden soll, die sonst fixe Prognose einer bleibenden Querschnittslähmung zu verändern? Auch hierzu kann die oben genannte Formel eine gewisse Entscheidungshilfe bieten, wenngleich niemand in der Lage sein wird, hierfür zuverlässig Daten zu nennen. Überwiegend wird sich diese Frage im Zusammenhang mit einer extraduralen Kompression des Rückenmarks bei einem sekundär malignen Tumor der Wirbelsäule stellen.

T_1 lang und T_2 kurz lassen erwarten, daß durch Entlastungslaminektomie die Prognose auch beim kompletten Querschnitt noch gebessert werden kann. Ist jedoch T_2 lang und T_1 kurz, dann sind die Aussichten ungünstig, auch wenn noch Spuren einer Funktion distal der Raumforderung nachweisbar sind.

Hilfe bei der prognostischen Einschätzung einer evtl. Entlastungslaminektomie kann möglicherweise die computertomographische Untersuchung bringen. Aus Tierversuchen ist bekannt, daß eine Einengung des Spinalkanals bis auf 50% seiner lichten Weite noch eine Rückbildung der neuralen Funktionsausfälle erwarten läßt. Ist das Lumen des Spinalkanals zu mehr als 70% eingeengt, so stellt sich die Prognose relativ ungünstig.

Diese Befunde korrelieren weitgehend mit neueren elektrophysiologischen Untersuchungen bei Auswertung von spinal geleiteten evozierten somatosensorischen Potentialen (ESSP).

ESSP versetzen uns vermutlich in Zukunft in die Lage, hinsichtlich des Ausmaßes einer Raumforderung besser zu differenzieren, als es bisher möglich war. Immer dann, wenn es gelingt, durch Reizung kaudal einer Rückenmarkskompression evozierte Potentiale von der Hirnrinde bzw. vom Skalp abzuleiten, dann ist mit einer postoperativen Erholung der Rückenmarksfunktion zu rechnen. Im Bereich einer Kompressionsrate von 50–70% des Lumens kann mit einer Funktionserholung nach Entlastungslaminektomie nicht gerechnet werden, wenn die ESSP dauerhaft fehlen. Jenseits einer Kompressionsrate von 70% des Lumens sollen nach diesen Untersuchungen die ESSP immer fehlen und die Erholung des Rückenmarks ausbleiben. Leider verfügen wir mit dieser Methode noch nicht über ausreichende Erfahrungen, doch wollen wir diese Methode in unsere Untersuchungen künftig aufnehmen. Vorteile sind vor allen Dingen dann zu erwarten, wenn die Rückenmarksfunktion beim bewußtlosen Patienten abgeschätzt werden soll.

Spinale Notfälle im Bereich der Halswirbelsäule

M. Schirmer

Unter spinalen Notfällen verstehen wir akute Erkrankungen bzw. Verletzungen des Rückenmarks und der Wirbelsäule, aber auch plötzlich evident werdende Funktionsstörungen dieser Organe und der Spinalnervenwurzeln infolge vorbestehender, bis dahin latenter Erkrankungen. Spinale Notfälle sind relativ selten, aber oft hochdramatisch.

Bei Verletzungen der Halswirbelsäule und des Zervikalmarks ist der Notfallcharakter offensichtlich (Abb. 1), nicht aber in diesem Maß bei einer Reihe von Erkrankungen, die den Fachgebieten der Neurochirurgie, Orthopädie und Neurologie gleichermaßen zugeordnet werden können. Während sich Verletzungen immer plötzlich ereignen, finden wir bei den zu Notfallsituationen führenden Erkrankungen im Bereich der Halswirbelsäule bevorzugt chronische Verläufe. Ein typisches Beispiel dafür sind sowohl die zervikale Myelopathie als auch das Schulter-Arm-Syndrom, die sich in der Regel langsam entwickeln. Der zervikalen Myelopathie liegt eine Einengung des Spinalkanals zugrunde, die sich aber im Fall eines akuten medianen Vorfalls einer zervikalen Bandscheibe plötzlich ergibt und durch die dramatische Entwicklung eines hohen Querschnittssyndroms unverkennbar Notfallcharakter hat. Ähnliches ereignet sich bei den akuten lateralen zervikalen Bandscheibenvorfällen, die durch Spinalnervenwurzelkompression nicht nur ein foudroyant schmerzhaftes Schulter-Arm-Syndrom, sondern u. U. auch deutliche neurologische Ausfälle bedingen können.

Gegenüber den chronischen Verläufen bei zervikalen Bandscheibenschäden im Sinne der Spondylosis deformans und Osteochondrose mit mehr schleichend sich entwickelnden neurologischen Ausfällen sind die akuten zervikalen Bandscheibenvorfälle mit plötzlich eintretender massiver neurologischer Symptomatik relativ selten. Daraus ergibt sich, daß gerade bei den medianen Prolapsen die Natur der Erkrankung nicht in die diagnostischen Erstüberlegungen einbezogen wird, so daß in ungünstigen Fällen eine Einweisung in die falsche Klinik, in günstigen Situationen eine Einweisung mit einer noch bedrohlicheren Diagnose – z. B. Tumorblutung – in eine neurochirurgische Klinik erfolgt.

Zervikale Bandscheibenvorfälle dürften nach den Verletzungen die zweithäufigste Ursache von Notfallsituationen sein, unter den raumfordernden Prozessen im zervikalen Wirbelkanal nehmen sie sicher die erste Stelle ein. Die klinisch vermutete Diagnose wird durch Myelographie bzw. spinale Computer-Tomographie gesichert. Therapie der Wahl ist die Ausräumung der Bandscheibe von ventral mit anschließender Wirbelkörperfusion.

Alle anderen, verhältnismäßig seltenen raumfordernden Prozesse im Bereich des zervikalen Spinalkanals können auf gleiche Weise diagnostiziert werden, müssen aber in der Regel von dorsal mittels Laminektomie entfernt werden.

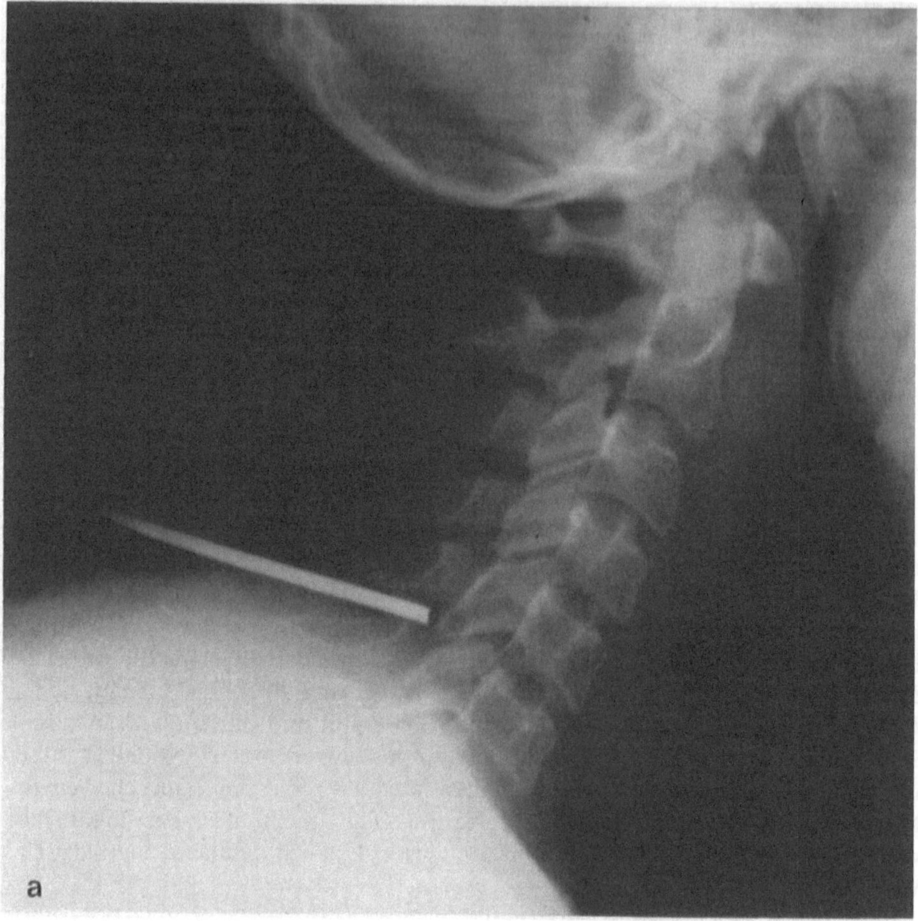

Abb. 1 a, b. Kontusion des Zervikalmarks durch einen zwischen 6. und 7. Halswirbelbogen eingedrungenen Metallstift

Spinale Tumoren im Zervikalbereich kommen im Gegensatz zu den anderen Wirbelsäulenabschnitten etwas seltener vor, sind aber gerade bei notfallmäßigen Verläufen wegen des entstehenden hohen Querschnittssyndroms überaus bedrohlich. Die an der Halswirbelsäule zu beobachtenden Wirbeltumoren fallen zahlenmäßig kaum ins Gewicht, eher schon die Wirbelmetastasen, wobei Mamma- und Bronchialkarzinom am häufigsten sind. Erstaunlicherweise führt weniger der akute Zusammenbruch eines osteolytischen Wirbels zum spinalen Notfall als vielmehr die irgendwann einsetzende Dekompensation der Rückenmarksdurchblutung durch den Tumordruck. Dabei ist es letztlich unerheblich, ob diese Dekompensation allein infolge venöser Stauung oder arterieller Zuflußstörung geschieht; wahrscheinlich wirken beide Faktoren zusammen. Der plötzliche Zusammenbruch eines osteolytischen Wirbels dürfte relativ selten sein und kann mehr oder weniger unbemerkt ablaufen; in der Mehrzahl der Fälle sintern die von Metastasen befallenen Wirbel

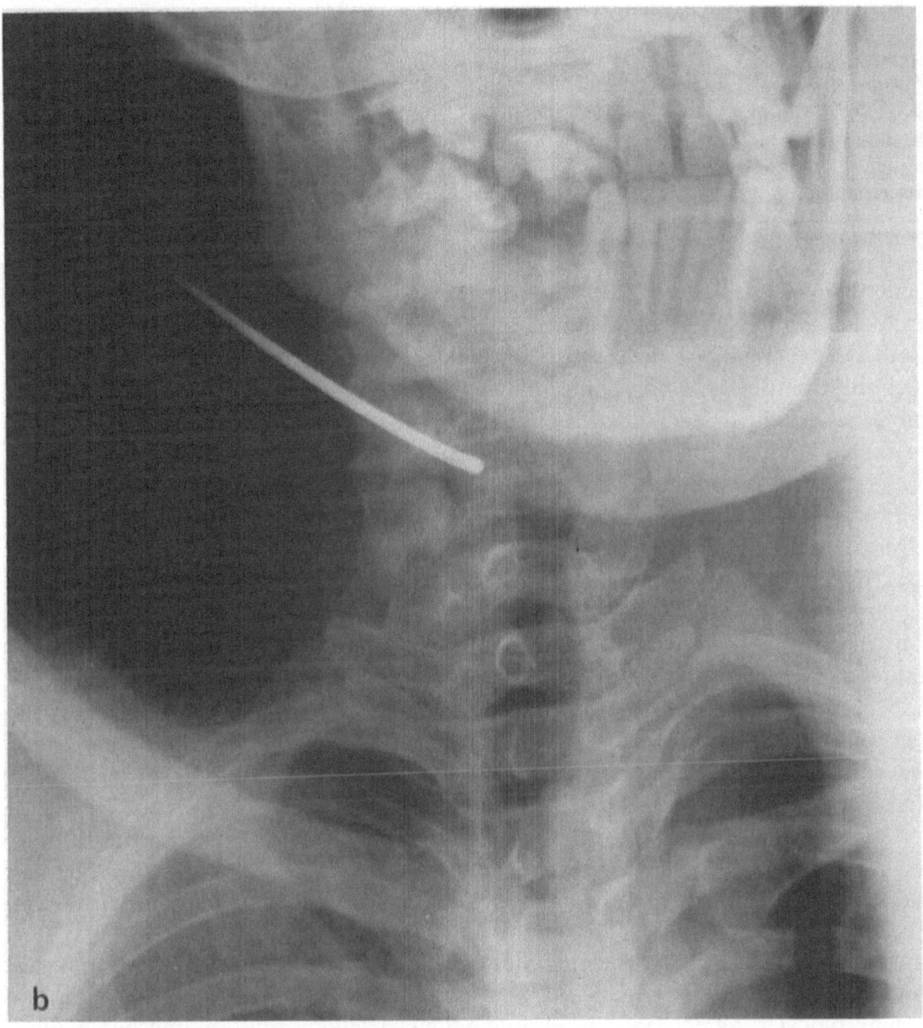

b

langsam zusammen. Metastasen können aber auch ohne Befall eines Wirbels eine epidurale Kompression im Zervikalkanal bewirken; das ist besonders möglich bei den malignen Lymphomen und beim Plasmozytom, die sich im übrigen häufiger im Thorakalbereich finden. Meningeome sind im Bereich der Halswirbelsäule ebenfalls Raritäten, Neurinome kommen etwas häufiger vor. Wie im gesamten Rückenmark sind auch im Zervikalbereich intramedulläre Gliome zu finden, die ebenso wie die Neurinome und Meningeome selten zu akuten Querschnittslähmungen führen; bei den Gliomen und Meningeomen gibt es darüber hinaus die seltene, aber dramatische Komplikation der Einblutung in den Tumor.

Bei der akuten tumorbedingten hohen Querschnittslähmung kann die Verdachtsdiagnose manchmal durch genaue Auswertung der Anamnese, bei malignen Tumoren zusätzlich durch den Nachweis einer Beschleunigung der Blutsenkungsgeschwindigkeit gestellt werden. Empfehlenswert sind in solchen Fällen Nativ-Rönt-

Tabelle 1. Erkrankungen, bei denen Wirbelmetastasen möglich sind

Mamma-Karzinom	Uterus-Karzinom
Prostata-Karzinom	Kolon-Karzinom
Bronchial-Karzinom	Schilddrüsen-Karzinom
Plasmozytom	Magen-Karzinom
Maligne Lymphome	Sarkome
Hypernephrom	Leukämie

genaufnahmen der Halswirbelsäule, für die sehr aussagefähige *Skeletszintigraphie* reicht bei akuter Querschnittslähmung in der Regel die Zeit nicht. Diagnostische Methode der Wahl ist die zervikale Myelographie, mit zunehmender Erfahrung auch die Computer-Tomographie. Unverzüglich sollte sich daran eine Laminektomie anschließen; in den seltenen Fällen tumorbefallener Wirbelkörper kann auch im akuten Stadium eine ventrale Wirbelkörperersatzoperation erfolgen.

Das zervikale epidurale Haematom stellt einen echten spinalen Notfall dar, da es in der Regel ohne wesentliche Prodromi zu einer recht akuten hohen Querschnittslähmung kommt, meist mit Atemstörungen. Es ist aber so selten, daß wohl fast jedes höher beobachtete zervikale epidurale Haematom einzeln pupliziert wurde; so gibt es darüber in der Weltliteratur seit 1869 etwa 40 Fallbeschreibungen. Die meisten dieser Haematome fanden sich übrigens unterhalb C_5, einziges relativ konstantes Vorsymptom scheint der Interskapularschmerz zu sein. Daran denken sollte man bei Antikoagulantienbehandlung! Die Diagnose ließe sich am eindrucksvollsten computer-tomographisch stellen, doch liegen darüber noch keine Beschreibungen vor; bleibt also die Myelographie, die eine Raumforderung nachweist, deren Natur sich bei der nachfolgenden Operation ergibt.

Ähnlich verhält es sich mit den zu einem akuten Querschnittssyndrom führenden zervikalen epiduralen Abszessen; auch sie sind ausgesprochene Raritäten zumal auch die ihnen manchmal vorangehenden Spondylitiden an der Halswirbelsäule selten sind.

Auch eine akute Halswirbelentzündung ohne neurologische Ausfälle ist ein spinaler Notfall! Die klinische Diagnose läßt sich aus der massiven schmerzhaften Bewegungsblockierung der Halswirbelsäule bei gleichzeitiger Blutsenkungsbeschleunigung und Leukozytose vermuten und kann in jedem Fall durch Skeletszintigraphie erhärtet werden, wenn der röntgenologische Nachweis noch nicht möglich ist. Therapie der Wahl ist die Immobilisation unter hochdosierter antibiotischer Abschirmung.

Auch die Diszitis ist im Zervikalbereich äußerst selten. Bezüglich Diagnostik und Behandlung gilt das Gleiche wie bei der ätiologisch verwandten Spondylitis.

Auch akute Myelitiden sind ebenso wie die medullären Durchblutungsstörungen des Zervikalmarks Raritäten. Abgesehen von der Poliomyelitis acuta anterior mit dem spezifischen Virusbefall der motorischen Vorderhornzellen manifestieren sich Myelitiden meist an den Grenzgebieten der Durchblutung innerhalb des Rückenmarks, also im Übergangsbereich zwischen den Versorgungsgebieten der Arteria sulcocommisuralis, der Vasokorona und der A. spinalis posterior. Die Diagnostik ist schwierig, Liquoruntersuchungen helfen nur bedingt weiter, die Therapie kann nur symptomatisch erfolgen.

Die Problematik nicht traumatischer Notfallsituationen im Zervikalbereich liegt in ihrer relativen Einmaligkeit, so daß die Situation zwar als dramatisch eingeschätzt wird, oft jedoch nicht der dringliche diagnostische Weg eingeschlagen wird. Wegen der absoluten Seltenheit *nicht* raumfordernder Notfallprozesse an der Halswirbelsäule ist bei akuten hohen Querschnittssyndromen immer die sofortige zervikale Myelographie in Operationsbereitschaft anzustreben.

Literatur

Bedbrook G (ed) (1981) The care and management of spinal cord injuries. Springer, Heidelberg Berlin New York

Dirheimer Y (1977) The craniovertebral region in chronic inflammatory rheumatic diseases. Springer, Berlin Heidelberg New York

Elies W, Kretschmer H (1981) Ventral fusion of first and second cervical vertebrae by the transoral approach. Acta Neurochir 56:270

Falivene R, Cerillo A, Mottolese C, Vizioli L, Tedeschi G (1980) Spinal cord compression by tuberculous epiduritis. Acta Neurol 35:181

Girard R, Minaire P, Castanier M, Bérard E, Perrineriche B (1980) Spinal cord injury by falls. Paraplegia 18:381

Godt P, Malin JP, Wittenborg A (1981) Das Schulter-Arm-Syndrom. Thieme, Stuttgart New York

Grüninger W, Gruss P (1982) Stenosis and movement of the cervical spine in cervical myelopathy. Paraplegia 20:121

Grüninger W, Ricker K (1981) Somatosensory cerebral evoked potentials in spinal cord diseases. Paraplegia 19:206

Guidetti B, Spallone A (1980) Benign extramedullary tumors of the foramen magnum. Surg Neurol 13:9

Huelke DF, O'Day J, Mendelsohn RA (1981) Cervical injuries suffered in automobile crashes. J Neurosurg 54:316

Jörg J (1981) Diagnose und Differentialdiagnose entzündlicher Erkrankungen des Rückenmarks. Med Welt 32:889

Laasonen EM, Poranen A, Servo A (1979) Medullary emergency. Zbl Neurochir 40:245

Pia HW, Djindjian R (eds) (1978) Spinal angiomas. Springer, Berlin Heidelberg New York

Pool GM (1981) Non-traumatic acquired tetraplegia. Paraplegia 19:164

Roosen K, Grote W (1982) Surgical treatment of cervical spine injuries. Adv Neurosurg 10:322

Saternus KS (1979) Verletzungen von Halswirbelsäule und Halsweichteilen. Hippokrates, Stuttgart

Scher AT (1981) Unrecognized fractures and dislocations of the cervical spine. Paraplegia 19:25

Schirmer M (1983) Der spinale Notfall. Perimed, Erlangen

Schirmer M, Schlarb H, Tussiwand MH, Wenker H (1976) Spontanes zervikales epidurales Haematom. Akt Neurol 3:241

Schlossberg D, Shulman JA (1977) Spinal epidural abscess. South Med J 70:669

Sundaresen N, Galicich JH, Lane JM, Greenberg HS (1981) Treatment of odontoid fractures in cancer patients. J Neurosurg 54:187

Schäden am Nervensystem bei HWS-Traumen

H. Daun

Gewalteinwirkungen auf die Halswirbelsäule ziehen nicht selten das Nervensystem in Mitleidenschaft. Gefährdet sind in erster Linie die Anteile des Nervensystems, die im Bereich der Halswirbelsäule gelegen sind, d. h. Halsmark, dazugehörige Rückenmarkswurzeln und N. vertebralis. Die Gewalt, die wirksam wird, ist so gut wie ausschließlich mechanische Gewalt im Sinne von Zug und Druck. Sie wirkt teils direkt auf die nervalen Strukturen ein, teils indirekt über eine Beteiligung der Gefäße. Über die Gefäße sind zudem Fernwirkungen möglich, insbesondere auf das Gehirn. Das Gehirn kann jedoch auch gleichzeitig direkt von der mechanischen Gewalt getroffen werden. Vor allem bei Schleuderverletzungen ist diese Gefahr gegeben, selbst wenn es dabei nicht zu einem Aufprall des Kopfes kommt.

Häufigste Ursache für Verletzungen der Halswirbelsäule mit Beteiligung des Nervensystems sind nach Scheid Straßenverkehrsunfälle und Stürze aus großer Höhe, nach anderen auch Schwimmunfälle. Bei allen mechanischen Gewalteinwirkungen auf die Halswirbelsäule kommt es nicht nur zu Stauchungen, sondern mehr noch zu extremen Beugebewegungen der Wirbelsäule nach dorsal und ventral, zum Teil auch zur Seite und mit Drehung. An der Halswirbelsäule können Weichteilverletzungen, Luxationen und Frakturen entstehen. Einen besonders gleichförmigen Verletzungsmechanismus stellt das Schleudertrauma der Halswirbelsäule dar. Das gilt vor allem, wenn man diesen Begriff nicht weit faßt und alle Halswirbelsäulenschleuderverletzungen darunter versteht, sondern ihn lediglich den Schleuderverletzungen der Halswirbelsäule mit Retro- und Anteflexion bei Kraftfahrzeugauffahrunfällen von hinten vorbehält, wie von Kuhlendahl vorgeschlagen.

Das Nervensystem kann bei allen Verletzungen der Halswirbelsäule in Mitleidenschaft gezogen werden. An Wirbelfrakturen ist die Beteiligung des Nervensystems nicht gebunden. Es gibt Schäden am Nervensystem mit und ohne Wirbelfrakturen ebenso wie Wirbelfrakturen mit und ohne Beteiligung des Nervensystems. Verletzungen des Nervensystems ohne Wirbelfraktur finden sich fast ausschließlich an den Stellen, an denen die stärksten Bewegungen der Halswirbelsäule gegen den Kopf und gegen den Rumpf erfolgen, also im oberen und im unteren Zervikalbereich; Verletzungen des Rückenmarks ohne Wirbelfraktur entstehen sogar praktisch ausschließlich im unteren Zervikalbereich. Schon vorhandene Veränderungen an der Halswirbelsäule, die meist degenerativer Natur sind, können das Auftreten von Schäden am Nervensystem begünstigen. Hinsichtlich der indirekten vaskulären Schäden wirken bereits vorliegende Gefäßwandveränderungen zum Teil wahrscheinlich ebenfalls begünstigend.

Das neurologische Bild bei Halswirbelsäulenverletzungen mit Beteiligung des Nervensystems wird im wesentlichen von spinalen und radikulären Störungen geprägt, die bei einer direkten oder indirekten Mitbeteiligung des Gehirns von zerebralen Störungen begleitet sein können.

Die *Schäden des Rückenmarks,* die im Zusammenhang mit Halswirbelsäulenverletzungen entstehen, sind fast ausnahmslos gedeckte Verletzungen, d. h. es besteht in der Regel keine Verbindung zwischen einer gegebenenfalls vorliegenden äußeren Weichteilwunde und dem geschädigten Rückenmark.

Dem Schweregrad und der Art nach unterscheidet man folgende akute gedeckte Rückenmarksverletzungen:

- Commotio spinalis,
- Contusio spinalis,
- spinale Lazeration,
- Compressio spinalis.

Daneben kommen nach Verletzungen, die zu einer bleibenden Einengung des Wirbelkanals führen, chronisch progrediente Spätschäden des Rückenmarks vor.

Bei der seltenen Commotio spinalis treten nur voll reversible flüchtige spinale Funktionsstörungen auf, die bis zu mehreren Stunden andauern können. Die Contusio spinalis stellt eine Substanzschädigung des Rückenmarks dar, die meist einen deutlichen bleibenden Defekt hinterläßt. Eine Sonderform der Contusio spinalis ist die spinale Lazeration, bei der die Gewalteinwirkung so stark ist, daß sie zu einer Durchtrennung des Rückenmarks führt, die jedwede Heilung ausschließt. Kennzeichen der Compressio spinalis ist ein anhaltender Druck auf das Rückenmark, wie er etwa durch eine Wirbelluxationsfraktur mit Verschiebung gegen das Rückenmark, durch einen traumatischen Bandscheibenvorfall oder durch ein traumatisches epidurales Hämatom verursacht werden kann.

Die Commotio spinalis entspricht nicht nur im Verlauf der Commotio cerebri, sondern auch in morphologischer Hinsicht. Faßbare Veränderungen fehlen (Klaue). In Erscheinung treten nur die flüchtigen Funktionsausfälle. Gegenüber der Contusio spinalis ist aber die Commotio spinalis sehr viel seltener. Die Spanne zwischen rein reversibler Schädigung und Substanzschädigung ist bei den gedeckten Rückenmarksverletzungen offensichtlich weitaus kleiner als bei den gedeckten Hirnverletzungen.

Bei der Contusio spinalis finden sich als morphologisches Substrat Rhexis- und Diapedeseblutungen, Nekrosen und ein Ödem. Die Schäden sind in der Regel nicht gleichmäßig über den Rückenmarksquerschnitt verteilt, sondern es zeigt sich meist eine deutliche Betonung in den zentralen Anteilen des Querschnitts mit Hinter- und Vorderhörnern, den medialen Hintersträngen sowie der Pyramidenbahn und dem Vorderseitenstrangbereich. Wenn sich die Schäden auf den zentralen Anteil des Querschnitts beschränken, spricht Schneider von einer „akuten zentralen Halsmarkschädigung". Dieser Ausbreitungstyp ist früher offensichtlich häufig als Hämatomyelie angesprochen worden. Eine echte traumatische zentrale Stiftblutung im Rückenmark ist jedoch nach heutiger Kenntnis äußerst selten. Die morphologischen Veränderungen bei den Rückenmarkskontusionen lassen sich nicht nur in der von der Gewalteinwirkung direkt betroffenen Höhe nachweisen – bei Verletzungen im unteren Bereich der Halswirbelsäule ohne Wirbelfraktur sind das typischerweise vor allem das Segment C_7 sowie zusätzlich häufig das Segment C_8 und selten auch noch das Segment C_6 –, sondern die Veränderungen erstrecken sich unter Verjüngung der Ausdehnung im Querschnitt über eine Reihe der anschließenden Segmente nach kranial und nach kaudal.

Ist die kontusionelle Schädigung des Rückenmarks im gesamten Querschnitt extrem stark, kommt es zur Aufhebung der Kontinuität des Rückenmarks an der Verletzungsstelle und damit zur spinalen Lazeration, bei der sich im übrigen die gleichen Veränderungen finden wie bei den weniger schweren Kontusionen.

Die Compressio spinalis führt zu dem Bild der Markkompression, bei der Durchblutungsstörungen meist eine wesentliche Rolle spielen. Ähnliche Veränderungen sieht man bei den chronisch progredienten spinalen Spätschäden infolge traumatischer Verengung des Wirbelkanals.

Das neurologische Bild entspricht bei allen traumatischen spinalen Schäden grundsätzlich einer Querschnittslähmung mit Motilitäts-, Sensibilitäts- und vegetativen Störungen von der Obergrenze der Schädigungsstelle an abwärts. Die Motilitätsstörungen sind in der Höhe der Schädigungstelle dem Bild nach peripher neurogene Paresen mit schlaffem Tonus, Reflexverlust und neurogener Muskelatrophie. An der Verletzungsstelle werden zwar Vorderhörner und Pyramidenbahn gleichzeitig betroffen, es kann sich aber die Pyramidenbahnschädigung infolge des gleichzeitigen Vorderhornausfalls nicht auswirken. Die fast immer das Bild der Querschnittslähmung bestimmende Pyramidenbahnschädigung zeigt sich im neurologischen Befund erst von der Untergrenze der Schädigungsstelle an abwärts in Form von zentral neurogenen Paresen mit Tonus- und Reflexsteigerung. Die sensiblen Anfälle reichen, wenn die sensiblen Bahnen betroffen sind, von der Obergrenze der Schädigungsstelle bis ganz bis nach kaudal. Wichtigste vegetative Funktionsstörungen sind Blasen-, Mastdarm- und Potenzstörungen.

Von diesem Grund- und Vollbild der spinalen Schädigung gibt es Abweichungen infolge besonderer Ausprägung und Ausgestaltung in Abhängigkeit einmal vom Schädigungstyp und zum anderen vom Stadium des Verlaufs.

Bei der Commotio spinalis sind oft nicht alle spinalen Funktionen faßbar betroffen, mitunter sogar nur einzelne, wie etwa die Kontrolle der Blasenentleerung. Das eindeutigste Kennzeichen der Commotio spinalis ist aber die Flüchtigkeit der Funktionsstörungen.

Die zervikale spinale Kontusion führt ebenfalls nur in den schwereren Fällen, die allerdings der Zahl nach überwiegen, zu einem Ausfall des gesamten Rückenmarkquerschnitts, in den weniger häufigen leichteren Fällen dagegen zu der schon genannten akuten zentralen Rückenmarkschädigung, die vor allem die graue Substanz betrifft. Bei Lokalisation im Zervikalbereich bevorzugen die neurologischen Störungen dann deutlich die obere Extremität. Im einzelnen finden sich bei der akuten zentralen Halsmarkschädigung in typischer Höhe, d.h. mit Maximum der Schädigung in C_7, stärkere schlaffe Lähmungen der Hand- und Unterarmmuskeln sowie des M. triceps brachii, leichtere zentrale Paresen am Rumpf und an den Beinen, brennende, schmerzhafte Mißempfindungen an Fingern, Händen und Unterarmen, Ausfälle der Oberflächen- und Tiefensensibilität an Fingern, Händen und Unterarmen, geringere sensible Ausfälle auch an Rumpf und Beinen sowie vegetative Störungen.

Bei einer Compressio spinalis durch ein traumatisches epidurales Hämatom bestehen in der Regel starke lokale Schmerzen bei meist nur geringfügiger Querschnittssymptomatik.

Die posttraumatischen chronisch progredienten Spätmyelopathien gleichen im neurologischen Bild weitestgehend den chronischen zervikalen Myelopathien bei anlagemäßig engem und durch osteochondrotische Randwulstbildungen sowie Fehlhaltung zusätzlich eingeengtem Wirbelkanal.

Im Initialstadium akuter traumatischer Querschnittslähmungen muten häufig infolge eines Ausfalls des spinalen Reflexapparates im sogenannten spinalen Schock auch die zentralen Paresen unterhalb der Läsion schlaff an. Die Spastik tritt oft erst nach Abklingen des spinalen Schocks Tage bis einige Wochen nach der Schädigung in Erscheinung. Stuhlgang und Wasserlassen sind zunächst über längere Zeit im Sinne der Verhaltung gestört, später bildet sich in der Regel ein Entleerungsautomatismus aus. Schließlich verschiebt sich oft in den ersten Tagen nach der Schädigung die Obergrenze der Querschnittssymptomatik um 1 bis 2 Segmente nach kranial infolge einer Ausweitung des Ödems.

Die Prognose ist bei der partiellen Querschnittslähmung meist relativ günstig. Am schnellsten zeigen die leichteren Störungen an Rumpf und Beinen eine Besserungstendenz.

Rückenmarkswurzelschädigungen kommen im Bereich der Wurzel C_2 durch Quetschung dieser Wurzel zwischen dem 1. und 2. Halswirbel zustande und im unteren Zervikalbereich durch Verschiebung der Wirbelsäule zu Durasack und Rückenmark insbesondere bei starker Dorsalflexion und durch Zug von den Armen her. Durch die Verschiebung werden die Wurzeln vor allem im Bereich der Intervertebrallöcher gezerrt, wo sie relativ fixiert liegen. Ein zusätzlicher Zug von den Armen her kann sogar zum Wurzelausriß führen.

Bei den Wurzelverletzungen finden sich Blutungen im Bereich der Wurzelaus- und Eintrittszonen bis zum Spinalganglion hin. Eine Quetschung der Wurzel C_2 tritt vorwiegend bei jüngeren Personen auf. Zerrungsschädigungen ohne Wurzelausriß werden dagegen fast nur bei älteren Personen gesehen, was für eine Mitwirkung der im Alter ja häufigen osteochondrotischen Veränderungen spricht.

Die Schädigung der Wurzel C_2 führt zu dem Bild der Okzipitalisneuralgie. Im unteren Zervikalbereich kommt es vor allem zu einer Beteiligung der Wurzeln C_7, C_8 und C_6, also der Wurzeln, die auch am häufigsten durch nichttraumatische Bandscheibenvorfälle geschädigt werden. Allerdings sind die traumatischen Schäden mit Ausnahme der Wurzelausrisse meist beidseitig.

Die betroffenen Wurzeln zeigen die bekannten typischen radikulären Reiz- und Ausfallerscheinungen, d. h. eine radikuläre Schmerzausstrahlung sowie – bei stärkerer Schädigung – radikulär verteilte peripher neurogene Paresen mit Reflexausfall und den Dermatomen entsprechend ausgebreitete sensible Ausfälle.

Die fast immer einseitigen Wurzelausrisse betreffen die Wurzeln des Armplexus, so daß das Bild der Armplexusschädigung entsteht. Meist ist das gesamte Armplexusgebiet betroffen und zusätzlich das Versorgungsgebiet der von den dorsalen Ästen der beteiligten Wurzeln gebildeten Spinalnerven, insbesondere die paravertebrale Rückenmuskulatur. Die motorischen und sensiblen Ausfälle sind stets maximal. Wichtigste Hinweise auf die Lokalisation der Schädigung im Wurzelbereich sind

– ein Horner-Syndrom,
– eine erhaltene Schweißsekretion,
– Denervationspotentiale in der paravertebralen Rückenmuskulatur und
– der Nachweis leerer Wurzeltaschen im Myelogramm.

Der *N. vertebralis* innerviert sympathisch das Innenohr, die Häute der Hirnbasis und die Gefäße des Hirnstamms. Wieweit eine Reizung oder Schädigung bedeutsame Auswirkungen hat, ist noch umstritten.

Die hier getrennt beschriebenen Schädigungen des Rückenmarks und seiner Wurzeln finden sich in der Praxis häufig kombiniert. Außerdem gibt es nicht selten, worauf eingangs schon hingewiesen worden ist, Kombinationen mit Hirnschädigungen. Dadurch wird es mitunter schwierig, das neurologische Bild richtig zuzuordnen. Die Gefahr, daß entweder die Hirnbeteiligung oder die Halsmarks- und Halswurzelbeteiligung nicht beachtet wird, ist nicht gering. Man sollte daher bei jedem Schädelhirntrauma an die Möglichkeit der Mitbeteiligung des Rückenmarks und seiner Wurzeln denken wie umgekehrt auch bei einem Halswirbelsäulentrauma an eine Mitbeteiligung des Gehirns.

Das Halswirbelsäulenschleudertrauma im engeren Sinn wirft darüber hinaus Probleme auf, weil oft fälschlich eine Beteiligung des Nervensystems angenommen wird, nur weil im Nacken-Hinterkopfbereich Schmerzen geklagt werden. Läßt ein solches reines Schmerzsyndrom keine typische segmentale oder radikuläre Ausbreitung erkennen, ist es keinesfalls ein verwertbarer Hinweis auf eine Beteiligung des Nervensystems, denn die Verletzungen im Halswirbelsäulenbereich allein erklären lokale Schmerzen und uncharakteristisch ausstrahlende Schmerzen vollauf. Zurückhaltend zu werten sind auch sonstige uncharakteristisch ausgebreitete Mißempfindungen und uncharakteristisch ausgebreitete sensible Ausfälle, wenn objektivierbare neurologische Störungen fehlen. Eine Beeinträchtigung des N. vertebralis oder eine indirekte Schädigung des Nervensystems über eine Beteiligung der Aa. vertebrales werden dann oft genug zur Erklärung dieser Beschwerden und selbst psychischer Störungen, insbesondere depressiver Verstimmungen, angenommen. Erdmann hat zu Recht auf die Fragwürdigkeit eines solchen Vorgehens hingewiesen.

Eine Hilfe bei der Beurteilung des Schweregrades von Schleudertraumen der Halswirbelsäule ist die Schweregradeinteilung nach Krämer. Er unterscheidet, abgesehen von den tödlichen Verletzungen, 3 Schweregrade:

1. leichte Distorsion der Halswirbelsäule,
2. Gelenkkapselbänderrisse ohne Bandscheibenruptur, Muskelzerrungen, retropharyngeales Hämatom,
3. isolierter Bandscheibenriß, Rupturen im dorsalen Bandapparat, Frakturen, Luxationen.

Neurologische Störungen findet man nach Krämer nur bei Schweregrad 3. Dieser ist u.a. durch sofort einsetzende starke Beschwerden gekennzeichnet, während bei leichten Verletzungen (Grad 1) das beschwerdefreie Intervall über 1 Stunde beträgt und bei den nicht gefährlichen Verletzungen (Grad 2) unter 1 Stunde.

Literatur

Erdmann H (1973) Schleuderverletzungen der Halswirbelsäule. In: Wirbelsäule in Forschung und Praxis, Band 56. Hippokrates, Stuttgart
Gögler E (1962) Schleuderverletzungen der Halswirbelsäule. In: Wirbelsäule in Forschung und Praxis, Band 25. Hippokrates, Stuttgart

Jellinger K (1970) Morphologie und Pathogenese der spinalen Mangeldurchblutung in Abhängigkeit von der Wirbelsäule. In: Wirbelsäule und Nervensystem. Thieme, Stuttgart
Jörg J (1976) Die Beurteilung traumatischer Schäden an Rückenmark und Wirbelsäule. Med Welt 27:603
Klaue R (1969) Die traumatischen Schäden des Rückenmarks und seiner Hüllen. In: Handbuch der Neurochirurgie, VII. Band, 1. Teil. Springer, Berlin Heidelberg New York
Krämer J (1978) Bandscheibenbedingte Erkrankungen. Thieme, Stuttgart
Kuhlendahl H (1964) Die neurologischen Syndrome bei der Überstreckungsverletzung der Halswirbelsäule nach dem sog. Schleudertrauma. Münch Med Wschr 106:1025
Mayer ETh, Peters G (1971) Pathologische Anatomie der Rückenmarkverletzungen. In: Neuro-Traumatologie mit Einschluß der Grenzgebiete. Band II. Urban & Schwarzenberg, München Berlin Wien
Müller E (1966) Das Schleudertrauma der Halswirbelsäule und seine verschiedenen Folgen. Dtsch Med Wschr 91:588
Scheid W (1980) Lehrbuch der Neurologie. 4. neubearbeitete und erweiterte Auflage. Thieme, Stuttgart New York
Schneider RC (1955) The syndrom of acute anterior spinal cord injury. J Neurosurg 12:95

Weichteilverletzungen der HWS. Indikation und Umfang der sog. „Unfalldiagnostik"

N. Walker

In der Vorröntgen-Ära bestand die Meinung, daß die Mehrzahl der Wirbelsäulenverletzungen mit Lähmungen einherginge. In einem altägyptischen Papyrus aus dem Jahre 1700 v. Chr., nach seinem Entdecker Edwin Smith Papyrus benannt, finden wir folgenden Text:

Wenn du einen Mann untersuchst mit einer Verschiebung an einem Wirbel seines Nackens und du findest ihn, indem er seiner Arme und Beine nicht mächtig ist, infolgedessen."

Heute wissen wir, daß nur etwa 10% aller diagnostizierten Wirbelfrakturen auch zu neurologischen Ausfällen führen (Morscher 1980), daß neurologische Symptome, besonders im Bereich der Halswirbelsäule ohne knöcherne Verletzungen entstehen und daß die Lokalisation einer Wirbelverletzung nicht mit dem neurologischen Schädigungsniveau übereinstimmen muß. Mit oder ohne neurologische Symptome hat die Diagnostik in erster Linie sich auf die Anamnese zu richten mit genauer Schilderung des Unfallherganges, der Schmerzsensation zum Unfallzeitpunkt und des Verlaufes bis zur Erstuntersuchung. Unmittelbar zum Unfallzeitpunkt aufgetretene Nackenschmerzen mit Bewegungseinschränkung der Halswirbelsäule sind im allgemeinen mit schwereren Verletzungsmustern in Verbindung zu bringen als bei Zeitintervallen ihres Auftretens bis zu 24 Stunden. Angaben, daß die Patienten nach der ersten Nacht heftige Nackenschmerzen hätten, nicht selbständig aufstehen können, sind typisch für HWS-Distorsionen, insbesondere aber auch für erst- oder zweitgradige Schleuderverletzungen nach der Einteilung von Erdmann (1973). Sie sind auf sekundäre Schwellungszustände und eine Hämatomausbreitung in die Weichteile hinein zurückzuführen.

Verletzungen der Halswirbelsäule können in Hyperflexions- und Hyperextensionsverletzungen sowie Kombinationsverletzungen eingeteilt werden, wobei die Schleudertraumen mit einem Anteil von ca. 13% nach Wirsching (1972) eine eigene und besonders zu beachtende Gruppe darstellen.

Bei der ersten ärztlichen Untersuchung mit Prüfung der vitalen Funktionen, anamnestischer Erhebung von Unfallablauf und Beschreibung der Schmerzsymptome erfolgt ohne weitere Mobilisation des Patienten eine kurze Befunderhebung mit Palpation der Wirbelsäule und der Nacken-Hals-Region sowie der Prüfung von Motilität und Sensibilität im Bereich der Extremitäten. Ohne den Patienten vom Untersuchungswagen zu nehmen, werden dann folgende radiologische Untersuchungen routinemäßig durchgeführt.

1. Die seitlichen Röntgenaufnahmen, bei welchen durch Distalzug der Schultern auch die Halswirbelkörper und möglichst auch der erste Brustwirbelkörper abgebildet werden sollen.
2. Sind diese Aufnahmen nicht ausreichend, erfolgen Schrägaufnahmen, bei welchen der Röntgenstrahl in einem Winkel von 30° und 45° zur Unterlage auf die

neben der Halswirbelsäule liegende Röntgenplatte fallen soll. Damit können die kleinen Wirbelgelenke, die Foramina und die seitlichen Anteile der Wirbelkörper dargestellt werden.
3. Die klassische Frontalaufnahme zur Darstellung der Wirbelkörper mit gleichzeitiger Beurteilung der Lage von Weichteilschatten wird ergänzt durch eine
4. zweite Frontalaufnahme mit 30° Caudalneigung zur Darstellung, insbesondere der cervico-dorsalen Wirbelbögen.
5. Routinemäßig durchzuführen, ist auch eine transorale Aufnahme zur Darstellung von Dens, Atlas und Epistropheus.

Mit diesen Untersuchungen können nach Shaffer et al. (1981) ca. 90% der potentiell instabilen Verletzungen diagnostiziert werden. Das weitere Vorgehen richtet sich nach den dabei erhobenen Befunden. Dies soll anhand der typischen Verletzungsmuster bei Flexions- und Extensionsverletzungen im folgenden dargestellt werden.

Flexionsverletzungen

Die Stellung der Halswirbelsäule zur Zeit des Unfalles und der Unfallmechanismus sind entscheidend für das Verletzungsmuster. Flexionstraumen führen zu Verletzungen der dorsalen Strukturen mit Zerreißung der interspinalen Bänder, der Ligamenta flava, der Gelenkkapseln, des Ligamentum longitudinale communis posterius und des Discus intervertebralis. Hämatome sind in der Subokzipitalgegend und im Nacken lokalisiert. Selten ist auch das Ligamentum longitudinale anterius betroffen. Auf der seitlichen Röntgenaufnahme ist die Halslordose einheitlich abgeflacht und bei fehlender Bandscheibenverletzung die Distanz der Dornfortsätze regelmäßig.

Bei einem in dem Buch von Buetti-Bäuml aus dem Jahre 1954 im Bild gezeigten 25jährigen Patienten kam es auf rutschigem Boden zum Sturz auf den Hinterkopf mit einer Bandzerreißung und wahrscheinlich auch zu einer partiellen Discusverletzung C_4/C_5. Unter Glisson-Schlingenextension war die Halswirbelsäule zwei Tage später wieder aufgerichtet. 5 Jahre danach bestand aber eine persistierende kyphotische Umformung der Halswirbelsäule mit verstärkter Knickung C_3/C_4, was prognostisch für die Funktion der Halswirbelsäule ungünstig ist. Der Patient klagte noch über mäßige belastungsabhängige Nackenschmerzen.

Bei Flexions-Rotationsverletzungen sollen auch bei einseitiger Gelenkverschiebung nach Braakmann und Penning (1971) nicht nur die Gelenkkapsel des dislozierten, sondern auch des nicht verschobenen Fragmentes zerrissen sein. Die Dislokation des betroffenen Segmentes beträgt immer weniger als den halben sagittalen Wirbelkörperdurchmesser, in der Regel 3 bis maximal 5 mm. Bei darüber hinausgehenden Verschiebungen muß von einer Luxation oder Subluxation mit oder ohne Gelenkfortsatzfrakturen beider Wirbelgelenke ausgegangen werden. Bei Flexionsverletzungen C_2/C_3 mit leichtem dorsalem Klaffen ist die Auszeichnung der Bewegungsaufnahmen, die im gezeigten Fall eine Hypermobilität C_2/C_3 zeigt, nach der Methode von Buetti-Bäuml, oft hilfreich. Flexionsverletzungen mit gleichzeitigem axialem Druck sind meist mit Wirbelbogenfrakturen kombiniert bei gleichzeitiger

Band- und Bandscheibenverletzung C_2/C_3. Neben der Tomographie kann hier auch die Computer-Tomographie ergänzende Informationen bringen. Bei ausschließlichem reinem Flexionsmechanismus erscheint lediglich der hintere Zwischenwirbelraum C_2/C_3 verbreitert. Erst auf Funktionsaufnahmen, die mit Nickstellung des Kopfes durchgeführt werden, erkennt man das dorsale Klaffen zwischen den Dornfortsätzen C_1 und C_2. Verletzungen dieses Schweregrades mit gleichzeitiger Teilläsion des Ligamentum cruciforme sind, da eine Spontanheilung der Bänder nicht erwartet werden kann, der operativen Behandlung zuzuführen. Dafür hat sich, wie bei der Mehrzahl der atlanto-axialen Dislokationen, die dorsale Spondylodese nach Gallie oder Modifikation derselben bewährt. Besonders verletzungsgefährdet sind Patienten mit kongenitalen Veränderungen im Bereich der Halswirbelsäule, sei dies nun der Klippel-Feil oder angeborene Veränderungen des Dens axis.

Ein 42jähriger Patient erlitt eine atlanto-axiale Bandzerreißung, als er rücklings von einer Kinderschaukel herunterstürzte. Den Eindruck, den diese Schilderung auf die behandelten Ärzte machte, führten dazu, daß er letztendlich wegen seiner chronischen Cervico-Brachialgien beim Psychiater landete. Vorbestehend war eine kongenitale Dens-Hypoplasie.

Zum Nachweis der atlanto-axialen Instabilität sind auch transorale Funktionsaufnahmen oft aussagekräftig. Bei atlanto-axialen Rotationsverletzungen kann, wie von Erdmann beschrieben, die Tomographie, bei besonders schwierigen Fällen aber auch die Computer-Tomographie, zu einer exakten Diagnose führen.

Flachgestellte Gelenkfacetten können bei Kindern im Zusammenhang mit Bagatelltraumen zu Subluxationen führen. Besonders das Segment C_2/C_3 scheint dafür prädisponiert. Bei oft fehlenden Schmerzen sind passagere oder progrediente neurologische Störungen Anlaß für weitergehende Untersuchungen.

Bei schwerem Halswirbelsäulen-Syndrom und primär scheinbar unauffälligem Röntgenbild sind Wiederholungen der Röntgenuntersuchungen 3–8 Tage später indiziert. So konnte an einem Patienten 3 Tage nach dem Unfall unter 3 kg Längsextensionen eine dorsale Bandverletzung C_3/C_4 mit klaffendem Zwischenwirbelraum gefunden werden. Eine Woche danach wiederum bei gleichzeitiger Stellungskorrektur des Kopfes in Extensionsrichtung war diese Fehlstellung korrigiert. Häufig heilen diese Verletzungen allerdings nicht spontan aus und können im Laufe der Jahre durch zusätzliche degenerative Veränderungen zu einer zunehmenden Instabilität und Wirbelverschiebung Anlaß sein. Im Gegensatz dazu sind Dislokationen mit einseitiger Gelenkssubluxation als stabile Verletzungen anzusehen und durchaus mit konservativen Maßnahmen zu behandeln.

Allenfalls beim Auftreten umschriebener radikulärer Läsionen kann hier eine Operationsindikation eintreten. Schwierig diagnostizierbar sind Verletzungen im Bereiche des cervico-dorsalen Überganges, die gegebenenfalls computer-tomographisch abzuklären sind.

Extensionsverletzungen

Extensionsverletzungen betreffen in erster Linie den ventralen Weichteilapparat mit Sternocleidomastoideus, Platysma, Kehlkopf und der am Kehlkopf angreifenden

Muskulatur sowie die praevertebrale Muskulatur, das Ligamentum longitudinale communis anterius sowie die cervicalen Bandscheiben. Ebenso können davon die Arteria carotis, der Sympathikus, Trachea und Ösophagus betroffen sein sowie die Arteria vertebralis.

Schädigungen des Rückenmarkes entstehen durch einen Kneifzangenmechanismus, durch die nach dorsal gepreßte Bandscheibe und den von dorsal einwirkenden Druck der Ligamente und Wirbelbögen. Fast regelmäßig entstehen Dornfortsatz-, Wirbelbogen- und Gelenkfrakturen. Im Gegensatz zur Inklination, bei welcher der Kopf mit dem Kinn am Sternum anstößt, ist die Reklination durch die Stellung und die Bewegung der kleinen Wirbelgelenke und die ventralen Weichteilstrukturen limitiert. Die physiologische Reklination gemessen mit der Occiput-Oberkieferlinie wird mit 45° angegeben. Ausnahmen davon sind aber offensichtlich bis in höhere Lebensjahre hinein möglich, wie das Beispiel eines 63jährigen zeigen soll.

Sportmäßig betrieben, wird diese Hyperextension beim Schweizer Nationalsport des Schwingens. Buetti-Bäuml fand bei 13 von 17 Schwingern zwischen 22 und 37 Jahren aber deutliche Störungen der Haltung, der Funktion und der Morphologie der Halswirbelsäule und immer wiederkehrende Verletzungen im Extremfall auch bis zur Querschnittslähmung.

Muskelzerreißungen sind durch lokale Schwellung, Hämatombildung und umschriebene Druckdolenz gut diagnostizierbar.

Bandzerreißungen führen sofort oder verzögert zum Symptom der instabilen Halswirbelsäule, mitunter in dem Maße, daß der Patient das Gefühl hat, als könne er den Kopf nicht mehr tragen und müsse ihn mit den Händen abstützen oder, wie von Erdmann beschrieben, sich ablegen.

Verletzungen der Arteria carotis sind nach Gurdjian et al. (1963) häufig mit schwerem Nasenbluten vergesellschaftet und haben in der Regel massive cervico-brachiale und cervico-encephale Symptome zur Folge. Auch Verletzungen der Arteria vertebralis führen über eine Minderdurchblutung des Hirnstammes und des Kleinhirns zu Schwindel, Ohrensausen, unter Umständen Bewußtlosigkeit und Halbseitenerblindung. Bei neurologischen Komplikationen ist die akute, zentrale Halsmarkverletzung nach Schneider (1955) zu nennen, mit schwerer Hyperpathie und Parästhesie der Hände und Unterarme, verbunden mit schlaffen Lähmungen, die mehr oder weniger ausschließlich die oberen Gliedmaßen betreffen. An den unteren Extremitäten sind in erster Linie die sensiblen Bahnen, entsprechend der Läsion der Hinterstränge betroffen, wiederum mit heftigen hyperpathischen Erscheinungen. Die passagere Abklemmung der Arteria vertebralis führt nach Kuhlendahl (1964) zum Suboccipital-Syndrom mit heftigen Kopfschmerzen, vom Hinterkopf nach vorne zur Schläfengegend hinziehend mit Übelkeit und Brechreiz.

Bei rezidivierenden Schmerzschüben sei es dann gerechtfertigt, von einer traumatischen Migraine cervicale zu sprechen. Man grenzt davon das untere Cervical-Syndrom ab, mit blitzartig in Arme und Hände einschießenden, vorwiegend ulnar lokalisierten Schmerzen und anschließendem Schwellungsgefühl an Händen und Armen.

Zur radiologischen Untersuchung ist der Weichteilschatten zwischen Pharynx und der Vorderkante des Axis bedeutungsvoll. Dieser Weichteilschatten soll nach Gehweiler et al. (1980) nicht breiter als 7 mm sein, bei Kindern und Erwachsenen. Bei C_6 soll eine Disstanz zwischen hinterer Tracheawand und Wirbelkörper bei

Kindern von mehr als 14 mm, bei Erwachsenen über 22 mm pathologisch sein und für Ödem oder Blutung sprechen. Auch eine Verbreiterung der unmittelbar praevertebralen Bindegewebs- und Fettschicht kann in guten seitlichen Röntgenaufnahmen als indirektes Zeichen dafür herangezogen werden.

Eine scheinbare Verminderung des praevertebralen Schattens entsteht gelegentlich durch eine Verschiebung des Larynx durch asymmetrische Hämatombildung nach lateral. Dies ist dann auf der ap-Röntgenaufnahme zu kontrollieren. Beim Schleudertrauma der Halswirbelsäule ist die radiologische Untersuchung meist unauffällig. Dennoch scheint mir die Abflachung der Halslordose als ein Symptom der reflektorischen Schonhaltung der Halswirbelsäule, wie wir dies auch bei krankheitsbedingten Veränderungen, z.B. bei der Spondylitis sehen. Daß diese Stellung auch konstitutionell weit verbreitet ist, schränkt die Aussagekraft aber ein. Eine Beachtung müssen umschriebene Veränderungen der dorsalen Wirbelkantenreihe, monosegmentale Erweiterungen der Bandscheibenräume sowie umschriebene ein- oder mehrsegmentale kyphotische Abknickungen finden.

Beim traumatischen Schiefhals ist nach Ausschluß sonstiger Verletzungen immer auch die Möglichkeit der atlanto-axialen Rotationsverletzung abzuklären.

Beim frischen traumatischen Halswirbelsäulensyndrom und unauffälligen radiologischen Befunden ist in der akuten Phase auf die manuelle Untersuchung abzustellen. Bestehen Anhaltspunkte für eine Band- oder Bandscheibenzerreißung, so sind gehaltene Aufnahmen in Flexion und Extension unter gleichzeitigem Längszug ohne Kraft- und Gewaltanwendung durch den Arzt indiziert.

Bestehen bereits aufgrund der Standarduntersuchungen Anhaltspunkte für eine instabile Verletzung sind diese Funktionsaufnahmen fehl am Platz. Eine exakte Ausmessung der einzelnen Bewegungssegmente nach Buetti-Bäuml bringt doch manche zusätzliche Aussage über den Bewegungsablauf, die sich oft über Jahre hinweg verfolgen lassen. Myelographien sind selten indiziert und haben eine eingeschränkte Aussage, da durch Hämatom- und Ödembildung ein Kontrastmittelstopp ebenso wie durch einen Discusprolaps hervorgerufen werden kann.

Bei umschriebener Disculäsion ergibt die Discographie eine genauere Höhenlokalisation. Im gezeigten Fall ist die Bandscheibe C_4/C_5 intakt; es läßt sich kein Kontrastmittel injizieren während in der darunterliegenden Bandscheibe problemlos 2 ml Kontrastmittel injiziert werden können. Beim progredienten Querschnitts-Syndrom und fehlenden knöchernen Verletzungen ergibt die Computer-Tomographie eine exaktere Aussage über Sitz und Ursache der Lähmung und Anhaltspunkte für die einzuschlagende Behandlung.

Wesentlich für die Diagnostik bei allen Patienten mit Halswirbelsäulentraumen scheint mir die exakte Anamnese, der genaue klinische und radiologische Status und bei primär unverdächtigem Röntgenbefund zusätzliche Funktionsuntersuchungen nach 3–8 Tagen. Dies nicht zuletzt deshalb, weil die kleinen Verhältnisse der Strukturen im Bereich der Halswirbelsäule radiologisch oft nur auf einer von vielen Röntgenaufnahmen zur Darstellung kommen, so daß auch für den Geübten sich immer wieder neue Gesichtspunkte ergeben, womit die Prognose für die Behandlung sich wahrscheinlich auch verbessern dürfte.

Literatur

Braakmann R, Penning L (1971) Injuries of the cervical spine. London, Excerpta Medica
Buetti-Bäuml C (1954) Funktionelle Röntgendiagnostik der Halswirbelsäule. Thieme, Stuttgart
Edwin-Smith Papyrus (1966) Ein medizinisches Lehrbuch aus dem alten Ägypten. Huber, Bern, S 67–89
Erdmann H (1973) Schleuderverletzung der Halswirbelsäule. Hippokrates, Stuttgart
Gehweiler JA, Osborne RL, Becker RF (1980) The radiology of vertebral trauma. Saunders Comp., Philadelphia London Toronto
Gurdjian ES, Hardy WG, Lindner DW, Thomas LM (1963) Closed cervical cranial trauma associated with involvement of carotid and vertebral arteries. J Neurosurg 20:418–427
Kuhlendahl H (1964) Die neurologischen Syndrome bei der Überstreckungsverletzung der Halswirbelsäule und dem sogenannten Schleudertrauma. Münchner Med Wschr 22:1025–1030
Morscher E (1980) Klassifikation von Wirbelsäulenverletzungen. Orthopäde 9:2–6
Schneider RC (1955) The syndrome of acute anterior spinae cord injury. J Neurosurg 12:95–122
Shaffer MA, Doris PE (1981) Limitation of the cross table lateral view in detecting cervical spine injuries a retrospective analysis. Ann Emerg Med 10:508–512
Wirsching M (1972) Über die Beziehungen der Form Schwere und Lokalisation von Halswirbelsäulenverletzungen zur Verletzungsmechanik. Arch Orthop Unfallchir 74:63–90

Manual-medizinische Erfahrungen bei Weichteil-verletzungen der Halswirbelsäule

H. D. WOLFF

Einleitung

Die wissenschaftlichen und klinisch-praktischen Bemühungen der letzten Jahrzehnte haben zweifellos erhebliche Fortschritte auf dem klinischen Sektor gemacht, der als „Zervikalsyndrom" bezeichnet wird, und der die Problematik der „Weichteilverletzungen der HWS" miteinschließt. Es ist aber nicht zu übersehen, daß noch viele Probleme der Klärung harren. Eingestandener- oder uneingestandenermaßen fehlt oft die gewünschte Sicherheit im Umgang mit den entsprechenden Patienten. Die Diskrepanz zwischen dem „was sein darf" und dem „was wirklich ist", schlägt sich nur zu oft in diagnostischer und therapeutischer Hilflosigkeit und Uneffektivität nieder.

Die röntgenologischen Verfahren erweisen sich als unzuverlässige diagnostische Helfer. Die falsch positiven und falsch negativen Befunde überwiegen so überproportional, daß man auch den richtig positiven Röntgenaufnahmen im Hinblick auf ihre Aussagefähigkeit zur Pathogenese kaum noch zu trauen wagt.

Die klassische peripher-neurologische Diagnostik, vor allem als radikuläre Diagnostik, kommt nur selten zum Zuge und die Vermutung, daß die Arteria vertebralis generell ein ätiologischer Faktor von hohem oder gar gesetzmäßigem Stellenwert sei, läßt sich durch objektive Methoden nur in den seltensten Fällen beweisen oder auch nur klinisch wahrscheinlich machen.

Es ist eine zwar unbequeme, aber kaum zu widerlegende Einsicht, daß das Gros der entsprechenden Patienten sich diesen z. Z. gängigsten theoretischen und klinischen Denkmodellen entzieht. Selbst wenn es zutreffen sollte, daß der psychische Faktor das „missing link" sei, mit dessen Hilfe die Diskrepanz zwischen intensiven und kontinuierlichen Klagen der Patienten und den mageren somatischen Befunden aus der Welt geschafft werden könne, dann wäre zu fordern, daß hier Arbeitshypothesen möglichst bald durch die konkreten wissenschaftlichen Fakten, die heute noch ausstehen, ersetzt werden.

Diese im ganzen unbefriedigende Situation, die nicht nur eine Randgruppe, sondern große Zahlen von traumatisierten und nicht-traumatisierten Patienten betrifft, muß dazu stimulieren, von neuen theoretischen Ansätzen und von bisher nicht hinreichend beachteten Erfahrungen ausgehen.

Der Erfahrungshorizont der manuellen Medizin bietet hier eine Reihe von neuen Ansätzen, die daher mehr als bisher genutzt werden sollten.

Beginnen möchte ich mit dem Satz, mit dem Hinz seine Monographie „Die Verletzungen der Halswirbelsäule durch Schleuderung und durch Abknickung" (1970) schließt:
„Was bleibt, ist, die manuellen Untersuchungsmethoden auszubauen und Kriterien zu erarbeiten, insbesondere Erstbefunde detailliert zu erfassen und darzulegen."

In die gleiche Richtung weist Erdmann (1973), wenn er feststellt:
„Die Eigenart des monosegmentalen Befalls ist m.E. ein Charakteristikum des Schleudertraumas ... und bringt sie in Gegensatz zu allen anderen Formen der HWS- Distorsionen. Sie erhebt das Ergebnis der manuellen Untersuchungstechnik in den Rang eines objektiven Kardinal-Symptoms."

Diese Äußerungen von Autoren, die in der entsprechenden Literatur und in der Gutachten-Praxis besonders beachtet werden, skizzieren den Hintergrund meines Beitrages.
Vorweg einige Klarstellungen:
1. meine Äußerungen können keinen Anspruch erheben, repräsentativ für die „manuelle Medizin" zu sein. Es handelt sich um persönliche Beobachtungen und Erfahrungen, die allerdings nur dadurch möglich wurden, daß ich einen Teil der diagnostischen und therapeutischen Möglichkeiten einsetzen kann, die die manuelle Medizin erschlossen hat.
Es ist ferner nicht gerechtfertigt, die manuelle Medizin als eine dogmatisch festgelegte Lehre zu sehen. Sie ist den gleichen evolutionären Kräften ausgesetzt wie jedes andere medizinische Arbeitsfeld auch. Erkenntnis-theoretisch kann sie uns vor allem dort interessieren, wo sie Ausdruck eines *Funktionellen Denkens* am Bewegungsapparat ist.
2. Unter *Funktion* wird im folgenden die komplexe integrierte Leistung eines *Dynamischen Systems* verstanden und keineswegs nur deren mechanischer Aspekt (Wolff 1981).
3. Da sie in der manual-medizinischen Theorie eine fundamentale Rolle spielen, werden im folgenden die Begriffe:
„Gelenk-Spiel" (joint play)
„Funktions-Störung eines Arthron" und „Blockierung" sowie
„Spondylogene Nocireaktion"
nur andiskutiert und generell als bekannt vorausgesetzt.

Manual-medizinische Erfahrungen

Um dem Fortgang der Diskussion zu dienen, wird verzichtet gesichertes Wissen zu wiederholen. Es werden vielmehr die Fakten und Beobachtungen thesenartig vorgelegt, die gängige Hypothesen falsifizieren oder zum mindesten nicht bestätigen können. Eigene theoretische Vorstellungen, die sich aus Empirie und neuerer Grundlagenforschung entwickelten, werden angefügt.

1. Die Sonderstellung des Kopfgelenkbereiches. Landläufig wird davon ausgegangen, daß die Halswirbelsäule als einheitlicher Teil des Achsenorgans angesehen

werden könne. Der in unserer Sicht fundamentale Unterschied zwischen dem Kopf-gelenkbereich einerseits und der „normalen HWS" von C_2/C_3 abwärts, wird nur selten gebührend berücksichtigt. Sowohl gelenkmechanisch, wie muskulär und neu-rophysiologisch nimmt der Kopfgelenkbereich eine Sonderstellung nicht nur inner-halb der HWS, sondern innerhalb des gesamten Achsenorgans ein (Hassenstein 1970, Hülse 1979, Thoden 1975, Wolff 1978 u. v. a.). Stichwort: Das Rezeptorenfeld im Nacken ist ein zusätzliches Sinnesorgan im Dienste von Haltung und Bewegung.

Manualmedizinische Erfahrung besagt, daß die hoch-zervikale, diencephale Symptomatik, wie sie sehr häufig nach Traumatisierungen der HWS zu finden ist, praktisch ausschließlich auf den Kopfgelenkbereich zu beziehen ist. Nur das Rezep-torenfeld im Nacken hat entsprechend dichte und unmittelbare Verknüpfungen mit dem Hirnstamm (McCouch 1951, Frederikson 1960, Thoden 1978). Zervikaler Ny-stagmus läßt sich nur bei Läsionen im Kopfgelenkbereich nachweisen bzw. im Tier-versuch provozieren (Hülse 1979). Die klinische und therapeutische Erfahrung legt den Schluß nahe, daß nicht nur das Vestibularis-Kerngebiet, sondern auch die For-matio reticularis und andere Steuerungszentren im Hirnstamm von den Afferenzen aus dem Rezeptorenfeld im Nacken beeinflußt werden können.

Innerhalb des Kopfgelenkbereiches scheint wiederum das Atlanto-Okzipitalge-lenk mit Abstand am vulnerabelsten zu sein. Während Erdmann (1973) noch von dem „Eindruck einer zwar hintergründigen, jedenfalls aber doch geradezu *archai-schen* Nachbarschafts-Beziehung zwischen der Halsregion einerseits und dem „Le-benszentrum" andererseits und von „irgendwelchen apokryphen Querverbindun-gen zur seelischen Verfassung des Betroffenen" spricht, kann heute festgestellt wer-den, daß dieser Eindruck durch neurophysiologische Fakten konkretisiert werden kann. Auch der Ausdruck „archaisch" erscheint durchaus angebracht, denn die ge-lenk-mechanische und senso-motorische Sonderstellung des Kopfgelenkbereiches ist bei Vertebraten ein Erwerb aus der Zeit als sie als Amphibien und dann als Rep-tilien das Wasser verließen und das Festland eroberten.

Akzeptieren wir die „Sonderstellung des Kopfgelenkbereiches" so können wir uns wesentlich unbefangener dem Thema der spondylogenen zentral-vegetativen „Hirnstamm-Symptomatik" nähern. Für einen objektiven Beobachter kann kein Zweifel bestehen, daß es sie gibt und zwar häufig gibt.

Sie wurde von Erdmann (1973) in klassischer Weise für die Schleuderverletzung der HWS und von Decher (1969), Gutmann (1977), Hülse (1979), Lewit (1976), Wolff (1981) u. v. a. im Rahmen des „Zervikal-Syndroms" mit aller wünschenswer-ten Einheitlichkeit beschrieben.

2. Wir teilen die Skepsis von Erdmann (1973), Hinz (1970) u. v. a. hier die Arte-ria vertebralis als generellen ätiologischen Faktor ins Spiel zu bringen.

Wir fanden bei keinem Begutachtungsfall eine – sicher bewiesene – pathogeneti-sche Rolle der Arteria vertebralis. Auch in der allgemeinen vertebrologischen Praxis gehört das differentialdiagnostisch wichtige und klar unterscheidbare Syndrom der Vertebralis-Basilaris-Insuffizienz zu den seltenen, wenn auch gefährlichen Vor-kommnissen.

3. Hierher gehört eine Anmerkung zu den *psychophysischen* Wechsel-Wirkun-gen, die immer wieder kontrovers diskutiert und in den Gutachten registriert wer-den. Manual-medizinische Erfahrung besagt, daß entsprechende psychische Syn-

drome nur dann ausgeprägt vorhanden sind, wenn eine Funktions-Störung im Kopfgelenkbereich vorliegt. Die Symptomatik setzt bald nach dem Trauma ein und verstärkt sich mit der Zeit, wenn die Funktionsstörung nicht beseitigt wird.

Die psychische Norm-Abweichung geht durchweg in Richtung einer depressiv-autistischen Verstimmung, die bis zu suizidaler Leidensdichte auflaufen kann. Das gilt auch für die Patienten deren Persönlichkeits-Kern vorher nicht die geringsten neurotischen oder gar psychotischen Deviationen aufwies.

Durch eine gezielte Therapie, z.B. eine geglückte Manipulation oder durch Lokal-Anaesthesie des Rezeptorenfeldes im Nacken ließ sich diese somato-psychische Veränderung oft schlagartig beseitigen.

Man wird hier neuere Tendenzen in der Psychosomatik aufmerksam verfolgen müssen, die gegen das Konzept der psychischen Einwirkung auf das Soma den umgekehrten Weg des somatischen Einflusses auf die Psyche stellen („Algogenes Psychosyndrom" Wörz 1980).

Die psychische Symptomatik der Kopfgelenk-Funktionsstörung könnte geradezu als Modell dieser Vorstellungen dienen.

Folgerung. Nur wenn die Sonderstellung des Kopfgelenkbereiches gegenüber der „normalen" HWS theoretisch akzeptiert und in Diagnostik und Therapie hinreichend berücksichtigt wird, lassen sich viele Probleme und offene Fragen der HWS-Traumatisierung widerspruchslos beantworten.

4. *Distorsion* oder *Blockierung?* Erdmann (1973) wie wohl die Mehrzahl der Traumatologen sehen in den zur Debatte stehenden Traumafolgen an der HWS ein Analogon zur Distorsion eines Extremitätengelenkes. Daraus werden gutachterliche Schlüsse, besonders im Hinblick auf die glaubwürdige *Dauer* der Beschwerden abgeleitet. Immerhin konzidiert Erdmann, daß es sich an der HWS um eine „Sonderform" handeln müsse. Wie wäre z.B. sonst die häufig beobachtete mehrstündige Beschwerdelatenz bis zum nächsten Morgen zu erklären. Es müssen schon besondere Verhältnisse vorliegen wenn eine Distorsion an einem Extremitätengelenk erst Stunden nach dem Trauma zu schmerzen beginnt. Warum dauern die Folgen dieser „Distorsion" der HWS in einem Teil der Fälle monate- ja jahrelang, warum lassen sie sich auch noch nach Jahren oft durch gezielte Handgriffe beeinflussen oder gar ganz beseitigen?

Dieses sind nur einige Fragen, die nicht beantwortet werden können, wenn man allein vom Denkmodell der Distorsion ausgeht. Aus manual-medizinischer Sicht löst sich das Problem, wenn man die Existenz des Phänomens, das bei uns mit dem Terminus „Blockierung" belegt ist, akzeptiert. Es spielt seit Anfang an in Theorie und Praxis der Handgriffmedizin unter verschiedenen Bezeichnungen eine zentrale Rolle. Die „Blockierung" ist die wohl häufigste Erscheinungsform der patho-physiologischen Kategorie, die als reversible „Funktionsstörung eines Arthrons" zu bezeichnen ist (Wolff 1981).

Eine umfangreiche Literatur unterrichtet über seine Phänomenologie, Klinik, Diagnostik und Therapie. Ihre Existenz zu leugnen oder zu ignorieren mag verständlich sein bei denen, denen die Handhaben fehlen sie zu suchen und zu finden. Ob es klug ist eine hundertjährige Empirie, die tagtäglich verifiziert wird, nicht zu beachten nur weil sie sich den tradierten Denk-Kategorien entzieht, bleibe dahingestellt.

Wir arbeiten seit Jahrzehnten mit diesem noch keineswegs erhellten Phänomen und es erweist sich – um es bildlich zu sagen – daß hier ein Schlüssel liegt, der Schlösser öffnet, die anders nicht zu öffnen sind.

Einige Erfahrungen mit traumtischen Blockierungen an der HWS:

1. Besonders blockierungsempfindlich – mit anderen Worten – traumatisch störanfällig, scheint das Atlanto-Okzipitalgelenk zu sein und hier wieder besonders das Gelenkspiel für Rotation.

2. Diese Blockierungen zeigen eine besonders geringe Tendenz zur spontanen Selbstbefreiung, d. h. in praxi können sie monate-, jahrelang bestehen bleiben, wenn nicht eine exogene Kraft eingreift.

3. Es gibt auch mechanische Gesichtspunkte, die dafür sprechen, daß bei maximaler Rückschleuderung des Kopfes besonders die Relation zwischen Okziput-Kondyle und Atlas gefährdet ist. Einzelheiten würden ein eigenes Referat benötigen.
Arlen hat durch seine Röntgenfunktions-Analyse beweisen können, daß es solche Blockierungen gibt.

4. Im Segment C_1/C_2 habe ich seltener Blockierungen gefunden. Dieses Gelenk scheint recht stabil zu sein. Nur schwere oder sehr spezielle Krafteinwirkungen können hier etwas ausrichten. Dann kommt es zu Folgen, die schon als Subluxationen bezeichnet werden müssen.

5. Gehäuft finden sich dann noch einmal Blockierungen bei C_2/C_3, während sie an der restlichen HWS deutlich in den Hintergrund treten.

6. Blockierungen korrespondieren nicht mit den morphologischen Veränderungen, die im Röntgenbild als osteochondrotische oder/und spondylotische Zeichen abgebildet werden und die als „reparative" und nicht als „degenerative" Veränderungen angesprochen werden sollten und denen völlig zu Unrecht auch dann noch pathogenetische Bedeutung angelastet wird, wenn alle klinischen Beweise fehlen.

7. Für die Entstehung einer traumatischen Blockierung bedarf es wahrscheinlich einer bestimmten Geschwindigkeit und einer bestimmten Richtung der auf das Gelenk einwirkenden Kräfte. Diese Voraussetzungen scheinen bei der Schleuderverletzung relativ häufig für den Kopfgelenkbereich gegeben zu sein. Vielleicht ist sogar die Richtung wichtiger als die Größe der einwirkenden Kraft. Natürlich können auch andere direkte oder indirekte Gewalteinwirkungen Blockierungen an der übrigen HWS setzen. Aber das geschieht seltener. Vielleicht sind dann mehr die Distorsionen die Folge. Aus dieser Sicht steht der Begriff „Schleuderverletzung" nur als Beschreibung eines bestimmten Unfall-Mechanismus, nicht aber als pathogenetische oder klinische Einheit. Daraus ergibt sich, daß gutachterlich nicht die „Schleuderverletzung" zur Debatte steht, sondern die recht unterschiedlichen klinischen Daten, die sie in jedem Einzelfall hinterlassen hat. Wenn schon Erdmann betont, daß die Besonderheit der Traumafolgen an der HWS die *monosegmentalen* Störungen und nicht die generelle Zerrung sei, dann können wir nur beipflichten und ergänzen, daß
   a) in der akuten Phase oft die Distorsions-Komponente überwiegt und die Blockierungen erst später deutlich werden, und daß
   b) häufig mehrere Blockierungen gleichzeitig gefunden werden. Da zudem jede Etage ihr eigenes klinisches Profil hat, ergeben sich anfangs oft schwer zu durchschauende Bilder.

Folgerung. 1. Eine Reihe von offenen Fragen lassen sich nur dann widerspruchslos beantworten, wenn man den Begriff der „Blockierung" theoretisch und praktisch akzeptiert.

2. Bisher ist die „Blockierung" nur den diagnostischen und therapeutischen Verfahren zugänglich, die in der manuellen Medizin entwickelt wurden.

3. Die Blockierung kann neben einer Distorsion Unfall-Folge sein. Beide Formen sind aber nach Qualität, Klinik, Verlauf und Therapie und Prognose grundsätzlich voneinander unterschieden.

Da die Blockierung normalerweise nur klinisch nachgewiesen wird, gewinnt die unmittelbare körperliche Untersuchung eine neue Dimension.

5. *„Vorschädigung" (Degenerative Veränderungen und radikuläre Bilder).* In der Gutachten-Praxis wird der „Vorschädigung" der HWS durch „degenerative Veränderungen" eine oft entscheidende Bedeutung unterlegt. Einzelheiten sind jedem Anwesenden bekannt.

Man überträgt häufig die experimentellen Ergebnisse von Hinz (1970) an Katapult-Versuchen mit Leichen trotz der Warnungen des Autors im Analogie-Schluß und ohne kritische Gegenkontrolle auf fast jede Unfallfolge an der HWS.

Manual-medizinische Erfahrung kann kein Argument zur Stützung dieser Vorstellung beisteuern, im Gegenteil: es verdichten sich die Indizien, daß es sich nur um eine Hypothese handelt, die nicht in jedem Fall einer klinischen (und theoretischen) Überprüfung standhält.

Hierzu einige Stichworte:

1. Degenerative Veränderungen finden sich vor allem in der unteren HWS. Das Gros der Klinik stammt aber aus dem Kopfgelenkbereich und C_2/C_3.

2. Nur wenn die knöchernen und chondrotischen Veränderungen Kontakt zu neuralen Strukturen haben, können sie radikuläre oder spinale Symptome auslösen. Normalerweise sind sie klinisch stumm. HWS-Verunfallte mit eindeutig radikulär geprägter Symptomatik gehören in meiner Gutachten-Erfahrung zu den Raritäten (wie auch in der normalen Praxis).

Wenn akute oder chronische Beschwerden in Schulter oder Arm geklagt wurden, handelte es sich durchweg um klar nachweisbare nicht-radikuläre Störzustände.

Wenn die Analogie zu den Hinzschen Ergebnissen gerechtfertigt wäre, müßten statistische Beweise dafür vorliegen, daß sich die radikulären Bilder bei Verunfallten mit zunehmendem Lebensalter häufen, da die reparativen Veränderungen allein zum Alter eine gesicherte Korrelation erkennen lassen. Unser Beobachtungsgut (Dissertation Zenner, in Arbeit) konnte diese Korrelation nicht beweisen.

6. *Eigene Beobachtungen.* Zum Schluß seien einige Befunde mitgeteilt, die sich bei „Schleuder-Traumen der HWS" so häufig gleichförmig zeigten, daß es sich kaum um puren Zufall handeln kann. Als ich jetzt noch einmal die Erdmannsche Monographie über die Schleuderverletzung durcharbeitete fand ich, daß er an seinem klinischen Material ganz ähnliche Beobachtungen gemacht hat, allerdings ohne ihnen im Detail nachzugehen (Erdmann 1973, S. 69 „fortgeleitete Beschwerden").

Bei verunfallten Patienten mit Nacken-Kopf-Schmerzen mit diencephaler Symptomatik und halbseitiger Brachialgie fand sich gehäuft:

1. Eine Funktionsstörung im Kopfgelenkbereich (am häufigsten im Atlanto-Okzipitalgelenk), oder bei C_2/C_3.
2. Ein druck- und bewegungsabhängiger Spontan- oder Belastungs-Schmerz im Acromioclaviculargelenk mit Einschränkung der endständigen Abduktion und Elevation ohne Kapselmuster oder sonstiger Störung des Humeroscapular-Gelenkes.
3. Eine schmerzhafte Funktionsstörung der oberen Costotransversalgelenke, gelegentlich auch der gleichseitigen Vertebralgelenke. Der muskuläre und der segment-diagnostische Befund bestätigte die klinische Aktivität der Gelenkbefunde. Keine radikuläre Symptome. In den Vorgutachten wurden diese Beschwerden durchweg auf eine zervikale Wurzelirritation bezogen. Bei sonst fehlenden Befunden mußten oft kleinste „Randzacken" als Argument für diese „Diagnose" herhalten.

Im derzeitigen Stadium der Beobachtung ist es müßig zu spekulieren, wie regelmäßig mit dieser Störkombination zu rechnen ist und welche Mechanismen im einzelnen für ihre Auslösung verantwortlich sind. Einen Fingerzeig mag das Foto aus den Versuchsreihen von Hinz (1970) sein:

1. Die Arme werden hochgerissen. Das könnte bei der Läsion des Acromio-clavicular-Gelenkes mitspielen.
2. Die Oberkante der Rücklehne wirkt als Hypomochlion und zentriert einen Teil der Gewalteinwirkung auf die oberen Bewegungssegmente der BWS und die Costotransversalgelenke.

Von diagnostischer und therapeutischer Bedeutung ist diese Beobachtung weil hier ein Hinweis zur differenzierteren Diagnostik und ggf. für eine causalere Therapie gegeben ist. Zudem können Fehl-Interpretationen verhütet werden. Durch eine gezielte Therapie lassen sich die Beschwerden auch lange nach dem Unfall beeinflussen.

Literatur

Arlen A (1979) Biometrische Röntgenfunktions-Diagnostik. Schriftenreihe „Manuelle Medizin" Bd 5. Verlag für Medizin Dr. Ewald Fischer

Bärtschi-Rochaix W (1949) Migraine cervicale (Das encephale Syndrom nach Halswirbeltrauma). Huber, Bern

Decher H (1969) Die zervikalen Syndrome in der HNO-Medizin. Thieme, Stuttgart

Erdmann H (1973) Schleuderverletzung der Halswirbelsäule. WS-Reihe, Bd 56. Hippokrates, Stuttgart

Erdmann H (Hrsg) (1976) A propos Schleudertrauma; Expertengespräche. Hippokrates, Stuttgart

Fredrikson JM, Schwarz D, Kornhuber HH (1966) Convergence and interaction of vestibular and deep somatic afferents upon neurons in the vestibular nuclei of the cat. Acta Oto-Laryng (Stockh) 61:168

Gutmann G (1977) Kopfgelenke und Kopfschmerz. Manuelle Medizin 15:1

Gutmann G (1981) Die Halswirbelsäule. Funktionelle Pathologie der WS. Fischer, Stuttgart New York

Gutmann G (1981) Die Halswirbelsäule. Die funktionsanalytische Röntgen-Diagnostik der HWS und der Kopfgelenke. Fischer, Stuttgart New York

Hassenstein B (1970) Biologische Kybernetik. Quelle und Meyer, Heidelberg
Hinz P (1970) Die Verletzungen der HWS durch Schleuderung und durch Abknickung. Hippokrates, Stuttgart
Hülse M (1979) Die zervikale Gleichgewichtsstörung. Noch nicht veröffentlichte Habilitationsschrift aus der HNO-Klinik Mannheim
Hülse M (1981) Die Gleichgewichtsstörung bei der funktionellen Kopfgelenksstörung. Klinik und Differentialdiagnostik. Manuelle Med 19:92–98
Lewit K (1977) Manuelle Medizin (im Rahmen der medizinischen Rehabilitation) 2. Aufl, Joh. Amb. Barth, Leipzig
McCouch GP, Deering ID, Ling TH (1951) Location of Receptors for Tonic Neck Reflexes. J Neurophysiol 14:191
Mummenthaler M, Regli F (1981) Kopfschmerz. Sandoz AG, Nürnberg
Thoden UR, Golsong J, Wirbitzky (1975) Cervical influence on single units of vestibular and reticular nuclei in cats. Eur J Physiol 355:101
Unterharnscheid F (1956) Das syncopale Vertebralis-Syndrom. Der Nervenarzt 27:481–486
Wiesner H, Mummenthaler M (1975) Schleuderverletzungen der HWS. Eine katamnestische Studie. Arch Orthop Unfall-Chir 81:13–36
Wolff HD (1978) Neurophysiologische Aspekte der manuellen Medizin (Chirotherapie). Schriftenreihe Manuelle Medizin. Verlag für Medizin Dr. E. Fischer Bd 3, Heidelberg
Wolff HD (1980) Zervikal-Syndrome in der HNO-Medizin. In: Berendes J (Hrsg) Aktuelle Probleme in der HNO-Heilkunde. Deutscher Ärzteverlag
Wolff HD (1980) Die Sonderstellung des Kopfgelenkbereiches. Kongreßband DGOT, Münster
Wolff HD (1981) Bemerkungen zum Begriff „Arthron". Manuelle Medizin 19:78–80
Wolff HD (1982) Die Sonderstellung des Kopfgelenkbereiches. Z Allg Med 58
Wolff HD (1982) Schwindel und hohes Zervikalsyndrom. Zeitschrift Allg Med 58
Wörz R (1980) Chronischer Schmerz als Ausdruck endogener Depressionen. Therapiewoche 30:408–476
Zenner P (1983) Kopfgelenke und HWS in der Begutachtung von Schleuderverletzungen der HWS (vorläufiger Titel in Arbeit)

Röntgenologisch objektivierbare Funktions-defizite der Kopfgelenke beim post-traumatischen Zerviko-Zephalsyndrom

A. ARLEN

Eine der Hauptschwierigkeiten bei der Begutachtung post-traumatischer Zerviko-Zephalsyndrome liegt in der Diskrepanz zwischen Heftigkeit und Anhalten der Beschwerden einerseits und Fehlen röntgenologisch faßbarer Läsionen andererseits. Viele dieser Patienten absolvieren eine frustrierende Irrfahrt durch die verschiedenen Fachrichtungen der Traumatologie, Orthopädie, Radiologie und Neurologie, bis schließlich mangels nachweisbarer Verletzungsfolgen die Symptomatik auf das Konto einer neurotischen Fehlhaltung gesetzt wird.

Die Frage ist immer noch offen: zieht die Schleuderverletzung der HWS eine röntgenologisch nicht nachweisbare Läsion nach sich, die als Ursache der Symptombildung anzusprechen ist?

Die Stellungnahme der Manuellen Medizin zu diesem Problem gründet sich auf die Feststellung, daß bei Patienten mit post-traumatischen zerviko-zephalen Syndromen häufig Wirbelgelenkblockierungen im oberen HWS-Bereich bestehen, nach deren Lösung die Symptomatik sich bessert oder verschwindet (Bischoff 1977, Gutmann 1976, Lewit 1975). Die Manualmedizin sieht daher in diesen Blockierungen das somatische Substrat der Beschwerden und vertritt die Hypothese, daß nicht allein morphologisch-mechanische, sondern auch funktionell-reflektorische Mechanismen das post-traumatische Zerviko-Zephalsyndrom verursachen können.

Dieses pathogenetische Konzept findet jedoch nicht ohne weiteres Eingang in die anderen Disziplinen; dies aus drei Gründen:

1. Die Wirbelgelenkblockierung konnte bisher nicht, wie andere Organfunktionsstörungen, objektiviert und quantifiziert werden. Blockierungen lassen sich zwar bei der manualmedizinischen Untersuchung palpatorisch nachweisen, doch ist der Palpationsbefund mit einer gewissen Subjektivität belastet und gilt nicht als allgemein nachprüfbarer Beleg.
2. Die Kausalbeziehung zwischen Blockierung und Symptomatik ist schwer unter Beweis zu stellen.
3. Die Ergebnisse der neurophysiologischen Forschung, die einen Verbindungsweg von blockierten Wirbelgelenk zum Symptom einsichtig machen, sind noch zu wenig bekannt.

Die vorliegende Studie befaßt sich mit dem röntgenologischen Nachweis der Wirbelgelenkblockierung und erarbeitet anhand von Fall-Untersuchungen Argumente, die für eine Kausalbeziehung zwischen Blockierung und zerviko-zephalem Syndrom sprechen. Abschließend wird eine Hypothese zum Pathomechanismus des Syndroms formuliert.

Voraussetzung zur Diagnose von Gelenkblockierungen, also von Bewegungssperren, ist die Kenntnis und Meßbarkeit der Beweglichkeit überhaupt. Wir haben hierzu eine Methode quantitativer funktioneller Röntgendiagnostik der HWS entwickelt. Auf Details der Meßtechnik wird im Rahmen dieser Arbeit nicht eingegangen, sie wurden bereits mehrfach an anderer Stelle referiert (Arlen 1978, 1979). Es handelt sich um ein reproduzierbares Meßverfahren, das von einer Hilfsperson in maximal 30 min durchgeführt werden kann; als Material benötigt sie dazu lediglich Bleistift, Lineal und Winkelmaß.

Das Meßprinzip ist folgendes: auf den üblichen drei Funktionsaufnahmen der HWS in Normalstellung, maximaler Flexion und maximaler Extension bestimmen wir die Intervertebralwinkel und berechnen dann aus der Änderung dieser Winkel von einer Stellung zur anderen den Beweglichkeitswert jedes segmentalen Höhenniveaus. Aus diesen Winkelwerten erstellen wir sodann das Bewegungsdiagramm.

Die Abbildungen 1 und 2 zeigen Beispiele röntgenologischer Funktionsanalysen mit normalem Bewegungsdiagramm. Beide stammen von Patienten, die keine Beschwerden seitens der HWS hatten, das erste Diagramm von einem 22jährigen, das

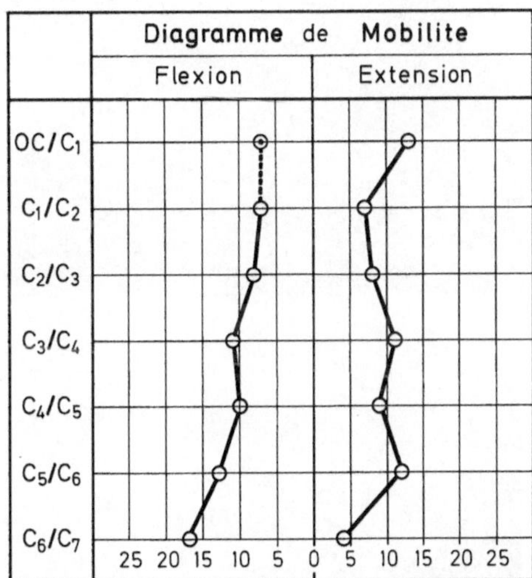

Abb. 1. Normales Bewegungsdiagramm, 22jähriger Patient

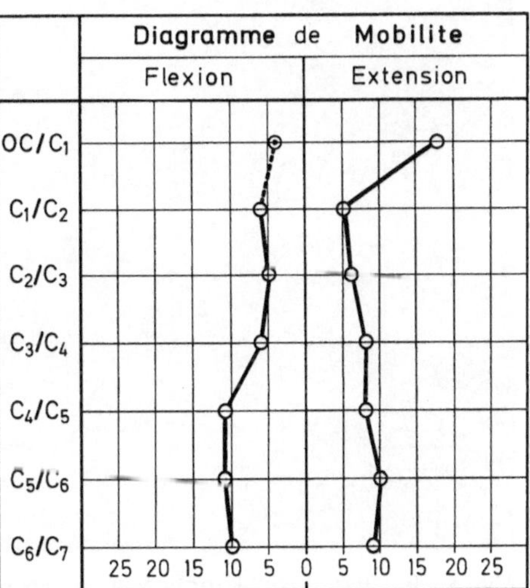

Abb. 2. Normales Bewegungsdiagramm, 45jährige Patientin

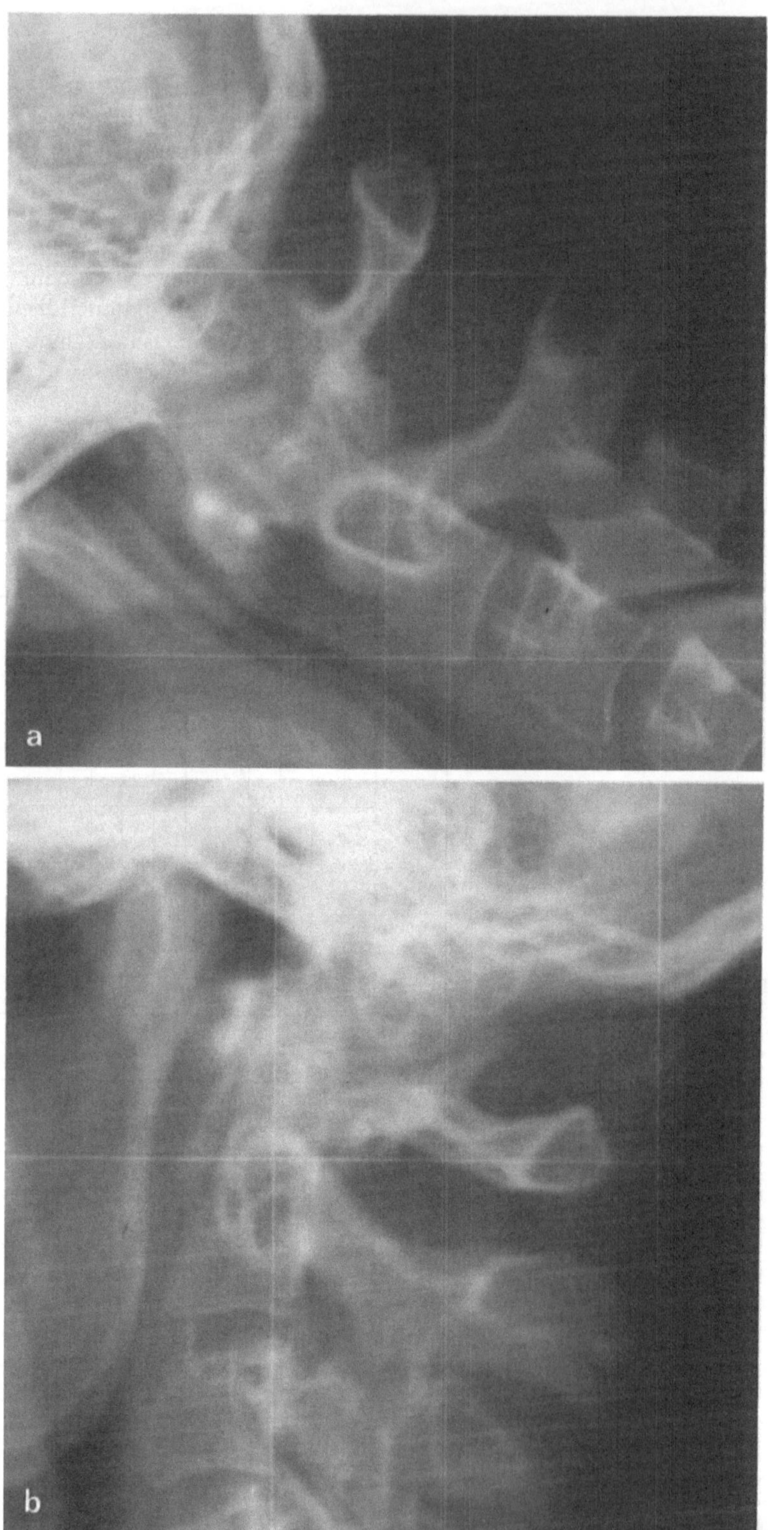

Abb. 3a, b. „Paradoxe" Kippbewegung des Atlas bei Flexion. **a** Flexion; **b** Normalstellung

zweite von einer 45jährigen Patientin. Der Kurvenverlauf ist ähnlich, doch ist die Mobilität im Gesamten bei der älteren Patientin etwas niedriger.

Die normale Bewegungsfunktion ist erfahrungsgemäß durch folgende Kriterien gekennzeichnet:

– altersentsprechende Mobilitätswerte
– gleichmäßige Verteilung der Mobilität auf Flexion und Extension
– „paradoxe" Kippbewegung des Atlas bei Flexion; das bedeutet, daß Okziput und Atlas bei Flexion nicht auseinanderweichen, wie man es erwarten würde, sondern daß sich der hintere Atlasbogen dem Okziput nähert (Abb. 3 a und b).

Zum Vergleich zeigt Abb. 4 das Bewegungsdiagramm aus den Mittelwerten der Mobilität einer Gruppe von 100 Patienten ohne zervikale Symptomatik. Das Mittelwert-Diagramm verläuft ähnlich wie die Diagramme der beiden Patienten ohne Beschwerden an der HWS, so daß man annehmen kann, das erfahrungsgemäß „normale" Diagramm entspreche der wirklichen Norm.

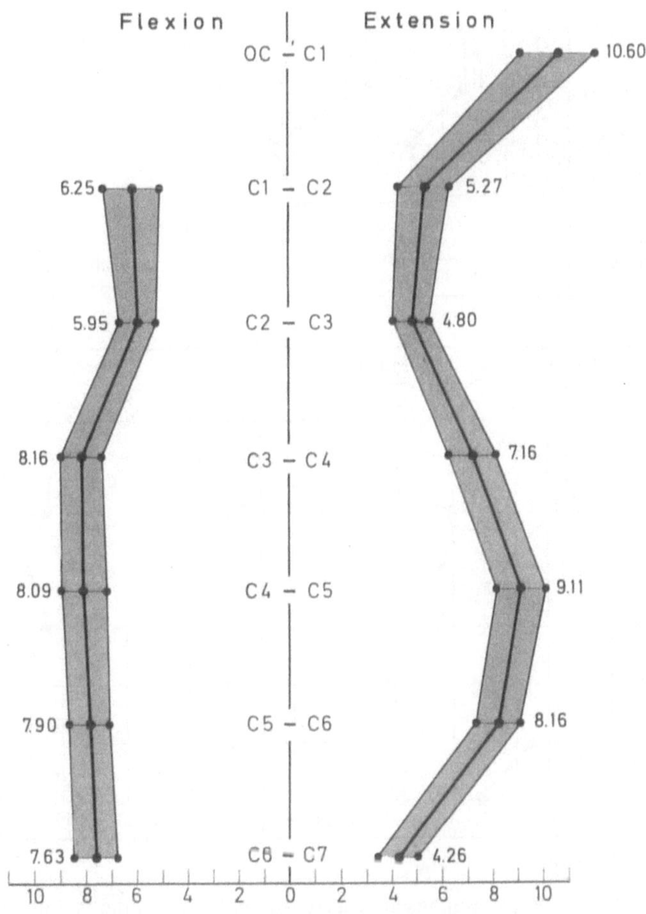

Abb. 4. Bewegungsdiagramm aus den Mobilitätsmittelwerten der Bezugsgruppe

Führt man die quantitative Röntgen-Funktionsanalyse bei Patienten mit post-traumatischen Zerviko-Zephalsyndromen aus, so ergeben sich in der Regel wesentlich andere Kurvenbilder. Abb. 5 zeigt hierzu als Beispiel das Diagramm einer 45jährigen Patientin. Auffallend ist hier vor allem die einseitige Blockierung der Extensionsbewegung auf C_1/C_2, C_2/C_3 und C_3/C_4; es fehlt die Atlaskippung, und die Flexion ist bei OC/C_1 ebenfalls völlig blockiert. Bezeichnend für dieses Diagramm ist, daß die *Gesamtmobilität* normal bleibt, weil die Blockierungen nur einseitig sind. Dies ist auch der Grund, warum öfters bei der grob-klinischen Untersuchung keine oder nur geringfügige Bewegungseinschränkungen diagnostiziert werden.

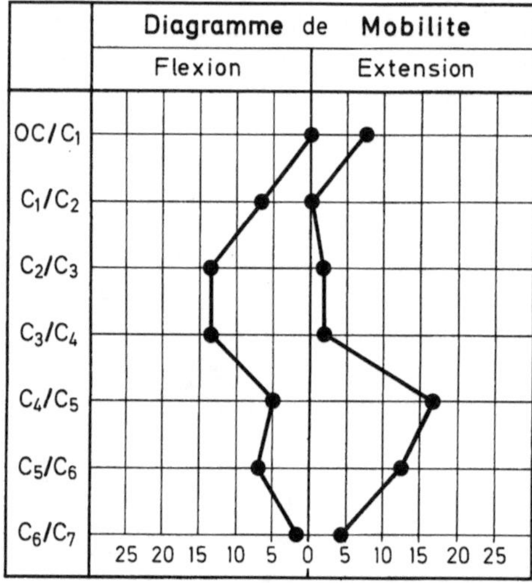

Abb. 5. Post-traumatisches zerviko-zephales Syndrom

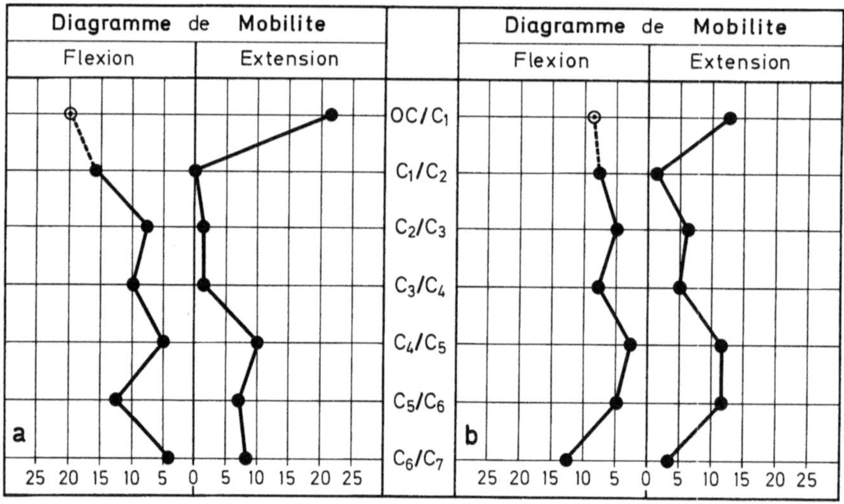

Abb. 6 a, b.

Fall 1 ⎫
Fall 2 ⎭ Post-traumatische zerviko-zephale Syndrome vor und nach Behandlung und klinischer Besserung

Es folgen nun 4 Fallbeispiele von Patienten mit post-traumatischen zerviko-ze-phalen Syndromen, wobei jeweils das Diagramm vor und nach Behandlung und kli-nischer Besserung wiedergegeben wird, um die Entsprechung zwischen Funktions-bild und klinischem Verlauf zu zeigen.

Fall 1: 31jähriger Patient mit schwerem zerviko-zephalem Syndrom nach Schleudertrau-ma durch Auffahr-Unfall; Röntgenbefund negativ; der Patient wurde während 4 Jahren er-folglos mit Massage und Tranquilizers behandelt und schließlich als „Neurotiker" an einen Psychiater überwiesen.

Das erste, stark pathologische Funktionsbild (Abb. 6a) zeigt eine einseitige Blockierung der Extension auf C_1/C_2, C_2/C_3 und C_3/C_4, sowie eine kompensatorische Hypermobilität zwi-schen Okziput und C_1. Auch bei diesem Patienten ist die Gesamtbeweglichkeit normal. Bei der zweiten Analyse (Abb. 6b), nach manipulativer Behandlung und weitgehender Besserung der Beschwerden, ist die Gesamtmobilität gleich, aber die Blockierungen auf C_2/C_3 und C_3/C_4 haben sich gelöst, und die Hypermobilität auf OC/C_1 ist verschwunden.

Fall 2: 24jährige Patientin mit zerviko-zephalem Syndrom nach Schleuderverletzung; Kopfschmerz, Extensionsschwindel, Nacken- und Schulter-Armschmerz; keine morphologi-schen Verletzungsfolgen im Röntgenbild sichtbar; scheinbar normale Beweglichkeit der HWS. Als die neurologische Untersuchung keinen pathologischen Befund ergibt, wird die Patientin an den Psychiater überwiesen. Sie beschreibt ihm ihren Extensionsschwindel und erklärt, ihr werde jedesmal übel, wenn sie zum Himmel hinaufschaue. Kommentar des Psychiaters: Schuldkomplex und Angst vor der göttlichen Bestrafung, daher die Übelkeit, wenn die Patien-tin an den Himmel schaue.

Abb. 7 zeigt das Bewegungsdiagramm vor und nach Behandlung. Im ersten Funktionsbild vollständige Blockierung auf C_1/C_2 und einseitige Blockierung der Extension bei C_2/C_3 und C_3/C_4. Das zweite Diagramm ist, wenn auch nicht „ideal", so doch stark gebessert; gleichzeitig sind auch die Beschwerden bis auf zeit-weiligen leichten Nackenschmerz zurückgegangen. Mit den Blockierungen ist also offenbar auch der Schuldkomplex verschwunden, jedenfalls kann die Patientin jetzt zum Himmel schauen, ohne daß ihr schwindlig wird!

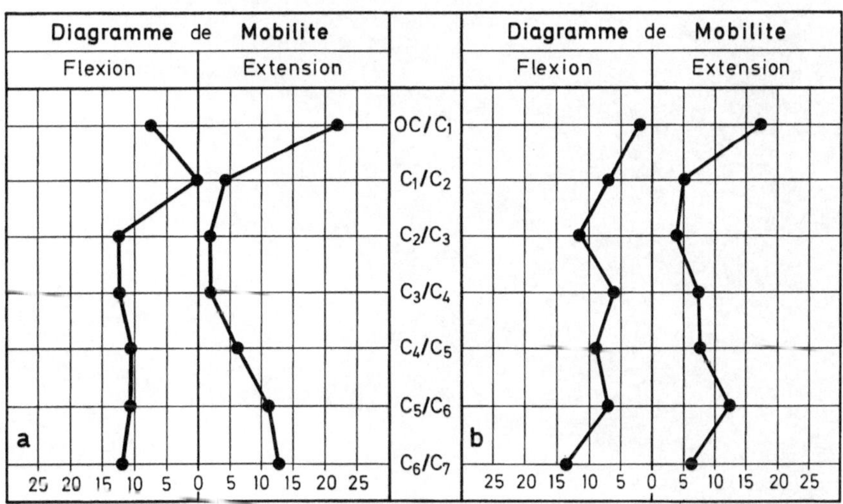

Abb. 7a, b.

Fall 1 }
Fall 2 } Post-traumatische zerviko-zephale Syndrome vor und nach Behandlung und klini-scher Besserung

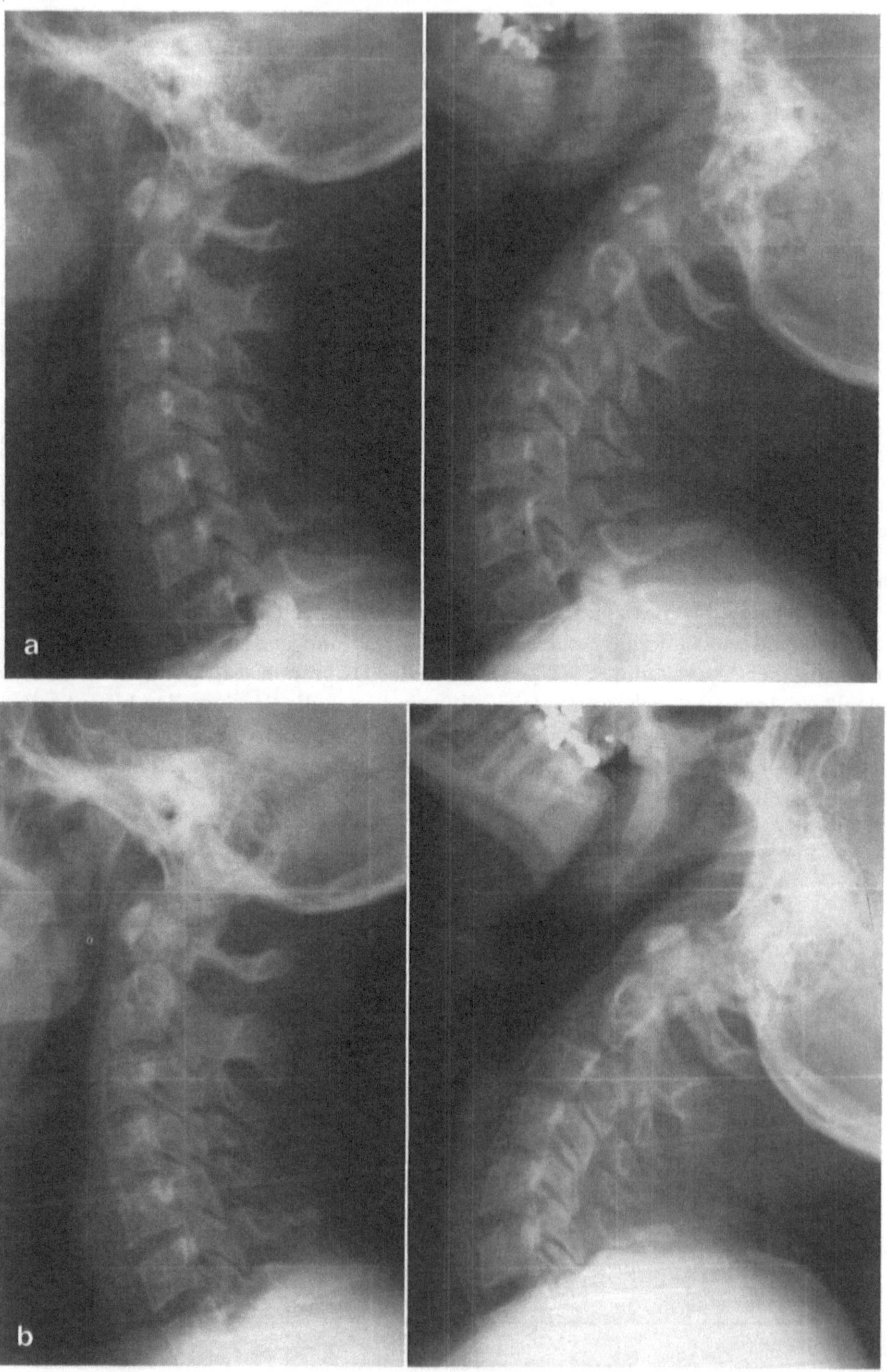

Abb. 8a, b. Röntgenbilder zu Fall 2; Normalstellung und Extension der HWS vor (a) und nach (b) Behandlung und klinischer Besserung

Abb. 8 zeigt die Röntgenbilder dieser Patientin, Normalhaltung und Extension vor und nach klinischer Besserung; a entspricht dem ersten und b dem zweiten Bewegungsdiagramm. Diese Aufnahmen lassen erkennen, wie schwierig es ist, hier ohne *quantitative* Funktionsanalyse eine Blockierung festzustellen.

Fall 3: Kraftfahrzeuglenker, 30 Jahre, Schleudertrauma durch Verkehrsunfall. Seit dem Trauma leidet er an heftigen Kopfschmerzen, Schwindel besonders bei Extension, Ohrgeräuschen, verschwommenem Sehen und Visusrückgang, Brachialgie rechts, Reizbarkeit und akuten Angstzuständen. Einmal kam es nach einer Extensionsbewegung auch zu einer Drop attack mit Erbrechen. Im Röntgenbild keine morphologische Läsion sichtbar.

Im ersten Bewegungsdiagramm (Abb. 9 a) völlige Blockierung der Extension von C_2/C_3 bis C_6/C_7; es ist hier also auch die Beweglichkeit der unteren HWS beeinträchtigt, möglicherweise steht die Brachialgie damit in Zusammenhang. Die Flexion ist auf C_2/C_3 blockiert, und es fehlt die Atlaskippung. Im zweiten Diagramm, 2 Monate später, ist die Bewegungsfunktion nicht normalisiert, aber gebessert. Die Beschwerden haben ebenfalls nachgelassen, ohne jedoch ganz zu verschwinden. Auffallend ist im zweiten Diagramm vor allem die kompensatorische Hypermobilität auf OC/C_1 bei Extension.

Fall 4: 37jähriger Patient mit zerviko-zephalem Syndrom nach HWS-Trauma; hier handelt es sich allerdings um einen anderen Unfallmechanismus: als sich der Patient bei Straßenarbeiten nach vorn bückt, fällt ihm ein Eisklotz vom Dach auf den Hinterkopf, und es kommt zu einer gewaltsamen Hyperflexion der HWS. Er verliert für wenige Minuten das Bewußtsein, hat aber keine äußeren Verletzungen. In der Folgezeit bildet sich ein typisches zerviko-zephales Syndrom von zunehmender Schwere aus, mit stärksten Kopfschmerzen, Nackenschmerz, Schwindel, Schlaflosigkeit und schließlich auch mehreren Drop attacks nach Extensionsbewegung beim Rasieren. Die neurologischen und neuroradiologischen Befunde einschließlich Myelographie sind normal.

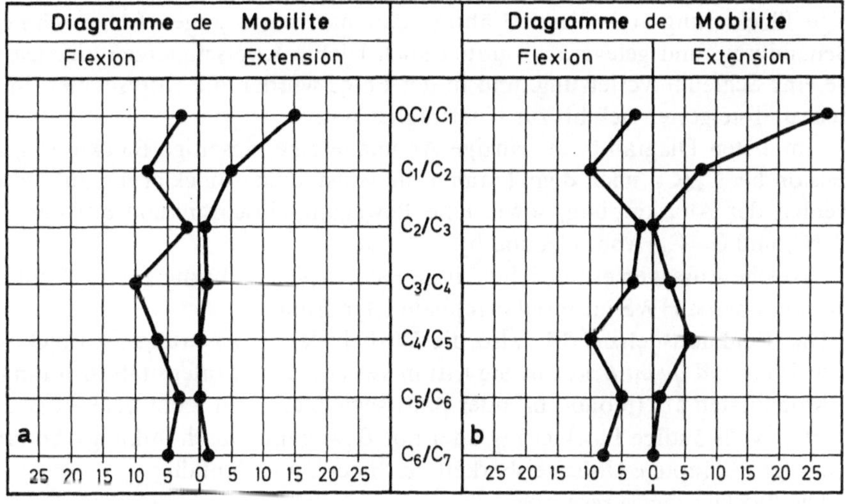

Abb. 9 a, b.

Fall 3 ⎫
Fall 4 ⎭ Post-traumatische zerviko-zephale Syndrome vor und nach Behandlung und klinischer Besserung

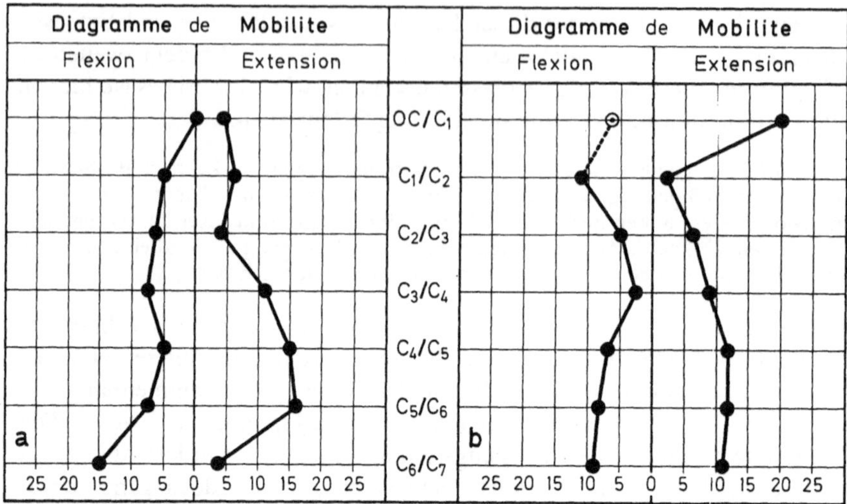

Abb. 10a, b.

Fall 3 }
Fall 4 } Post-traumatische zerviko-zephale Syndrome vor und nach Behandlung und klinischer Besserung

Im ersten Diagramm (Abb. 10a) fehlt die Atlaskippung, und die Flexion ist auf OC/C_1 völlig blockiert, die Extension stark gehemmt. Nach der Behandlung und klinischen Besserung ist die Extension normal, die Blockierung der Flexion hat sich gelöst, und der Atlas führt wieder seine Kippbewegung aus. Es bleibt eine Einschränkung der Flexion auf C_3/C_4 und der Extension auf C_1/C_2.

Abschließend ein Fall, der ebenfalls die Entsprechung zwischen Funktionsbild und klinischer Symptomatik zeigt, aber im umgekehrten Sinne: hier tritt nach Schleudertrauma auf dem zuvor normal beweglichen Niveau OC/C_1 eine vollständige Blockierung auf. Diese 31jährige Patientin stand wegen Ischiasschmerzen in Behandlung, und gelegentlich traten auch leichte Kopfschmerzen auf. Dann erlitt sie eine Schleuderverletzung, und in der Folge wurden die Kopfschmerzen permanent und steigerten sich bis zur Unerträglichkeit.

Im ersten Diagramm als einzige Anomalie eine einseitige Blockierung der Extension bei C_2/C_3, nach dem Trauma die vollständige Blockierung auf OC/C_1 mit Fehlen der Atlaskippung, sowie eine Bewegungseinschränkung auf den Niveaus C_1/C_2 und C_2/C_3 (Abb. 11a und b).

Welche Aussagen ermöglichen diese Fallbeispiele in bezug auf das Funktionsdefizit der oberen HWS im zerviko-zephalen Syndrom?

1. Das Funktionsdefizit, d.h. also die Wirbelgelenkblockierung, ist objektiv nachweisbar und *quantifizierbar*. Sie tritt in verschiedenen Intensitätsabstufungen und Modalitäten auf (mono-, bi- oder pluri-segmentale, ein- oder beidseitige Blockierung, vollständige Blockierung oder nur Bewegungseinschränkung). Somit ist die bisher behauptete Unbeweisbarkeit der Blockierung hinfällig.
2. Die Blockierung ist *reversibel*.
3. Sie verläuft *in gleicher Richtung* wie die klinische Symptomatik des post-traumatischen Syndroms: besteht die Blockierung, so besteht auch die Symptomatik und umgekehrt.

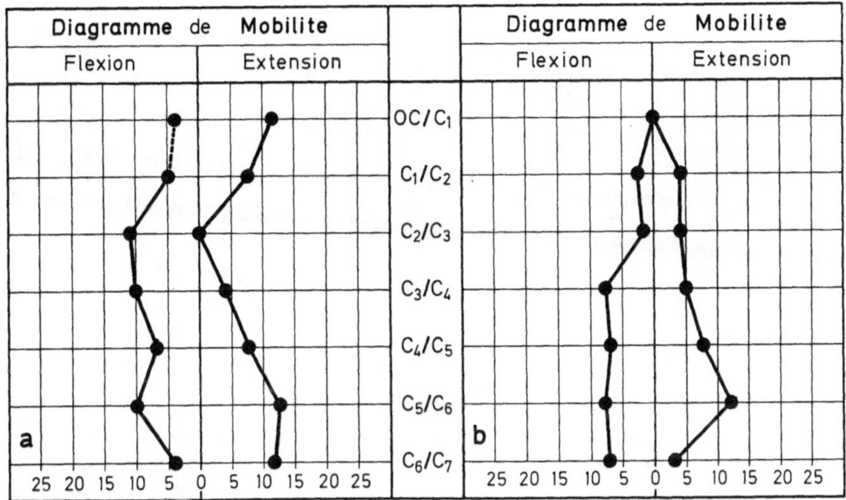

Abb. 11a, b. Zerviko-zephales Syndrom mit vollständiger Blockierung auf OC/C_1 nach Schleudertrauma. **a** vor Trauma; **b** nach Trauma

Zu dieser Bilanz kann ergänzend hinzugefügt werden, daß die Gelenkblockierung in der oberen HWS beim zerviko-zephalen Syndrom *gehäuft vorkommt*. Dies ist nicht nur eine Erfahrung aufgrund einzelner Fälle, sondern läßt sich auch statistisch belegen. So konnten wir durch statistische Gruppenvergleiche u. a. nachweisen, daß Blockierungen der oberen HWS bei Patienten mit Kopfschmerzen, dem Kardinalsymptom des zerviko-zephalen Syndroms, ein gruppenspezifisches Merkmal sind. Es handelt sich also nicht um irgend eine beliebige Funktionsminderung, sondern um eine für dieses Syndrom charakteristische pathologische Abweichung.

Wie lassen sich diese Ergebnisse der quantitativen Röntgen-Funktionsdiagnostik interpretieren?

Spezifität des Funktionsdefizits für zephale Symptomatik, Auftreten der Symptomatik bei Bestehen der Blockierung, Verschwinden der Symptome nach Lösen der Blockierung – diese Feststellungen machen es höchstwahrscheinlich, daß die Wirbelgelenkblockierung für die Symptomatik des zerviko-zephalen Syndroms kausal verantwortlich ist. Wir sehen deshalb in der Funktionsanalyse eine Möglichkeit, die *Somatizität* der Beschwerden nachzuweisen, und wir halten es nicht mehr für vertretbar, bei der Begutachtung einem Patienten diese Somatizität abzuerkennen oder ihn gar der Simulation zu verdächtigen, nur weil im Röntgenbild keine morphologische Schädigung sichtbar ist. Es wäre von Interesse, bei post-traumatischen Syndromen systematisch nach Blockierungen zu forschen und dadurch dem Begutachter eine Entscheidungshilfe zu bieten.

Wenn man in der Wirbelblockierung einen Kausalfaktor des post-traumatischen Zerviko-Zephalsyndroms sieht, muß man sich auch die Frage stellen: wie kommt es überhaupt zur Blockierung, und wie kommt es von der Blockierung zur Symptomatik?

Wir versuchen, die Ätio-Pathogenese als hypothetisches Modell kurz zu skizzieren. Abb. 12 zeigt hierzu die schematische Darstellung.

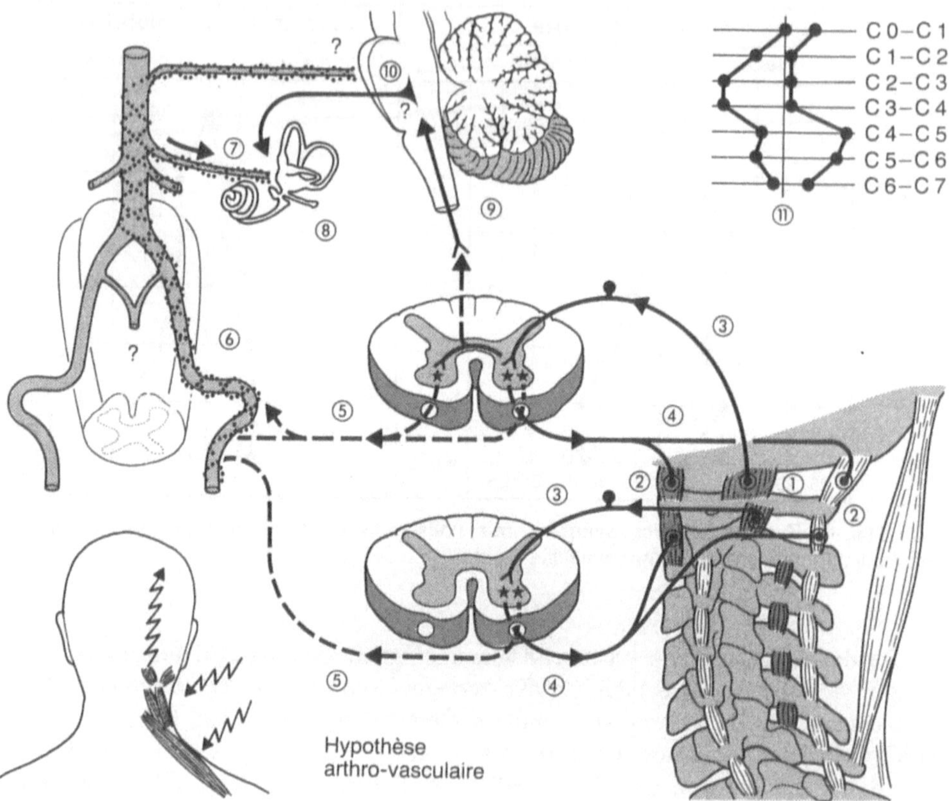

Abb. 12. Schematische Darstellung der arthro-muskulären und arthro-vaskulären Reflexverbindungen:

1 Gelenkkapseln	*7* Art. labyrinthi
2 kurze Nackenmuskeln	*8* Labyrinth
3 Gelenkafferenz	*9* Hirnstamm
4 motorische Efferenz	*10* vestibuläres Kerngebiet
5 vegetative Efferenz	*11* Bewegungsdiagramm
6 perivaskuläres Geflecht der Art. vertebralis	

Stellung und Beweglichkeit eines Wirbelgelenks werden über den segmentalen, arthro-muskulären Regelkreis gesteuert. Die Spannungsrezeptoren der Gelenkkapsel bestimmen über spinale Verschaltung mit den Motoneuronen den Tonus der zugehörigen Muskeln, und umgekehrt beeinflußt der Muskeltonus die Spannung der Gelenkkapsel und damit das Entladungsmuster ihrer Rezeptoren. Im Normalfall besteht ein Gleichgewicht, das Afferenzvolumen aus den Gelenkrezeptoren bleibt unter einer bestimmten Schwelle, entsprechend auch die motorische Efferenz, und das Gelenk ist ungehindert beweglich. Erhöht sich nun die Spannung im Gelenk – durch direkte Überdehnung der Kapsel oder durch Tonuserhöhung der Muskulatur – so kommt es durch Reizung der Gelenkrezeptoren zu einem pathologischen Afferenzmuster. Dadurch werden die Motoneurone aktiviert, was zu weiterer Anspannung der Kapsel führt. Es kommt ein positiver Feed-back, ein arthro-muskulärer

Circulus vitiosus in Gang, der zur Bewegungshemmung und schließlich zur Blockierung führen kann.

Eine Blockierung kann im Stadium latenter Dysfunktion verharren und löst nicht notwendigerweise klinische Symptome aus. Erreicht aber die Spannung der Gelenkkapsel eine kritische Schwelle, so werden auch die Nozizeptoren des Gelenks gereizt. Diese sind sowohl mit den tonischen Motoneuronen als auch mit der vegetativen Efferenz verschaltet (Wyke 1979). Reizung der Nozizeptoren verursacht somit Schmerz, vegetative Symptome und weitere Tonuserhöhung bis zur anhaltenden Kontraktur, d. h. es kommt zur „arthrogenen Nozireaktion" (Wolff 1978).

Der arthro-muskuläre Regelkreis kann sich langsam zum Circulus vitiosus aufschaukeln, er kann aber auch von einem Augenblick zum anderen entgleisen, wie etwa bei Traumen, wo es durch plötzliche, gewaltsame Zerrung der Gelenkkapseln zu massiver Nozizeptorenreizung mit entsprechendem Muskelhypertonus kommt. Es ist vorstellbar, daß beim Schleudertrauma der HWS ein solcher Mechanismus spielt und zu post-traumatischen Blockierungen vor allem in der oberen HWS führt.

Die vaskulären Fernsymptome des zerviko-zephalen Syndroms könnten als Ausdruck einer arthrogenen vegetativen Reizung verstanden werden: die Gelenk-Nozizeptoren sind, wie schon erwähnt, mit Efferenzen des vegetativen Systems verschaltet. Die vegetative Efferenz der ersten Zervikalsegmente steht wiederum in Verbindung mit dem perivaskulären Geflecht der Arteria vertebralis (Lazorthes 1961). So wäre ein pathologischer *arthro-vaskulärer Reflex*, ausgehend von blockierten Gelenken der oberen HWS, denkbar (Arlen 1979). Ein solcher Reflex könnte möglicherweise auch erklären, warum bei Blockierungen der oberen HWS im post-traumatischen Syndrom Zeichen einer *selektiven* hämodynamischen Störung im Versorgungsgebiet der Arteria vertebralis auftreten, wie Schwindel, Sehstörungen, Kopfschmerz usw.

In der Kettenreaktion Kapselüberdehnung – vaskuläres Fernsymptom kann die funktionelle Röntgendiagnostik *ein* Kettenglied nachweisen, nämlich die gestörte Gelenkfunktion, d. h. also die Blockierung. Es werden jedoch weitere Forschungen über die neuro-vaskulären Mechanismen nötig sein, um diese ätio-pathogenetische Hypothese zum post-traumatischen zerviko-zephalen Syndrom zu bestätigen.

Literatur

Arlen A (1978) Meßverfahren zur Erfassung von Statik und Dynamik der Halswirbelsäule in der sagittalen Ebene. Man Med 16/2:25–35
Arlen A (1979) Biometrische Röntgen-Funktionsdiagnostik der Halswirbelsäule; ihr Aussagewert im zerviko-brachialen und zerviko-zephalen Syndrom. In Schriftenreihe Manuelle Medizin, Bd 5. Verlag Dr. Ewald Fischer, Heidelberg
Bischoff H-P (1977) Das HWS-Schleudertrauma. Man Med 15/4:73–78
Gutmann G (1976) Die Schleuderverletzung der Halswirbelsäule. Man Med 14/2:17–28
Lazorthes G (1961) Vascularisation et circulation cérébrales. Masson & Cie. Editeurs, Paris
Lewit K (1975) Ein Fall von Auffahrunfall. Man Med 13/4:71–74
Wolff H-D (1978) Neurophysiologische Aspekte der Manuellen Medizin (Chirotherapie). In Schriftenreihe Manuelle Medizin, Bd 3, Verlag Dr. Ewald Fischer, Heidelberg
Wyke B (1979) Neurology of the Cervical Spinal Joints. Physiotherapy 65/3:72–76

Versicherungsrechtliche Bewertungen des Schleudertrauma

H. ERDMANN

Patienten, die im Gefolge eines vor einiger Zeit durchgemachten Schleudertrauma mit anhaltenden Beschwerden in der Halswirbelsäule (HWS) behaftet sind, führen ihren Zustand verständlicherweise auf den Autounfall zurück, den sie erlitten haben. Will man über diese Patienten eine gutachterliche Beurteilung geben, so muß man sich zunächst über die verschiedenen Begriffe im Klaren sein.

Definitionen

Bei der Benützung der Bezeichnung „Schleudertrauma" sollte man vor allem die folgenden Punkte beherzigen:

1. Dieser Terminus bezeichnet zunächst einmal lediglich den Unfallhergang, nämlich nach aller Regel einen Auffahrunfall. Bezeichnet wird damit nur die Einwirkung der von außen einwirkenden mechanischen Gewalt; nicht bestimmt ist damit die Art und Weise, wie sich der mechanische Insult am biologischen Substrat ausgewirkt hat, hier also – an der HWS.
2. Der traumatische Effekt besteht in einer speziellen Form von HWS-Distorsion. Es mag sein, daß diese Sonderform gewisse Eigenheiten aufweist; dies ändert aber nichts an der Tatsache, daß es bei dem Gros dieser HWS-Verletzungen gleichwohl um echte Distorsionen geht.

   Beginnen wir also mit dem Oberbegriff der *Distorsion*. Bei den Distorsionen der HWS handelt es sich, wie dies Lob seinerzeit definiert hat, um Verletzungsformen, bei denen „röntgenologisch faßbare Verletzungen am Wirbelsäulenskelet nicht zu erkennen sind". Dies ist also ein Sammelbegriff; denn er umschließt ja potentiell ganz verschiedene Einzelläsionen am Organ HWS. Außerdem besagt der Terminus nichts über die spezielle Entstehungsweise, die zu dem infragestehenden Endeffekt geführt hat. Um so wichtiger wird es für den Traumatologen, daß er sich in den Unterformen der HWS-Verletzungen auskennt, wie sie bei Unfällen im Straßenverkehr üblich sind. Wir unterscheiden:

a) Die *Schleuderverletzung* der HWS: Für diese Sonderform der Distorsion ist charakteristisch, daß der (Abb. 1) betroffene Autoinsasse im vorderen Wagen gesessen hat. Der vordere Wagen ist durch einen nachfolgenden Pkw von hinten gerammt worden. Der Rumpf des im vorderen Wagen befindlichen Autoinsassen hat durch den Heckanprall einen abrupten Vorwärtsschub erlitten. Der Vorwärtsschub betrifft nur den an die Rückenlehne angeschmiegten Rumpf, nicht aber Kopf und Hals, soweit diese Teile oben herausragen und sich nicht im Kontakt mit der Rückenlehne befunden haben. Der schwere Kopf bleibt also relativ zurück. Praktisch wird er nach hinten gerissen und die HWS gerät in maximale Rückwärtsbeugung.

Kennzeichnend ist bei diesem Geschehensablauf, daß der Kopfanprall fehlt. Der Kopf schlägt nicht an harten Teilen des Wageninneren an; er wird vielmehr lediglich geschnickt. Wir sprechen von der „offenen kinetischen Kette". Gerade dies ist für den Heckanprall charakteristisch.

b) Die *Abknickverletzung* der HWS: Diese anders geartete Verletzung entsteht beim Frontanprall. Beim Frontanprall erleidet der Pkw in seiner kontinuierlichen Fahrbewegung einen plötzlichen Geschwindigkeitsabbruch. Im Augenblick der Kollision wird der Körper des Autoinsassen jäh durch (Abb. 2) das Wageninnere nach vorne geworfen, so daß er gegebenenfalls an harten Teilen des Wageninneren anschlägt. Kommt es zum Kopfanprall, so geben die Prellmarken an der Stirn oder andere Verletzungen im Bereich des Gesichtsschädels darüber Auskunft. Wird der Kopfhalsstiel im gleichen Zuge am Verletzungserfolg beteiligt, so sprechen wir von der Abknickverletzung der HWS; die HWS wird zwischen sei-

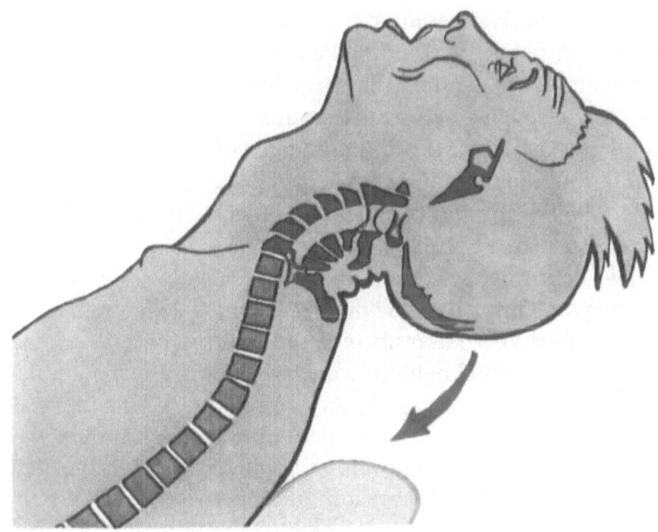

Abb. 1

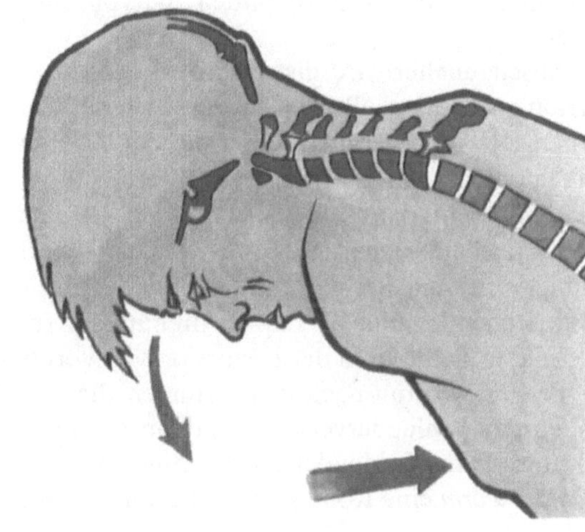

Abb. 2

nen Endpunkten, also zwischen Kopf und Rumpf in die Zange genommen und entsprechend verformt. Wir sprechen daher von der „geschlossenen kinetischen Kette".

Man könnte nun die Frage stellen, warum es denn so darauf ankommt, diese beiden Verletzungsarten zu unterscheiden. Die Antwort ist leicht zu geben: Bei der *Abknickverletzung* der HWS besteht nach traumatologischer Erfahrung eine gewisse Rangordnung je nachdem, ob knöcherne Elemente der HWS zu Schaden gekommen sind oder nicht. Wenn Knochen nicht beteiligt ist, dann nennen wir dies eine Distorsion und wir sind es aus der Erfahrung heraus gewöhnt, den eingetretenen Verletzungserfolg als geringgradig einzustufen, etwa nach dem Schema „wenn nur nichts am Knochen passiert ist, dann ist das Ganze nicht so schlimm". Nur diejenigen Formen der Abknickverletzung sind klinisch ernster zu bewerten, bei denen es zur Fraktur gekommen ist, zur Luxationsfraktur oder auch zur disloziert bleibenden Luxation. Bleibt es aber (Tabelle 1) beim harmlosen Bilde der Distorsion, dann gestaltet sich der Heilverlauf dieser Läsion problemlos und er läuft auch so schnell ab, daß er von der Arbeitsunfähigkeits-Periode geschluckt wird, die wir dem Patienten schon alleine wegen der Gehirnerschütterung ohne weiteres zubilligen. Insofern besteht hier also ein gewisses Alles-oder-nichts-Gesetz! Entweder haben wir die Situation der knöchernen Beteiligung, dann ist die Läsion ernst und wir müssen gegebenenfalls mit einem längeren Nachspiel rechnen. Oder aber die knöchernen Elemente der HWS sind intakt geblieben, dann bleibt nach kurzer Heilperiode gewöhnlich nichts Ernstliches zurück.

Die begriffliche Abtrennung der *Schleuderverletzung* rechtfertigt sich dadurch, daß sich die Dinge beim Schleudertrauma gelegentlich ganz anders entwickeln: Der Träger dieser Verletzungsform kann über mehrere Wochen hinweg erhebliche Restbeschwerden zurückbehalten, auch greifbare Merkmale der objektiven und anhaltenden Funktionsstörung des Achsenorgans, wohlgemerkt: *Obwohl* das röntgenologische Erscheinungsbild zunächst einmal den Rahmen der Distorsion nicht überschritten hat. Auch dann, wenn Knochen nicht sichtbar beteiligt ist, kann das klinische Verletzungsbild länger anhalten, als wir dies von der landläufigen Distorsion gewohnt sind. Das Alles-oder-nichts-Gesetz gilt hier offenbar nicht! Dabei ist die Nichtbeteiligung knöcherner Elemente für das Gros der vom Schleudertrauma betroffenen die Regel. Ausnahmen hiervon sind bei dieser Verletztengruppe recht selten.

Anschaulicher wird dies, wenn wir uns in „*Schweregraden*" (Tabelle 2) der Distorsion ausdrücken. Bei der Schleuderverletzung erleben wir in Einzelfällen Distorsionen III°; und gerade dies ist bei der Abknickverletzung nicht üblich. *Wenn* die Vehemenz der gewaltsamen HWS-Verformung bei der Abknickverletzung stärkere Grade erreicht, dann bleibt es nicht bei der einfachen Distorsion. Dann setzt es alsbald Knochenbrüche und damit wird der begriffliche Rahmen der Distorsion ein-, deutig verlassen. Bei der Schleuderverletzung der HWS ist dies anders: Hier sind Distorsionen II° und III° immerhin häufiger zu sehen und dies nimmt uns auch das Recht, den Tatbestand der Distorsion von vornherein zu verharmlosen.

Fragen wir nun nach den Gründen für dieses auffällige Verhalten in manchen Fällen von Schleuderverletzung, dann gelangen wir zwangsläufig zu der folgenden Lösung: Beim Schleudertrauma müssen anscheinend Weichgewebszerreißungen *gröberer Form* eine Rolle spielen, Läsionen also, wie sie beim landläufigen Bilde der

Tabelle 1.

Abknickverletzung	Schleudertrauma
Wenn Knochen nicht beteiligt:	Wenn Knochen nicht beteiligt:
Harmlos,	Nicht immer harmlos,
also: Distorsion I° oder II°	also: Distorsion I°, II° *und III°*
Kein Dauerschaden	In Einzelfällen ein Dauerschaden

Tabelle 2.

Symptome:	Distorsion I°	Distorsion II°	Distorsion III°
a) Intervall	+	+/∅	∅
b) Neurolog. Primärsymptome (z. B. Parästhesien in Händen u. Armen	∅	+	+
c) Positive Röntgenbildmerkmale primäre	∅	∅	+
sekundäre	∅	∅/+	+
(reparative Narben u. dergl.)			

Distorsion nicht geläufig sind. Das Auffällige dabei ist: Obwohl es sich um weichgewebige Läsionen gröberer Form handelt, gehen diese Verletzungsformen in Fällen von Schleudertrauma *ohne knöcherne Beteiligung* einher. Eben diese Beobachtung haben auch schon Gay und Abbott gemacht, jene Autoren also, mit deren Veröffentlichung aus dem Jahre 1953 seinerzeit die breitere Diskussion um die Whiplash-injury eingeleitet wurde. Sie meinten, es müsse sich am Organ HWS doch wohl um „... some severe ligamentous injuries" handeln. Und bei der Durchsicht ihrer Akten, insbesondere auch der verkehrspolizeilichen Unterlagen kamen sie auf eine merkwürdige Entdeckung: Fast alle Patienten, die bei ihnen mit dem Erscheinungsbild einer prolongierten Distorsion – wir würden heute sagen: Mit einer Distorsion II° oder III° – zur gutachterlichen Beurteilung kamen, hatten einen typischen *Auffahrunfall* im Straßenverkehr hinter sich. In neurologischer Hinsicht waren sie dadurch auffällig, daß sie über Wochen und manchmal sogar Monate hinweg heftige subjektive Klagen vorbrachten, die stark an postkommotionelle Beschwerden erinnerten. Dabei hatten die Betreffenden nachweislich keinen Kopfanprall erlitten und für die Existenz einer Commotio hatten sich auch keine Anhaltspunkt finden lassen. Deshalb waren Gay und Abbott auch der Ansicht, man könne eine Commotio cerebri für diese Nachbeschwerden nicht anschuldigen. Aus dem nämlichen Grunde haben sie bei der Zusammenstellung ihrer 50 Beobachtungsfälle streng darauf geachtet, daß Verletzungsfälle mit offensichtlicher Kontaktverletzung des Kopfes aus ihrer Enquête ausgeschieden blieben.

Zum Abschluß noch ein paar Worte zu den *Übergangsfällen*. Solche gibt es natürlich. Aus 2 Gründen:

Einmal ist dies auch bei den Fällen von eindeutigem Auffahrunfall immer nur ein beschränkter Prozentsatz, der so ungewöhnlich reagiert. Das Verletzungsbild der Distorsion III° ist selten, dasjenige der Distorsion II° schon beträchtlich häufiger. Aber beim Gros der Fälle von Schleuderverletzung der HWS sehen wir die einfache Distorsion I° und diese Fälle verhalten sich logischerweise klinisch nicht anders als die Distorsionen, die im Zuge einer Abknickverletzung der HWS entstanden sind.

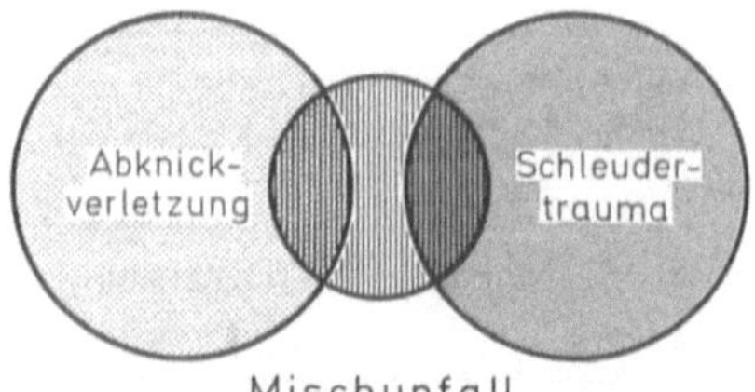

Zum anderen gibt es aber darüber hinaus, wenn wir die anstehenden Fälle unter dem Gesichtswinkel des Unfallherganges betrachten (Abb. 3), die sog. „Misch-Unfälle". Diese Patienten haben eben ein *kombiniertes Unfallereignis* durchgemacht, d.h. also sowohl einen Heckanprall wie auch gleich anschließend eine irgendwie geartete Frontalkollision. Selbstverständlich wird die oben beschriebene spezielle Differenz im Verletzungsverhalten, nämlich die Tendenz zur isolierten weichgewebigen Verletzung der HWS, die für die reine Schleuderverletzung typisch ist, beim Misch-Unfall automatisch ausgelöscht. Wir sehen bei diesen Unfallverletzten dieselbe breite Palette der verschiedensten Verletzungsformen, wie sie auch sonst beim Frontalanprall und bei der begleitenden Abknickverletzung der HWS üblich sind, also nicht nur Distorsionen, sondern auch Wirbelkörperfrakturen, Luxationsfrakturen und dergl.

Biomechanische Grundlagen

Das Phänomen der isolierten Weichgewebsverletzung und im Falle der Schleuderverletzung der HWS diese eigentümliche Tendenz zum *ausschließlich* weichgewebigen Verletzungsverhalten bedarf einer plausiblen biomechanischen Erklärung. Auch der Umstand, daß die geschilderten Läsionen beim Schleudertrauma für gewöhnlich nur *ein einziges* Bewegungssegment betreffen, während die anderen Etagen der HWS verschont bleiben, verlangt nach einer einsehbaren Begründung. Alles spricht dafür, daß hier die *Scher-Wirkung* eine mitentscheidende Rolle spielt. Die Einwirkung von Scherkraft führt zur abrupten Transversaldislokation im betroffenen intervertebralen Bewegungssegment. Dies wiederum macht eine kurze Betrachtung der Haftstrukturen des Bewegungssegmentes notwendig, d.h. also derjenigen Bauelemente, die das Bewegungssegment zusammensetzen. Diesen Struktu-

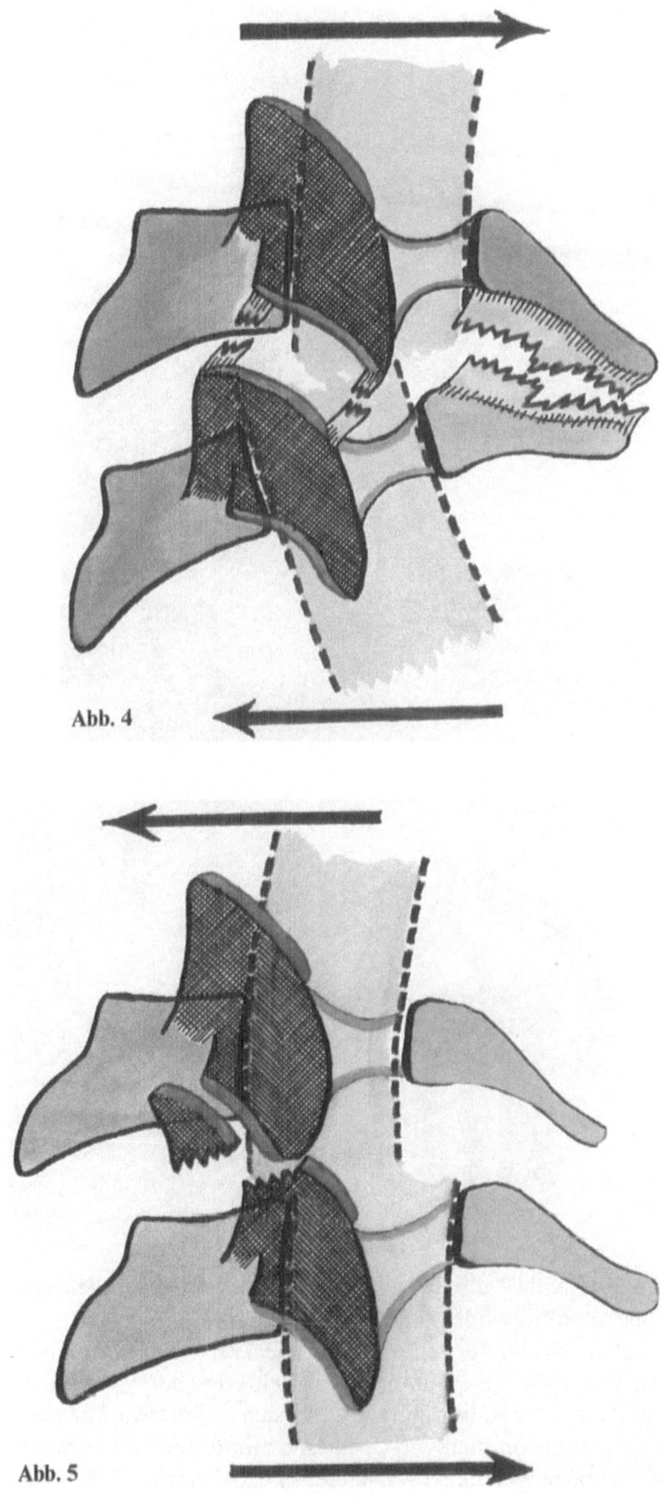

Abb. 4

Abb. 5

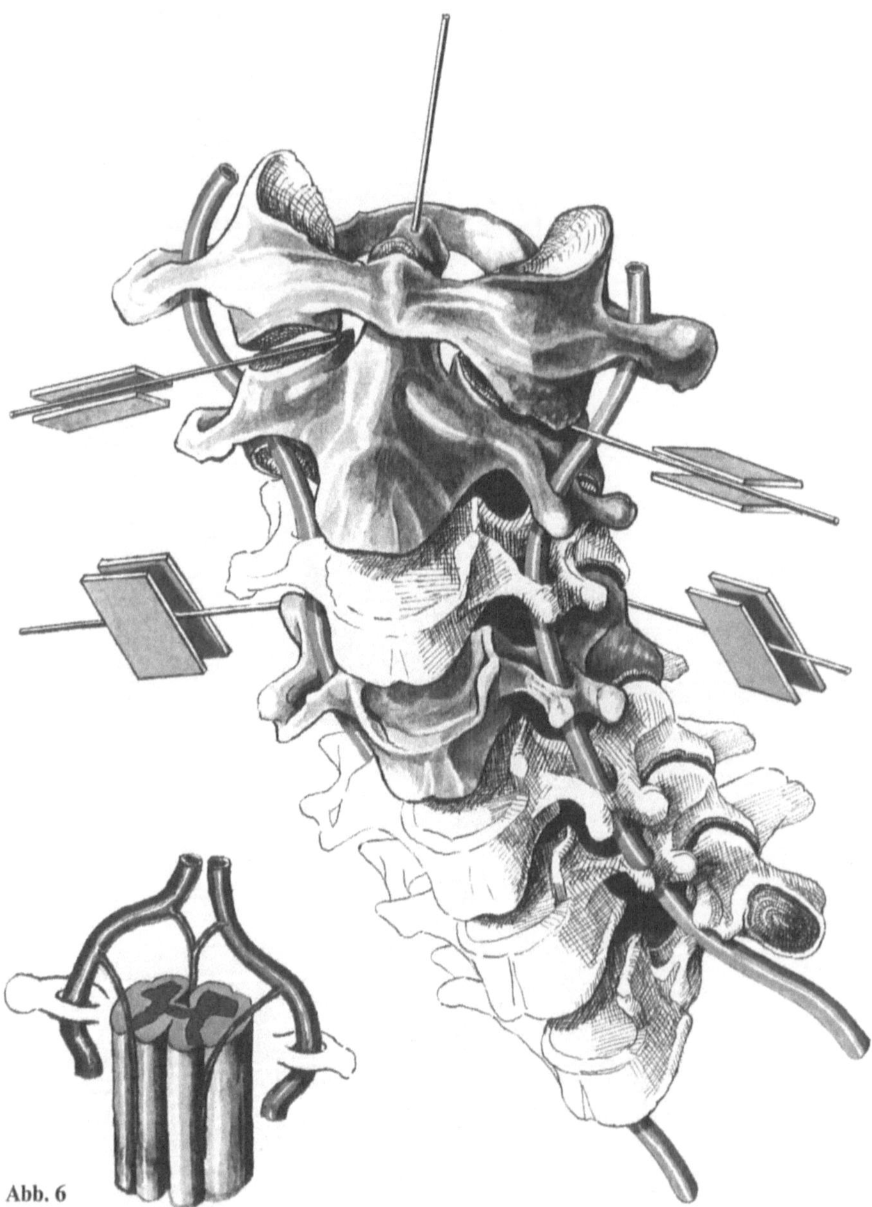

Abb. 6

ren fällt ja die Aufgabe zu, bei Scherkrafteinwirkungen von außen den notwendigen Deformierungswiderstand aufzubringen.

Beim Schleudertrauma findet die Transversaldislokation (Abb. 4) (scil.: des oberen Wirbels auf dem unteren) in Richtung *nach dorsal* statt. Die Rückwärtsverschiebung im Bewegungssegment wirkt sich nicht etwa nur auf die Bandscheibe aus, wie häufig angenommen wird, sondern mindestens im nämlichen Ausmaß auch auf die Wirbelbogengelenke (WB-Gelenk). An diesen WB-Gelenken kommt es zur gewaltsamen Facettenverschiebung, zur Zerrung der Gelenkkapsel, zur gewaltsamen Straffung der Verstärkungsbänder und gegebenenfalls auch zur augenblicklichen Klaffstellung zwischen den Gelenkfacetten. Trotzdem: Bei den Bauelementen, die hier im Sinne des Verformungswiderstandes beansprucht werden, handelt es sich ausschließlich um Bandverbindungen, Kapselanteile, Verstärkungsbänder, – kurz: um *Weichgewebe*. Ein Anschlag gegen knöcherne Strukturen findet in dieser Richtung nicht statt. Darin liegt die biomechanische Besonderheit der Rückverschiebung im Bewegungssegment, damit auch aber auch die Besonderheit des Schleudertrauma. Umgekehrt bei der Transversaldislokation *nach ventral*: Hier führt die räumliche Anordnung der WB-Gelenkfortsätze bzw. die Anordnung der Gelenkspaltebenen zur Situation des knöchernen Anschlages. Gegebenenfalls wird die Oberkante (Abb. 5) des Proc. articul. superior vom Gelenkfortsatz des nächsthöheren Wirbels kurzerhand abgesprengt. Es kommt zur Luxationsfraktur. Damit tritt der traumatologische Sachverhalt aus dem Rahmen der einfachen Distorsion eindeutig heraus. Auf den Fall der Abknickverletzung übertragen, bedeutet dies: Hier spielt außer der Vorwärtsdislokation im Bewegungssegment definitionsgemäß auch ein *kompressiver Faktor*, also eine gewaltsame Abstandsverkürzung wesentlich mit; dieser Umstand steigert natürlich auch die Neigung zu Luxationsfrakturen und Frakturen, während vieles dafür spricht, daß gerade beim Schleudertrauma eine auf *Distraktion* gerichtete Komponente mit zur Wirkung gelangt.

Ein Wort noch zur Transversaldislokation *im Drehsinne*: Auch dies kommt natürlich vor. Bei der physiologischen Rotation in der HWS kommt es auf der Seite der Krümmungskonkavität, bei der Linksdrehung z. B. auf der linken Seite, zu einer Rückwärtsverschiebung des oben gelegenen WB-Gelenkfortsatzes auf dem unteren Gegenpartner, – auf der Seite der Konvexität dagegen zu einer Vorwärtsverschiebung. Geringgradige Facettenverschiebungen dieser Art sind innerhalb des physio-

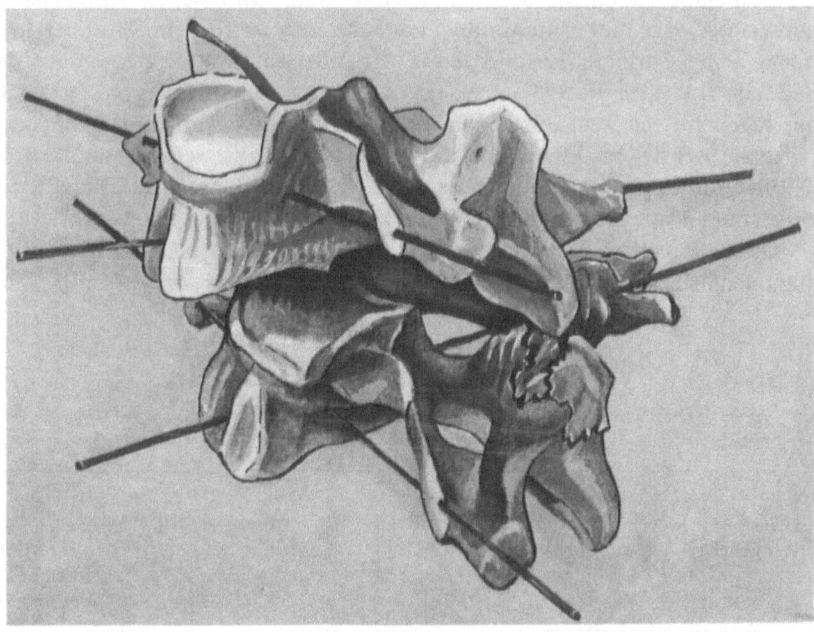

Abb. 7

logischen Bewegungsmusters (Abb. 6) von Natur aus vorgesehen und sie sind dem-
gemäß, solange sie sich in engen Grenzen abspielen, auch legitim. Erlangt der rota-
torische Effekt der von außen kommenden mechanischen Gewalt freilich höhere
Grade der Vehemenz und kann der Deformierungswiderstand der betroffenen
Strukturen dem mechanischen Impuls nicht standhalten, dann kommt es zum Kno-
chenbruch, hier also zur Rotationsluxation im (Abb. 7) WB-Gelenk *der einen Seite*.
Alsbald besteht die Situation der Beteiligung von knöchernen Elementen und damit
werden auch hier die Grenzen der einfachen Distorsion in begrifflicher Hinsicht
verlassen. Charakteristisch für die Transversaldislokation im Drehsinne ist jedenfalls die Beobachtung, daß meist nur das WB-Gelenk der einen Seite zu Bruch geht,
während das WB-Gelenk der gegenüberliegenden Seite, zumindest röntgenologisch,
intakt zu bleiben pflegt.

Bestandsaufnahme

Wenden wir uns nun der eigentlichen Tätigkeit des Gutachters zu. Seine erste Aktion ist die Bestandsaufnahme (Tabelle 3) am Tage der gutachterlichen Untersuchung. Sie wissen alle, daß diese Untersuchung mit einem großen zeitlichen Abstand vom Unfalltermin stattzufinden pflegt, z.B. gegen Ende des ersten Unfalljah-
res, vielfach auch noch sehr viel später. Durch die folgenden Umstände wird die Bestandsaufnahme erheblich erschwert: Der inzwischen eingetretene *Endzustand* ist
zwar registrierbar, aber er ist im Hinblick auf seine mutmaßliche Genese weitgehend neutral, zumindest ambivalent. Wir informieren uns zwar über den funktionellen Spätzustand der HWS mit Hilfe der körperlichen Untersuchung von Hand
und wir haben auch die Möglichkeit der röntgenologischen Kontrolle zur Verfügung. Aber, was hier befundmäßig zu Tage tritt, ist eben im Hinblick auf sein *Zu-
standekommen* weitgehend vieldeutig. Es kann sich um Restfolgen aus dem Unfall
handeln, aber dies muß nicht so sein. Es kann sich genau so gut um das Spätergeb-
nis degenerativer Veränderungen handeln, die unfallunabhängig entstanden sind.
Über die Art des im Einzelfall gültigen Zustandekommens geben die Röntgenaufnahmen nur selten eine zuverlässige Bildauskunft. Eklatant unfallbedingte Sachver-
halte sind beispielsweise an den WB-Gelenken erfahrungsgemäß eine Rarität.
    Die andere Kalamität betrifft den *Vorschaden*. Ihn müßten wir, streng genom-
men, genauer kennen, um zu einer gutachterlichen Antwort befugt zu sein. Sie wis-

Tabelle 3.

Ausgangslage	Traumaerfolg	Rückbildung	Endzustand
Funktioneller Vorzustand vor Unfalltermin	Akuter traumatischer Reizzustand (grobe Funktionseinschränkungen!)	Heilperiode (Befundbesserungen!)	In funktioneller Hinsicht Vorzustand wieder erreicht

sen aber alle, wie wenig sich in der Regel über den Vorzustand in Erfahrung bringen läßt. Auf die zurückliegende Zeit eingerichtete Fragebogen sind eine zweifelhafte Informationsquelle, das Gedächtnis des Rentenbewerbers ist gerade in dieser Hinsicht oft von einer erstaunlichen Durchlässigkeit.

Die logische Folgerung aus diesem Dilemma kann nur heißen: Wenn die beiden außenstehenden Säulen des Schemas, also der Vorzustand und die mutmaßliche Genese des Endzustandes den notwendigen Stoff für die gutachterliche Beurteilung nicht abgeben, dann verlagert sich eben das Hauptgewicht der gutachterlichen Analyse zwangsläufig auf die beiden übrigen Posten, die wenigstens einigermaßen nachprüfbar sind. Dies ist einmal der *primäre Verletzungserfolg.* Für diesen primären Verletzungszustand gibt es meist, wenn auch leider nicht immer, ärztliche Zeugen. Auf die Heftigkeit des primären Verletzungszustandes kann der Gutachter mit Hilfe des Aktenstudiums Rückschlüsse anstellen. Der andere Aktivposten besteht im Ablauf der posttraumatischen Frühperiode. Hier interessiert uns die Rückkehr der vorübergehend gestörten Funktionen der HWS, das Abflauen des akuten traumatischen Reizzustandes und die Wiedergewinnung des angestammten physiologischen Bewegungsmusters, etwa in den ersten 3–6 Wochen nach Unfalltermin. Hier haben wir es je nach den Umständen mit greifbaren Fakten zu tun. Gerade in diesem Zusammenhang kommt auch der oben bereits angesprochene Gesichtspunkt des *Schweregrades* zur Geltung. Wir unterscheiden nach klinischen Kriterien zwischen Distorsionen I°, II° und III° (s. Tabelle 2), weil wir ja wissen, daß Distorsion und Distorsion nicht von vornherein dasselbe ist. Auch sind wir bei der Begutachtung für die gesetzliche UV verpflichtet, grundsätzlich eine individuelle Einstufung vorzunehmen, und müssen uns vor Pauschalurteilen hüten. Beim Schweregrad III gibt es übrigens in Ergänzung der klinischen Parameter, die uns zur Verfügung stehen, auch noch röntgenologische Hinweismerkmale, wenn diese Bilddetails auch oft in röntgentechnischer Hinsicht recht schwer zu fassen sind. Die betreffenden Bildmerkmale bezeichnen wir in der Unfallmedizin gelegentlich als *minimale* knöcherne Begleitverletzungen, um damit auszudrücken, daß sie sich auf Routineaufnahmen der HWS meist nur unbestimmt erahnen lassen. Zur Absicherung dieser Befundeinzelheiten sind gegebenenfalls Röntgenergänzungsaufnahmen unentbehrlich. Vergessen wir aber in diesem Zusammenhang nicht die Bedeutung einer sorgfältigen Beobachtung der *posttraumatischen Frühperiode.* Auch die ärztlichen Aufzeichnungen aus dieser Periode lassen sich für die so notwendige Einstufung des Einzelfalles nach Schweregraden von Fall zu Fall verwerten.

Die Bejahung des Unfallzusammenhanges und die Einschätzung der MdE

Der ursächliche Zusammenhang mit einem schleudertraumatischen Unfallereignis wird oft recht leichtfertig bejaht. Es genügt beispielsweise nicht, wenn der Gutachter feststellt, der Auffahrunfall sei erwiesen, er sei auch im Hinblick auf seine mechanischen Gegebenheiten durchaus „geeignet gewesen", eine Schleuderverletzung der HWS hervorzurufen. Inzwischen bestehe ein chronisches Zervikalsyndrom und dieses passe sehr gut zum Spätbefund nach Schleudertrauma. Die voreilige Verbindungslinie, die hier zwischen Unfallereignis und Spätzustand herübergezogen wird, ist, wenn sie offensichtlich durch eine breite „Nebelkammer" von Nichtwissen und Nichtberücksichtigung hindurchverläuft, vom Standpunkt der traumatologischen Begutachtungslehre schlichtweg ein Unding. Bedenken wir doch, daß der Umstand des „Geeignetseins" zunächst einmal nur wenig entscheiden kann. Er bedeutet doch nur, daß der ursächliche Zusammenhang mit dem gemeldeten Unfallereignis grundsätzlich *möglich* ist. Die „Möglichkeit" genügt aber nicht. Was wir brauchen, ist die Rechtsnorm des „Wahrscheinlichen". So betrachtet, spielt sich die Entscheidung „war geeignet" lediglich im Vorfeld der gutachterlichen Analyse ab. Ob das, was hier aufgrund der Vorentscheidung grundsätzlich „möglich" geworden ist, im vorliegenden Einzelfall nun auch *wahrscheinlich* ist, nämlich der Zusammenhang zwischen dem als Spätzustand vorhandenen Zervikalsyndrom und dem gemeldeten Auffahrunfall, dies ist eine Frage, deren Diskussion jetzt erst beginnt und die nur unter Berücksichtigung von weiteren Fakten in begründender Form beantwortet werden kann. Wir müssen also noch die folgenden Zusatzfragen klären:

a) War die HWS am Verletzungserfolg beteiligt? In welcher Form? Welche Einzelheiten aus der unmittelbaren Verletzungszeit beweisen uns, daß damals eine frische Distorsion vorgelegen hat?

b) Welchem Schweregrad ist die eingetretene Verletzungsform zuzuordnen?

c) Und wie hat sich der Heilverlauf in den ersten 3–5 Wochen nach Unfalltermin gestaltet? Ist der Vorzustand in der Zwischenzeit wieder erreicht worden, wenn ja, von welchem Zeitpunkt an?

Nur dann, wenn diese Fragen in ausreichender Weise abgeklärt sind, hat der Gutachter das Recht, die im (Abb. 8) Schema eingetragene Verbindungsbrücke vom Unfallereignis aus hochzuziehen und bis zu dem inzwischen vorliegenden Spätzustand herüberzuschlagen, meinetwegen bis zu dem inzwischen geltend gemachten Zervikalsyndrom. Gerade unter diesem Gesichtswinkel erhält nun auch die Besonderheit des Unfallherganges diejenige Bedeutung, die ihm in traumatologischer Hinsicht zukommt. Es ist nicht gleichgültig, *aus welcher Richtung* die mecha-

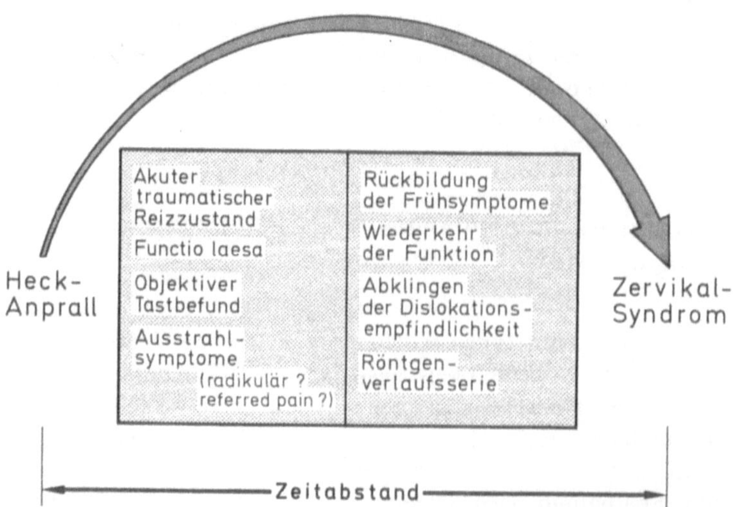

Abb. 8

nische Gewalteinwirkung von außen gekommen ist. Auch die Unterscheidung zwischen Heckanprall und Frontanprall ist nicht etwa eine zweitrangige Diskussionsfrage, sondern ein integrierender Bestandteil der gutachterlichen Analyse. Unfallchirurgische Erfahrung hat gezeigt, daß *nur beim Heckanprall* die auffällige Distorsion III° zur Beobachtung gelangt – und selbst bei dieser Unfallsorte auch nur in Einzelfällen. In der Ausfüllung der oben zitierten „Nebelkammer" besteht die eigentliche Kunst des Unfallgutachters.

Literatur

Delank, Herrmann, Jung, Penning, Perret, Erdmann, Schlegel (1976) A propos Schleudertrauma. Schriftenreihe Die WS in Forschung und Praxis, Band 62
Erdmann H (1973) Die Schleuderverletzung der Halswirbelsäule. Schriftenreihe Die WS in Forschung und Praxis, Band 56
Erdmann H (1978) Das posttraumatische Zervikalsyndrom aus unfallchirurgischer Sicht. Z Unfallmed Berufskr 1:2–12
Schönberger A, Mehrtens G, Valentin H (1981) Schleuderverletzung der Halswirbelsäule. Arbeitsunfall und Berufskrankheit, 2. Aufl, S 398–406

Rehabilitation cervikaler Querschnittssyndrome

Indikation, Aufwand und Erfolgsaussichten

W. Grüninger

Einleitung

Jährlich erleiden ca. 300 Menschen in der Bundesrepublik eine meist traumatisch bedingte Tetraplegie. Das entspricht etwa 40% aller Neuaufnahmen in 15 Zentren der BRD in den letzten 5 Jahren. Einzelheiten der von Zentren für Querschnittsgelähmte gemeinsam geführten Statistik hat Meinecke (1982) kürzlich veröffentlicht (Tabelle 1). Bis zum Ende des 2. Weltkriegs lag die Mortalität für Halsmarkverletzte mit kompletter Querschnittslähmung im Zeitraum von 2 Jahren nach Eintritt der Schädigung bei 100%. Durch die von Sir Ludwig Guttmann (1973) entwickelten Behandlungsmethoden und der Einrichtung von Spezialabteilungen für die Behandlung Rückenmarkverletzter konnte die Mortalität in den letzten 20 Jahren in der Bundesrepublik von nahezu 100% auf ca. 10% gesenkt werden.

Die Aufnahme in einer Spezialklinik möglichst innerhalb der ersten 48 Stunden – Voraussetzung für eine optimale Rehabilitationsbehandlung – ist heute durch das flächendeckende Netz der Zentren in der Bundesrepublik weitgehend gewährleistet (Abb. 1). Schwerwiegende Probleme bestehen allerdings noch in der Erst- und Dauerversorgung der Patienten mit einer kompletten Schädigung des Rückenmarks oberhalb C_4 und damit verbundener totaler Ateminsuffizienz.

Tabelle 1.

Gesamt	3753	750/Jahr
Tetraplegiker	1453	39%
Paraplegiker	2299	61%

Erstaufnahmen 1977 – 1981 in der BRD – 15 Zentren mit 633 Betten
Meinecke (1982)

Tabelle 2.

Komplett	A	völliger Verlust der motorischen, sensiblen und vegetativen Funktion
Inkomplett	B	motorisch komplett – sensibel inkomplett
	C	motorisch ohne Nutzen
	D	motorisch mit Nutzen
	E	ohne wesentliche Beeinträchtigung

nach Frankel H. L. et al. (1969)

Klinik

Das Ausmaß der Behinderung resultiert aus der Läsionshöhe und dem Umfang der Rückenmarksschädigung. Bei einer vollständigen Schädigung des Rückenmarks ist die Querschnittslähmung motorisch und sensibel komplett mit Verlust der Blasen-Mastdarmfunktion. Die inkompletten Querschnittssymdrome sind nach funktionellen Gesichtspunkten in 4 Gruppen aufzuteilen, wobei die Gruppe B und C vom Ausmaß der Behinderung einer kompletten Querschnittslähmung gleichzusetzen ist (Tabelle 2). Bei primär vollständiger Lähmung ist die Rückbildungsquote äußerst gering und erreicht fast nie funktionelle Bedeutung. Bei primär inkompletter Querschnittslähmung ist dagegen bei über 90% der Patienten mit einer Besserung der primären Funktionsausfälle zu rechnen, wobei oft funktionell bedeutsame Restitutionen sowohl der Motorik wie der Blasen-Mastdarmfunktion eintreten können. Die Verletzung des Rückenmarks korrespondiert nicht unbedingt mit der Höhe der

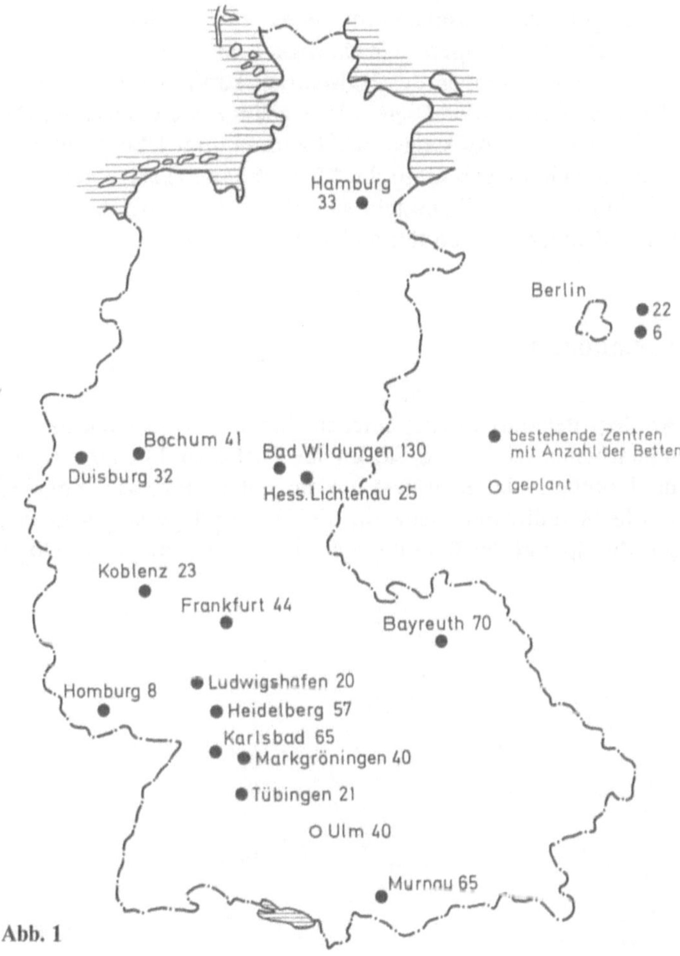

Abb. 1

Tabelle 3.

C_3	–	Beatmung
C_4	Diaphragma	vollständig pflegeabhängig Fahren im E-Stuhl
C_5	M. bic. br.	vorwiegend pflegeabhängig Essen und Schreiben mit Hilfsmitteln
C_6	M. ext. carp. rad.	teilweise selbständig mechanischer Rollstuhl, adapt. Pkw
C_7	M. tric. br.	weitgehende Selbständigkeit Ankleiden, Toilette
C_8	M. extens. digit. M. plex. digit.	Selbständig

knöchernen Verletzung der HWS, fast immer sind mehrere Segmente des Rückenmarks geschädigt und häufig tritt in den ersten 6 Tagen ein durch Ödem und Ischämie bedingtes passageres Aufsteigen der Lähmung um 1–2 Segmente ein. Bei Schädigung des Halsmarks im oberen und mittleren Abschnitt kann das Rehabilitationsziel der völligen Selbständigkeit nicht erreicht werden (Tabelle 3). Gerade bei den Schädigungen des Halsmarkes kann es für die gesamte Rehabilitation des Patienten entscheidend sein, ob es gelingt, die Querschnittshöhe um 1 Segment zu senken oder das Aufsteigen der Lähmung um 1 Segment zu verhindern. Bei jedem Patienten gilt es, den Grad der Pflegeabhängigkeit so gering wie nur möglich zu halten und ihn mit Hilfsmitteln so optimal auszurüsten, daß er trotz seiner Behinderung ein aktives Leben führen kann.

Behandlung

An dem Behandlungsziel einer medizinischen sozialen und beruflichen Rehabilitation arbeiten vom ersten Tag an alle Fachdisziplinen der Klinik mit. Frühzeitig wird die Familie in das Bemühen um das Behandlungsziel eingebunden und wenn nötig werden Familienmitglieder in die Grundpflege eingewiesen (Abb. 2). Der Patient im Mittelpunkt der Bemühungen darf hierbei nicht nur Objekt ärztlicher und pfle-

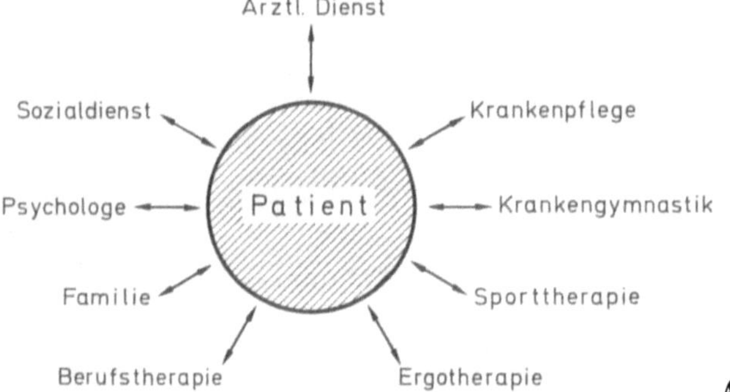

Abb. 2

gerischer Tätigkeit sein. Gerade bei der Querschnittslähmung ist es wichtig, daß der Patient möglichst früh umfassend über seine Rückenmarksverletzung und deren Folgen informiert wird und ihm die Notwendigkeit und das Ziel der verschiedenen Behandlungsmaßnahmen erklärt werden. Er muß sich mit „seiner Querschnittslähmung" auseinandersetzen und aktiver Partner bei der Behandlung werden.

Komplikationen

Grad und Schwere der Behinderung sind abhängig von der Schädigung des Rückenmarks. Die Überlebenschance und die Leistungsfähigkeit des Querschnittgelähmten wird jedoch entscheidend bestimmt von den Komplikationen und Nacherkrankungen, die ihn auf Lebenszeit bedrohen (Tabelle 4). Erfolg und Mißerfolg der Rehabilitation ist somit abhängig von dem Bemühen diese Komplikationen zu vermeiden. Der vollständige Zusammenbruch der Rückenmarksfunktionen unterhalb der Verletzung im spinalen Schock, insbesondere der vegetativen autonomen Regulation beherrschen den Behandlungsablauf der ersten Tage bis Wochen. Die als Spätkomplikationen aufgeführten Folgekrankheiten: Decubitus, Harnwegsinfekte, Gelenkkontrakturen bedrohen den Patienten jedoch gleichzeitig vom ersten Tag an.

Die Behandlung läßt sich in 3 Zeitabschnitte gliedern:

Akutphase. Die Akutphase mit der anfangs bestehenden Symptomatik des spinalen Schocks und den häufigen Begleitverletzungen dauert in der Regel 10–12 Wochen bis eine stabile Ausheilung der Fraktur erreicht ist. Der Patient liegt in dieser Zeit im Spezialbett. Die Lagerung des Patienten in der Akutphase berücksichtigt 2 Gesichtspunkte: Stabilisierung der Fraktur und gleichzeitig Vermeidung von Komplikationen, insbesondere Decubitus und Kontrakturen. Mit einer Crutchfield-Extension läßt sich in den meisten Fällen eine stabile Frakturheilung erzielen. Bei Instabilität und konservativ nicht reponierbarer Luxation sind Operationen indiziert (Bötel 1982). Ein Kopfdiademgips führt bei den komplett gelähmten Patienten immer zu Decubitus an den Schulterblättern und behindert die lebensnotwendige Atemtherapie. Selbst die Lagerung auf weichen Schaumstoffkissen erfordert eine systematische Drehbehandlung in 4stündigem Rhythmus wegen der hochgradigen Decubitusgefährdung. Bei Fraktur einer gelähmten Extremität ist die Ruhigstellung mit Gipsschienung obsolet. Eine stabile Frakturheilung kann durch operative Maßnahmen oder Lagerung in einer schaumstoffgepolsterten Volkmann-Schiene erreicht werden.

Tabelle 4. Komplikationen

akutes Stadium	Begleitverletzungen
	Atemstörung
	Ileus
	Magenulcus
	Thrombose-Embolie
spätes Stadium	Dekubitus-Osteomyelitis
	Harnwegsinfekt
	Kontrakturen
	paraartrikuläre Ossifikationen
	Osteoporose

Die im spinalen Schock schlaff-atonisch gelähmte Blase wird durch intramittierendes Katheterisieren unter streng aseptischen Bedingungen entleert. Nur in Ausnahmefällen sollte ein suprapubischer Dauerkatheter verwendet werden. Die erhöhte Verletzungsgefahr der Harnröhre ist zu beachten. Nach Rückkehr der Reflexaktivität wird in systematischem Training durch Triggern der Auslösezonen die Blase zur automatischen vollständigen Entleerung gebracht. Nur eine möglichst restharnfreie Entleerung der Blase – Restharnmenge unter 80 ml – und regelmäßige Überwachung unter Einsatz urodynamischer Meßtechniken und bakteriologischer Kontrollen lassen sich chronische Erkrankungen des Harntraktes vermeiden.

Die bei Tetraplegikern anfangs immer gestörte Atemfunktion mit verminderter Vitalkapazität wird durch intensive Atemtherapie angegangen. Regelmäßiges Abklopfen, Unterstützen beim Abhusten und ggf. Absaugen vermeiden lebensbedrohliche Lungenkomplikationen.

Eine hochgradige Gefährdung besteht durch embolische Komplikationen, da in den anfangs schlaff gelähmten Extremitäten die Blutzirkulation verlangsamt ist. Deshalb müssen die Beine mehrfach täglich von der Krankengymnastin ausgestri-

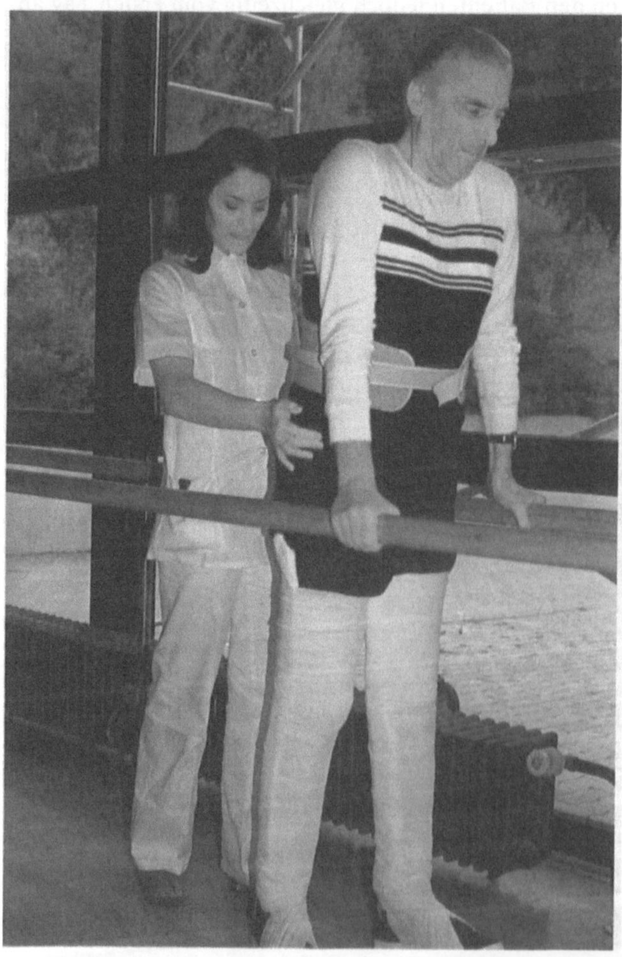

Abb. 3

chen werden und von Anfang an wird eine Antikoagulantientherapie eingeleitet und solange fortgeführt bis der Patient ganztags im Rollstuhl sitzt. Die gelähmten Glieder werden mehrfach täglich passiv durchbewegt um Kontrakturen zu vermeiden und die nichtgelähmten Muskeln werden von der Krankengymnastik und Ergotherapie systematisch trainiert und für Hilfs- und Trickbewegungen ausgebildet.

Aufrichtephase. Nach Konsolidierung der Fraktur erfolgt in der Aufrichtephase von 2–4 Wochen ein intensives Kreislauftraining und eine Gewöhnung des Patienten an eine stabile Sitzhaltung mit Hilfe eines Kippsessels und des elektrischen Stehbrettes.

Rollstuhlphase. Wenn eine ausreichende mehrstündige Sitzstabilität im Rollstuhl erreicht ist, folgt die intensive, mehrmonatige 3. Behandlungsphase mit den Schwerpunkten: Krankengymnastik, Ergotherapie, Sporttherapie, Berufsvorbereitung und häusliche Wiedereingliederung.

In der Krankengymnastik lernt der Patient mit der verbliebenen cervikal innervierten Rückenmuskulatur freies Sitzen, Drehen aus der Rücken- in die Seitenlagerung und Übersetzen vom Rollstuhl in das Bett, bzw. Umsetzen vom Rollstuhl in den Pkw. Das tägliche Durchbewegen der gelähmten Extremitäten sowie das Stehtraining muß auch nach der Entlassung fortgeführt werden.

Bei tiefer Halsmarkläsion kann das Stehen mit Schienung der Beine im Barren erlernt werden (Abb. 3).

Die Sporttherapie unterstützt das intensive Training der nichtgelähmten Muskulatur und der Körperbalance. Sie stärkt darüber hinaus das Selbstvertrauen des Patienten in dem Erlebnis des Noch-Könnens (Abb. 4).

Die Ergotherapie setzt das in der Akutphase begonnene Training der Selbständigkeit des Essens und der Körperpflege fort. Die Gebrauchsgegenstände des täglichen Lebens müssen für jeden Behinderten adaptiert werden. Schreibtraining und

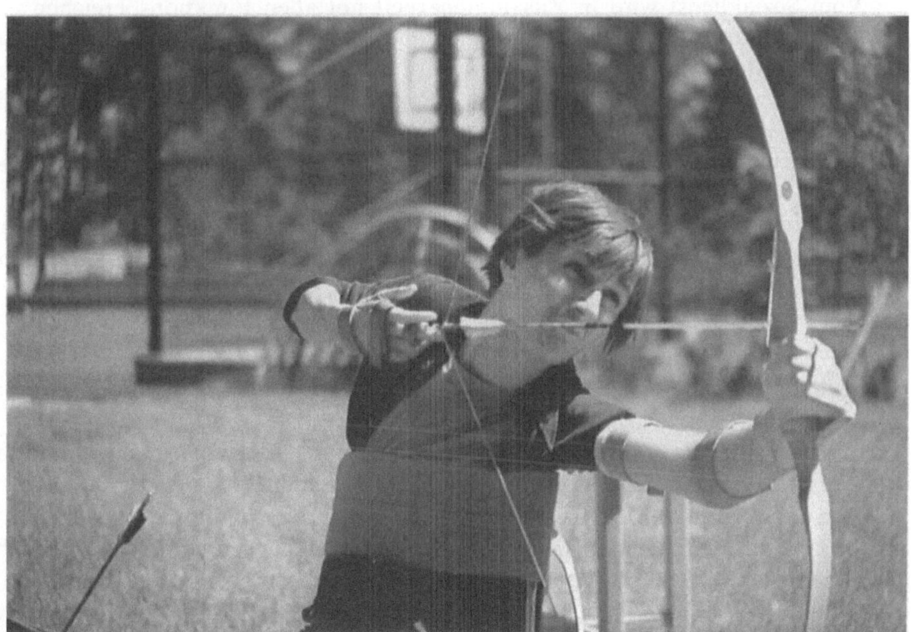

Abb. 4

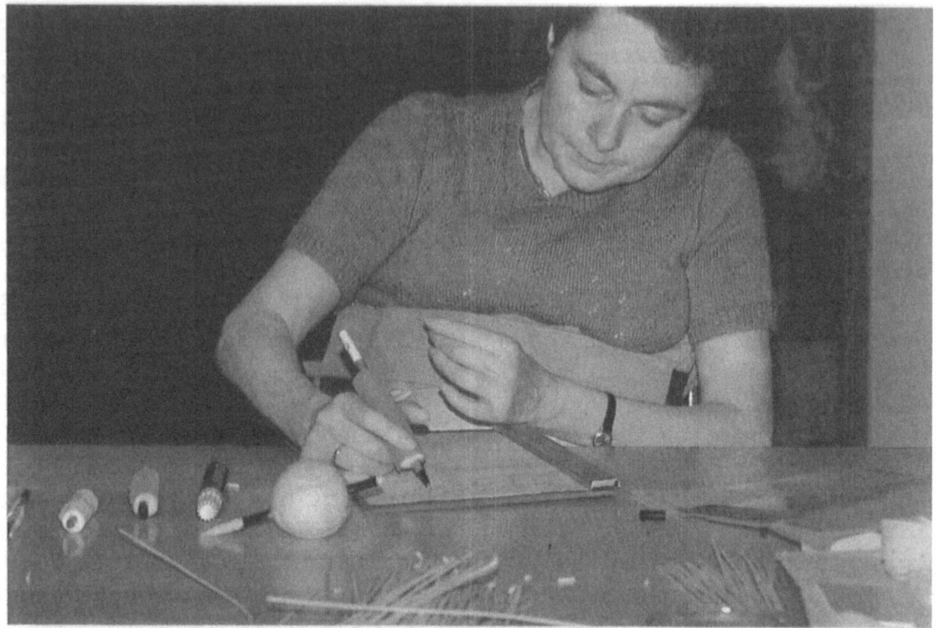

Abb. 5

das Erlernen der Benutzung der elektrischen Schreibmaschine ist eine wesentliche
Voraussetzung für die spätere berufliche Wiedereingliederung. Flechtarbeiten, We-
ben und andere zielgerichtete, manuelle Tätigkeiten automatisieren und verfeinern
die eingeübten Trickbewegungen (Abb. 5).

Vom Sozialdienst wird in Zusammenarbeit mit allen Funktionsbereichen eine
individuelle Ausstattung des Behinderten mit Hilfsmitteln zusammengestellt und
mit dem Kostenträger in oft langwierigen Verhandlungen ermöglicht. Die Wohn-
verhältnisse werden behindertengerecht adaptiert und die berufliche Wiedereingliederung wird eingeleitet. Hierfür wird bereits im Krankenhaus in Zusammenarbeit
mit dem örtlichen Arbeitsamt eine Berufsberatung durchgeführt, entsprechend dem
Grad der Körperbehinderung und dem Ergebnis der testpsychologischen Untersuchung wird ein beruflicher Wiedereingliederungsplan erstellt und bereits im Krankenhaus wird eine berufsbezogene praktische und theoretische Vorbereitung begon-
nen (Abb. 6).

Behandlungsergebnis

Das Ergebnis der Behandlung läßt sich messen an der Mortalität und am Umfang
der sozialen und beruflichen Re-Integration der Patienten.

Von 1977–1981 wurden 162 Patienten mit Halsmarkschädigung in unserer Klinik behandelt. 125 Patienten hatten eine traumatische Rückenmarksschädigung, bei
37 Patienten resultierte die Querschnittssymptomatik durch Erkrankungen: Hals-
marktumoren (16), cervikale Bandscheibenschäden (11), Kreislaufstörungen (10).

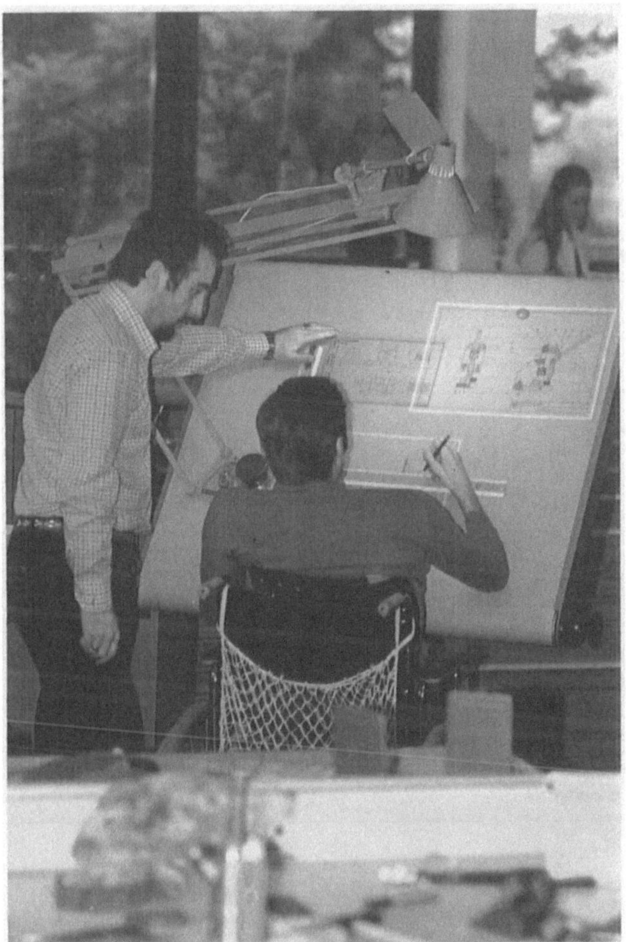

Abb. 6

Das Verhältnis der kompletten Querschnittslähmung zur inkompletten Querschnittslähmung lag bei den traumatischen annähernd bei 2:1, bei den krankheitsbedingten 1:4 (Tabelle 5).

Die Mortalität wird bestimmt durch die Höhe und das Ausmaß der Schädigung des Halsmarks, andererseits eindeutig durch das Alter der Patienten. Von den 79 traumatisch-geschädigten kompletten Querschnittsgelähmten starben 18, in der Gruppe der Erkrankten 5 Patienten an den unmittelbaren Folgen, bzw. Komplikationen der hohen Querschnittslähmung. Die Gruppe der Patienten über 60 Jahre ist besonders gefährdet durch Ateminsuffizienz, Lungenembolie und internistische Begleiterkrankungen. Besonders gefährdet sind die halsmarkgeschädigten Patienten beim Absaugen durch reflektorische Bradycardien, bzw. Asystolien (Tabelle 6).

Das Behandlungsergebnis in bezug auf die berufliche und soziale Rehabilitation kann an 122 Patienten beantwortet werden, da 20 Patienten nach der akuten, ersten Behandlungsphase in andere heimatnahe Querschnittszentren verlegt wurden.

Tabelle 5. Läsionshöhe bei 162 Patienten mit Tetraplegie

	Traumatisch – 125		Erkrankung – 37	
	Komplett	Inkomplett	Komplett	Inkomplett
C_3	1	5	–	6
C_4	9	5	2	5
C_5	24	10	2	8
C_6	28	14	1	4
C_7	22	9	2	5
C_8	3	3	1	1
	79	46	8	29

Tabelle 6. Todesursache bei 162 Patienten mit Tetraplegie

Alter	unter 20	21–40	41–60	über 60	Gesamt
Patienten	30	50	48	34	162
Todesursache					
Ateminsuffizienz	1	3	2	4	
Embolie	1	2	2	3	
Begleitverletzung		1	1		
Erkrankung	1			2	
	3	6	5	9	23

Tabelle 7. Soziale und berufliche Rehabilitation

		berufliche Eingliederung	häusliche Eingliederung	Heim
Komplette L.	51	18	42	9
Inkomplette L.	71	27	66	5

Tabelle 8. Berufliche Eingliederung in Abhängigkeit vom Alter

< 40 Jahre		beruflich
Komplett	32	18 (56%)
Inkomplett	31	22 (71%)
> 40 Jahre		
Komplett	19	–
Inkomplett	40	5

108 Patienten konnten in den häuslichen Bereich wieder eingegliedert werden, während bei 14 Patienten eine Dauerunterbringung in einer Heimpflege notwendig war (Tabelle 7).

Für die berufliche Wiedereingliederung war das Ausmaß der somatischen Schädigung weniger entscheidend als das Alter der Patienten sowie die intellektuelle Begabung und die berufliche Vorbildung (Tabelle 8).

Literatur

Bötel U (1982) Indikation und Technik des operativen Vorgehens bei der traumatischen Querschnittslähmung. Unfallheilkunde 85:51–58
Frankel et al. (1969) The value of postural reduction in the initial management of closed injuries of the spine with paraplegia and tetraplegia. Paraplegia 7:179–192
Guttmann L (1973) Spinal Cord Injuries. Blackwell Scientific Publications
Meinecke et al. (1979) Two years of bed procurement for patients with spinal cord lesions. Paraplegia 17:62–72
Meinecke FW (1980) Verletzungen der Wirbelsäule und des Rückenmarks. In: Baumgartl F, Kremer K, Schreiber HW (Hrsg) Spezielle Chirurgie für die Praxis, Bd III, Teil 2. Thieme, Stuttgart
Meinecke FW (1982) Die posttraumatische Querschnittslähmung – Akutdiagnostik und -therapie. Unfallheilkunde 85:42–50
Paeslack V (1982) Langzeitbehandlung und Rehabilitation bei posttraumatischer Querschnittslähmung. Unfallheilkunde 85:59–65

Sachverzeichnis

Praktische Anatomie

Begründet von
T. von Lanz, W. Wachsmuth

Fortgeführt
und herausgegeben von
J. Lang, W. Wachsmuth

Band 2/Teil 7
J. Rickenbacher, A. M. Landolt, K. Theiler

Rücken

In Zusammenarbeit mit H. Scheier, J. Siegfried,
F. J. Wagenhäuser

1982. 373 zum größten Teil farbige Abbildungen.
XV, 406 Seiten
Gebunden DM 890,–
Subskriptionspreis Gebunden DM 712,–
Der Subskriptionspreis gilt bei Verpflichtung zur Abnahme
des gesamten Bandes bis zum Erscheinen des letzten Teil-
bandes, oder bei Abnahme des gesamten Werkes
ISBN 3-540-11244-8

Eine klinische Anatomie, die sich speziell und umfassend
mit dem Rücken befaßt, fehlt bisher in der Literatur. Veränderungen am Rücken verursachen häufig Symptome in
anderen Regionen. Die Verbindungen vom Rücken zu den
übrigen Körperregionen sind deshalb von großer praktischer
Bedeutung und in diesem Band besonders berücksichtigt.

Ausgehend von der Entwicklung schildert der Rückenband
die normale Anatomie einschließlich Varianten und Mißbildungen. Die Wirbelsäule und die mit ihr verbundenen Teile
des Nervensystems bilden dabei den Schwerpunkt. Neben
den morphologischen Grundlagen für die Untersuchung
werden die verschiedenen klinischen Syndrome abgehan-
delt, deren Diagnostik und Therapie sich aus den anatomischen Gegebenheiten ableiten lassen.

Für Orthopäden, Chirurgen, Unfallchirurgen und Neurochirurgen werden die Zugangswege zur Wirbelsäule, die
Gefäßversorgung und ihre Varianten in den verschiedenen
Körperabschnitten, die Komplikationsmöglichkeiten sowie
die Verletzungen der Wirbelsäule umfassend dargestellt.

Ebenso werden Neurologen, Rheumatologen und alle
Ärzte, die Patienten mit Rückenerkrankungen behandeln,
aus diesem Werk großen Nutzen für ihre tägliche Arbeit
ziehen, denn dem Untersuchungsgang bei Rückenleiden,
den vieldiskutierten Problemen der Körperhaltung, den
Beziehungen Wirbelsäule-Nervensystem, den Wurzelsyndromen sowie der pseudoradikulären Schmerzausbreitung
ist ein breiter Raum gewidmet.

Die großzügig gestalteten, einprägsamen Abbildungen vermitteln zusammen mit dem straffen und präzisen Text eine
anschauliche Vorstellung vom anatomischen Bau und von
der Funktion des Rückens und seiner ärztlichen Bedeutung.

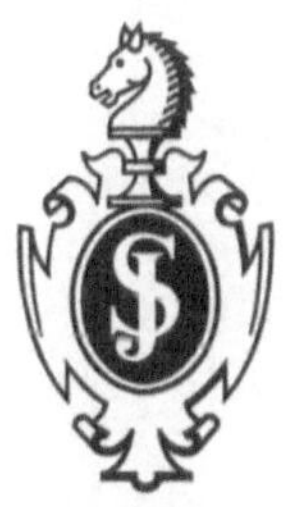

Springer-Verlag
Berlin
Heidelberg
New York
Tokyo

J. Lang

Klinische Anatomie des Kopfes

Neurokranium – Orbita – Kraniozervikaler Übergang

1981. Mit 388 vierfarbigen Abbildungen,
177 Schemata. XIV, 492 Seiten
Gebunden DM 1.230,–
ISBN 3-540-10595-6

Inhaltsübersicht: Schädel, Übersicht. – Vv. diploicae,
Gehirnhäute und Kopfschwarte. – Augenhöhle und
Inhalt. – Vordere Schädelgrube, Zugang zur Orbita
und zum Siebbein. – Augenhöhlenboden. – Hypophy-
senregion und vordere Schädelgrube, kraniale
Zugangswege. – Hypophysenregion, transnasaler
Zugang. – Hypophyse und Diencephalon, Zisternen
und Gefäße. – Sinus cavernosus und Ganglion trige-
minale. – Hirnkammern der vorderen und mittleren
Schädelgrube. – Mittlere Schädelgrube, Boden und
Inhalt. – Mittelhirn und Nachbarstrukturen. – Hintere
Schädelgrube und Inhalt. – Kraniozervikaler Übergang. – Schädel, Grundlagen zur Computer-Tomographie. – Literaturverzeichnis. – Sachverzeichnis.

Dieser Atlas stellt anhand außergewöhnlich instrukti-
ver Farbaufnahmen die Anatomie des Kopfes speziell
im Bereich des Neurokranium, der Orbita und der
Kraniozervikalen Übergangsregion dar. Er vermittelt
anatomische Grundlagen für die ärztliche Tätigkeit
der Neurochirurgen, Neuroradiologen, Neuropatholo-
gen, Ophthalmologen, Oto-Rhino-Laryngologen, All-
gemeinchirurgen und Orthopäden, die sich mit der
Kraniozervikalen Übergangsregion befassen.

Die Schwerpunkte der Darstellung beruhen auf
Untersuchungen, die gezielt auf derzeit im Vordergrund stehende Fragen der Kliniker unternommen
wurden. Die Zusammenarbeit mit Ärzten aller ange-
sprochenen Fächer ermöglichte eine praxisbezogene
Auswahl der Farbfotogramme. Graphische Darstellungen und Tabellen erläutern Mittelwerte, Grenzwerte
und Variabilität der Strukturen.

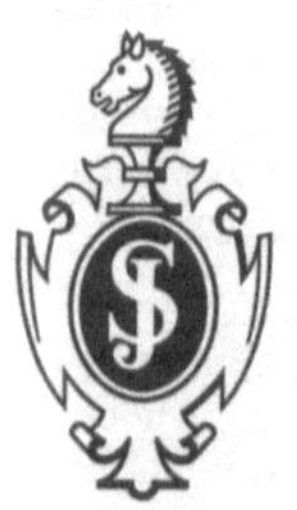

Springer-Verlag
Berlin
Heidelberg
New York
Tokyo